症例からわかる、動ける！

ICU 実践
コアレクチャー

目の前の重症患者に今どうするか、
なぜそうするかがみえてくる

牧野淳 編

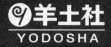

謹告

本書に記載されている診断法・治療法に関しては，発行時点における最新の情報に基づき，正確を期するよう，著者ならびに出版社はそれぞれ最善の努力を払っております．しかし，医学，医療の進歩により，記載された内容が正確かつ完全ではなくなる場合もございます．

したがって，実際の診断法・治療法で，熟知していない，あるいは汎用されていない新薬をはじめとする医薬品の使用，検査の実施および判読にあたっては，まず医薬品添付文書や機器および試薬の説明書で確認され，また診療技術に関しては十分考慮されたうえで，常に細心の注意を払われるようお願いいたします．

本書記載の診断法・治療法・医薬品・検査法・疾患への適応などが，その後の医学研究ならびに医療の進歩により本書発行後に変更された場合，その診断法・治療法・医薬品・検査法・疾患への適応などによる不測の事故に対して，著者ならびに出版社はその責を負いかねますのでご了承ください．

❖ **本書関連情報のメール通知サービスをご利用ください**

ご登録はこちらから

メール通知サービスにご登録いただいた方には，本書に関する下記情報をメールにてお知らせいたしますので，ご登録ください．

・本書発行後の更新情報や修正情報（正誤表情報）
・本書の改訂情報
・本書に関連した書籍やコンテンツ，セミナーなどに関する情報

※ご登録の際は，羊土社会員のログイン/新規登録が必要です

序

　集中治療室（ICU）における By system によるプレゼンテーションは，今でこそ国内で当たり前のように用いられていますが，筆者が研修医だった20年前はほとんど知られていませんでした．また，過去のICU回診は患者アセスメントよりも同僚への申し送りやベッドサイド処置に主眼がおかれていました．筆者は，縁があって米国で臨床留学を行う機会に恵まれ，なかでも集中治療の研修はこれまでの既成概念を打ち破る貴重な経験でした．ベッドサイド回診で上級医と下級医が，ときには多職種の医療スタッフも加わり患者の病態や診療方針を真剣にディスカッションする風景は圧巻でした．私自身は，その環境に身をおくだけで日々医学知識へのモチベーションが高まり，同時に集中治療医としてのプロフェッショナリズムも大いに培われました．この貴重な体験は日本に戻ってから日本の医療者へぜひとも伝えたい，そのような思いから帰国後はICUで臨床診療へ従事しています．今回，自施設ICUのベッドサイド回診の教育風景を多くの読者へ伝えたいという思いを羊土社編集部の方々へお伝えしたことから本書の企画がスタートしました．

　筆者が米国の集中治療研修で学んだことは単に医学的知識に留まらずプレゼンテーションや双方向性のディスカッション，プロフェッショナリズムなど多岐にわたります．今回，本書でご紹介するのは，米国で学んだことをベースに自施設のICUベッドサイド回診やコアレクチャーで実践している内容です．本書では、ICUで多く遭遇する18の疾患・病態を By system に沿って取り上げ，それぞれ症例提示とコアレクチャーの2部構成としています．症例提示では，実際にベッドサイド回診で行われているディスカッション，ティーチングポイントを「集中治療医の視点」や「ミニレク」等のコーナーを設けて解説しています．また，コアレクチャーでは各症例で知っておくべき病態や疾患について文献的な内容も交えて取り上げています．このコアレクチャーは，ICU回診だけでは解説しきれない疾患や病態の知識を，しっかり系統的に身につけられることを目的としたもので，自施設で集中治療科スタッフが毎週1回昼の時間帯に30〜45分で講義をしている内容をベースに作成したものです．今回本書で取り上げた内容は，2021年の集中治療科立ち上げからICU回診で繰り返しディスカッションされてきたトピックを当院集中治療科の医師が総力をあげて作り上げた渾身の1冊です．読者の方々には，双方向性で行われているベッドサイド教育回診の雰囲気を少しでも感じていただければ，またその内容をもとに明日からの診療へ活かしていただければ幸いです．

2025年1月

東京都立墨東病院 集中治療科

牧野　淳

症例からわかる、動ける！ ICU 実践コアレクチャー

contents

序 .... 牧野 淳　　**3**

Color Atras ....　　**8**

第1章　神経

1. PADIS 管理 .... 牧野 淳　　**14**

症例　70代女性. 激しい腹痛で救急搬送された

コアレクチャー　PADIS，鎮痛，鎮静，せん妄，不動，睡眠障害

2. 二次性脳損傷の予防 .... 岡田和也　　**38**

症例　50代女性. 突然の右半身麻痺で救急搬送された

コアレクチャー　頭蓋内圧，脳灌流圧，鎮静管理，高浸透圧療法，開頭減圧術，
二次性脳損傷予防バンドル

第2章　呼吸

1. 急性呼吸不全 .... 加茂徹郎　　**52**

症例　40代男性. 呼吸困難と意識低下で救急搬送された

コアレクチャー　換気血流（$\dot{V}/\dot{Q}$）ミスマッチ，肺胞気−動脈血酸素分圧較差（A-aDO$_2$），
肺胞低換気，NIV，NIPPV，HFNC

2. ARDS .... 後藤崇夫　　**70**

症例　70代男性. 発熱・呼吸苦・体動困難で救急搬送された

コアレクチャー　Global 定義，VILI，P-SILI，肺保護戦略，腹臥位療法

3. 困難気道 .... 石田恵章　　**93**

症例　30代女性. 呼吸困難で搬送され，人工呼吸管理が必要となったが，
困難気道が予測された

コアレクチャー　換気困難，気管挿管困難，カプノグラム，困難気道管理アルゴリズム，
意識下気管挿管，侵襲性気道確保

第3章 循環

1. 心停止後症候群（PCAS） ....吉村絃希 118

症例 80代女性. 院内心停止蘇生後でICU入室となった

コアレクチャー 救命の連鎖，ABCの安定化，緊急冠動脈造影，体温管理療法，
神経学的予後評価

2. 心原性ショック ....飯塚祐基 134

症例 50代男性. 突然の胸痛とショックで救急搬送された

コアレクチャー SCAIショックステージ分類，IABP，V-A ECMO，Impella

Advanced編 ショックの生理学と心力学 ....原田佳奈 158

keyword 酸素供給量，酸素消費量，RUSH protocol，stressed volume，
unstressed volume，PV loop

第4章 消化器

1. 肝不全（ACLF） ....加茂徹郎 174

症例 50代女性. 大酒家. 皮膚黄染と尿量低下を主訴に救急受診した

コアレクチャー ACLF，EASL診断基準，特発性細菌性腹膜炎，食道・胃静脈瘤出血，
肝性脳症，肝腎症候群，肝移植

2. 重症患者における栄養管理 ....上石 稜 195

症例 70代女性. 消化管穿孔術後の縫合不全における栄養療法

コアレクチャー 栄養障害のリスク評価（NRS，NUTRIC，GLIM），Refeeding症候群，
五大栄養素（糖質，脂質，タンパク質，ビタミン，ミネラル），
経腸栄養（消化態，半消化態，成分栄養），経静脈栄養

3. 重症急性膵炎 ....上石 稜 211

症例 50代男性. 急性発症した上腹部痛とくり返す非血性嘔吐で救急搬送された

コアレクチャー 胆石性，アルコール性，間質性浮腫性膵炎，壊死性膵炎，輸液療法，
鎮痛薬，早期栄養療法，腹部コンパートメント症候群，感染性膵壊死

第5章 腎・電解質

1. 急性腎障害 ....岡田和也 229

症例 70代女性. 急性腎盂腎炎の治療経過中に急性腎障害をきたした

コアレクチャー KDIGO基準，腎灌流圧，体液・血圧管理，利尿薬，腎代替療法（RRT）

2. 輸液・水分バランス管理 ....岡田和也 256

症例 70代男性. 重症大動脈弁狭窄症の術後にショックが遷延し，輸液管理に難渋した

コアレクチャー ROSE，晶質液，バランス輸液，輸液制限，利尿薬

第6章 感染症

1. 敗血症
飯塚祐基, 原田佳奈 **276**

症例 80代男性. 発熱と体動困難で救急搬送された

コアレクチャー 抗菌薬, 感染巣の除去, 血行動態モニタリング, 輸液管理, 血管作動薬

2. 院内感染
牧野 淳 **300**

症例 70代男性. 膵臓がん術後に病棟で発熱, ショック, 意識低下で発見され ICU入室となった

コアレクチャー 薬剤耐性（AMR）対策, PK/PD, 院内感染, 標準予防策, 感染経路別予防策, 感染予防バンドル

第7章 血液

1. 血小板減少症
畑中康人 **323**

症例 50代女性. 肉眼的血尿と皮膚黄染を主訴に救急外来を受診した

コアレクチャー 偽性血小板減少症, 凝固異常, 骨髄機能, 血小板破壊亢進, 原因疾患に対する治療

第8章 内分泌・代謝

1. 糖尿病性ケトアシドーシス
牧野 淳 **338**

症例 60代男性. 頻回の嘔吐をくり返し救急搬送された

コアレクチャー 糖尿病性ケトアシドーシス（DKA）, 高血糖性高浸透圧性症候群（HHS）, βヒドロキシ酪酸, 細胞外液, インスリン

第9章 その他

1. 急性疾患に対する終末期医療
三井 恵 **351**

症例 60代女性. 急性疾患による終末期で人工呼吸器からの離脱が困難となった

コアレクチャー トラジェクトリー・カーブ, 共同意思決定（SDM）, time limited trial（TLT）, 医学的無益, Jonsenの臨床倫理4分割表

索引 **369**

本書の構成

- 本書では，By system に沿った項目立てで，ICU でよく出会う 18 疾患・病態を取り上げます．
- 各項目は，症例解説＋コアレクチャー の 2 部構成です．

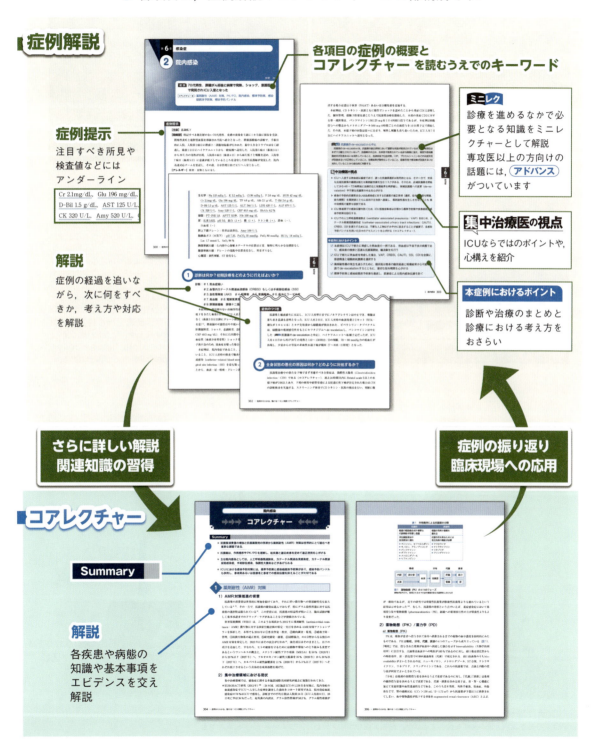

Color Atras

1 第1章 2. 二次性脳損傷の予防 （p43 図3参照）

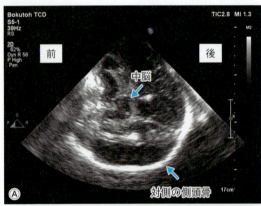
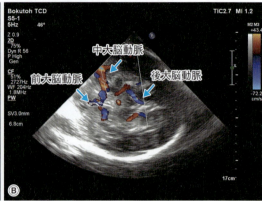
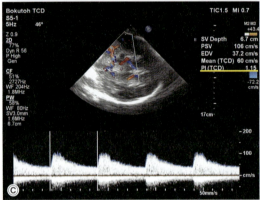

TC-CFIのよるICPの推定

A) 耳介上部前方付近にプローブをあて任意に移動・調整し，Bモードで対側の側頭骨が出るようにdepthを調整する．中脳（中心部付近の無〜低輝度域，ハート型に見える）が描出できることを確認する．

B) 中脳が描出できたら，カラードプラ表示に切り替える．プローブに向かって立ち上がってくる血流シグナルが，同側の中大脳動脈による血流像である．

C) カラードプラ下で描出されている中大脳動脈の比較的血流シグナルが明瞭に描出されている部分で，パルスドプラに切り替える．得られたパルスドプラ波形からは，時間平均最高血流速度（mean）や収縮期最高血流速度（peak systolic flow velocity：PSV），拡張末期血流速度（end-diastolic flow velocity：EDV），拍動係数（pulsatility index：PI）などが算出できる．

2 第2章 1. 急性呼吸不全 （p65 図5参照）

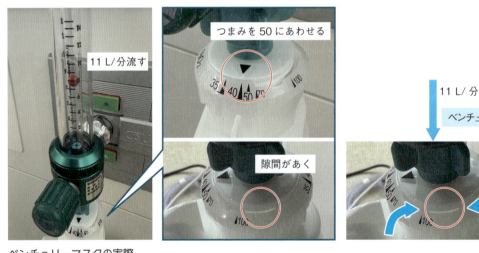

ベンチュリーマスクの実際
FIO_2 50％で30 L/分の酸素を投与する場合，酸素流量を11 L/分とし，つまみを50％にあわせる

3 第2章 2.ARDS（p86　図9参照）

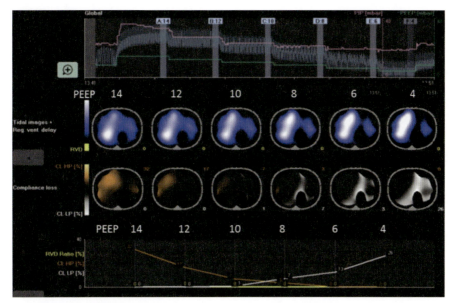

EITを用いたPEEP設定
前述は，6つの異なるPEEPレベル（14, 12, 10, 8, 6, 4 cmH$_2$O）を用いて肺の過膨張や虚脱を可視化した結果である．最上段は肺全体のインピーダンス（抵抗値）を示したもので，PEEPレベルが14 cmH$_2$Oから下がるに従いインピーダンスとともに換気が低下してゆくことがわかる．中段の青色は換気が行われている範囲を，下段のオレンジ色は肺の過膨張，白色は肺の虚脱をそれぞれ示している．この症例では，肺の過膨張と無気肺が最も少ないPEEPレベルが10〜8 cmH$_2$Oにあることがわかり，9 cmH$_2$Oへ設定された
(Davies P, et al : Clinical Scenarios of the Application of Electrical Impedance Tomography in Paediatric Intensive Care. Sci Rep, 9：5362, 2019よりCCBY4.0に基づき転載)

4 第2章 2.ARDS（p86　図10参照）

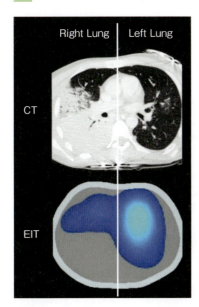

右肺炎に対して用いたEIT画像
右背側肺の換気ができていないことがわかる
(Bachmann MC, et al : Electrical impedance tomography in acute respiratory distress syndrome. Crit Care, 22：263, 2018よりCCBY4.0に基づき転載)

Color Atras

5 第2章 3. 困難気道（p98 図4参照）

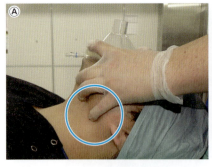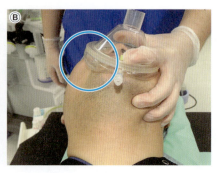

EC法
A) EC法：下顎角に小指をかける
B) 換気者の手が小さい，患者の顔が大きい場合：右側に隙間ができてしまう

6 第2章 3. 困難気道（p98 図5参照）

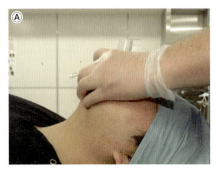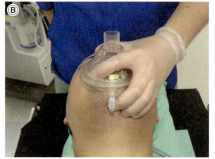

MCL法

7 第2章 3. 困難気道（p99 図6参照）

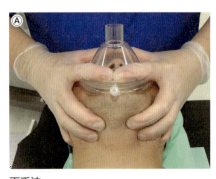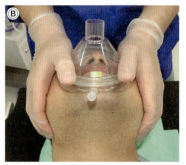

両手法
A) 両手EC法
B) 両手VE法

8 第2章3. 困難気道
（p110 図13B参照）

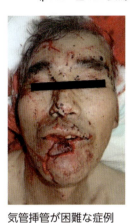

気管挿管が困難な症例
（顔面外傷）

小池尚史　他：ツキノワグマによる
広範な口腔顎顔面外傷の1例.
雲南市立病院医学雑誌, 18, 2022
（in press）より転載

9 第4章3. 重症急性膵炎
（p215 図2参照）

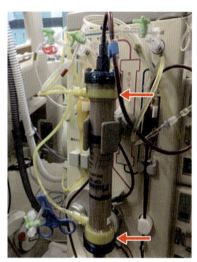

高TG性膵炎に対する血漿交換後の回路

40代男性の高TG性重症急性膵炎に対し初回の血漿交換施行後，回路内がカイロミクロンにより変色している（→）.

10 第6章1. 敗血症 （p278 図1参照）

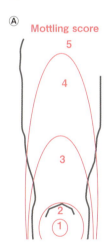 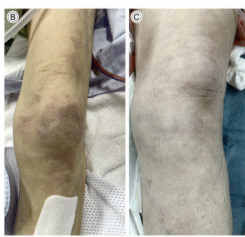

レーザードップラーで
網状皮斑の範囲を評価

Mottling score
A) Ait-Oufella H, et al：Alteration of skin perfusion in mottling area during septic shock.
Ann Intensive Care, 3：31, 2013より引用

執筆者一覧

編集

牧野　淳　東京都立墨東病院 集中治療科

執筆者 (掲載順)

牧野　淳　東京都立墨東病院 集中治療科

岡田和也　東京都立墨東病院 集中治療科

加茂徹郎　日本医科大学武蔵小杉病院 集中治療科

後藤崇夫　東京都立墨東病院 集中治療科

石田恵章　永寿総合病院 麻酔科／元・東京都立墨東病院 集中治療科

吉村絃希　東京都立墨東病院 集中治療科

飯塚祐基　友愛医療センター 集中治療科／元・東京都立墨東病院 集中治療科

原田佳奈　静岡赤十字病院 救急科／元・東京都立墨東病院 集中治療科

上石　稜　東京都立墨東病院 集中治療科

畑中康人　東京都立墨東病院 救命救急センター／集中治療科

三井　恵　東京都立墨東病院 集中治療科

症例からわかる、動ける！
ICU 実践
コアレクチャー

目の前の重症患者に今どうするか、
なぜそうするかがみえてくる

神経	第**1**章
呼吸	第**2**章
循環	第**3**章
消化器	第**4**章
腎・電解質	第**5**章
感染症	第**6**章
血液	第**7**章
内分泌・代謝	第**8**章
その他	第**9**章

| 第1章 | 神経 |

1 PADIS管理

牧野　淳

症例 70代女性．激しい腹痛で救急搬送された

コアレクチャー➡ PADIS，鎮痛，鎮静，せん妄，不動，睡眠障害

症例提示（Day1）

【**主訴**】腹部全体の激しい痛み

【**現病歴**】高血圧と糖尿病，変形性膝関節症の既往がある70代女性．数日前から胃のあたり
にキリキリする痛みを自覚していたが，市販の胃薬で様子をみていた．入院当日の起床
時から腹部全体に激しい痛みを自覚，しばらく様子をみていたが症状が治まらず当院へ
救急搬送された．

【**アレルギー**】薬剤・食物ともになし

【**内服薬**】アムロジピン1回10 mg 1日1回，メトホルミン1回500 mg 1日2回，
ロキソプロフェン1回60 mg 1日3回，レバミピド1回100 mg 1日3回，
ブロチゾラム1回0.25 mg 1日1回

【**既往歴**】高血圧，糖尿病，変形性膝関節症

【**生活歴**】喫煙：なし，飲酒：ビール500 mL毎日．夫と二人暮らし，子どもなし

【**来院時バイタルサイン**】身長150 cm，体重50 kg，体温37.4℃，血圧72/40 mmHg，
脈拍数146回/分，呼吸数32回/分，SpO_2 93％（大気下）

【**身体所見**】顔面蒼白，冷汗著明，呼吸促迫あり，眼瞼結膜貧血なし，眼球結膜黄疸なし
頸静脈怒張なし，心雑音なし，両肺野聴診清，腹部にびまん性の強い圧痛と反跳痛あり，
板状硬，腸蠕動音は聞かれず，四肢蒼白あるも浮腫なし

【**入院時検査**】

血算：WBC 23,000/μL（Neut 88％，Lym 10％），Hb 9.6 g/dL，Hct 28.5％，
Plt 298,000 /μL

生化学：Na 140 mEq/L，K 4.2 mEq/L，Cl 99 mEq/L，BUN 23 mg/dL，Cr 1.75 mg/dL，
Glu 325 mg/dL，T-Bil 0.2 g/dL，AST 23 U/L，ALT 34 U/L，LDH 134 U/L，
ALP 221 U/L，CRP 0.3 mg/dL

胸部単純Ｘ線・心電図：異常なし

腹部骨盤単純CT：腹腔内にFree airを認める．十二指腸周囲に液体貯留

【来院後経過】救急外来での初期精査から上部消化管穿孔による穿孔性腹膜炎・敗血症性
ショックを疑い，緊急開腹術を行う方針となった．術中所見は十二指腸潰瘍穿孔による
汎発性腹膜炎で，腹腔内洗浄ドレナージと穿孔部閉鎖，大網被覆術を行った．手術中に
晶質液を3L投与したが低血圧は遷延し，0.3γ（μg/kg/分）のノルアドレナリンを減
量できないため，術後全身管理目的で気管挿管のままICUへ入室した．

1 初期鎮痛管理はどのように行うのがよいか？

診断：#1. 敗血症性ショック #2. 汎発性腹膜炎 #3. 十二指腸潰瘍穿孔

　本症例は，変形性膝関節症へ常用していたロキソプロフェン（非ステロイド性炎症薬：
NSAIDs）による薬剤性十二指腸潰瘍穿孔から汎発性腹膜炎と敗血症性ショックをきたして
いる．感染巣コントロール目的に緊急手術が行われ，敗血症に対する全身管理目的でICU
へ入室した．

　ICUへ入室する挿管患者の鎮静・鎮痛管理は，「PADISガイドライン」[1,2]に準じて，鎮
静は最小限に留めて鎮痛を最優先し，睡眠や早期リハビリテーション（以降，リハビリと
する）を促進することが推奨されている[3]（⇒コアレクチャー）．本症例は，アルコールや
ベンゾジアゼピン系薬剤を常用しており，離脱症状による不穏をきたすリスクが高いこと，
高齢者でせん妄を発症するリスクがあることへ留意する．PADISガイドラインでは，まず
痛み（Pain）を評価し，その後に不穏（Agitation），せん妄（Delirium），不動（Immobility），
睡眠障害（Sleep disruption）を順次評価していく．

1）痛みの評価を行う

　本症例でICU入室時の痛みの様子は不明であるが，腹部手術直後であることから強い痛
みがあると想定される．痛みはBPS（Behavioral Pain Scale，表1）[4]かCPOT（Critical-care
Pain Observation Tool，表2）[5]を用いて評価し，BPSで5点以下，CPOTで2点以下とな
るように痛みをコントロールする．

2）痛みに対する治療は何を選択するか？

　痛みに対する治療は大きく非薬物療法と薬物療法に分けられる（表3）．非薬物療法とし
ては，患者を適切な体位に維持すること，口腔・気管内吸引処置を最小限に留めること，覚
醒したら死や治療への不安を傾聴し精神的サポートを心がけることなどがあげられる．周
術期は，術創部の痛みに加え，気管チューブや血管内・膀胱留置カテーテル，創部ドレー

1 PADIS管理　15

表1 BPS

項目	説明	スコア
表情	穏やかな	1
	部分的に硬い（例えば，まゆを下げている）	2
	全体的に硬い（例えば，目を閉じている）	3
	しかめ面	4
上肢	全く動かない	1
	部分的に曲げている	2
	指を曲げて，完全に屈曲している	3
	ずっと引っ込めている	4
呼吸器との同調性	同調している	1
	時に咳嗽があるが，大部分は呼吸器に同調している	2
	呼吸器にファイティング	3
	呼吸器との同調ができない	4

合計3〜12点中のうち6点以上が有意な痛み
（文献4より引用）

表2 CPOT

指標	状態	説明	点
表情	筋の緊張が全くない	リラックスした状態	0
	しかめ面・眉が下がる・眼球が動かない，まぶたや口角の筋肉が萎縮する	緊張状態	1
	上記の顔の動きと目を強く閉じる	顔をしかめている状態	2
身体運動	全く動かない（必ずしも無痛ではない）	動きがない	0
	緩慢かつ慎重な動作・疼痛部位を触ったりさすったりする動作・体動時注意をはらう	保護的	1
	チューブを引っ張る・起き上がろうとする・手足を動かす/ばたつく・指示に従わない・医療スタッフに攻撃的・ベッドから出ようとする	落ち着きがない状態	2
筋緊張（上肢の他動的屈曲と伸展による評価）	他動運動に対する抵抗がない	リラックスした状態	0
	他動運動に対する抵抗がある	緊張状態・硬直状態	1
	他動運動に対する強い抵抗があり，全く動かせない	極度の緊張状態または硬直状態	2
人工呼吸器の順応性（挿管患者）または発声（抜管された患者）	アラームの作動がなく，人工呼吸器と同調した状態	人工呼吸器または運動に耐えられる	0
	アラームが自然に止まる	咳きこむが耐えられる	1
	非同調性：人工呼吸の妨げ，頻回にアラームが作動する	人工呼吸器にファイティングしている	2
	普通の調子で話すか，無音	普通の声で話すか，無音	0
	ため息・うめき声	ため息・うめき声	1
	泣き叫ぶ・すすり泣く	泣き叫ぶ・すすり泣く	2

合計0〜8点のうち3点以上が有意な痛み
（文献5より引用）

ンなどさまざまな人工物による痛みが予測されるため，薬物療法による積極的な疼痛コントロールを行う．本症例では，患者の覚醒と従命を確認してからオピオイド鎮痛薬（表4）の持続静注と頓用の非オピオイド鎮痛薬（表5）を開始した．

●痛みに対する薬物療法

ICUで主に用いられる静注オピオイド鎮痛薬は，フェンタニル（1 A = 100 μg/2 mL）で

表3 痛みに対する治療

非薬物療法	薬物療法
● 適切な体位 ● 痛みへの理解や傾聴 ● 冷却 ● 音楽など	● オピオイド鎮痛薬 ● 非オピオイド鎮痛薬 　- アセトアミノフェン 　-NSAIDS ● 神経ブロック ● 硬膜外麻酔

（文献1, 6を参考に作成）

表4 ICUで使用される静注オピオイド鎮痛薬

	モルヒネ	フェンタニル
組成	10 mg/1 mL	100 μg/2mL
強度	1倍	600倍
初期投与量	5〜10 mg	1〜2 μg/kg
発現時間	5〜10分	1〜2分
半減期	3〜4時間	2〜4時間
持続投与量	2〜30 mg/時	0.7〜10 μg/kg/時
共通の副作用	悪心，呼吸抑制，便秘	
特記事項	肝腎不全で蓄積 ヒスタミン遊離	肝不全で蓄積

（文献1, 6, 7を参考に作成）

表5 非オピオイド鎮痛薬の分類

	薬剤名	発現，持続時間	投与量	特記事項
神経系疼痛	カルバマゼピン （テグレトール®）	発現：4〜5時間 持続：12〜17時間	200〜400 mg/日 （最大 800 mg）	鎮静，めまい， 運動失調， 汎血球減少，皮疹
	プレガバリン （リリカ®）	5〜6時間	初期：1回75 mg 1日2回 （最大1回150 mg 1日2回）	めまい，傾眠
	ガバペンチン （ガバペン®）	発現：不明 持続：5〜7時間	初期：1回200 mg 1日3回 維持：1回300〜1,200 mg 1日3回	鎮静，めまい，運動 失調，けいれん
非神経系疼痛	アセトアミノフェン ①アセリオ®（静注） ②カロナール®（経口）	発現： ①5〜10分， ②30〜60分 持続：2〜4時間	325〜1,000 mg 4〜6時間ごと （最大 4g/日）	肝障害， 肝不全には禁忌
	NSAIDs ①ロピオン®（静注） ②ロキソニン®（経口）	発現： ①30分，②25分 持続： ①4時間，②2.5時間	①50mg ②1回60 mg 1日3回	肝障害，腎障害， アナフィラキシー， 消化性潰瘍
	ケタミン（静注） （ケタラール®）	発現：30〜40秒 持続：2〜3時間	初期：0.1〜0.5 mg/kg 維持：0.05〜0.4 mg/kg/時	利点：呼吸循環抑制 が少ない，気管拡張 欠点：悪夢，流涎

（文献1, 6を参考に作成）

ある．初回1〜2 μg/kgを静注した後に1〜2 μg/kg/時を持続静注するのが一般的である．本症例では，フェンタニルを1 μg/kg静注後に1 μg/kg/時で持続静注を開始した．その後は2時間ごとを目安にこまめに痛みを評価して痛みが増強したときに0.5〜1 μg/kgを適宜ボーラス静注し，BPSが5点以下となるようにコントロールした．その際，フェンタニルの総投与量や副作用を減らす目的で，非オピオイド鎮痛薬のアセトアミノフェン静注（アセリオ®）750 mg（15 mg/kg）を6時間ごとに定時投与した．したがって，ICU入室1日目に投与したアセトアミノフェンの総投与量は3,000 mgであり，疼痛コントロールが不十分な場合は，今後1,000 mgの追加投与（1日最大投与量は4,000 mg/日）が可能である．なお，アセトアミノフェンを急速静注するとさらなる血圧低下を引き起こす可能性があり，通常の15分よりも長く1回1時間かけて緩徐に投与した（ ミニレク アセトアミノフェン点滴と血

1 PADIS管理　**17**

圧低下）．

　アセトアミノフェンで痛みのコントロールが不十分な場合は，NSAIDs静注薬であるフルルビプロフェンアキセチル（ロピオン®）投与を検討する．しかし，今回のように，薬剤性十二指腸潰瘍穿孔が疑われる場合は，NSAIDs使用を控えた方がよいだろう．そのため，今後，内服投与が可能となった場合は，アセトアミノフェン静注をアセトアミノフェン内服（カロナール®）へ，カロナール®のみで疼痛コントロールが不十分な場合はトラマドール（トラマール®）あるいはアセトアミノフェンとの合剤であるトラマドール塩酸塩アセトアミノフェン（トラムセット®）内服の追加を検討する．

ミニレク ICUにおけるレミフェンタニル使用　　アドバンス

　レミフェンタニル（アルチバ®）は，全身麻酔の導入・維持目的に手術室で用いられる超短時間作用型（半減期は3分）の静注オピオイド鎮痛薬である．非特異的エステラーゼによりすみやかに代謝されるため，肝腎機能が低下していても用量調節が不要であることが利点である．その反面，フェンタニルと比較し循環・呼吸抑制やシバリング，オピオイド誘発性痛覚過敏などの副作用が指摘されている．本邦では2022年8月にICUでの使用が承認されたが，ICUにおける有用性を調べた海外のメタアナリシス[8]では，フェンタニルと比較し人工呼吸期間は短縮しなかった．また，ICUでは血圧低下をきたすことから，ボーラス投与ができないことが指摘されている．

ミニレク アセトアミノフェン点滴と血圧低下　　アドバンス

　ICUでは術後の急性期に，アセトアミノフェン点滴を投与するが，投与中に血圧低下がみられることがしばしばある．過去の報告でその発生率は1％未満とされてきたが，2021年の19研究を対象としたシステマティックレビュー[9]では，10～60％の症例で血圧低下が生じ，10～30％の症例で介入が必要と報告された．注目すべき点は，血圧低下は投与開始から数分以内に起こり15～30分で最大効果がみられること，またその血圧低下と投与速度に関連がないということである．その生理学的メカニズムはまだ明らかにはなっていないが，中枢性の血管拡張効果がその機序として考えられている．

集中治療医の視点

▶ 術後に挿管入室となったICU症例に対しては，明らかな痛みや不穏がなく，心血管疾患や脳血管疾患などで厳密な血圧コントロールが不要であれば，鎮痛薬・鎮静薬をあえて開始せず経過観察する．これは，術中に予期せぬ合併症（例えば脳卒中や対麻痺など）を起こした場合にその所見を見逃さないようにするため，またベースラインの痛みの程度を把握するためである．ひとたび覚醒が得られて痛みの程度が把握できたら，先述した通り，静注オピオイド鎮痛薬を開始する．鎮痛薬のみで鎮静が十分に得られない場合は，循環動態をみつつ鎮静薬を選択する（後述）．

▶ 術後半日以上経っても覚醒が得られない場合は，鎮痛・筋弛緩薬のリバースを検討する．鎮痛薬のリバースはオピオイド薬の拮抗薬であるナロキソン，筋弛緩薬のリバースはロクロニウム（エスラックス®）の拮抗薬であるスガマデクス（ブリディオン®）を使用する．術中にベンゾジアゼピン系薬剤が使用されていれば，拮抗薬としてフルマゼニルを投与する．上記に反応がなければ，頭蓋内病変の評価目的で頭部CTを検討する．

症例のつづき（Day1つづき）

ICUへ入室後2時間経過した頃から体動がみられ，従命も入るようになった．ノルアドレナリン0.1γとバソプレシン1.8 IU/時を持続静注し，血圧は80〜90/50〜60 mmHgである．患者は終始しかめ面で，指をぐっと握りしめ，人工呼吸器との非同調がみられている．痛みに対しては，フェンタニル1 mL/時（1 µg/kg/時）持続静注とアセトアミノフェン750 mg（15 mg/kg）6時間ごとの静注をそれぞれ開始した．その後しばらくして表情は穏やかになり，指を握りしめる動作はなくなり，人工呼吸器との非同調も見られなくなった．

ICU入室後3時間頃より，上肢を気管チューブへ伸ばしたり，足をベッド柵から出す動作が時折みられており，担当看護師から鎮静薬の投与開始について相談を受けた．

2　初期鎮静管理はどのようにすればよいか？

1）不穏の評価を行う

ICU入室2時間後の痛みをBPSで評価すると，表情でしかめ面（4点），上肢の動きで指を曲げて完全に曲げている（3点），人工呼吸器との同調性で呼吸器とファイティング（3点）の合計10点で，明らかに痛みがありそうである．早急な疼痛管理が必要で，前述した通りフェンタニルの持続静注とアセトアミノフェンの定時静注を開始した．痛みに対する介入後，BPSは3〜4点まで改善し，さらなる鎮痛薬の投与は不要そうである．そこで，次に鎮静管理を検討する．

2）不穏に対する治療は何を選択するか？

不穏に対する鎮静薬は，循環・呼吸抑制をきたすだけでなく，長期投与になると体内蓄積し覚醒遅延，さらに人工呼吸期間の延長や集中治療後症候群（post intensive care syndrome：PICS，p29 ミニレク PICSとABCDEFGHバンドル）をきたすことから，使用期間と投与量を必要最小限に留める．本症例は，疼痛コントロールが適切にされているにもかかわらず上肢を気管チューブへ伸ばしたり下肢をベッド柵から出したりする危険行為がみられており，また今後24時間以内の抜管は困難であることから，鎮静薬を開始した．

a）鎮静薬の選択と投与法

鎮静薬の第一選択薬は，プロポフォールもしくはデクスメデトミジンである．本症例は，循環動態が不安定であること，患者背景にベンゾジアゼピンやアルコール離脱症状（ミニレク アルコール離脱症候群）の懸念があったことからベンゾジアゼピン系のミダゾラムを選択した．ミダゾラム（1 A = 10 mg/2 mL）は，初回0.03 mg/kgを1分以上かけて静注し，その後は鎮静深度をRASS（Richmond Agitation-Sedation Scale，表6，7）[10] もしくはSAS

1　PADIS管理　19

表6　RASS

説明	用語	スコア
暴力的で，不機嫌で，激しい動きをし，自分自身にも他人にも危険を及ぼす	好戦的	＋4
攻撃的で落ち着きがない，カテーテルチューブの自己抜去，自分自身に危険を及ぼす	非常に興奮している	＋3
目的のない動作をくり返す，人工呼吸器ファイティング	興奮している	＋2
不安と恐怖でそわそわしているが，攻撃的ではない，興奮もしていない	落ち着きがない	＋1
自然な動作・行動をする	落ち着いている 意識清明	0
完全に清明ではないが，呼びかけに10秒以上の開眼及びアイ・コンタクトで応答する	傾眠状態	－1
短時間の眠気（軽度），呼びかけに10秒未満のアイ・コンタクトで応答	軽度鎮静状態	－2
目を開け，呼びかけに反応し動くがアイコンタクトはしない	中等度鎮静状態	－3
呼びかけには反応しないが，身体刺激には反応する	深い鎮静状態	－4
呼びかけにも身体的刺激にも反応しない	昏睡状態	－5

（文献10より引用）

表7　RASSの評価手順

【スッテップ1】30秒間患者を観察	
● 意識清明で穏やか	→スコア0
● 落ち着きない　あるいは不穏とされるような行動	→スコア＋1〜＋4
【ステップ2】覚醒していない場合，大きな声で名前を呼び，開眼しこちらを見るよう指示し，必要あればもう一度くり返し，こちらを持続的に見るよう促す	
● 開眼し，アイコンタクトが取れ10秒を超えて継続	→スコアー1
● 開眼し，アイコンタクトが取れるが10秒を超えて継続しない	→スコアー2
● 声に対し何らかの動きがあるが，アイコンタクトが取れない	→スコアー3
【ステップ3】声に反応しない場合，肩をゆすり反応がなければ胸骨を圧迫	
● これらに対し動きがみられる	→スコアー4
● 声にも身体刺激にも反応しない	→スコアー5

（文献10より引用）

（Sedation-Agitation Scale）で評価しながら0.03〜0.18 mg/kg/時で持続静注するのが一般的である．本症例では，上肢を気管チューブへ伸ばして自己抜去のリスクがあり，下肢をベッド柵から投げだし転落の危険があることから，RASSでは＋3に相当すると判断し，1 mg（0.02 mg/kg）を初回静注した後に0.06 mg/kg/時で持続静注を開始した．

ミニレク アルコール離脱症候群

　アルコール離脱症候群は，アルコール常用者が突然断酒あるいは飲酒量を減らした際に起こる振戦や不安，発汗，不眠，血圧や体温の上昇，頻脈，痙攣などの一連の症状である[11]．アルコールを常用していると抑制性の神経伝達物質であるGABAの効果が増強して神経抑制効果を発揮するが，アルコールがないとGABAの効果は低下し過興奮状態になり上記症状をきたすのがその機序とされる．これを代償するためにアルコールを常用するが，アルコールは同時にGABAを減少させ，GABA受容体への感受性も低下させるため，長期的にはより高いアルコール濃度が必要となり，いわゆる耐性となる．ミダゾラムを含むベンゾジアゼピン系薬剤は，GABA受容体を刺激し抗不安作用を発揮することでアルコール離脱症状を軽減しうるが，アルコール常用者ではベンゾジアゼピン系薬剤と交差耐性が存在するため，ベンゾジアゼピン系薬剤が効きづらくなる点にも留意する必要がある．

症例のつづき（Day4）

　術後は大きなトラブルなく経過し，汎発性腹膜炎・敗血症性ショックに対してアンピシリン・スルバクタム3g6時間ごととハイドロコルチゾン200 mg/日がDay1より投与されている．ノルアドレナリンとバソプレシンはDay3までに漸減中止されている．現在のバイタルサインは，最高体温38.6℃（Day3に新たに出現），血圧120〜140/60〜70 mmHg，心拍数80〜100回/分，呼吸回数32回/分，尿量0.2 mL/kg/時，周術期の累積バランス＋3,500 mL．現在の鎮痛・鎮静薬はフェンタニル1 mL/時（1 µg/kg/時）とミダゾラム3 mL/時（0.06 mg/kg/時），人工呼吸器設定はVC-AC（従量式補助換気）モード，換気回数12回/分，吸気圧18 cmH$_2$O，PEEP 8 cmH$_2$O，FIO$_2$ 0.3である．

　30分前から人工呼吸器の頻呼吸・気道内圧上昇アラームが頻回に鳴りはじめ，呼吸回数は35〜40回/分，最高気道内圧は40〜45 cmH$_2$O，SpO$_2$ 80％台前半で経過している．患者は顔をしかめ，ベッド柵を手でつかみ絶えず揺らして上体を起こそうとしている．ベッドサイドで実施した検査結果は以下の通りだった．

- 心電図：正常洞調律でST変化なし，
- 動脈血ガス：FIO$_2$ 0.3でpH 7.28，PaCO$_2$ 60 mmHg，PaO$_2$ 55mmHg，HCO$_3^-$ 28 mmHg，SaO$_2$ 86％，
- 血糖85 mg/dL，Na 138 mEq/L
- 胸部X線：気管チューブの先端位置は気管分岐部から4 cm上の正しい位置にあり，肺は左中肺野に新たな透過性の低下と縦隔の左方偏位がみられた．

3 なぜ不穏が起きているか，次にどのような評価を行えばよいか？

1）今，何が起きているか？

本症例はDay 3までにノルアドレナリンとバソプレシンが中止されており，感染コントロールができたことで汎発性腹膜炎による敗血症性ショックから回復してきていると考えられる．その一方，患者は顔をしかめて落ち着きがなくなっており，不穏が疑われる．

2）不穏の評価と原因検索を行う

本症例をRASS（表6，7）で評価すると，人工呼吸器で頻呼吸・気道内圧上昇アラームが頻回に鳴っていることから，「人工呼吸器のファイティング：興奮している（＋2）」に該当した．通常，ICUの鎮静管理で望ましいRASSのスコアは，「軽度鎮静状態（－2）～落ち着いている・意識清明（0）」であり，本症例は不穏に対してすみやかな介入が必要と考えられた．患者が不穏をきたしている場合，不穏の原因検索（表8）を行い原因に対する治療を行いつつ，不穏自体への非薬物療法と薬物療法（表9）が必要となる．本症例は，Day4においてBPSで痛みを評価したところ，しかめ面（4点），指を曲げて完全に屈曲している（3点），呼吸器との同調ができない（4点）の計11点で痛みのコントロールが再び不十分になっている可能性が考えられた．痛みに対する非薬物療法として患者体位を整え患者への状況説明と傾聴を行いつつ，薬物療法としてフェンタニルを1 mL（50 μg）ボーラス静注したが，不穏状態は変わらなかった．

本症例の経過をレビューすると，Day 4のバイタルサインで新たに38℃台の高熱と低酸

表8　不穏をきたす原因

- 痛み
- せん妄
- 強度の不安：死への恐怖，苦痛への恐怖，制御不能，無力への挫折感
- 鎮痛薬への耐性や離脱症状
- 低酸素血症，高二酸化炭素血症，アシドーシス
- 気胸，気管チューブの位置異常，人工呼吸器非同調
- 頭蓋内損傷
- 電解質異常，低血糖，尿毒症，敗血症
- 精神疾患，薬物中毒，アルコール離脱
- 虚血：循環不全，心筋梗塞，非閉塞性腸間膜虚血（NOMI）

（文献12を参考に作成）

表9　不穏に対する治療

非薬物療法	薬物療法
● 傾聴，状況説明 ● 適切な体位 ● 適切な睡眠環境 　－夜間の光・音・刺激の抑制 ● 便秘や尿閉の予防 ● 適切な人工呼吸器設定	● 非ベンゾジアゼピン 　－プロポフォール 　－デクスメデトミジン ● ベンゾジアゼピン 　－ミダゾラム 　－ジアゼパム

（文献1, 6を参考に作成）

素血症が出現していること，30分前から頻呼吸と気道内圧アラームが頻回に鳴ったこと，動脈血ガスで呼吸性アシドーシスと胸部X線で左無気肺を示唆する所見があることなどから新たに発症した人工呼吸器関連肺炎（ventilator-associated pneumonia：VAP）を契機に低酸素血症や高二酸化炭素血症，呼吸性アシドーシス，人工呼吸器への非同調などをきたした結果，不穏へ至ったと判断した．

ミニレク 気管挿管患者で突然低酸素血症がみられたときの対処

　気管挿管患者で突然低酸素血症をきたした場合，DOPE[13]へ対応する．DOPEとは，気管挿管患者で突然の低酸素血症をきたす代表的原因のことで，Displacement（気管チューブの位置異常），Obstruction（気管チューブや気道の閉塞），Pneumothorax（緊張性気胸），Equipment failure（人工呼吸器の不具合）の頭文字をとったものである．

　まずは，ジャクソンリースを用いた手動換気へ切り換えて，酸素化の改善がみられるかどうかを評価する．すみやかに酸素化の改善がみられれば人工呼吸器回路の問題を示唆し，人工呼吸器を交換して再評価する．手動換気でも酸素化の改善がみられない場合は，次にポータブル胸部X線を撮影して気管チューブの位置異常や気道閉塞，緊張性気胸がないかどうかを確認する．気管チューブの位置異常があればチューブ位置の調整（多くは右気管支への片肺挿管），気管閉塞があれば気管支鏡を用いた閉塞解除（多くは痰詰まり），緊張性気胸があれば胸腔ドレーン挿入を行う．

　上記以外にも，急性肺水腫や急性肺血栓塞栓症で突然の低酸素血症をきたすことがある．その場合は，PEEPやFIO$_2$の調整を行いつつそれぞれの疾患への評価（心エコーや胸部CT）や治療（利尿薬や抗凝固薬の投与）を行う．

集中治療医の視点

▶ ICUでは，気管チューブやデバイスの自己抜去への懸念が強いあまり，不穏の原因検索をおろそかにしてすぐに鎮静薬を投与しがちである．ところが，なかには致死的な器質的疾患の予兆を示している場合もあり，常に不穏の原因精査を怠らない姿勢が大切である．

症例のつづき（Day4つづき）

　本症例はVAPを契機に誘発された不穏と判断し，VAPに対する緑膿菌カバーの目的で抗菌薬をアンピシリン・スルバクタムからセフェピムへと変更した．VAPに対する非薬物療法としては，低酸素血症に対して人工呼吸器の設定をFIO$_2$ 0.6，PEEPを8 cmH$_2$Oへ変更し，左無気肺に対しては気管支鏡を用いた機械的排痰後に右半側臥位を実施し体位ドレナージを促した．

表10 ICUで使用される静注鎮静薬

	ベンゾジアゼピン	非ベンゾジアゼピン	
	ミダゾラム	プロポフォール	デクスメデトミジン
組成	10 mg/2 mL	200 mg/20 mL	200 μg/50 mL
作用部位	ベンゾジアゼピン受容体	GABA受容体	$α_2$受容体
作用	抗不安，鎮静，健忘，抗痙攣	鎮静	鎮静，鎮痛
初期投与量	0.03～0.06 mg/kg	0.5 mg/kg	6 μg/kg 10分かけて
作用発現	1～5分	1分以内	1～3分
持続時間	1～2時間	10～15分	5～10分
投与量	0.03～0.18 mg/kg/時	0.3～3mg/kg/時	0.2～0.7 μg/kg/時
特記事項	呼吸抑制，低血圧 長時間投与で蓄積	低血圧，高トリグリセライド血症，横紋筋融解 PRIS	低血圧，徐脈

(文献1, 6, 7を参考に作成)

現在の不穏に対する鎮静管理はどうすればよいか？

　本症例では，不穏の原因となったVAPに対して抗菌薬の変更をはじめ，適切な人工呼吸設定や排痰ドレナージが行われた．現在，人工呼吸器設定で高濃度の酸素（FIO_2 0.6）を要することから，今後，治療効果が得られて人工呼吸器設定のウィーニング，さらに抜管へ至るまでに数日間要することが予想される．

　今回，ICU入室当初に敗血症性ショックから循環動態が不安定だったこと，患者背景からベンゾジアゼピンやアルコールへの離脱症状をきたす懸念があったためミダゾラムを選択していた．一般的に，ミダゾラムは短時間作用型のベンゾジアゼピン系薬剤ではあるが，長期使用に伴い体内へ蓄積し，特に高齢者で過鎮静や覚醒遅延が問題となる．本症例では，すでにノルアドレナリンとバソプレシンが中止されて循環動態が安定していること，人工呼吸器離脱までに数日間を要するが抜管へ向けた日々の自発覚醒トライアル（spontaneous awakening trial：SAT）や自発呼吸トライアル（spontaneous breathing trial：SBT）が必要になってくることから，現在PADISガイドラインで鎮静薬の第一選択として推奨されているプロポフォールへ変更した（表10）．プロポフォールで推奨されている投与量は0.3～3 mg/kg/時であり，本症例では3 mL/時（0.6 mg/kg/時）で開始した．プロポフォール開始後も循環動態に大きな変化はなく，血圧100～120/50～60 mmHg，心拍数50～80回/分で経過し，呼吸回数は15～20回/分，最高気道内圧は20～25 cmH$_2$O，SpO$_2$ 95～97％へと落ち着き，患者のBPSは4点，RASSは軽い鎮静状態（－2）で安定した．

> **ミニレク　自発覚醒トライアル（SAT）と自発呼吸トライアル（SBT）**
> 　人工呼吸期間が長くなると，VAPのリスクは高まり，患者のADLやQOLは低下する．そのため，本邦の3学会（日本集中治療医学会，日本呼吸療法医学会，日本クリティカルケア看護学会）は早期の人工呼吸離脱へ向けた取り組みとして，自発覚醒トライアル（SAT）と自発呼吸トライアル（SBT）を推奨している[14]．
> 　SATは，鎮痛薬は中止せずに鎮静薬を中止あるいは減量して自発的に覚醒が得られるかをRASSなどで評価する試験で，目安となる観察時間は30分間～4時間である．

SBTは，人工呼吸による補助がない状態（CPAPあるいはTピース）に患者が耐えられるかどうか確認するための試験で，目安となる観察時間は30分間～2時間だが，多くの症例では30分間で十分評価可能である．SATとSBTが成功した場合は，抜管後の上気道狭窄や再挿管リスクを評価したうえで抜管を最終判断する．2022年度の診療報酬改定では，SATに対し（1日につき）100点，SBTに対し（1日につき）60点の加算が算定可能となった[15]．

ミニレク プロポフォール使用時に注意すべき"PRIS"とは

PRISとはPRopofol Infusion Syndromeの頭文字をとったもので，プロポフォールを高用量（4～5 mg/kg/時）で48～72時間以上投与し続けた場合に起こるとされる致死的な合併症のことである．PRISに特徴的な所見は，原因不明の代謝性アシドーシス（乳酸アシドーシス）をはじめ，血圧低下，心不全，徐脈性不整脈，横紋筋融解症，高カリウム血症，急性腎障害，肝機能障害，高トリグリセリド血症などが知られている[16]．

ミニレク ICUにおけるケタミンの使用について[17] アドバンス

ケタミン（ケタラール®）はNMDA受容体へ拮抗して5分以内に作用を発揮し，30分間の持続効果をもつ速効性の静脈麻酔薬である．特徴的なのは，オピオイド受容体へ作用して鎮痛作用を有すること，交感神経を刺激して心拍数や血圧，心拍出量を増加させ，抗コリン作用による気管支拡張作用を示すことなどである．循環・呼吸抑制作用が少ないことから，鎮静薬の第一選択となりうるが，幻覚や悪夢などの精神神経症状をきたすこと，気道・口腔分泌物を増やしごく稀に喉頭痙攣をきたすこと，交感神経を刺激するため高血圧や冠動脈疾患の既往がある患者への使用に注意を要することなどが使用の阻害要因となっている．一般的な使用量は，鎮痛薬として初期投与量で0.25～0.5 mg/kgをボーラス静注した後に0.05～0.4 mg/kg/時で持続静注する．

ミニレク 筋弛緩薬投与時のBISとTOF アドバンス

ICUにおいて，筋弛緩薬を使用する頻度は比較的少ないものの，気管挿管の導入時をはじめ，体外循環補助装置が挿入されていて自己抜去が懸念される場合や，早期の重症ARDS，自発吸気努力が強くP-SILIが懸念される重症呼吸不全などの症例で短期間に限定して使用される．筋弛緩薬は，薬剤の蓄積からPICSによる筋力低下や廃用症候群をきたし，患者予後やADLを低下させるリスクがある．ICUで一般的に用いられる筋弛緩薬は，非脱分極性のロクロニウム（エスラックス®）で，拮抗薬としてスガマデクスナトリウム（ブリディオン®）が存在する．

筋弛緩薬の投与中は体動がみられなくなるため，RASSによる鎮静評価は不可能である．そのため，Bispectral Index（通称BIS）とよばれるモニターのセンサーを前額部に貼付し，鎮静深度を評価する．BISは脳波を独自のアルゴリズムで評価し，0～100で数値化し0は平坦脳波，40未満は深い催眠状態，40～60は中等度の催眠状態，60～80は軽い催眠状態，80～100は覚醒状態をそれぞれ表している．ICUでは，BISが40～60となるよう鎮静薬の投与量を調整する．

また，筋弛緩薬自体の効果を評価する指標としてTOF（Train Of Four）がある．TOFは尺骨神経に装着した電極を用い，4回連続した刺激を送って刺激に反応した回数を測定する．この回数が1～2回以下だった場合に適切に筋弛緩が達成できていると判定する．

集中治療医の視点

▶ ICUにおける鎮痛・鎮静管理では，VAPやPICSの発生を抑えるために最短期間での抜管をめざして計画的な薬剤調整を行う．すなわち，SATを積極的に行い鎮静薬の1日投与量を減らす．鎮痛・鎮静薬による呼吸抑制からSBTが進まない場合は，フェンタニルやプロポフォールあるいはミダゾラムの投与量を減らし，呼吸抑制作用の少ないデクスメデトミジンへ変更を考慮する．

1 PADIS管理 25

症例のつづき（Day7）

抗菌薬をセフェピムへ変更後はすみやかに解熱し，排痰量は減り酸素化も改善してきている．Day 4に提出された気管内痰培養からはセラチア疑いと中間報告されている．現在（Day7）のバイタルサインは，最高体温36.8℃，血圧110〜120/50〜60 mmHg，心拍数60〜80回/分，呼吸回数15回/分，SpO_2 96〜98％，現在の鎮痛・鎮静薬はフェンタニル0.5 mL/時（0.5 μg/kg/時）とプロポフォール2 mL/時（0.4 mg/kg/時），人工呼吸器設定はPSVモード，PEEP 5 cmH$_2$O，FIO$_2$ 0.3で動脈血ガスのPaO$_2$/FIO$_2$値は300〜400で推移している．日中は指示動作も入り明朝抜管が予定されているが，一昨日から夕方や夜間になるとそわそわして時折空をつかむような動作をくり返し夜間はほとんど眠れていない．昨晩は複数回にわたり胃管・末梢静脈ラインの自己抜去をくり返した．Day 5から少量の経腸栄養が開始されたが，ICU入室後は排便がみられていない．患者はリハビリに対して消極的で，現在，ベッド上ギャッジアップのADLに留まっている．

5 なぜ，せん妄が起きているか？ どのように評価すればよいか？

1）今，何が起きているか？

本症例は，一昨日からベッド上でそわそわし，胃管・末梢静脈ラインの自己抜去をくり返していることから，不穏やせん妄が疑われる．不穏をRASSで評価すると，「落ち着きのない（＋1）」に該当する．バイタルサインは安定しており，器質的疾患の可能性を示唆する所見もないことから緊急性は低いと考えられた．不穏の原因としては，胃管や末梢静脈ラインのくり返す自己抜去，そわそわと落ち着き内行動や不眠などからはせん妄が最も疑われる（⇒コアレクチャー）．

2）せん妄の原因は何か？

せん妄は，身体疾患や中毒によって惹起される急性で変動する新規の意識障害や認知障害で[18]，ICU患者の入室・入院期間を延長し，ICU退室後も認知機能障害を遷延して予後を悪化させるため，予防が重要である（せん妄の診断基準についてはDSM-5[19]を参照のこと）．本症例では，準備因子で高齢とアルコール常用，直接因子で緊急手術やせん妄を引き起こす可能性のあるベンゾジアゼピン系薬剤の使用（表11），促進因子で不眠や便秘，ICU環境（光や騒音）などがそれぞれ該当した．

3）せん妄の評価を行う

せん妄の評価は，患者との意思疎通が可能な場合はCAM-ICU（図）[21]，困難な場合はICDSC（表12）[22]で評価する（両者の違いは表13を参照）．本症例は人工呼吸管理中であ

26 ▶ 症例からわかる、動ける！ICU実践コアレクチャー

表11 せん妄を起こす可能性のある薬剤

- 抗コリン薬
- 抗ヒスタミン薬
- 抗パーキンソン薬
- H_2ブロッカー
- ベンゾジアゼピン
- 降圧薬
- 抗うつ薬
- 抗不整脈薬
- 抗てんかん薬
- 喘息治療薬
- 鎮痛薬
- ステロイド

(文献20を参考に作成)

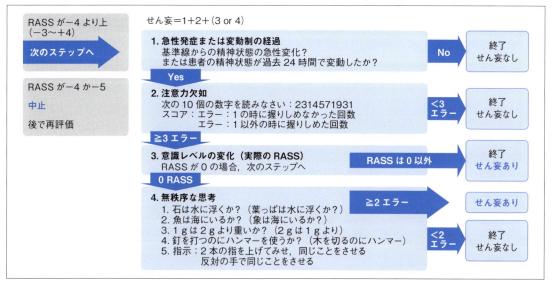

図 CAM-ICU
(文献21より引用)

ることからICDSCで評価し，空をつかむような行動（1点），頻回に静脈ラインを抜く（1点），ほとんど眠れていない（1点），症状が変動する（1点）の少なくとも4点以上該当し，せん妄と診断した．

6 せん妄に対する予防や治療はどのように行えばよいか？

　せん妄に対してこれまで予後の改善を示した薬剤はなく，基本は対症療法である．本症例では，促進因子である不眠や便秘，ICU環境（光や騒音）への介入が可能である．不眠に対しては，日中に離床を図り覚醒を促し睡眠リズムを整えるとともに，せん妄発症リスクの少ない非ベンゾジアゼピン系の睡眠導入薬であるレンボレキサント（デエビゴ®）を選択した．便秘に対しては，オピオイド受容体拮抗薬であるナルデメジン（スインプロイク®）に加え，酸化マグネシウムとセンノシド（プルゼニド®）を併用し排便コントロールを強化した．ICUの環境調整では，患者の睡眠時間が確保できるよう夜間（21：00～6：00）は室

表12 ICDSC

このスケールはそれぞれ8時間のシフトすべて，あるいは24時間以内の情報に基づき完成される．明らかな徴候がある＝1ポイント：アセスメント不能，あるいは徴候がない＝0ポイントで評価する．それぞれの項目のスコアを対応する空欄に0または1で入力する．

1. 意識レベルの変化

（A）反応がないか，（B）何らかの反応を得るために強い刺激を必要とする場合は評価を妨げる重篤な意識障害を示す．もしほとんどの時間（A）昏睡あるいは（B）昏迷状態である場合，ダッシュ（－）を入力し，それ以上評価を行わない．
（C）傾眠あるいは，反応までに軽度ないし中等度の刺激が必要な場合は意識レベルの変化を示し，1点である．
（D）覚醒，あるいは容易に覚醒する睡眠状態は正常を意味し，0点である．
（E）過覚醒は意識レベルの異常と捉え，1点である．

_____

2. 注意力欠如

会話の理解や指示に従うことが困難．外からの刺激で容易に注意がそらされる．
話題を変えることが困難．これらのうちいずれかがあれば1点．

_____

3. 失見当識：時間

場所，人物の明らかな誤認．これらのうちいずれかがあれば1点

_____

4. 幻覚，妄想，精神障害

臨床症状として，幻覚あるいは幻覚から引き起こされていると思われる行動（たとえば，空を掴むような動作）が明らかにある．現実検討能力の総合的な悪化．これらのうちいずれかがあれば1点．

_____

5. 精神運動的な興奮あるいは遅滞

患者自身あるいはスタッフへの危険を予防するために追加の鎮静薬あるいは身体抑制が必要となるような過活動（たとえば，静脈ラインを抜く，スタッフをたたく）．活動の低下，あるいは臨床上明らかな精神運動遅滞（遅くなる）．これらのうちいずれかがあれば1点．

_____

6. 不適切な会話あるいは情緒

不適切な，整理されていない，あるいは一貫性のない会話．できごとや状況にそぐわない感情の表出．これらのうちいずれかがあれば1点．

_____

7. 睡眠／覚醒サイクルの障害

4時間以下の睡眠，あるいは頻回な夜間覚醒（医療スタッフや大きな音で起きた場合の覚醒を含まない）．
ほとんど1日中眠っている．これらのうちいずれかがあれば1点．

_____

8. 症状の変動

上記の徴候あるいは症状が24時間のなかで変化する（たとえば，その勤務帯から別の勤務帯で異なる）場合は1点．

_____

合計点 _____

（文献22より引用，和訳は文献23より引用）

表13 CAM-ICUとICDSCの比較

	CAM-ICU	ICDSC
認知度	高い	低い
患者の協力	必要	不要
ピンポイント評価	可能	不可能
一定期間での評価 （過去8〜12時間）	不可能	可能
重症度評価（点数化）	不可能	可能

28 ▶ 症例からわかる、動ける！ICU実践コアレクチャー

内を消灯し，モニターや人工呼吸器，点滴ポンプのアラーム音を下げる，必須ではないケアを極力回避するなどの工夫をした．本症例は，活動性せん妄ではあるものの緊急性はないと判断しリスペリドンの内服を処方した．また，翌日に抜管を控えており，せん妄への効果が期待されていることからプロポフォールをデクスメデトミジンへ変更しDay 8の朝に抜管するまで0.4 μg/kg/時で持続静注した．

ミニレク PICS と ABCDEFGH バンドル

　PICS（post intensive care syndrome，集中治療後症候群）はICUへ入室中あるいはICU退室後に生じる身体障害，認知機能，精神障害である．PICSは，ICU患者の長期予後へ影響することからその予防や早期介入が重要である．ABCDEFGHバンドルは，人工呼吸患者の包括的管理として提唱されたABCDEバンドルに，PICSやPICS-F（PICS-family，ICU退室後に患者家族に生じる精神障害）を減らすためにFGHが加えられた概念である[24]．

- **A**waken the patient daily：sedation cessation（毎日の覚醒トライアル）
- **B**reathing：daily interruption of mechanical ventilation（毎日の呼吸器離脱トライアル）
- **C**oordination：daily awakening and daily breathing（AとBを毎日実践），**C**hoice of sedation or analgesic exposure（鎮静・鎮痛薬の選択）
- **D**elirium monitoring and management（せん妄のモニタリングとマネジメント）
- **E**arly mobility and exercise（早期離床）
- **F**amily involvement（家族を含めた対応），follow-up referrals（転院先への紹介状），functional reconciliation（機能的回復）
- **G**ood handoff communication（良好な申し送り伝達）
- **H**andout materials on PICS and PICS-F（PICSやPICS-Fについての書面での情報提供）．

集中治療医の視点

▶ ICU患者に対するPADIS管理は，薬物療法だけではなく看護師や薬剤師，理学療法士，管理栄養士，ソーシャルワーカーを交えた多職種の総合力を結集した患者中心の診療である．そのため，ICU入室早期から多職種連携を密接に行い，患者にとって最善のゴールをめざして診療することがPADIS管理の成功のカギである．

症例の経過

　せん妄に対して，夕食後にリスペリドン（リスパダール®）と入眠前にレンボレキサント（デエビゴ®）の内服を追加し，鎮静薬はプロポフォールからデクスメデトミジンへと変更した．便秘に対しては，ナルデメジントシル酸塩（スインプロイク®）に加えて酸化マグネシウムとセンノシドを追加した．Day 8の朝抜管に成功し，Day 9にハイケアユニットへ転棟となった．

1　PADIS管理　**29**

本症例におけるポイント

☑ 本症例は，NSAIDs頻用による十二指腸潰瘍穿孔性腹膜炎から敗血症性ショックに至り，術後にICUでの循環・人工呼吸管理を要した一例である

☑ ICUにおける鎮静・鎮痛管理はPADISガイドラインに準じて行い，痛みを最優先事項としてその評価はBPSやCPOTで行う．治療はオピオイド鎮痛薬を第一選択し，その投与量や副作用を減らすためにアセトアミノフェンやNSAIDsを適宜併用する

☑ 不穏はRASSで評価し，鎮静薬を開始する前に潜在的な致死的な器質的疾患を除外する

☑ 不穏に対する鎮静薬はプロポフォールかデクスメデトミジンが第一選択薬で，循環動態が不安定な場合や離脱症状が懸念される特殊な場合（アルコール，ベンゾジアゼピンの常用）はミダゾラムを選択し，SATを行いつつその使用を最小限に留める

☑ せん妄に対する特効薬はなく，発症を予防することが重要である

☑ 入院早期から離床と不眠のコントロールを行い，PICSを予防することでICU患者の長期予後改善を心がける

PADIS管理

コアレクチャー

第1章 神経

Summary

● PADISとは，痛み（P），不穏（A），せん妄（D），不動（I），睡眠障害（S）の総称である

● PADIS管理の中長期的な目標は，PICSを抑えて予後を改善することである

● PADISでは鎮痛を最優先し，鎮静は最小限に留め，早期離床や睡眠リズムを整えせん妄を抑える

　PADISとは，Pain（痛み），Agitation/Sedation（不穏/鎮静），Delirium（せん妄），Immobility（不動），Sleep disruption（睡眠障害）の頭文字を合わせた総称である．米国集中治療医学会は2013年にPADガイドライン[7]，2018年にさらにPADを進化させたPADISガイドライン[1]を発表した．本邦でも2014年に日本集中治療医学会がPADガイドラインを参考にしたJ-PADガイドライン[2]を発表し，ICUにおける鎮痛・鎮静管理の基本となっている．PADISガイドラインでは，鎮痛を最優先し，鎮静を極力控えて日中に積極的なリハビリと離床を実践することが推奨されている．夜間は睡眠コントロールを強化してせん妄を抑え，中長期的にはPICSの発症を抑制することが最終目標である．

1 痛み（Pain）

1）原因の評価方法

　ICUにおける**痛み（Pain）**は，短期的に患者のエネルギー消費を増加させて免疫を抑制させるだけでなく，長期的にPTSD（心的外傷後ストレス障害）をきたすことが知られている．痛みの原因は，手術侵襲に伴う身体的苦痛だけに留まらず，気管挿管チューブや血管内カテーテル・ドレナージチューブなど体内人工物による違和感，気管内吸引や体位交換・リハビリなどによる苦痛，死や治療への不安による精神的苦痛，など多岐にわたる．痛みの評価は，患者が自分で痛みを訴えられる場合は患者が痛みの程度を0〜10（0は痛みなし，10は最大の痛み）で主観的に評価するNRS（Numerical Rating Scale）を用いる．患者が自分で痛みを訴えられない場合は，医療者が患者の痛みを客観的に評価するBPS（p16表1）やCPOT（p16表2）を用いる．BPSは人工呼吸器装着中の患者に対して，CPOTは人工呼吸器装着の有無にかかわらず使用されている．

2）治療の考え方

　痛みに対する治療は，大きく非薬物療法と薬物療法へ分類される（p17表3）．非薬物療法では，患者の適切な体位を維持し，口腔・気管内吸引処置を最小限に留め，患者の死や治療への不安に対して傾聴や精神的なサポートを行い，不要な血管内カテーテルや膀胱留

1　PADIS管理　31

置カテーテル・創部ドレーンはすみやかに抜去する.

　薬物療法は, 痛みの程度に応じて選択する. 軽度であれば非オピオイド鎮痛薬を選択し, 神経系の痛みに対してはプレガバリンやガバペンチン, 非神経系の痛みに対してはアセトアミノフェンやNSAIDsを選択する（p17表5）. 神経系の痛みに用いられる薬剤の多くは長時間作用でめまいや傾眠をきたしやすく, 高齢者では特に転倒に注意する. 非神経系の痛みへ用いられる薬剤のうち, アセトアミノフェンは抗炎症作用がなく原疾患の病態を修飾することなく解熱鎮痛作用のみを示すことから術後に好んで使用される. ただし, **アセトアミノフェンは過量投与による肝障害の出現に注意が必要である**. NSAIDsはアセトアミノフェンと比較して鎮痛効果が強い反面, 消化性潰瘍をはじめアナフィラキシーや腎障害などの副作用が多く, 患者背景を把握したうえでの投与が望ましい.

　非オピオイド鎮痛薬で痛みが制御できない場合は, コデインやトラマドールなどの弱オピオイド鎮痛薬, あるいはモルヒネやフェンタニルなどの強オピオイド鎮痛薬を選択する. ICUで用いられる鎮痛薬の第一選択は静注オピオイド鎮痛薬（p17表4）であり, フェンタニルが最も多く用いられる. オピオイド鎮痛薬を使用する場合は, 三大副作用である ① **悪心**, ② **呼吸抑制**, ③ **便秘**に対する予防策が必要である. 悪心に対しては, メトクラミド（プリンペラン®）, モサプリド（ガスモチン®）, 大建中湯などの腸管蠕動促進薬を投与する. 呼吸抑制に対しては人工呼吸器設定の調整を行う. 便秘に対しては, ナルデメジン（スインプロイク®）をはじめ, 酸化マグネシウムやセンノシド, ピコスルファートを併用して排便を促す. 上記副作用を減らすためには, 非オピオイド鎮痛薬を併用してオピオイドの総投与量を減らす, あるいは患者の意識がはっきりしていれば, 痛みの増強時のみ自己判断で追加投与できるPCA（patient controlled analgesia）ポンプを使用することでオピオイドの総投与量を減らすことが可能である.

2 不穏（Agitation）

1）原因評価と評価方法

　ICUにおける**不穏（Agitation）**は, 患者の酸素消費量を増やして臓器障害をきたすだけではなく, 人工呼吸器への非同調から人工呼吸器関連肺障害の原因となりうる. また, 患者の医療安全を確保するうえでも不穏の管理は重要である.

　不穏をきたす原因は, 痛みをはじめせん妄, 強度の不安（死への恐怖, 苦痛への恐怖, 制御不能, 無力への挫折感）, 鎮痛薬への耐性や離脱症状, 低酸素血症, 高二酸化炭素血症, アシドーシス, 気胸, 気管チューブの位置異常, 人工呼吸器非同調, 頭蓋内損傷, 電解質異常, 低血糖, 尿毒症, 敗血症, 精神疾患, 薬物中毒, アルコール離脱, 虚血（循環不全, 心筋梗塞, NOMI）など多岐にわたる. 不穏に対する評価は, 筋弛緩薬を使用している場合はBIS（p25 ミニレク 筋弛緩薬投与時のBISとTOF）, 使用していない場合はRASS（p20表6, 7）

を用いて行う．RASSは人工呼吸器装着中の患者を対象に「呼びかけにも身体刺激にも反応しない（－5）」から「好戦的（＋4）」までの10段階で評価する指標であり，**ICUにおける目標は「軽度鎮静状態（－2）～意識清明で落ち着いている状態（0）」である**．

2）治療の考え方

不穏に対する治療は非薬物療法と薬物療法へ分けられる（p22表9）．主な非薬物療法としては，傾聴や状況説明，適切な体位の保持，適切な睡眠環境確保（夜間の光・音・刺激の抑制），便秘や尿閉の予防，適切な人工呼吸器設定などである（p22表8）．薬物療法は，大きくベンゾジアゼピン系薬剤（ミダゾラム，ジアゼパム）と非ベンゾジアゼピン系薬剤（プロポフォール，デクスメデトミジン）へ分類され，PADISガイドラインの第一選択薬はプロポフォールとデクスメデトミジンである．

プロポフォールは抑制性神経伝達物質であるGABA受容体を刺激し催眠・鎮静作用を発揮する薬剤で，短時間作用型のため鎮静と覚醒を得やすくICUで好んで使用される．脂質製剤（1.1 kcal/mL）で高トリグリセリド血症や血流感染を起こすリスクがあり，末梢静脈から単独投与するのが原則である．また，血圧低下や呼吸抑制をきたすことも多く，循環動態が不安定な症例では使用しにくい．小児では，PRIS（前述）を起こすリスクが高いため，使用は禁忌とされている．

デクスメデトミジンは，交感神経の α_2 受容体へ作用し，鎮静・鎮痛作用を発揮する薬剤である．呼吸抑制作用がなく，せん妄抑制効果も期待されることからPADISガイドラインではプロポフォールとならび第一選択薬である．ICUでは，自然気道で軽度鎮静が必要な場合や抜管が近く深鎮静やせん妄を避けたい場合に好んで使用される．使用時の注意点は，高齢者や脱水患者，糖尿病患者において特に血圧低下や徐脈をきたしやすいことである[25]．また，高用量でローディングすると血管平滑筋の α_{2B} 受容体へ作用して血圧上昇をきたした後に中枢性の交感神経抑制で低血圧と徐脈をきたすことから，**ボーラス投与は控える点に気をつける**[25]．ICUにおけるせん妄への薬剤療法の効果を調べた38研究11,993名のメタアナリシスでは[26]，デクスメデトミジンはプラセボと比較し，せん妄を有意に減らし（OR 0.43，95％CI：0.21-0.85），ICU入室期間も減らした（Ration of Means 0.78，Credible Interval 0.64-0.95）が，人工呼吸期間や予後は変えなかった．

ベンゾジアゼピン系薬剤は，ベンゾジアゼピン受容体に作用しGABA分泌を亢進し催眠・鎮静作用を発揮する薬剤である．呼吸抑制や血圧低下（他剤よりはやや軽度），せん妄，前向性健忘など主な副作用であり，高齢者では体内へ蓄積し覚醒遅延の原因となるためガイドラインでは第二選択となっている．

3　せん妄（Delirium）

1）診断，原因，評価方法

　　せん妄（Delirium）は，身体疾患や中毒によって惹起される急性で変動する新規の意識障害や認知障害のことで，DSM-5の診断基準[19]に準じて診断される．せん妄は，ICU入室期間や入院期間を延長し，ICU退室後も認知機能障害が遷延して長期予後を悪化させるため，早期発見・介入が重要である．せん妄は，過活動型，低活動型，混合型へと分類され，その頻度は混合型（50％），低活動型（30％），過活動型（20％）の順に多い．低活動型は，医療者に気づかれにくく予後不良とされている．

　　せん妄の発症因子には，① 準備因子（起こりやすい素因）：高齢，認知症，脳卒中既往，アルコール依存，② 直接因子（引き金）：身体疾患，手術，薬剤，③ 促進因子（悪化・遷延化）：身体的苦痛（不眠，疼痛，便秘，尿閉），精神的苦痛（不安，抑うつ），環境変化（ICU，騒音）がある．このうち，直接因子である身体疾患や薬剤（p27表11），促進因子の多くに対しては事前介入によりせん妄を予防できる可能性がある．

　　せん妄の評価は，患者との意思疎通が可能な場合はCAM-ICU（p27図），困難な場合はICDSC（p28表12）で行い，両者の違いは表13（p28）に示す通りである．

2）予防策と発症後の対応

　　薬剤を用いたせん妄に対する予後改善効果は現在まで確立されておらず，せん妄の発症を予防することが大切である．せん妄に対する予防策は，発症高リスク（高齢者や認知症など）を事前に把握しこまめにオリエンテーション（時間，場所，入院理由）すること，せん妄のリスクとなる薬剤使用を回避すること，便秘や尿閉を予防すること，痛みのコントロールを強化すること，患者の不安に対して傾聴すること，早期離床や睡眠リズムを確保すること，ICU環境を調整（夜間の騒音や光を抑える）すること，などである．

　　せん妄を発症した場合は，軽症ではトラゾドン（レスリン®，デジレル®）25 mg，中等症以上ではクエチアピン（セロクエル®）50 mg 12時間ごと，リスペリドン（リスパダール®）1 mg 12時間ごと，オランザピン2.5 mg就眠前などを投与する．いずれの薬剤も**鎮静作用や抗コリン作用（口渇，頻脈，尿閉，便秘）などの副作用**が知られており，また**クエチアピンは高血糖をきたすことから糖尿病患者に対する使用は控える**．緊急を要する活動性せん妄に対しては，ハロペリドール（セレネース®）2.5 ～ 10 mgの点滴静注あるいは筋肉内注射を行う．これらの薬剤は，QT延長から多形性心室頻拍を誘発するリスクがあり，定期的に心電図と電解質のモニタリングを行う必要がある．

表14　ICU早期離床・積極的運動の開始基準

	指標	基準値
意識	Richmond Agitation Sedation Scale（RASS）	$-2 \leqq$ RASS $\leqq 1$ 30分以内に鎮静が必要であった 不穏はない
疼痛	自己申告可能な場合 Numeric rating scale（NRS）もしくはVisual analogue scale（VAS） 自己申告不能な場合 Behavioral pain scale（BPS）もしくはCritical-Care Pain Observation Tool（CPOT）	NRS $\leqq 3$ もしくは VAS $\leqq 3$ BPS $\leqq 5$ もしくは CPOT $\leqq 2$
呼吸	呼吸回数（RR） 酸素飽和度（SaO$_2$）	＜35回/分が一定時間持続 $\geqq 90$％が一定時間持続
人工呼吸器	吸入酸素濃度（FIO$_2$） 呼気終末陽圧（PEEP）	＜0.6 ＜10 cmH$_2$O
循環	心拍数（HR） 不整脈 虚血 平均血圧（MAP） ドパミンやノルアドレナリン投与量	HR：$\geqq 50$回/分もしくは$\leqq 120$回/分が一定時間持続 新たな重症不整脈の出現がない 新たな心筋虚血を示唆する心電図変化がない $\geqq 65$ mmHg が一定時間持続 24時間以内に増量がない
その他	● ショックに対する治療が施され，病態が安定している ● SATならびにSBTが行われている ● 出血傾向がない ● 動くときに危険となるラインがない ● 頭蓋内圧（ICP）＜20 cmH$_2$O ● 患者または患者家族の同意がある	

元の血圧を加味すること．各数字については経験論的なところもあるのでさらに議論が必要である．
（文献27より引用）

4　不動（Immobility）

　ICUにおける**不動（Immobility）**はPICS（p29 ミニレク PICS と ABCDEFGH バンドル）のリスクとされている．逆に，ICUで早期離床や早期からの積極的な運動を行うと，人工呼吸器からの離脱を推進し，ICU在室期間や入院期間の短縮，さらに退院時のADLや機能的自立度を有意に改善することが知られている．そのため，ICUでは発症もしくは術後48時間以内に早期リハビリを開始することが推奨されている[27]．ICUにおける早期離床・積極的運動の開始基準は表14へ示す通りで，昇圧薬投与や人工呼吸，透析はリハビリ開始の障壁とはならない．

5　睡眠障害（Sleep disturbance）

　ICUにおける**睡眠障害（Sleep disturbance）**は，せん妄のリスクとなるだけではなく，神経認知機能障害や免疫機能の低下，人工呼吸期間を延長することが知られている．そのため，睡眠リズムを確保することは重要である．睡眠障害への介入は非薬物療法と薬物療法があり，非薬物療法では夜間の光や音，刺激を抑制した適切な睡眠環境を提供すること，

1　PADIS管理　35

適切な人工呼吸器設定を行うことがあげられる．薬物療法では，せん妄リスクの少ない非ベンゾジアゼピン系の睡眠導入薬が推奨されており，オレキシン受容体へ拮抗して催眠作用をもたらすスボレキサント（ベルソムラ®）やレンボレキサント（デエビゴ®），メラトニン受容体に作用し体内リズムを調整するラメルテオン（ロゼレム®）が選択される．

参考文献

1) Devlin JW, et al：Clinical Practice Guidelines for the Prevention and Management of Pain, Agitation/Sedation, Delirium, Immobility, and Sleep Disruption in Adult Patients in the ICU. Crit Care Med, 46：e825-e873, 2018（PMID：30113379）

2) 日本集中治療医学会 J-PAD ガイドライン作成委員会：日本版・集中治療室における成人重症患者に対する痛み・不穏・せん妄管理のための臨床ガイドライン．日本集中治療医学会雑誌，21：539-579，2014
https://www.jsicm.org/pdf/2015-J-PAD-guideline.pdf（2024年10月閲覧）

3) Vincent JL, et al：Comfort and patient-centred care without excessive sedation: the eCASH concept. Intensive Care Med, 42：962-971, 2016（PMID：27075762）

4) Payen JF, et al：Assessing pain in critically ill sedated patients by using a behavioral pain scale. Crit Care Med, 29：2258-2263, 2001（PMID：11801819）

5) Gélinas C, et al：Validation of the critical-care pain observation tool in adult patients. Am J Crit Care, 15：420-427, 2006（PMID：16823021）

6) 「Marino's The ICU Book 4th edition」（Marino PL, ed）, Wolters Kluwer, 2014

7) Barr J, et al：Clinical practice guidelines for the management of pain, agitation, and delirium in adult patients in the intensive care unit. Crit Care Med, 41：263-306, 2013（PMID：23269131）

8) Zhu Y, et al：Could remifentanil reduce duration of mechanical ventilation in comparison with other opioids for mechanically ventilated patients? A systematic review and meta-analysis. Crit Care, 21：206, 2017（PMID：28774327）

9) Maxwell EN, et al：Intravenous Acetaminophen-Induced Hypotension: A Review of the Current Literature. Ann Pharmacother, 53：1033-1041, 2019（PMID：31046402）

10) Sessler CN, et al：The Richmond Agitation-Sedation Scale: validity and reliability in adult intensive care unit patients. Am J Respir Crit Care Med, 166：1338-1344, 2002（PMID：12421743）

11) Sachdeva A, et al：Alcohol Withdrawal Syndrome: Benzodiazepines and Beyond. J Clin Diagn Res, 9：VE01-VE07, 2015（PMID：26500991）

12) Garriga M, et al：Assessment and management of agitation in psychiatry: Expert consensus. World J Biol Psychiatry, 17：86-128, 2016（PMID：26912127）

13) 「Cardiac Arrest, An Issue of Emergency Medicine Clinics, 1st Edition」（Brady WJ, et al, eds），Saunders, 2012

14) 日本集中治療医学会，日本呼吸療法医学会，日本クリティカルケア看護学会：人工呼吸器離脱に関する3学会合同プロトコル．
https://www.jsicm.org/pdf/kokyuki_ridatsu1503b.pdf

15) 日本集中治療医学会：令和4年度診療報酬改定「個別改定項目について」集中治療関連項目抜粋．
https://www.jsicm.org/news/upload/20220210JSICM_shkkk.pdf（2024年10月閲覧）

16) 髙橋伸二：小児にプロポフォルは使用してはいけない－プロポフォル注入症候群を見逃すな－．日本臨床麻酔学会誌：39：603-607, 2019

17) Midega TD, et al：Ketamine use in critically ill patients: a narrative review. Rev Bras Ter Intensiva, 34：287-294, 2022（PMID：35946660）

18) 岸 泰宏：せん妄の評価と診断・分類．「がん患者におけるせん妄ガイドライン 2019年版」（日本サイコオンコロジー学会，日本がんサポーティブケア学会／編），pp13-22, 金原出版, 2019
https://jpos-society.org/pdf/gl/delirium/2-2_jpos-guideline-delirium.pdf（2024年10月閲覧）

19) 「DSM-5 精神疾患の診断・統計マニュアル」（American Psychiatric Association／原著，髙橋三郎，大野 裕／監訳），医学書院，2014

20) Borthwick M & Barnett N：Delirium: a guide to a common condition. The Pharmaceutical Journal, 285：155-158, 2010

21) Guenther U, et al：Validity and reliability of the CAM-ICU Flowsheet to diagnose delirium in surgical ICU patients. J Crit Care, 25：144-151, 2010（PMID：19828283）

22) Bergeron N, et al：Intensive Care Delirium Screening Checklist: evaluation of a new screening tool. Intensive Care Med, 27：859-864, 2001（PMID：11430542）

23) 筑波大学附属病院救急・集中治療部：Intensive Care Delirium Screening Checklist(ICDSC).
https://www.md.tsukuba.ac.jp/clinical-med/e-ccm/research/PedTool/ICDSC.html（2024年10月閲覧）

24) 日本集中治療医学会：PICS 集中治療後症候群 ABCDEFGH バンドルとは.
https://www.jsicm.org/provider/pics/pics06.html（2024 年 10 月閲覧）

25) Scott-Warren VL & Sebastian J：Dexmedetomidine: its use in intensive care medicine and anaesthesia. BJA Education, 16：242-246, 2016

26) Burry LD, et al：Pharmacological and non-pharmacological interventions to prevent delirium in critically ill patients: a systematic review and network meta-analysis. Intensive Care Med, 47：943-960, 2021（PMID：34379152）

27) 日本集中治療医学会早期リハビリテーション検討委員会：集中治療における早期リハビリテーション〜根拠に基づくエキスパートコンセンサス〜. 日本集中治療医学会雑誌, 24：255-303, 2017
https://www.jsicm.org/pdf/soki_riha_1707.pdf（2024 年 10 月閲覧）

第1章 神経

第1章 神経

2 二次性脳損傷の予防

岡田和也

> **症例** 50代女性．突然の右半身麻痺で救急搬送された
>
> コアレクチャー → 頭蓋内圧，脳灌流圧，鎮静管理，高浸透圧療法，開頭減圧術，
> 二次性脳損傷予防バンドル

症例提示

【主訴】左半身麻痺

【現病歴】高血圧，バセドウ病，気管支喘息などの既往がありADLは自立していた50代女性．入院前日の22時に就寝，入院当日の0時20分トイレに行こうとして起き上がろうとしたところ立ち上がれず転倒し，家人が救急要請した．

【アレルギー】薬剤・食物ともになし

【内服薬】なし

【既往歴】高血圧，バセドウ病，気管支喘息

【生活歴】飲酒・喫煙：なし

【ER受診時バイタルサイン】身長154 cm，体重62.5 kg，体温36.8℃，心拍数110回/分 不整，血圧183/123 mmHg，呼吸数23回/分，SpO$_2$ 100 %（大気下）

【身体所見】

神経：GCS E2V4M6，瞳孔 3 ＋ /3 ＋，左口角下垂，右共同偏視，左半身麻痺あり

頭部：眼瞼結膜に蒼白なし，眼球結膜に黄染なし

頸部：甲状腺腫大なし

胸部：心音 不整，心雑音なし，呼吸音 清，ラ音なし

腹部：平坦軟，圧痛なし

四肢：浮腫なし

【救急外来受診時血液検査】

血算：WBC 9,400/μL（Neut 78.7 %，Lym 15.9 %），Hb 13.1 g/dL，Hct 40.5 %，Plt 236,000/μL

生化学：Na 139 mEq/L，K 3.6 mEq/L，Cl 102 mEq/L，Ca 9.3 mg/dL，P 2.9 mg/dL，Alb 4.0 mg/dL，BUN 13.4 mg/dL，Cr 0.76 mg/dL，UA 5.2 mg/dL，T-Bil 1.02 mg/dL，

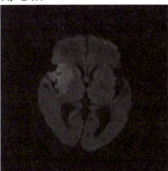 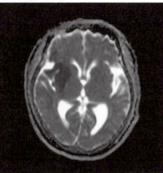 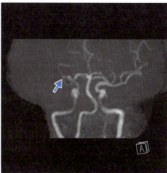

図1 外来受診時のMRI画像
DWI：diffusionweighted imaging（拡散強調画像）
ADC map：apparent diffusion coefficient map．MRIのDWIから算出され，生体内の水分子の運動の程度を定量化し見かけ上の拡散係数を画像化したもの
MRA：magnetic resonance angiography．磁気共鳴血管撮影法のことで，MRIで脳血管の走行や血流の評価が可能

AST 40 U/L，ALT 41 U/L，LDH 310 U/L，ALP 171 U/L，γGTP 55 U/L，Glu 173 mg/dL，CRP 0.18 mg/dL，HbA1c 5.5 %

凝固：PT-INR 0.98，APTT 29.3 秒，D-dimer 1.3 μg/mL

静脈血ガス：pH 7.39，$PvCO_2$ 45.3 mmHg，PvO_2 32.9 mmHg，HCO_3^- 26.7 mmol/L，AG 8.7，Lac 2.5 mmol/L

胸部単純X線：CTR 60.6 %，肋横隔膜角は鋭，肺野に異常陰影なし

心電図：心拍数 110 回/分，心房細動，ST-T 変化なし

頭部単純CT：頭蓋内に明らかな出血性，梗塞性，占拠性病変なし

頭部MRI/MRA（図1）：DWIで右レンズ核，島，前頭葉外側部に高信号あり．MRAで右M1起始部の閉塞あり（図1C→）

経胸壁心エコー：左室収縮能は良好，EF 60 %，左房拡大あり，有意な弁膜症なし，IVC 18 mm，呼吸性変動あり

【来院後経過】 来院時の神経学的所見で，NIHSS 22点[※1]，右共同偏視，左口角下垂・上下肢麻痺あり．頭部MRIで右中大脳動脈領域にDWI（拡散強調画像）高信号，MRAで右中大脳動脈（M1）起始部の閉塞を認めた．12誘導心電図では心房細動があることから心原性脳塞栓症と診断し，血栓溶解療法（t-PA），血栓回収療法を施行後，全身管理目的にICU入室となった．

※1 NIHSS（National Institutes of Health Stroke Scale）は，脳卒中の重症度を評価するために米国で開発されたスケールである．神経学的所見11項目の合計0～42点で評価し，21点以上の場合を重症と診断する．

表1　脳梗塞再灌流のグレード（TICIグレード）

0	閉塞部位より末梢が順行性に造影されない
1	閉塞部位をこえて，順行性にわずかに造影される
2a	閉塞血管領域の1/2未満の再灌流を認める．再開通
2b	閉塞血管領域の1/2以上の再灌流を認める．再開通
3	完全再開通

TICI：thrombolysis in cerebral infarction

① ICU入室後にどのような点に注意して管理を行うか？

診断：#1. 急性期脳梗塞（右中大脳動脈 M1）　#2. 心房細動　#3. バセドウ病
　　　#4. 高血圧

　本症例は，左房拡大があることから慢性心房細動を背景に，左心内にできた血栓が脳血管へ飛び，心原性脳塞栓症と急性脳梗塞をきたしたと考えられる．t-PA投与直後の24時間は急変する可能性が高く，詳細なモニタリングが必要である．特に神経学的所見には注意を払い，投与開始後8時間は30分ごと，その後16時間は1時間ごとに評価を行う．処置に伴う出血リスクのため，経鼻胃管，膀胱留置カテーテル，動脈ラインの挿入はt-PA投与直後は避ける．**再開通に伴う出血リスクを管理するため，t-PA施行前は血圧を185/110 mmHg以下に，施行後24時間以内は180/105 mmHg以下を目標に管理する．** 血栓回収療法後は過度な血圧低下を避けることが推奨されているが，降圧を開始する血圧の閾値について明確な指針はない[1]．良好な再開通（TICI 2b〜3，グレードは表1参照）が得られた場合は再灌流障害に伴う出血や脳浮腫のリスクを考慮し，収縮期血圧160 mmHg未満に，再開通が不十分な場合（TICI 0〜2a）は虚血リスクを考慮し，収縮期血圧180 mmHg未満に管理するなどの個別化戦略を推奨する専門家意見もある[2]．ICU入室時には，再開通の程度を確認し，目標血圧について主治医と綿密に協議するのがよいだろう．

　本症例ではTICI 3の灌流が得られたことから「収縮期血圧160 mmHg未満」を目標に管理する方針となり，ニカルジピンの持続静注で降圧しつつ神経学的モニタリングを継続した．

症例のつづき（Day1 つづき）

　同日午後に嘔吐が頻回となったため，頭部単純CTを再検したところ，脳浮腫とそれに伴う正中偏位を認めた（図2）．患者は傾眠傾向で舌根沈下を認めたため，気道確保目的に気管挿管した．脳外科医と協議し，緊急開頭減圧術の方針となり，術後はICUへ挿管帰室した．

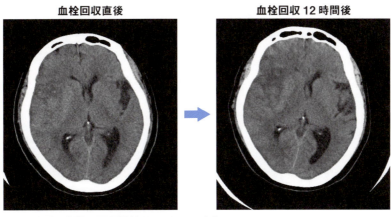

図2　血栓回収後の頭部単純CTにおける変化

2　二次性脳損傷予防の観点から，どのような管理が必要か？

　二次性脳損傷とは，脳への直接的な損傷（一次性脳損傷）をきっかけに，脳虚血の進行や脳代謝障害の増悪，形態的な頭蓋内環境の変化などにより生じる二次的な脳障害である．二次性脳損傷は原因によらず予後が悪いことから，その予防が重要である．ICUで行われる一般的な管理としては，頭部挙上（30°）と頭部正中位確保，鎮痛・鎮静，PaO_2や$PaCO_2$の適正化，正常体温維持，血糖コントロール，低ナトリウム血症（＜135 mEq/L）の回避と補正，痙攣予防などがあげられる（⇒コアレクチャー）．また脳浮腫を認める場合は，浸透圧療法や脳室ドレナージ，開頭減圧術（ミニレク 悪性脳梗塞に対する開頭減圧術）なども行われる．

　本症例では手術当日はプロポフォール3 mg/kg/時で深鎮静管理を継続し（RASS －4～－5），術後1日目に頭部単純CTを再検した．正中偏位が残存していたため，深鎮静管理を継続し，浸透圧療法としてグリセオール（1回200 mL 1日3回）を追加した．また経頭蓋ドップラーエコー（transcranial color-flow imaging：TC-CFI）で頭蓋内圧のモニタリングを連日行った（ミニレク TC-CFIによる頭蓋内圧の推定）．術後3日目の頭部単純CTで正中偏位は改善傾向だったため深鎮静管理を終了し，通常の鎮静管理（RASS 0～－2）とした（⇒コアレクチャー）．術後4日目にむらはあるが指示動作が入るようになり（GCS M6），術後5日目にグリセオールを終了した．同日38℃の発熱があり各種培養を提出し人工呼吸器関連肺炎としてセフタジジムを開始，体温管理として38℃未満を目標に体表クーリングとアセトアミノフェン4,000 mg/日の内服を追加した．

表2 悪性脳梗塞に対する開頭減圧術の有効性を検証したランダム化比較試験

	DECIMAL[3]	DESTINY[4]	HAMLET[5]	DESTINY II [6]
報告年	2007	2007	2009	2014
国	フランス	ドイツ	オランダ	ドイツ
人数	38	32	64	112
対象年齢	18〜55歳	60歳以下	60歳以下	61歳以上
結果 介入群(開頭減圧あり) vs 対照群（保存的治療）	6カ月後の mRS ≦ 3の割合 25 vs 5.6 %（$P = 0.18$） 1年後のmRS ≦ 3の割合 50 vs 22.2 % （$P = 0.10$） 死亡率 介入群で52.8 %減少 （$P < 0.0001$）	6カ月後の mRS ≦ 3の割合 47 vs 27 % （$P = 0.23$） 30日死亡率 12 vs 53 % （$P = 0.02$）	1年後の mRS ≦ 3の割合 （絶対リスク減少0 %， 95 % CI − 21 to 21） 死亡率 （絶対リスク減少38 %， 95 % CI 15 to 60）	6カ月後の重度障害のない 生存率（mRS ≦ 4） 38 vs 18 %（$P = 0.04$） 生存者のなかの mRS 5の割合 28 vs 13 % 死亡率 33 vs 70 %

mRS：modified Rankin Scale

表3 Modified Rankin Scale（mRS）

0	症状なし	全く後遺症がない
1	軽微な症状	症状はあるが，日常生活や活動に影響なし．完全に自立している
2	軽度の障害	日常生活のある程度の活動が制限されるが，自分の身の回りのことはすべて自分でできる （例：料理や掃除がやや困難）
3	中等度の障害	ある程度の解除が必要だが，自分で歩行は可能 （例：外出には付き添いが必要だが，家の中では独立して移動できる）
4	重度の障害	日常生活のほとんどに解除が必要．自分で歩くことはできない
5	重篤な障害	24時間の介護

ミニレク 悪性脳梗塞に対する開頭減圧術

悪性脳梗塞（malignant cerebral infarction）は脳梗塞のなかでも特に重篤な状態で，中大脳動脈などの大きな血管が閉塞することによって引き起こされる．広範な脳浮腫により頭蓋内圧亢進が生じ，致死的になる可能性があるため，レスキュー療法として開頭減圧術が適応となることがある．2007年から2009年にかけて行われた複数のランダム化比較試験では，60歳以下の悪性脳梗塞患者において[3〜5]，開頭減圧術による有意な死亡率低下が示された（表2）．また，48時間以内に開頭減圧術を施行した患者を対象に行われたプール解析[6]でも，1年後の生存率が開頭減圧術群で78 %と，非手術群の29 %と比較して有意に高かった．機能的予後に関しても，不良な結果（mRS ≧ 4[※2]）の割合が手術群で低く，絶対リスク減少率は41.9 %（95 % CI：25.2-58.6）だった．一方，61歳以上の患者を対象としたDESTINY II試験[7]では，開頭減圧術を受けた群の生存率は高かったものの，生存者のなかで寝たきりの状態（mRS 5）となった割合も高く（28 % vs 13 %），手術によるリスクと利益を慎重に考慮する必要があることを示唆している．**特に高齢者の場合，死亡率は改善されるものの，重度の後遺症を残す可能性が高いため，手術の適応については慎重な判断が必要である．**

※2 Modified Rankin Scale（mRS）は，患者の機能的な独立性と障害の程度を評価するスケールで，脳卒中患者がどの程度自立した日常生活を送れるかを0〜6の7段階で評価している（表3）．

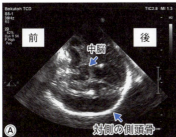
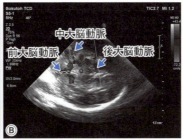
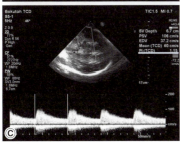

図3　TC-CFIのよるICPの推定

A) 耳介上部前方付近にプローブをあて任意に移動・調整し，Bモードで対側の側頭骨が出るようにdepthを調整する．中脳（中心部付近の無～低輝度域，ハート型に見える）が描出できることを確認する．
B) 中脳が描出できたら，カラードプラ表示に切り替える．プローブに向かって立ち上がってくる血流シグナルが，同側の中大脳動脈による血流像である．
C) カラードプラ下で描出されている中大脳動脈の比較的血流シグナルが明瞭に描出されている部分で，パルスドプラに切り替える．得られたパルスドプラ波形からは，時間平均最高血流速度（mean）や収縮期最高血流速度（peak systolic flow velocity：PSV），拡張末期血流速度（end-diastolic flow velocity：EDV），拍動係数（pulsatility index：PI）などが算出できる．
(p8 Color Atras ❶参照)

> **ミニレク　TC-CFIによる頭蓋内圧の推定**
>
> TC-CFIは，脳内の血流動態を非侵襲的に評価するための超音波技術で，特に脳血管攣縮や頭蓋内圧（intra cranial pressure：ICP）の評価に有用である．超音波が透過しやすい側頭骨を窓として利用し，主に中大脳動脈，前大脳動脈，後大脳動脈，ウィリス動脈輪などを描出する．中大脳動脈でパルスドプラ法を用いて血流速度や抵抗指数（pulsatility Index：PI）を計測する．PIはICPと相関があり，以下の式によりICPを推定できる[8]．
>
> $ICP = 10.972 \times PI - 1.284$
>
> この方法は，ICPセンサーが留置されていない場合にもICPを予測するのに役立つ（図3）．

症例の経過（Day7～9）

嚥下反射が若干弱いものの，咳嗽反射・咽頭反射・追視は十分であることを確認し，術後7日目に抜管した（ミニレク 意識障害患者の抜管）．術後8日目から経管栄養を再開し，間接嚥下訓練を開始した．術後9日目にHCUへ転棟となった．

> **ミニレク　意識障害患者の抜管**
>
> 意識障害のある患者では気道の維持が困難な場合が多く，意識がはっきりしている患者と比べて抜管の適切なタイミングを判断することが難しい．これにより，抜管失敗の頻度が高くなる傾向にある．この課題に応えるために，複数の抜管成功予測スコアが開発されている（表4，5）．**VISAGEスコア**は，外傷性脳損傷，クモ膜下出血，頭蓋内出血の437症例を対象に前向き観察研究で導き出した抜管成功予測スコアである．追視，嚥下，年齢，抜管時のGCSの4項目からなり，VISAGEスコアが0点の患者の抜管成功率は23％で，1点の場合は56％，2点または3点の場合は70～90％と有意に高かった[9]．このシステムは**評価項目が少なく，使いやすい**．一方で，**ENIOスコア**は，18カ国73のICUで実施された多施設観察研究で，抜管成功の予測スコアとして簡易ENIOスコアが7点以上の場合の尤度比は1.52だった[10]．ENIOスコアは複数の変数を組み合わせているため，**VISAGEスコアに比べてやや複雑**である．実臨床ではこれらのスコアリングに含まれるパラメータを参考に抜管の可否を検討するのがよいだろう．

表4 VISAGEスコア

抜管成功スコア	項目ごとの割り当てられた点数
年齢＜40歳	はい：1点／いいえ：0点
追視	はい：1点／いいえ：0点
嚥下反射	はい：1点／いいえ：0点
GCS＞10点	はい：1点／いいえ：0点
合計	

（文献9を参考に作成）

表5 簡易ENIOスコア

		点
頭部外傷あり		8
抜管日体温	36.5℃未満	15
	36.5〜36.9℃	13
	37〜37.9℃	9
	38℃以上	0
咽頭反射あり		19
嚥下試行可		8
強い咳嗽反射		27
吸痰頻度（1回／2時間以下）		19
GCS（M）		4
合計		

（文献10を参考に作成）

集中治療医の視点

▶ 神経集中治療は，二次性脳損傷を起こしうる病態に対して神経学的転帰の改善を主目的に行われる．

▶ 一次性脳損傷の治療は神経内科医や脳外科医などの専門家に限られるが，二次性脳損傷の予防は職種を問わず，非専門家でも対応可能である．

▶ 二次性脳損傷の予防とその質を担保するためには，予防バンドルを用いた管理が有用である（⇒コアレクチャー）．

本症例におけるポイント

☑ 本症例は，t-PA投与直後の24時間に急変する可能性が高く，神経学的所見を中心とした厳密なモニタリングが必要である

☑ 悪性脳梗塞では広範な脳浮腫により頭蓋内圧亢進が生じて致死的になる可能性があるため，開頭減圧術のタイミングを逃さないよう注意する

☑ 開頭減圧術後は二次性脳損傷予防を意識したICU管理が重要である

☑ ICUで行われる二次性脳損傷の予防管理としては，頭部挙上（30°）と頭部正中位確保，鎮痛・鎮静，PaO_2や$PaCO_2$の適正化，正常体温維持，血糖コントロール，低ナトリウム血症（＜135 mEq/L）の回避と補正，痙攣予防などがあげられる

二次性脳損傷の予防

コアレクチャー

第1章 神経

Summary

- 二次性脳損傷は，脳への直接的な損傷をきっかけに引き起こされる二次的な脳障害で，予後不良なことから，その予防が重要である

- 二次性脳損傷予防の目標は，脳灌流圧を維持して脳の酸素需給バランスをコントロールすることである

- 予防管理には内科的管理と外科的管理があり，前者には鎮静管理や高浸透圧療法，体温管理があり，後者には開頭減圧術がある

- 二次性脳損傷を予防するうえで，予防バンドルの併用も有用である

　二次性脳損傷は，脳への直接的な損傷（一次性脳損傷）を契機に，脳虚血の進行，脳代謝障害の増悪，および形態的な頭蓋内環境の変化によって引き起こされる二次的な脳障害である．二次性脳損傷は原因を問わず予後が悪いため，発症を予防することが重要である．主な予防策は，**脳の酸素需給バランスを適切に管理すること**である．酸素供給適正化の手段としては頭蓋内圧や脳灌流圧の管理が主となるが，脳の酸素消費を適正化する体温管理や痙攣予防なども重要である．二次性脳損傷予防を行ううえでは，まず頭蓋内圧・脳灌流圧がどのように調節されているのかを理解することが重要であり，以下に解説する．

1　頭蓋内圧や脳灌流圧の調節

1）頭蓋内圧（ICP）

　頭蓋内は脳，脳脊髄液，血液で構成されている．頭蓋骨という伸縮性のない物体に囲まれているため，脳，脳脊髄液，血液のいずれかが増えると，それ以外を減らすことで頭蓋内容量を一定に保とうとする．これをMonro-Kellieの仮説という．脳組織は圧縮できないため，ICPを一定に保つためには脳脊髄液の産生・排泄，頭蓋内への動静脈血の流入・流出など，液体成分のIn/Outバランスを調節する必要がある．このIn/Outバランスの調節が不十分で頭蓋内容量が増加するとICPが上昇する．**成人ではICP 10～15 mmHg未満が正常であり，20 mmHgを超えると頭蓋内高血圧と定義される**．頭蓋内高血圧をきたすと脳虚血や脳ヘルニアの危険性が高まる．

2）脳灌流圧（CPP）

　脳は体重の2％ほどの小さな臓器であるが，脳血流は心拍出量の15～20％でまかなわれており，多くの灌流を受けている臓器の1つである．脳灌流圧（cerebral perfusion pressure：CPP）は平均動脈圧（mean arterial pressure：MAP）とICPの差，つまり「CPP ＝

2　二次性脳損傷の予防　45

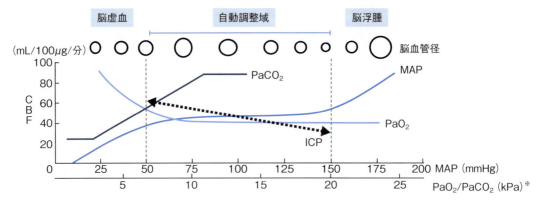

図4　脳の自動調節能
※ 5kPa = 37.5 mmHg
(文献11を参考に作成)

MAP − ICP」で規定される．通常MAP 50〜150 mmHgの範囲（自動調節域）内では，血圧が低下すると脳血管を拡張し，血圧が上昇すると脳血管を収縮させることで脳血流量（cerebral blood flow：CBF）を一定に保つための自動調節能が備わっている．そのため自動調節域内ではMAPが低下すると脳血管が拡張し脳血液量（cerebral blood volume：CBV）が増加するためICPが上昇，MAPが上昇すると脳血管が収縮しCBVが減少するためICPが低下する（図4）．MAP 50 mmHg未満では低灌流により脳虚血を，MAP 150 mmHg以上では脳浮腫を生じる．高二酸化炭素血症はCBFとICPを上昇させることが知られており，$PaCO_2$が20〜79 mmHgの間では$PaCO_2$の上昇に対して直線的にCBFが増加する[11]．

2　二次性脳損傷予防のための処置

1）一般的な処置

①脳静脈血流出量の適正化

　頭部は15〜30°挙上し正中位とすることで，静脈血の流出抵抗を最小化し，頭蓋内の脳脊髄液を脊髄側へ移動させることで脳静脈血流出量が適正化される．しかし，頭部を45°以上挙上させるとCPPが低下し，代償機構により逆にICPが上昇してしまうため注意が必要である[12]．

②呼吸管理

　低酸素血症，高二酸化炭素血症は脳圧を上昇させるため低換気を避け，PaO_2 80〜120 mmHg，$PaCO_2$ 35〜45 mmHgを目標に呼吸管理を行う[13]．また人工呼吸管理中の患者ではPEEPやリクルートメント手技は静脈還流を妨げ脳圧が上昇する可能性があることに留意する[14]．

A）自動調節能が正常の場合

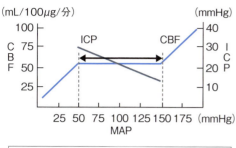

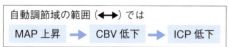

B）脳損傷後

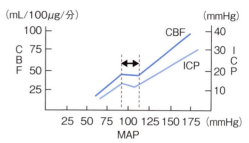

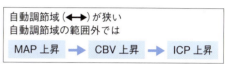

単に昇圧すると逆効果の場合あり

図5 CPP管理の落とし穴
（文献17を参考に作成）

③鎮痛・鎮静

鎮痛薬や鎮静薬を用いて疼痛，興奮，不安，シバリングをコントロールすることは，身体的・心理的ストレス，脳への過剰な刺激，ICPの上昇，および組織の二次的な低酸素血症を防ぐために重要である．頭蓋内圧亢進状態，難治性てんかん重積，重度のシバリングなどの特殊な状況では，深鎮静が必要になる場合もある[15]（後述）．

④体温管理

発熱は神経系の重症患者の70％にみられるありふれた症状である．その機序には炎症性サイトカインの活性化や視床下部の体温調節中枢のセットポイント上昇などが考えられている．発熱により脳血管が拡張し脳血流が増加するため，ICPが上昇し，脳の低酸素症や代謝亢進が生じることがあり，これが予後の悪化に関連している．そのため，**アセトアミノフェンやNSAIDsなどの解熱薬やクーリングブランケットを用いて，発熱を管理することが推奨**される[16]．

⑤血圧管理

CPPはMAPからICPを引いた値で算出され，CPPが低い場合は昇圧薬を，CPPが高い場合は降圧薬を用いてMAPを調整し，CPPを適正化する．しかし，自動調節能が破綻している脳損傷患者では，この方法が逆にCPPを低下させるリスクがあるため，注意が必要である[17]（図5）．ICPセンサーが留置されている場合，昇圧薬の投与を開始してから，最大で10 mmHgずつ20分ごとにMAPを増加させ，MAP，ICP，そしてCPPの変動を記録する．これにより，患者ごとの自動調節能や自動調節域がどのような状態にあるかを評価することが可能である．例えば，MAPの上昇に伴いICPが持続的に増加する症例では，自動調節機能の破綻が予測される．シアトル国際重症外傷性脳損傷コンセンサス会議（SIBICC）においては，この評価手法が「MAPチャレンジ」として提唱されている[18]．

⑥発作の予防

　発作（seizure）は脳代謝とICPを上昇させる．頭部外傷後の早期（受傷後7日以内）に発生する発作に対してはフェニトインの使用が推奨されるが，晩期の発作予防にはフェニトインの使用は推奨されていない．また，自然発症の頭蓋内出血や虚血性脳卒中など，他の急性神経疾患では予防的な抗発作薬の使用は推奨されていない[19]．

⑦低ナトリウム血症（血清Na＜135 mEq/L）の回避

　低ナトリウム血症は神経系重症患者で高頻度にみられる合併症である．低ナトリウム血症は脳浮腫やICP上昇に寄与するため，これを避けることが重要である．輸液は**等張液または高張液のみを選択し，維持液などの低張液の選択は極力避ける**[20]．

2）治療抵抗性頭蓋内高血圧への対処①：内科的治療

①深鎮静

　重症患者に対するPADIS管理で，鎮静を毎日中断し，深鎮静を制限することで，人工呼吸期間や入院期間が短縮し，転帰が改善されるとされている[21]．ただし，**外傷性脳損傷，虚血性・出血性脳卒中，心停止蘇生後，てんかん重積状態など，一部の重症急性脳損傷患者で，ICP，CPP，CBF，脳酸素消費量，脳代謝を管理する目的で深鎮静を行うことがある．これらの病態では，毎日の鎮静中断は行わず，病状の改善を見て鎮静を終了する**[15]．使用される鎮静薬にはプロポフォール，ミダゾラム，デクスメデトミジン，ケタミンがある．**プロポフォールはICPを低下させる効果が強く，頭蓋内高血圧において第一選択薬とされている**．その一方で，副作用として循環抑制や，長期高用量使用時のプロポフォール注入症候群（propofol infusion syndrome：PRIS，第1章1.PADIS管理参照）がある．ミダゾラムはプロポフォールに比べてICP，CBF，脳酸素消費量の減少効果が弱く，第一選択薬とはならない．また，血行動態への影響は少ないものの，組織への蓄積による効果の遷延やせん妄などの副作用がある．デクスメデトミジンはα2受容体アゴニストで，呼吸抑制は少ないが，ICPに与える影響はほぼなく，治療抵抗性の頭蓋内高血圧に用いられることはほぼない．ケタミンはNMDA受容体拮抗薬で，以前は頭蓋内高血圧患者への使用が禁止されていたが，最近の報告により脳圧を上げない可能性が示されている[22]．

②高浸透圧療法

　マンニトールやグリセオールなどの浸透圧利尿薬，および高張食塩水は，脳圧管理に一般的に使用される．これらの薬剤は血清浸透圧を上昇させ，脳実質から水分を血管内へ引き込むことでICPを低下させる．**浸透圧利尿薬**は，利尿作用による脱水や尿細管空胞化を引き起こすことで急性腎障害（AKI）が生じることがある[23]．そのため，**血清浸透圧や浸透圧ギャップ**[※3]**をモニタリングすることが推奨**されており，その際に血清浸透圧が320 mOsm/kg以上，

※3　浸透圧ギャップは，血清浸透圧の測定値と予測値の差で求められる．予測値は下記の計算式にもとづく．
　　血清浸透圧（予測値）＝ $2 \times Na + Glu/18 + BUN/2.8$

浸透圧ギャップが20 mOsm/kg以上の場合は浸透圧利尿薬の中止を検討する．一方，**高張食塩水**は浸透圧利尿薬と比較して，低血圧や脱水の患者において利点がある．重度の高ナトリウム血症および高クロール血症はAKIと関連があるため，**血清ナトリウム濃度は155～160 mEq/L，血清クロール濃度は110～115 mEq/Lに管理することが推奨**されている[24]．

③短時間の過換気

過換気により$PaCO_2$が低下し，脳脊髄液がアルカリ化することで脳血管が収縮し，結果として脳血流が減少しICPが低下する．しかし，この脳血管の収縮効果は10～20時間しか持続せず，脳血流の減少が虚血を引き起こす可能性があるため，**脳ヘルニアを有する患者に対する一時的な手段に過ぎない**[14]．

④バルビツレート療法

バルビツレートにはペントバルビタールやチオペンタールが含まれる．これらの薬剤は脳の代謝を抑制し，CBFやICPを低下させ，脳組織の酸素化を改善する．ただし，低血圧，低カリウム血症，呼吸器合併症，感染症，肝機能障害などの副作用が比較的多くみられる．さらに，作用時間が長いため神経学的評価が困難になることがある．そのため，**他の内科的治療に抵抗性の頭蓋内高血圧がある場合のみの使用にとどめる**[25]．

⑤低体温療法

低体温療法（therapeutic hypothermia）は脳代謝を低下させ，CBFとICPを低下させるが，神経学的予後を改善するという確証は現在までに十分得られていない．**治療抵抗性の頭蓋内高血圧を伴う頭部外傷患者では，35～36℃の軽度低体温療法が支持**されているが，35℃未満の低体温療法は支持されていない[17]．

⑥ステロイド

ステロイドは**脳腫瘍による血管原性脳浮腫**で使用されることが多く，デキサメタゾン4 mgを6時間おきに投与する．ただし，頭部外傷や脳出血・脳梗塞ではステロイドの有効性は示されていない[25]．

3）治療抵抗性頭蓋内高血圧への対処②：外科的治療

内科的治療が奏功しない場合は外科的治療を考慮する．外科的治療としては，腫瘍切除，脳脊髄液ドレナージ，開頭減圧術があげられる．開頭減圧術は脳梗塞，外傷，クモ膜下出血などさまざまな原因に対して施行される．**悪性中大脳動脈梗塞（malignant MCA infarction）については発症48時間以内に開頭減圧術を施行することで死亡率を下げ，機能的予後を改善する**ことが報告されている[3]（p42 ▲ミニレク 悪性脳梗塞に対する開頭減圧術）．

4）当院ICUでの二次性脳損傷予防バンドル

　二次性脳損傷予防を抜けなく実践し，質を担保していくためにバンドルを用いた管理の有用性についても報告されている[26]．当院ICUでは表6のような二次性脳損傷予防バンドルを用いている．本稿が各施設で独自のバンドル・プロトコルを作成していくきっかけとなれば幸いである．

表6　墨東病院ICUにおける二次性脳損傷予防バンドル

- 頭部挙上30°，頸部正中位の確保
- 呼吸管理
  $PaCO_2$ 35〜45 mmHg
  低酸素を避ける：$PaO_2 > 80$ mmHg または $SpO_2 > 96$ ％
- 適切な鎮痛，鎮静
  少なくともRASS 0以下，BPS 5/CPOT 2以下
- 体温管理：38℃以上の高体温は避ける
- シバリングがあれば治療
- 痙攣があれば治療
- 正常〜高ナトリウム：血清Na > 135〜150 mEq/L
- 血糖100〜180 mg/dL

参考文献

1) Powers WJ, et al：Guidelines for the Early Management of Patients With Acute Ischemic Stroke: 2019 Update to the 2018 Guidelines for the Early Management of Acute Ischemic Stroke: A Guideline for Healthcare Professionals From the American Heart Association/American Stroke Association. Stroke, 50：e344-e418, 2019（PMID：31662037）

2) Vitt JR, et al：Management of Blood Pressure During and After Recanalization Therapy for Acute Ischemic Stroke. Front Neurol, 10：138, 2019（PMID：30846967）

3) Vahedi K, et al：Sequential-design, multicenter, randomized, controlled trial of early decompressive craniectomy in malignant middle cerebral artery infarction (DECIMAL Trial). Stroke, 38：2506-2517, 2007（PMID：17690311）

4) Jüttler E, et al：Decompressive Surgery for the Treatment of Malignant Infarction of the Middle Cerebral Artery (DESTINY): a randomized, controlled trial. Stroke, 38：2518-2525, 2007（PMID：17690310）

5) Hofmeijer J, et al：Surgical decompression for space-occupying cerebral infarction (the Hemicraniectomy After Middle Cerebral Artery infarction with Life-threatening Edema Trial [HAMLET]): a multicentre, open, randomised trial. Lancet Neurol, 8：326-333, 2009（PMID：19269254）

6) Vahedi K, et al：Early decompressive surgery in malignant infarction of the middle cerebral artery: a pooled analysis of three randomised controlled trials. Lancet Neurol, 6：215-222, 2007（PMID：17303527）

7) Jüttler E, et al：Hemicraniectomy in older patients with extensive middle-cerebral-artery stroke. N Engl J Med, 370：1091-1100, 2014（PMID：24645942）

8) Kristiansson H, et al：Measuring elevated intracranial pressure through noninvasive methods: a review of the literature. J Neurosurg Anesthesiol, 25：372-385, 2013（PMID：23715045）

9) Asehnoune K, et al：Extubation Success Prediction in a Multicentric Cohort of Patients with Severe Brain Injury. Anesthesiology, 127：338-346, 2017（PMID：28640020）

10) Cinotti R, et al：Extubation in neurocritical care patients: the ENIO international prospective study. Intensive Care Med, 48：1539-1550, 2022（PMID：36038713）

11) Tameem A, et al：Cerebral physiology. Continuing Education in Anaesthesia Critical Care & Pain, 13：113-118, 2013

12) Moraine JJ, et al：Is cerebral perfusion pressure a major determinant of cerebral blood flow during head elevation in comatose patients with severe intracranial lesions? J Neurosurg, 92：606-614, 2000（PMID：10761649）

13) Robba C, et al：Mechanical ventilation in patients with acute brain injury: recommendations of the European Society of Intensive Care Medicine consensus. Intensive Care Med, 46：2397-2410, 2020（PMID：33175276）

14) Matin N, et al : Brain-Lung Crosstalk: Management of Concomitant Severe Acute Brain Injury and Acute Respiratory Distress Syndrome. Curr Treat Options Neurol, 24 : 383-408, 2022（PMID : 35965956）

15) Oddo M, et al : Optimizing sedation in patients with acute brain injury. Crit Care, 20 : 128, 2016（PMID : 27145814）

16) Walter EJ & Carraretto M : The neurological and cognitive consequences of hyperthermia. Crit Care, 20 : 199, 2016（PMID : 27411704）

17) 末廣栄一，他：頭部外傷における神経集中治療の理論と実践．脳神経外科ジャーナル，30：720-725，2021

18) Chesnut R, et al : A management algorithm for adult patients with both brain oxygen and intracranial pressure monitoring: the Seattle International Severe Traumatic Brain Injury Consensus Conference (SIBICC). Intensive Care Med, 46 : 919-929, 2020（PMID : 31965267）

19) Tripathy S & Ahmad SR : Raised Intracranial Pressure Syndrome: A Stepwise Approach. Indian J Crit Care Med, 23 : S129-S135, 2019（PMID : 31485121）

20) Neurological Care Society ENLS : Emergency Neurological Life Support Intracranial Hypertension and Herniation Protocol Version 5.0. 2022
https://www.neurocriticalcare.org/Portals/0/ENLS%205.0/ENLS%205.0%20Protocol%20-%20ICP.pdf

21) Devlin JW, et al : Clinical Practice Guidelines for the Prevention and Management of Pain, Agitation/Sedation, Delirium, Immobility, and Sleep Disruption in Adult Patients in the ICU. Crit Care Med, 46 : e825-e873, 2018（PMID : 30113379）

22) Zeiler FA, et al : The ketamine effect on intracranial pressure in nontraumatic neurological illness. J Crit Care, 29 : 1096-1106, 2014（PMID : 24996763）

23) Nomani AZ, et al : Osmotic nephrosis with mannitol: review article. Ren Fail, 36 : 1169-1176, 2014（PMID : 24941319）

24) Cook AM, et al : Guidelines for the Acute Treatment of Cerebral Edema in Neurocritical Care Patients. Neurocrit Care, 32 : 647-666, 2020（PMID : 32227294）

25) Schizodimos T, et al : An overview of management of intracranial hypertension in the intensive care unit. J Anesth, 34 : 741-757, 2020（PMID : 32440802）

26) Taccone FS, et al : Use a "GHOST-CAP" in acute brain injury. Crit Care, 24 : 89, 2020（PMID : 32171298）

第2章 呼吸

1 急性呼吸不全

加茂徹郎

症例 40代男性. 呼吸困難と意識低下で救急搬送された

コアレクチャー➡ 換気血流（$\dot{V}/\dot{Q}$）ミスマッチ,
肺胞気−動脈血酸素分圧較差（A-aDO$_2$）,
肺胞低換気, NIV, NIPPV, HFNC

症例提示（Day1）

【主訴】 呼吸困難

【現病歴】 高血圧, 2型糖尿病の既往と, 30本/日の重喫煙歴がある40代男性. 入院3日前から労作時呼吸困難を自覚, 入院2日前からは38℃台の発熱, 膿性黄色痰も伴うようになった. 本日顔色不良でやや傾眠傾向であるところを家人に発見され, 救急搬送された.

【アレルギー】 薬剤・食物ともになし

【既往歴】 高血圧, 糖尿病

【内服薬】 アムロジピン1回5 mg 1日1回, メトホルミン1回250 mg 1日2回

【生活歴】 飲酒：日本酒2合/日, 喫煙：30本/日. 新規開始薬なし, ペット飼育歴なし
加湿器の清掃なし, 羽毛布団の使用なし, 過去の入院歴なし, Sick contactなし

【来院時バイタルサイン】 血圧86/47 mmHg, 脈拍数114回/分, 呼吸数40回/分,
体温38.9℃, SpO$_2$ 85％（室内気）

【身体所見】 発汗著明, 意識レベル E3V2M4, 瞳孔 2.5/2.5 mm, 対光反射両側迅速にあり, 眼瞼結膜貧血なし, 眼球黄染なし, 呼吸補助筋の使用あり, 努力様呼吸, 心雑音なし, 両側胸部聴診で広範にcoarse cracklesを聴取, 腹部平坦軟, 圧痛なし, 四肢の動き左右差なし

【来院時検査】

血算：WBC 25,300（Neut 95％, Lym 3％）, Hb 11.5 g/dL, Plt 45,000/μL

生化学：Na 130 mEq/L, K 3.5 mEq/L, Cl 95 mEq/L, BUN 55 mg/dL, Cr 1.78 mg/dL, T-Bil 2.0 g/dL, AST 45 U/L, ALT 40 U/L, LDH 220 U/L, CRP 33 mg/dL, HbA1c 6.5％

凝固：PT-INR 1.4, PT 52％, APTT 44秒, Fib 330 mg/dL, FDP 35 μg/mL

尿検査：pH 6.0 沈渣異常なし

尿中抗原：肺炎球菌抗原陽性，レジオネラ抗原陰性

動脈血液ガス（室内気）：pH 7.55，$PaCO_2$ 32 mmHg，PaO_2 50 mmHg，HCO_3^- 24 mEq/L，SaO_2 85 %

胸部単純X線：両側肺浸潤影，心拡大なし

胸部単純CT：両肺に広範な air bronchogram を伴う肺浸潤影を認める．胸水なし

1 　診断は何か？ 初期診療はどのように行えばよいか？

診断：#1.敗血症　#2.急性Ⅰ型呼吸不全　#3.市中肺炎（肺炎球菌性肺炎）

　本症例は，2型糖尿病，喫煙歴，アルコール常飲歴のある比較的若年者に発症した市中肺炎（肺炎球菌性肺炎）による急性呼吸不全の一例である．肺炎球菌性肺炎に対してはセフトリアキソン2 g/日の点滴投与，急性呼吸不全に対してはリザーバーマスク8 L/分の酸素投与をそれぞれ開始した（⇒コアレクチャー）．

　来院時qSOFAは3点（意識障害，血圧＜100 mmHg，呼吸数＞22回/分）だったことから敗血症と診断し（第6章1.敗血症 参照），低血圧に対して酢酸リンゲル液のボーラス投与を開始した．市中肺炎の重症度分類の1つであるA-DROP[※1]（表1）は4点（D：尿素窒素≧21 mg/dL，R：SpO_2≦90 %，O：意識変容あり，P：収縮期血圧≦90 mmHg）で，超重症肺炎と診断しICUへ入室となった．ICU入室時も血圧は82/50 mmHgと低血圧だったため，中心静脈路を確保しノルアドレナリンを0.05 γで開始した．初期輸液2 Lとノルアドレナリンを0.1 γまで増量したところで平均動脈圧は70 mmHg前後と安定した．急性呼吸不全に対しては，リザーバーマスク10 L/分まで増量したが，呼吸補助筋を用いた呼吸様式は変わらず，リザーバーマスクもすぐに虚脱し，SpO_2は90 %前後で推移した．（ミニレク 呼吸不全患者の身体評価）．そのため，酸素供給量を増やす目的でハイフローネーザルカヌラ

表1　A-DROPシステム

A	Age	男性70歳以上，女性75歳以上
D	Dehydration	BUN 21mg/dL以上または脱水あり
R	Respiration	SpO_2 90%以下（PaO_2 60 mmHg以下）
O	Orientation	意識変容あり
P	Blood Pressure	血圧（収縮期）90mmHg以下

軽　症：上記5つの項目のいずれも満たさないもの
中等症：上記項目の1つまたは2つを有するもの
重　症：上記項目の3つを有するもの
超重症：上記項目の4つまたは5つを有するもの
　　　　ただし，ショックがあれば1項目のみでも超重症とする
（文献1より引用）

[※1]　A-DROPは，市中肺炎の重症度分類として英国でつくられたCURB-65を参考に，2005年に日本人向けに作成された市中肺炎の重症度分類である．表1の5項目を評価し，入院やICU入室の適応を考える際の参考とする．4項目以上では超重症と考え，ICU入院を考慮する[1]．

表2　呼吸不全における身体所見のポイント

部位	身体所見
全身診察	呼吸補助筋使用の有無，意識変容，連続して会話が可能か，呼吸困難は労作時か，安静時か，肥満の有無，口すぼめ呼吸の有無
頭部	冷汗の有無，眼瞼結膜の貧血の有無
頸部	頸静脈怒張の有無，リンパ節腫脹の有無，気管短縮の有無（胸骨上縁から甲状軟骨下縁までの距離，正常では3-4横指，COPD患者では1-2横指）
胸部	胸部挙上の左右差，呼吸様式（リズムの異常，大きさの異常など），聴診音，打診上の鼓音，Hoover's 徴候※1，奇異性呼吸※2
腹部	シーソー呼吸※3
四肢	ばち状ゆび，末梢チアノーゼ，線維束性収縮，浮腫

※1　主に進行肺気腫でみられる所見で，肺の過膨張と横隔膜の平坦化から吸気時に横隔膜の収縮に伴い側胸壁が内側へ陥没するもの
※2　左右の胸郭の動きが対称的でない，腹部と胸部の動きが同調していない，胸郭の一部が他の部位と異なる動きをする呼吸運動のこと
※3　上気道閉塞のために，胸が上がると腹が下がり，胸が下がると腹が上がる呼吸
（文献2を参考に作成）

（high-flow nasal cannula：HFNC）を 50 L/分，吸入気酸素濃度（FIO_2）60％で開始した．

ミニレク 呼吸不全患者の身体評価

　人工呼吸器中の吸気努力は，吸気開始0.1秒後の気道内圧の減少量を測定した $P_{0.1}$（正常は−1〜−2 cmH_2O），短時間（100 msec）気道閉塞をした際にみられる気道内圧の変化量から測定される Pocc，食道内圧で胸腔内圧の変化をみて評価する Pes などで客観的に評価できるが（第2章2.ARDS 参照），非挿管患者の評価は身体所見で行うのが一般的である．表2 [2] に，呼吸不全における身体所見のポイントを示す．

集中治療医の視点

▶ 本症例は，細菌性肺炎による肺胞性病変主体の低酸素血症であり，本来は非侵襲的間欠的陽圧換気量法（non-invasive positive pressure ventilation：NIPPV）のよい適応である．しかし，喀痰量が多く意識障害も伴っていたため，気道閉塞のリスクを考慮しHFNCを選択した．

▶ 集中治療医は，気管切開リスクの高い患者への気管挿管を躊躇しがちである．しかし，気管挿管のタイミングが遅れると予後悪化へつながるため [3]，ROX index などの指標を活用しつつ気管挿管の適切なタイミングを逸さないことが重要である（ミニレク NIV患者における気管挿管の予測）．

ミニレク 非侵襲的換気（NIV）患者における気管挿管の予測　（アドバンス）

　ICUで主に使用される非侵襲的換気（non-invasive ventilation：NIV）のデバイスは，NIPPVとHFNCである．NIPPVでは，PaO_2/FIO_2（P/F）比，一回換気量，HACOR score を用いて気管挿管の必要性を予測する（表3）[4]．

　HFNCではROX indexを用いる．ROX indexは「SpO_2/FIO_2/呼吸数」で算出されるパラメータで，HFNC使用時の気管挿管の予測に用いられる．ROX indexが低いほど気管挿管のリスクは高く，高いほどリスクは低いとされる．肺炎ではROX index ≧ 4.88 だと気管挿管のリスクは少ないとされている [5]．

表3　NIPPV患者における気管挿管の予測パラメータ

予測パラメータ	説明
P/F比	NIPPV開始1時間後のP/F比が200未満の場合，気管挿管リスクが高く，150未満の場合は死亡リスクが高くなる
一回換気量	NIPPV開始1時間後の一回換気量が予測体重あたり＞9〜9.5 mL/kgのとき，気管挿管，死亡リスクが高くなる
HACOR score	心拍（**H**eart rate），pH（**A**cidosis），意識（**C**onsciousness），酸素化（**O**xygenation），呼吸数（**R**espiratory rate）の5変数から算出する．NIPPV開始1時間後のHACOR score＞5点のとき気管挿管となる可能性が高い

（文献4を参考に作成）

症例の経過

　HFNC 50 L/分，FIO_2 60％で1時間経過観察したが，呼吸補助筋を用いた努力様呼吸は変わらず，SpO_2 85％，呼吸数35回/分，ROX index 4.05で呼吸パラメータの改善もみられなかったため，気管挿管する方針とした（第2章2.ARDS 参照）．気管挿管は，HFNCでpre-oxygenation（前酸素化）し（ **ミニレク** HFNCを用いたpre-oxygenation），迅速導入気管挿管（rapid sequence intubation：RSI，第2章3.困難気道 参照）で行った．

ミニレク HFNCを用いたpre-oxygenation

　pre-oxygenationとは，気管挿管処置時の無呼吸に備えてあらかじめ高濃度の酸素を投与することで低酸素血症のリスクを軽減する手法である．酸素マスクやバッグマスクを数分間行うのが一般的であるが，HFNCを用いたpre-oxygenationも知られるようになった．これまでの報告によると，軽・中等症の呼吸不全では，気管挿管時に1分間無呼吸でも安全に気管挿管できるとされている[6]．また，重症の呼吸不全では，気管挿管時の低酸素血症リスクはより高く[7]．HFNCのpre-oxygenationは，従来よりも安全に気管挿管できることが報告された[6, 8, 9]．なお，pre-oxygenationで用いるHFNCの設定はフロー50〜60 L/分，FIO_2 100％が一般的である．

集中治療医の視点　ICUにおけるNIVの使用

▶ 集中治療医は，急性呼吸不全に対して，気管挿管をする前にHFNCやNIPPVの適応がないかどうかを一度は検討する．これは，人工呼吸管理により，人工呼吸器関連肺障害（ventilator associated lung injury：VALI）や人工呼吸器関連肺炎（ventilator associated pneumonia：VAP）などの合併症からICU在室期間や入院期間を延長すること[10]，NIVと比較し鎮静管理や体位交換などマンパワーを要すること，ひとたび気管挿管をしてしまうと患者の治療意思表示や家族とのコミュニケーションがとりづらくなることが理由である．これらの人工呼吸管理に伴うデメリットと，NIVで安全に管理できるかを吟味したうえで決定する．

▶ NIVは，血液ガスや画像所見から陽圧換気で酸素化や換気が改善する病態かどうかを評価したうえで開始する．また，気管挿管の遅れは患者予後を悪化させる可能性があり，NIVの限界を理解し速やかに人工呼吸管理へ移行する勇気も，ときに大切である[11]．

1　急性呼吸不全　55

本症例におけるポイント

- ☑ 本症例は，重喫煙歴と大酒家を背景に，肺炎球菌性肺炎（市中肺炎）から敗血症性ショックへ至った一例である
- ☑ 市中肺炎では，A-DROP（もしくはCURB-65）を用いて重症度を評価し，診療方針を決定する
- ☑ NIV（NIPPVとHFNC）は急性呼吸不全に対する有用なデバイスであるが，適切なパラメータを用いて気管挿管のタイミングを逃さないことが肝要である

急性呼吸不全

コアレクチャー

Summary

- 急性呼吸不全は，比較的短期間のうちに低酸素血症（$PaO_2 < 60$ mmHg）をきたす疾患である

- 肺のガス交換障害は，$\dot{V}/\dot{Q}$ミスマッチやA-aDO$_2$を用いて評価する

- 酸素療法では，高酸素療法と低酸素療法によるそれぞれの弊害を理解し，投与方法を選択する

- NIVにはNIPPVとHFNCがあり，気管挿管や再挿管を回避するデバイスとして有用である

1 急性呼吸不全の病態

1）急性呼吸不全とは？

　急性呼吸不全とは，何らかの原因によって比較的短期間のうちに動脈血中の酸素分圧（PaO_2）が60 mmHg未満へ低下する病態である．急性呼吸不全は，さらに動脈血ガス中の二酸化炭素分圧（$PaCO_2$）が正常または低いⅠ型と，$PaCO_2$が上昇するⅡ型へと分類される（表4）．

2）ガス交換の障害の評価方法

　急性呼吸不全の主な病態は，肺におけるガス交換の障害である．その障害部位は肺胞，血流，両者へと分類され，その病態生理は換気と血流の間でのガス交換の比で表される**換気-血流比（$\dot{V}/\dot{Q}$比）**や肺胞と動脈血のなかに含まれる酸素分圧の較差である**肺胞気-動脈血酸素分圧較差（A-aDO$_2$）**で表現される．

a）換気/血流（$\dot{V}/\dot{Q}$）比

　呼吸不全の病態と$\dot{V}/\dot{Q}$比の関係を図1へ示す．正常な場合，図1上段に示すように換気と血流の均衡はとれている（$\dot{V}/\dot{Q} = 1$，※実際は肺の部位により$\dot{V}/\dot{Q}$比は異なるが，肺全体で考えた場合の便宜上の考え）．

　次に，図1中段のように肺の換気に対して血流が十分ではない場合（$\dot{V}/\dot{Q} > 1$）を死腔換気とよび，主な原因として①肺胞-毛細血管領域の破綻（肺気腫），②低心拍出による肺血流の低下（肺血栓塞栓症，心不全，循環血液量減少），③肺内血管抵抗の増加（陽圧換気による肺胞過剰拡張）などがあげられる．死腔換気の場合，胸部単純X線所見はあっても

表4　急性呼吸不全の分類

分類	PaO$_2$	PaCO$_2$
Ⅰ型呼吸不全	$PaO_2 < 60$ mmHg	$PaCO_2 < 50$ mmHg
Ⅱ型呼吸不全		$PaCO_2 \geqq 50$ mmHg

（文献4を参考に作成）

		$\dot{V}/\dot{Q}$	帰結	原因疾患
V-Q均衡	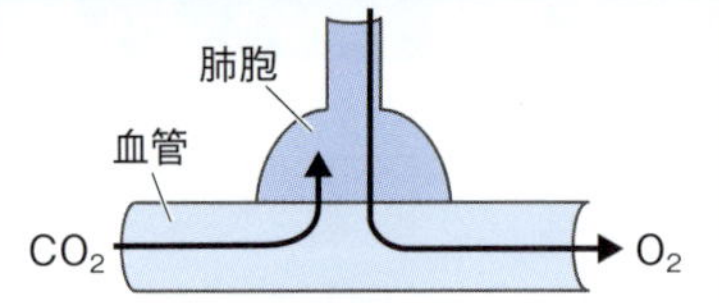	1	PaO_2 正常	—
死腔換気	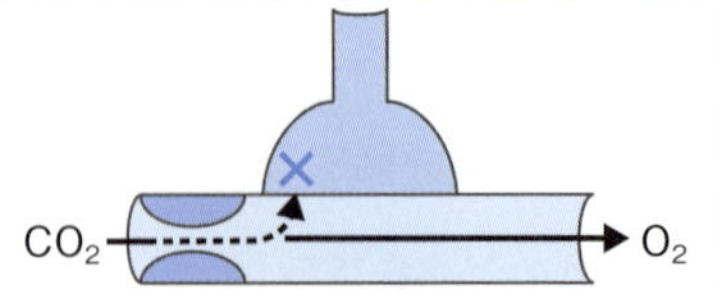	＞1	$PaO_2 \downarrow$ $PaCO_2 \uparrow$	①肺胞-毛細血管領域の破綻（肺気腫） ②低心拍出による肺血流の低下（肺血栓塞栓症，心不全，循環血液量減少） ③肺内血管抵抗の増加（陽圧換気による肺胞過剰拡張）
肺内シャント	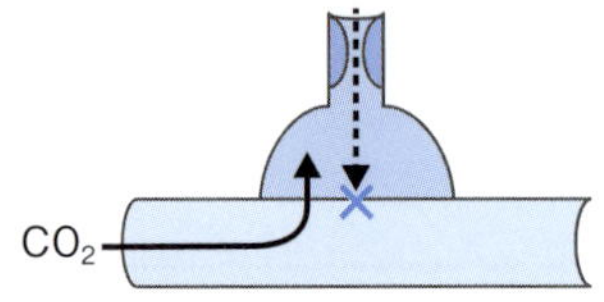	＜1	$PaO_2 \downarrow$ $PaCO_2$ 正常 もしくは $PaCO_2 \downarrow$	①末梢気道閉塞（気管支喘息，COPD） ②肺胞障害（肺炎，肺水腫） ③肺胞虚脱（無気肺）

図1 呼吸不全の病態と$\dot{V}/\dot{Q}$比
（文献12を参考に作成）

わずかであり，陽圧換気だけでは改善しないことが多い．図1下段のように，肺の換気に対して肺毛細血管血流が相対的に過剰な場合（$\dot{V}/\dot{Q}<1$）を肺内シャントとよぶ．肺内シャント率は通常10％未満であるが，肺動静脈瘻などの右左シャントで毛細血管と肺胞ガス間のガス交換が全くない場合は$\dot{V}/\dot{Q}=0$である．肺内シャント（$0<\dot{V}/\dot{Q}<1$）をきたす病態は，① 末梢気道閉塞（気管支喘息，COPD），② 肺胞障害（肺炎，肺水腫），③ 肺胞虚脱（無気肺）などがあげられる．肺内シャントでは，胸部単純X線で浸潤影や無気肺を認めることが多く，陽圧換気が奏功することも多い．

b）肺胞気-動脈血酸素分圧較差（$A-aDO_2$）

$A-aDO_2$は肺胞気酸素分圧（PAO_2）と動脈血酸素分圧（PaO_2）の圧較差で，肺における酸素交換の効率を評価する指標である．$A-aDO_2$の正常値は通常10以下で，開大している場合は肺の拡散障害（間質性肺炎，ARDS，肺水腫，COPD）や$\dot{V}/\dot{Q}$ミスマッチなどの可能性を考える．

$$A-aDO_2 = PAO_2 - PaO_2$$

$A-aDO_2$は上記の式で計算され，このうち肺胞気酸素分圧（PAO_2）と吸気酸素分圧（PIO_2），およびこれらに関わる呼吸商（R）は下記で計算すると通常0.8～1.0となるが，0.8として用いることが多い．

PAO_2 ＝吸気酸素分圧（PIO_2）－［動脈血二酸化炭素分圧（PaCO_2）／呼吸商（R）］

PIO_2 ＝吸気酸素濃度（FIO_2）×［大気圧（P_B）－飽和水蒸気圧（P_{H2O}）］

R＝二酸化炭素産生量（VCO_2）／酸素消費量（VO_2）

表5 二次性肺胞低換気の機序と原因疾患

中枢性の換気ドライブ低下	薬剤性（鎮静薬） 中枢神経疾患（脳炎，脳卒中，外傷）
神経筋疾患	脊髄損傷 ギランバレー症候群 重症筋無力症 破傷風 ボツリヌス
呼吸筋障害	筋ジストロフィー 廃用症候群
肺と気道の異常	気管支喘息発作 COPD急性増悪 肺炎 心原性，非心原性肺水腫 上気道閉塞
胸郭/体型の異常	病的肥満 胸部外傷

（文献13を参考に作成）

例をあげてみると，海抜0mで生活する健常人で，FIO_2 0.21，P_B 760 mmHg，P_{H_2O} 47 mmHg，R 0.8とすると，

$PAO_2 = FIO_2 \times (P_B - P_{H_2O}) - (PaCO_2/R)$

$= 0.21 \times (760 - 47) - PaCO_2/0.8$　となる．

さらに，PaO_2 90 mmHg，$PaCO_2$ 40 mmHgとして$A-aDO_2$を計算すると，

$A-aDO_2 = PAO_2 - PaO_2$

$= 0.21 \times (760 - 47) - 40/0.8 - 90 = 9.7$

$A-aDO_2$を計算するうえで2点注意が必要である．1点目は，**年齢によって正常値が変わることである．年齢による推定正常値は（年齢／4）＋4**である．2点目は，酸素投与によって低酸素性の血管攣縮が解除されることである．結果として，換気不十分な肺領域の血流が維持されるために肺内シャント率が上昇し$A-aDO_2$は増加する．このため，**$A-aDO_2$の計算は室内気で行うことが望ましい**．

2 急性呼吸不全の病態による分類

急性呼吸不全は，上記で述べた病態生理から，① 肺胞低換気，② $\dot{V}/\dot{Q}$ミスマッチ，③ 混合静脈血酸素分圧の低下，④ 拡散障害，⑤ 高二酸化炭素血症に分類される．

1）肺胞低換気

神経筋疾患や呼吸筋疲労による肺胞低換気では，低酸素血症と高二酸化炭素血症がみられることが多い．この病態では，肺内での$\dot{V}/\dot{Q}$ミスマッチは存在しないので$A-aDO_2$は開大しない．肺胞低換気の原因には原発性と二次性があり，集中治療領域でみられるのは主に二次性肺胞低換気である（表5）．

1 急性呼吸不全　59

2）換気/血流（$\dot{V}/\dot{Q}$）ミスマッチ

　低酸素血症の多くは肺胞における$\dot{V}/\dot{Q}$ミスマッチが原因である（前述）．ただ，ICUでみられる急性呼吸患者の多くは複合的な病態で低酸素血症を起こしていることも少なくない．例えば，心不全患者では低心拍出量による死腔換気の増大と，肺水腫による肺内シャントの増大の両者が同時に起こることで低酸素血症をきたしている．このうち，肺内シャントがどの程度起きているかは酸素投与に対する反応性から推測可能である（ミニレク 酸素投与への反応性でシャントの程度を推測しよう）．

> **ミニレク** 酸素投与への反応性でシャントの程度を推測しよう
>
> 　重症呼吸不全患者に対する高濃度酸素療法が著効しないことはしばしばあるが，これは肺でのシャントが存在していることを強く示唆する．シャント率（正常では10％未満）が50％を超えてくると，PaO_2はFIO_2を増やしても反応しなくなる（図2）[14]．高濃度酸素へ反応しない場合は，高度のシャント（＝高いシャント率）を積極的に疑い，肺胞のリクルートメント手技や腹臥位療法（第2章1.ARDS参照）を取り入れてシャントを減らす努力をすることが望ましい．

3）混合静脈血酸素分圧（PvO_2）の低下

　動脈血中の酸素分圧は，全身へ酸素を供給した後に肺内へ戻ってきた混合静脈血中の酸素分圧（PvO_2）と肺胞気から新たに供給された酸素分圧（PAO_2）の合計から求められる．ガス交換が正常なときはPAO_2がPaO_2の重要な規定因子となるが，肺障害が存在する場合はPvO_2が規定因子となる．そのため，心原性ショックや貧血などで全身への酸素供給量（DO_2）が減少する状況あるいは敗血症や発熱などで全身の酸素消費量（VO_2）が亢進する状況ではPvO_2が低下して（第3章Advanced編 ショックの生理学と心力学参照），低酸素血症が増悪する．

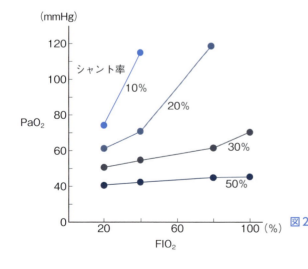

図2　FIO_2増量に伴うPaO_2の上昇から予測される肺内シャント率
（文献12，14を参考に作成）

4）拡散障害

拡散障害は，間質性肺炎やCOPD，肺水腫などの疾患で，肺胞気が肺胞腔内から毛細血管内のヘモグロビンに結合するまでの拡散の過程に異常があって生じる障害である．A-aDO$_2$の開大とPaCO$_2$が正常の低酸素血症をきたすことが特徴で，拡散障害が高度ではない限り安静時に低酸素血症をきたすことはあまりない．間質性肺炎でよくみられる労作性呼吸困難は，労作時にヘモグロビンが肺胞を通過する速度が増加し，拡散障害の影響が顕著となるためとされている．

5）高二酸化炭素血症

高二酸化炭素血症はPaCO$_2$が50 mmHg以上になる場合と定義され，その主な原因には，① 二酸化炭素産生量（VCO$_2$）の増加，② 分時換気量（VE）の低下，③ 死腔換気の増加などがあげられる．

a）二酸化炭素産生量の増加

二酸化炭素は，血中へ拡散しやすく体外へ排泄しやすい気体である．また，血中の二酸化炭素は産生量が増えると分時換気量も増加するので，健常時は二酸化炭素産生量が増加してもPaCO$_2$は増加しない．そのため，二酸化炭素産生量の増加とともにPaCO$_2$が増加していた場合は，分時換気量の低下を疑う．

b）分時換気量（VE）の低下

分時換気量の低下は，肺胞低換気あるいは呼吸数の低下により起こり，その主な原因疾患は表5（p59）に示した通りである．

c）死腔換気の増加

低酸素血症とは異なり，高二酸化炭素血症は死腔換気率が高度になるまで顕在化することはない．通常，死腔換気率が50％を超えはじめるとPaCO$_2$が上昇をはじめるとされている．

3 急性呼吸不全の原因精査

ICUへ入室する重症呼吸不全の原因精査は病歴聴取にはじまり，血液検査，胸部X線・CT，培養検査（血液，呼吸器），気管支肺砲洗浄と多岐にわたる．このうち，血清マーカーとして提出されることの多いKL-6，SP-D，SP-Aは間質性肺炎の特異的な血清マーカーと考えられがちであるが，重症呼吸不全では間質性肺炎でなくても上昇することがある．胸部CT検査は，感染性疾患と非感染性疾患の鑑別に有用で，陰影の分布によってある程度，原因菌の推測も可能である[15]．市中肺炎による重症呼吸不全が疑われる場合は，肺炎球菌とレジオネラ菌の尿中抗原を提出する．尿中肺炎球菌抗原は感度50〜80％，特異度90％と高いが[16]，治療開始後7日間は陽性となる報告[17]や，慢性呼吸器疾患を有する小児例では発症から6週間経過しても陽性だったとの報告[18]もあり，結果は病歴や臨床経過とあわ

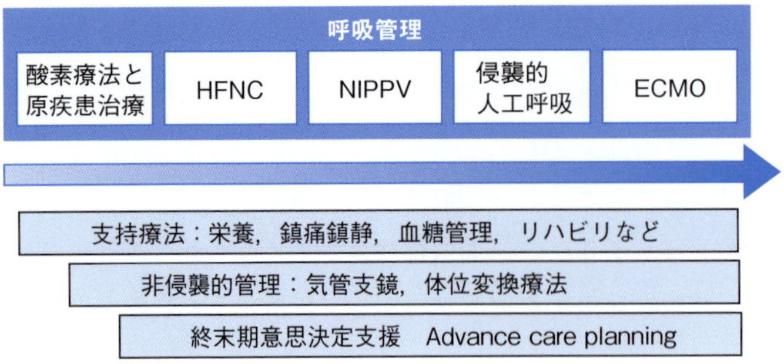

図3　急性呼吸不全に対する全身管理
（文献20を参考に作成）

せて解釈する．尿中レジオネラ抗原は感度80％，特異度95％以上と有用な検査であるが，15種類ある血清群のうち最多とされる血清群1のみしか検出しないため残りの血清群では陰性となる（国内では50％が血清群1）となることへ留意する[19]．

4　急性呼吸不全の全身管理

　急性呼吸不全患者に対する全身管理は，段階的な呼吸管理に加え，支持療法，非侵襲的管理，終末期意思決定支援からなり立っている（図3）[20]．呼吸不全患者に対する治療は長期にわたり，中長期的には集中治療後症候群（post intensive care syndrome：PICS）へ移行することも多い[21]．そのため，例え侵襲的人工呼吸器管理から離脱できても，ICU在室中からadvance care planning（ACP）を話し合うことが望ましい．また，本人だけでは治療意思決定が難しい場合は終末期意思決定支援チームの介入を検討する（第9章1.急性疾患に対する終末期医療参照）．

　支持療法は，早期経腸栄養をはじめ，適切な血糖管理，鎮痛・鎮静や早期リハビリテーションと多岐にわたる（第4章2.重症患者における栄養管理，第8章1.糖尿病性ケトアシドーシス，第1章1.PADIS管理参照）．たとえ非人工呼吸器患者であったとしても，強い自発呼吸努力はpatient self-inflicted lung injury（P-SILI）による肺障害へとつながる可能性あり，自発吸気努力が強い場合は，鎮静薬の使用を検討する（第2章2.ARDS参照）．

5　急性呼吸不全に対する呼吸管理

1）酸素療法

a）酸素療法の適応

　酸素療法は使い方を誤ると，時に致死的な細胞障害をもたらす可能性がある．酸素療法の基本的原則は，肺におけるガス交換障害がすでに起きている，あるいは起こる可能性が高い場合に低酸素血症（$SaO_2 < 90$％，あるいは$PaO_2 < 60$ mmHg）を避けるために，開始する．

酸素療法を開始する際には，高濃度酸素による害とCO_2ナルコーシスへ留意し，前者は適切なSpO_2の目標値を設定することで回避可能である．CO_2ナルコーシスは，酸素投与に伴い，中枢性の換気ドライブが低下するとともに，低酸素性血管攣縮（hypoxic pulmonary vasoconstriction：HPV）が解除されることがその主病態として考えられている[22]．これは，酸素投与でHPVが解除されて肺毛細血管血流が増加することで，$\dot{V}/\dot{Q}$ミスマッチ（＝$\dot{V}/\dot{Q}$の低下）が生じ，ヘモグロビンへの酸素結合が増加し二酸化炭素結合が低下するために生じる（Haldane効果）と考えられている[22]．

b）酸素投与の方法

酸素投与システムは，① 低流量システム，② リザーバーシステム，③ 高流量システムに分類される．

①低流量システム：鼻カヌラ，標準フェイスマスク

これらのデバイスは1〜6 L/分の流量で酸素を供給するシステムで，安静時の正常な吸気流速である15 L/分と比較し，ごく一部を占めるに過ぎない．さらに呼吸不全患者では吸気流速が増加し，最大で30〜120 L/分まで増加する．そのため，患者の肺胞へ到達する酸素濃度（FIO_2）は，患者が吸い込む大気の流量（酸素濃度21％）により大きく左右される．鼻カヌラは患者が食事や会話が可能で，マスクによる閉塞感を感じないという利点がある一方で，流量を増やすと鼻腔の痛みが出現するため，最大でも5〜6 L/分の投与量へとどめる．標準フェイスマスクは死腔換気を減らすために5 L/分以上で投与するのが原則で，鼻カヌラよりわずかに高いFIO_2を達成できるという利点がある一方で，両システムともに患者の呼吸状態でFIO_2が変動することが欠点である．

②リザーバーシステム：リザーバー付きマスク

リザーバー付きマスクは，リザーバーバッグが付属することで酸素貯蔵量が600〜1,000 mL増加し，バッグが膨らんでいればバッグ内に貯留している純酸素を吸入することができる．マスクは2種類存在し，部分再呼吸式マスクと非呼吸式マスクがある．前者では呼気相のはじめのガスはリザーバーバッグに戻るが，酸素流量が呼気流量を上回った場合はリザーバーバッグに戻ることなく排泄される．また，再呼吸されたガスは上気道のガスであるため，二酸化炭素をほとんど含んでおらず酸素に富んでいる．後者は呼気弁がマスクについており，呼気ガスの再呼吸が行われないように設計されている．いずれのシステムも高濃度の酸素投与が可能であるが，マスクフィッテイングが十分でない場合は大気を吸い込みFIO_2が低下する．

低流量システムとリザーバーシステムのFIO_2は吸気流速や呼吸の休止時間，換気量などの患者因子と酸素流量や酸素マスクの大きさ，フィッティングなどデバイス因子の影響を受ける．

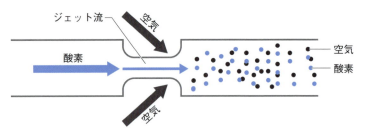

図4 ベンチュリーマスクの原理

表6 ベンチュリーマスクのトータル流量早見表

酸素流量（L/分）	4	5	6	7	8	9	10	11	12	13	14	15
35%	22.6	28.2	33.9	39.5	45.1	50.8	56.4	62.1	67.7	73.4	79.0	84.6
40%	16.6	20.8	24.9	29.1	33.3	37.4	41.6	45.7	49.9	54.1	58.2	62.4
50%	10.9	13.6	16.3	19.1	21.8	24.5	27.2	30.0	32.7	35.4	38.1	40.9
70%	6.4	8.1	9.7	11.3	12.9	14.5	16.1	17.7	19.3	21.0	22.6	24.2
100%	4.0	5.0	6.0	7.0	8.0	9.0	10.0	11.0	12.0	13.0	14.0	15.0

表中の数値は総流量に対する理論値（L/分）
（インスピロン酸素療法製品総合カタログより引用）

③高流量システム：ベンチュリーマスク（NIVとIPPVは後述）

患者の呼吸状態によらず目標FIO_2を達成するためには，ベンチュリーマスクが有用である．ベンチュリーマスクは，加湿された高流量の酸素投与を可能にするデバイスであるが，"高濃度の"酸素投与は難しいことへ留意する．ベンチュリーマスクのよい適応は**"高濃度の酸素投与"は不要だが，"高流量の換気補助"が必要となる症例**である．例をあげると，比較的喀痰量が多く，高濃度の酸素投与だとCO_2ナルコーシスとなる可能性が高いCOPD急性増悪などである．ベンチュリーマスクは，酸素と空気をベンチュリー効果（小さな孔に酸素を投与すると高圧となりジェット流となり，その周囲が陰圧化して外から大気を吸い込むことで流速が増加する効果）で混ぜることにより30 L/分以上の酸素投与が可能になるデバイスである（図4，表6）．

例として，FIO_2 50％で30 L/分以上の酸素を投与したい場合を考える（表6，図5）．

①酸素流量を11 L/分にして，ベンチュリーのつまみを50％に合わせる．すると大気を引き込むための隙間があき，大気を19 L/分で引き込む

②結果として，FIO_2 100％ 11 L/分の純酸素とFIO_2 21％ 19 L/分の大気が混合され，FIO_2 50％ 30 L/分の酸素投与が可能になる．

c）酸素療法の目標：SpO_2

酸素療法の目標は，予後を悪化させないSpO_2濃度である．つまり，低酸素血症・高酸素血症とならないSpO_2である．過去の大規模後ろ向き研究では，低酸素血症，高酸素血症ともに予後を悪化することが報告[23]されたことから，至適SpO_2/PaO_2を検証する大規模研究が多く実施された[24〜26]．しかしながら，これらの研究はいずれも対象患者集団がさまざま

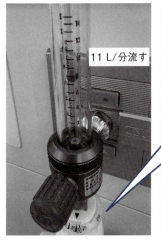
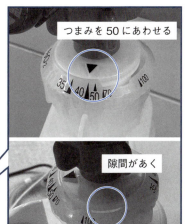
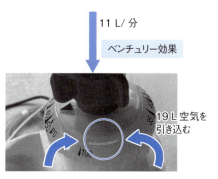

図5 ベンチュリーマスクの実際
FIO_2 50%で30 L/分の酸素を投与する場合，酸素流量を11 L/分とし，つまみを50%にあわせる
(p8 Color Atras❷参照)

だったため目標酸素濃度の一律な設定には至らなかった．最近報告された急性呼吸不全患者を対象とした研究[27]では，目標濃度を低めに設定した群（目標PaO_2 55〜70 mmHg，SpO_2 88〜92%）と，目標濃度を高めに設定した群（目標PaO_2 90〜105 mmHg，SpO_2 ≧ 96%）で28日死亡率は両群間で変わらず，目標SpO_2は低めでも許容できる可能性が示唆された．

以上から言えることは，多くの**急性呼吸不全で目標SpO_2を95〜96%**とすることで差し支えないが，**呼吸器疾患を有する患者では目標SpO_2を低めに設定することが望ましい**．

> **集中治療医の視点** 急性呼吸不全で目標SpO_2を低めでも設定している理由
>
> ▶ 実臨床でも高濃度の酸素投与をしないよう注意しているが，これは高濃度酸素の害を回避し，高いSpO_2での管理で急激な酸素化の悪化時に覚知まで時間がかかる問題（図6）を予防するためである．

2）非侵襲性呼吸器管理

非侵襲性換気（NIV）には呼吸補助デバイスとして，非侵襲性陽圧換気（non-invasive positive pressure ventilation：NIPPV）とハイフローネーザルカヌラ（HFNC）がある．以下では，その具体的使用法について述べる．

a）NIPPV

NIPPVは装着したインターフェイス（主にフルフェイス型の口と鼻を覆うマスク）から，陽圧をかけて呼吸を補助する器械である．このうちNIPPVの有効性が確立しているのは，**COPD（急性増悪，抜管後の呼吸補助）と急性心原性肺水腫**である（後述）．そのほか肺炎

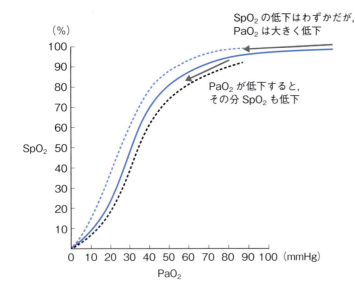

図6 酸素解離曲線で見たSpO₂とPaO₂の関係
上の点線（----）は，目標酸素濃度を高めに設定した場合，下の点線（----）は目標酸素濃度を低めに設定した場合である．上の点線の場合，PaO₂が大幅に低下してもSpO₂の低下はわずかで，その発見までに時間を要する．下の点線の場合は，PaO₂のわずかな低下でもSpO₂の低下へすぐに反映され，その発見までに時間がかからない．

や免疫不全患者の呼吸不全，肥満低換気をはじめとするさまざまな急性呼吸不全でも使用されている．

　主に使用されるモードはCPAP（continuous positive airway pressure）モードと，S/T（spontaneous/timing）モードである．NIPPVでは，吸気時に付加する圧力をIPAP（inspiratory positive airway pressure，吸気圧），呼気時に付加する圧力をEPAP（expiratory positive airway pressure，呼気圧）とよぶ．IPAPとEPAPの圧力差が，吸気をサポートする圧となる．CPAPモードでは，吸気をサポートがないことから吸気努力は強くないものの，肺胞性病変による$\dot{V}/\dot{Q}$ミスマッチで低酸素をきたしている患者がよい適応である．S/Tモードは，自発呼吸に対してIPAPとEPAPの圧較差で換気（吸気）補助を行うが，一定時間自発呼吸がない場合は，設定した換気回数で換気補助を行うモードである．呼吸努力を伴う患者では，換気補助のあるS/Tモードを使用することが多い．いずれのモードも，装着時にいきなり高い圧をかけてしまうと患者の不快感へつながり，患者忍容性が悪くなるため，初回は低い圧（EPAP 3〜4 cmH₂O，IPAP 6〜8 cmH₂O）から開始し，患者の不快感や呼吸様式，酸素化を見ながら適宜圧を調整することが望ましい．

　NIPPVの有効性が示されている疾患について下記に述べる．

①COPD急性増悪

　COPD急性増悪で入院した呼吸不全患者を対象にNIVの有用性を調べた21研究では[28]，NIV群 vs 通常群で気管挿管率12 % vs 30.6 %（RR 0.43, 95 % CI：0.35-0.53），院内死亡率7.1 % vs 13.9 %（RR 0.54, 95 % CI：0.38-0.76），治療合併症15.7 % vs 42 %（RR 0.39, 95 % CI：0.26-0.59）といずれもNIV群で有意に優れており，また，在院期間は2.88日（95 % CI：1.17-4.59），ICU滞在期間は4.99日（95 % CI：0-9.99）それぞれNIVで有意に短縮された．

表7 NIPPVの使用禁忌

絶対禁忌	相対禁忌
呼吸停止	医学的に不安定（低血圧，不整脈，心筋虚血）
マスクフィット困難（顔面外傷など）	興奮，協力できない
頻回の嘔吐，上部消化管出血	気道確保ができない
完全上気道閉塞	嚥下障害
患者の同意が得られない	多臓器不全
	過剰な気道分泌物
	直近の上気道もしくは上部消化管手術
	進行する重症呼吸不全
	妊娠

（文献30を参考に作成）

②急性心原性肺水腫

急性心原性肺水腫に対するNIVの有用性について，31の無作為盲検化試験2,887名を対象に調べたメタ解析では[29]，CPAP群 vs 通常治療群では，CPAP群で死亡率（RR 0.64，CI：0.44-0.92），気管挿管率（RR 0.44，CI：0.32-0.60）が有意に低下した．一方，BIPAP群 vs 通常治療群では，BIPAP群で気管挿管率（RR 0.54，CI：0.33-0.86）が有意に低下したものの，死亡率の低下は示さなかった．

③急性呼吸不全

COPD急性増悪や急性心原性肺水腫と比較するとNIVの有効性に関し確固たるエビデンスは存在しないが，日常臨床では気管挿管の前段階としてNIPPVを使用することがある．NIPPVは挿管せずに肺へ陽圧をかけることが可能であり，肺胞性疾患によるシャントが疑われる場合に，$\dot{V}/\dot{Q}$ミスマッチの改善を期待し装着するが，使用の禁忌についても留意する（表7）[30]．

b）ハイフローネーザルカヌラ（HFNC）

HFNCは高流量の加湿した酸素を鼻カヌラから投与するデバイスである．使用が容易で，患者の快適性にも優れており，近年使用される頻度が増えてきている．主な効果は，鼻咽頭の解剖学的死腔に溜まった呼気を洗い流すことで，死腔換気率の改善も期待できる．また，高流量システムで，患者の吸気努力に左右されず，精度の高いFIO_2の投与が可能であり，軽度の気道内圧上昇効果も期待できる．注意点は，十分に加湿されない状態で，いきなり装着すると患者は不快感を訴えるため，緊急時以外は加温加湿器の温度が30℃を超えるまでは待つ必要がある．また，60 L/分の高流量から開始すると不快感を示す患者もいるため，20〜30 L/分の低流量から開始し患者の呼吸様式，酸素化に合わせて酸素流量を調整する．一般的に60 L/分のフローが必要になる場合は気管挿管を考慮する．これまでの研究では，HFNCは低流量システムやリザーバーシステムと比較し治療失敗が少なく，気管挿管率を低下させることが報告されている[28]．また，基礎研究でも[31]，HFNCの使用は通常の酸素投与と比較し，換気の均一な分布を可能にし，自発呼吸誘発性肺傷害（patient

気道確保（挿管）が必要

- 意識障害
- 上気道閉塞
- 喀痰排泄不能
- 侵襲的人工呼吸管理が必要

人工呼吸による呼吸補助が必要（侵襲的・非侵襲的）

①酸素化
ARDS，心不全や肺炎の低酸素血症

②換気
COPDや喘息の増悪によるCO_2貯留，神経筋疾患

③呼吸仕事量
神経筋疾患，ショック

図7　気管挿管・人工呼吸の適応

表8　気管挿管・人工呼吸管理の適応：MOVES

M	Mental status, Maintain airway	意識障害，気道閉塞
O	Oxygenation	低酸素
V	Ventilation	低換気
E	Expectoration, Expected course	排痰不可，臨床経過
S	Shock	ショック

self-inflicted lung injury：P-SILI）の予防が可能であると報告された．

c）抜管後の呼吸サポート

NIVは抜管後の呼吸サポートデバイスとしても活躍の場を広げている．通常の酸素療法と比較し，抜管後直ちにHFNCを装着すると72時間以内の再挿管を防ぐことができたと報告されている[32]．上記は，比較的再挿管リスクの少ない患者を対象にした研究であり，近年のガイドラインでも再挿管のハイリスク患者（65歳以上，基礎肺疾患，基礎心疾患，肥満症例）に対しては，NIPPVの使用を推奨している[28]．

3）侵襲的陽圧換気

侵襲的陽圧換気は，気管チューブを介して人工呼吸器から陽圧換気を行う人工呼吸管理のことである．侵襲的陽圧換気の適応は大きく，気道確保が必要な場合と補助換気が必要な場合に分けられる．例えば，急性薬物中毒による意識障害や急性喉頭蓋炎などでは気道確保としての気管挿管は必要だが，人工呼吸器による呼吸補助は必須ではない．一方，肺炎をはじめ，ARDSや心不全，神経疾患，敗血症などでは酸素化や換気，呼吸仕事量に対する呼吸補助目的として人工呼吸管理が必要である（図7）．参考までに，気管挿管の適応として臨床現場で使用される“MOVES”という語呂合わせを提示する（表8）．

参考文献

1）「成人肺炎診療ガイドライン2024」（日本呼吸器学会成人肺炎診療ガイドライン2024作成委員会／編），日本呼吸器学会，2024
2）「Respiratory Failure in Adults」（Mirabile VS, et al, eds），StatPearls, 2023
3）Kangelaris KN, et al：Timing of Intubation and Clinical Outcomes in Adults With Acute Respiratory Distress Syndrome. Crit Care Med, 44：120-129, 2016（PMID：26474112）
4）Munshi L, et al：Noninvasive Respiratory Support for Adults with Acute Respiratory Failure. N Engl J Med,

387：1688-1698, 2022（PMID：36322846）

5) Roca O, et al：An Index Combining Respiratory Rate and Oxygenation to Predict Outcome of Nasal High-Flow Therapy. Am J Respir Crit Care Med, 199：1368-1376, 2019（PMID：30576221）

6) Vourc'h M, et al：High-flow nasal cannula oxygen during endotracheal intubation in hypoxemic patients：a randomized controlled clinical trial. Intensive Care Med, 41：1538-1548, 2015（PMID：25869405）

7) Ricard JD：Hazards of intubation in the ICU：role of nasal high flow oxygen therapy for preoxygenation and apneic oxygenation to prevent desaturation. Minerva Anestesiol, 82：1098-1106, 2016（PMID：27152499）

8) Simon M, et al：High-Flow Nasal Cannula Versus Bag-Valve-Mask for Preoxygenation Before Intubation in Subjects With Hypoxemic Respiratory Failure. Respir Care, 61：1160-1167, 2016（PMID：27274092）

9) Guitton C, et al：Nasal high-flow preoxygenation for endotracheal intubation in the critically ill patient：a randomized clinical trial. Intensive Care Med, 45：447-458, 2019（PMID：30666367）

10) Chastre J & Fagon JY：Ventilator-associated pneumonia. Am J Respir Crit Care Med, 165：867-903, 2002（PMID：11934711）

11) Nishikimi M, et al：Failure of non-invasive respiratory support after 6 hours from initiation is associated with ICU mortality. PLoS One, 16：e0251030, 2021（PMID：33930089）

12) 「Marino's The ICU Book 4th edition」（Marino PL, ed）, Wolters Kluwer, 2014

13) Roussos C & Koutsoukou A：Respiratory failure. Eur Respir J Suppl, 47：3s-14s, 2003（PMID：14621112）

14) D'Alonzo GE & Dantzker DR：Respiratory failure, mechanisms of abnormal gas exchange, and oxygen delivery. Med Clin North Am, 67：557-571, 1983（PMID：6843220）

15) Ketai L, et al：Imaging infection. Clin Chest Med, 36：197-217, viii, 2015（PMID：26024600）

16) Murdoch DR, et al：Evaluation of a rapid immunochromatographic test for detection of Streptococcus pneumoniae antigen in urine samples from adults with community-acquired pneumonia. J Clin Microbiol, 39：3495-3498, 2001（PMID：11574562）

17) Smith MD, et al：Rapid diagnosis of bacteremic pneumococcal infections in adults by using the Binax NOW Streptococcus pneumoniae urinary antigen test：a prospective, controlled clinical evaluation. J Clin Microbiol, 41：2810-2813, 2003（PMID：12843005）

18) Murdoch DR, et al：The NOW S. pneumoniae urinary antigen test positivity rate 6 weeks after pneumonia onset and among patients with COPD. Clin Infect Dis, 37：153-154, 2003（PMID：12830428）

19) 吉岡浩明，他：レジオネラ肺炎診断法に関する検討．日本臨床微生物学雑誌，22：28-34，2012

20) Scala R & Heunks L：Highlights in acute respiratory failure. Eur Respir Rev, 27：180008, 2018（PMID：29592866）

21) Oliveira RP, et al：Acute respiratory distress syndrome：how do patients fare after the intensive care unit? Rev Bras Ter Intensiva, 31：555-560, 2019（PMID：31967232）

22) Malhotra A, et al：Treatment of oxygen-induced hypercapnia. Lancet, 357：884-885, 2001（PMID：11265981）

23) de Jonge E, et al：Association between administered oxygen, arterial partial oxygen pressure and mortality in mechanically ventilated intensive care unit patients. Crit Care, 12：R156, 2008（PMID：19077208）

24) Asfar P, et al：Hyperoxia and hypertonic saline in patients with septic shock (HYPERS2S)：a two-by-two factorial, multicentre, randomised, clinical trial. Lancet Respir Med, 5：180-190, 2017（PMID：28219612）

25) Mackle D, et al：Conservative Oxygen Therapy during Mechanical Ventilation in the ICU. N Engl J Med, 382：989-998, 2020（PMID：31613432）

26) Schjørring OL, et al：Lower or Higher Oxygenation Targets for Acute Hypoxemic Respiratory Failure. N Engl J Med, 384：1301-1311, 2021（PMID：33471452）

27) Barrot L, et al：Liberal or Conservative Oxygen Therapy for Acute Respiratory Distress Syndrome. N Engl J Med, 382：999-1008, 2020（PMID：32160661）

28) Wedzicha JA Ers Co-Chair, et al：Management of COPD exacerbations：a European Respiratory Society／American Thoracic Society guideline. Eur Respir J, 49：, 2017（PMID：28298398）

29) Weng CL, et al：Meta-analysis：Noninvasive ventilation in acute cardiogenic pulmonary edema. Ann Intern Med, 152：590-600, 2010（PMID：20439577）

30) Mas A & Masip J：Noninvasive ventilation in acute respiratory failure. Int J Chron Obstruct Pulmon Dis, 9：837-852, 2014（PMID：25143721）

31) Mauri T, et al：Physiologic Effects of High-Flow Nasal Cannula in Acute Hypoxemic Respiratory Failure. Am J Respir Crit Care Med, 195：1207-1215, 2017（PMID：27997805）

32) Hernández G, et al：Effect of Postextubation High-Flow Nasal Cannula vs Conventional Oxygen Therapy on Reintubation in Low-Risk Patients：A Randomized Clinical Trial. JAMA, 315：1354-1361, 2016（PMID：26975498）

第2章 呼吸

2 ARDS

後藤崇夫

症例 70代男性．発熱・呼吸苦・体動困難で救急搬送された

コアレクチャー ➡ Global定義，VILI，P-SILI，肺保護戦略，腹臥位療法

症例提示（Day1）

【主訴】呼吸が苦しくて動けない

【現病歴】高血圧と糖尿病の既往があり，近医通院中だった70代男性．7日前から咽頭痛と食思不振を自覚していた．3日前から38℃台の発熱と頭痛が出現，昨日から呼吸苦が出現し体動困難となったため，そばで見ていた家族が救急要請し救急搬送となった．

【アレルギー】：薬剤・食物ともになし

【内服薬】アムロジピン 1回5 mg 1日1回，アジルサルタン 1回20 mg 1日1回，メトホルミン 1回500 mg 1日2回

【既往歴】高血圧，糖尿病

【生活歴】喫煙：なし，飲酒：ビール350 mL 毎日．妻，長男と3人暮らし

【来院時バイタルサイン】身長165 cm，体重60 kg，体温38.2℃，血圧145/78 mmHg，脈拍数82回/分，呼吸数24回/分，SpO₂ 92 %（6 L酸素マスク）

【身体所見】意識清明，呼吸促迫あり

頭頸部：眼瞼結膜貧血なし，眼球結膜黄疸なし，咽頭発赤・腫脹なし，頸静脈怒張なし

胸部：心雑音なし，両肺野呼吸音減弱，呼吸補助筋を用いた努力呼吸あり

腹部：平坦で軟，腸蠕動正常，圧痛なし

四肢：皮膚色調不良，下腿浮腫なし

【入院時検査】

血算：WBC 17,000/μL（Neut 78 %，Lym 10 %），Hb 13.2g/dL，Hct 39.5 %，Plt 275,000 /μL

生化学：Na 138 mEq/L，K 4.1 mEq/L，Cl 102 mEq/L，BUN 32 mg/dL，Cr 0.68 mg/dL，Glu 186 mg/dL，T-Bil 0.9 g/dL，AST 52 U/L，ALT 25 U/L，LDH 735 U/L，ALP 72 U/L，CRP 6.3 mg/dL，BNP 10 pg/mL，HbA1c 7.4 %

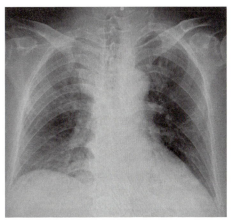
図1 来院時胸部単純X線

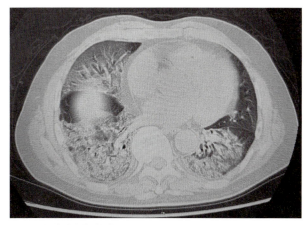
図2 来院時胸部単純CT

凝固：PT-INR 1.14，APTT 28.5秒，D-dimer 7.3 μg/mL
動脈血液ガス（6 L酸素マスク）：pH 7.46，PaCO₂ 32.5 mmHg，PaO₂ 70 mmHg，
　HCO₃⁻ 23.5 mmol/L，SaO₂ 92.5％，PaO₂/FIO₂（P/F比）160 mmHg
胸部単純X線：両側肺野透過性低下（図1）
心電図：正常洞調律
胸部単純CT：両側肺野に多発する浸潤影（図2）
鼻腔ぬぐい液検査：SARS-CoV-2抗原陽性，インフルエンザウイルス抗原陰性

【来院後経過】救急外来の初期精査で，COVID-19によるⅠ型急性呼吸不全と診断した（第2章1.急性呼吸不全も参照）．酸素マスク6 L投与にもかかわらず酸素化は不良（SpO₂≦93％）であり，今後，人工呼吸管理が必要になる可能性が高いことから全身管理目的でICUへ入室となった．

1　診断とICU入室後の初期管理はどうすればよいか？

診断：#1.重症COVID-19　#2.急性Ⅰ型呼吸不全　#3.高血圧
　　　#4.糖尿病（HbA1c 7.4％）

　本症例は，高齢，糖尿病などの重症化リスクを背景に発症した重症COVID-19である．急性Ⅰ型呼吸不全を呈しているものの，酸素化以外に緊急気管挿管を要する病態はないことから（第2章3.困難気道参照），ICU入室後にハイフローネーザルカヌラ（high-flow nasal cannula：HFNC）50 L/分 100％を開始した（第2章1.急性呼吸不全も参照）．同時に，左橈骨動脈へ動脈ラインを確保し，身体所見と動脈血液ガスで呼吸状態を注意深く観察する方針とした（⇒コアレクチャー）．COVID-19に対しては，細菌感染の合併も考慮し各種培

養（血液，喀痰，尿）を提出したうえで本邦の診療ガイドライン（新型コロナウイルス感染症診療の手引き 第10.1版）[1] をもとに，レムデシビルを初日200 mg，以後は100 mg/日を5日間，デキサメタゾン6 mg/日を10日間，DVT予防としてヘパリンカルシウム皮下注射5,000単位12時間ごとをそれぞれ開始した．抗菌薬は培養結果と臨床経過で必要時に開始する方針とした．

症例のつづき（Day1 つづき）

HFNCを装着1時間後，患者の呼吸促迫と発汗は変わらずバイタルサインは以下の通りだった．

血圧136/80 mmHg，脈拍数92回/分，呼吸数35回/分，SpO_2 85 %（HFNC 50 L/分100 %）

② HFNC療法へ反応不良な場合，次にどのような呼吸管理を考慮するか？

低酸素血症は変わらず，気管挿管の必要性を予測するROX index（⇒コアレクチャー）は以下の通りだった．

$$ROX\ index = SpO_2(\%) \div FIO_2 \div 呼吸数(回/分)$$
$$= 85 \div 1.0 \div 35$$
$$= 2.4$$

ROX index＜2.85（2時間値）と不良であり，HFNC継続による自発呼吸誘発性肺傷害（patient self-inflicted lung injury：P-SILI）のリスクも高いと判断し，気管挿管のうえで人工呼吸管理する方針とした．HFNCで前酸素化しつつ，フェンタニル・ミダゾラム・ロクロニウムを用いて導入し経口挿管した．同時に，人工呼吸管理に際して複数の経静脈薬剤の持続投与が必要なことから右内頸静脈へ中心静脈路を確保した．

本邦の診療ガイドライン[1] では，重症COVID-19に対する人工呼吸管理として，急性呼吸促迫症候群（acute respiratory distress syndrome：ARDS）に対する肺保護戦略を用いることが推奨されている．本症例は，2023年新たに提唱されたARDSのGlobal定義で，リスク因子としてCOVID-19による肺炎，発症は1週間以内，胸部CTで両側肺野の透過性低下，HFNC装着1時間後のSpO_2/FIO_2は85/1.0 ＝ 85と低値（SpO_2/FIO_2＜315）の項目を満たし，ARDSと診断した（⇒コアレクチャー）．ARDSに対する肺保護戦略は，P-SILIや人工呼吸器関連肺損傷（ventilator-induced lung injury：VILI）を起こさない人工呼吸管理で，① 一回換気量を予測体重あたり4〜6 mL/kgにおさえること，② 気道内圧をモニターしプラトー圧を30 cmH$_2$O以下へおさえつつ駆動圧（driving pressure：DP）を15

72 ▶ 症例からわかる、動ける！ ICU実践コアレクチャー

cmH_2O 以下へおさえること，③ 適切な PEEP をかけることがポイントである（⇒コアレクチャー）.

　本症例の初期人工呼吸器設定は，VC-AC（量規定による補助換気）モードを選択し，一回換気量は予測体重×6 mL/kg で設定した．予測体重は，身長165 cm の男性であることから，$50 + 0.9 \times (165 - 152.4) = 61.3$ kg（⇒コアレクチャー，p83表5参照），一回換気量は，61.3 kg × 6 mL/kg = 約370 mL に設定した．また，初期 PEEP を8 cmH_2O としたところ，PEEP とプラトー圧の差で測定される駆動圧（DP）は15 cmH_2O で目標（≦ 15 cmH_2O）を達成できた．初期呼吸回数は分時換気量として予測体重×100 mL（本症例では61.3×100 mL = 6,130 mL）を目安に18回／分（370 mL／回×18回／分 = 6,630 mL），FIO_2 は0.8へ設定した．人工呼吸管理中は，鎮静薬としてプロポフォール，鎮痛薬としてフェンタニルをそれぞれ選択し（第1章1. PADIS管理参照），血圧低下がみられた際は適宜ノルアドレナリンを併用する方針とした.

症例のつづき（Day1つづき）

　人工呼吸管理開始から1時間後の動脈血液ガス結果は以下の通りだった.

PC-AC モード（DP 15 cmH_2O，PEEP 8 cmH_2O，呼吸数18回／分，FIO_2 0.8）：

pH 7.28，$PaCO_2$ 54.5 mmHg，PaO_2 96 mmHg，HCO_3^- 23.1 mmol/L，SaO_2 97.0 %，P/F比 120 mmHg

　人工呼吸器グラフィックモニターで，最高気道内圧は23 cmH_2O，プラトー圧は22 cmH_2O だった.

③ 肺保護戦略にもかかわらず，酸素化不良の場合，次にどのような人工呼吸管理を考慮するか？

　人工呼吸管理開始から1時間後の動脈血液ガスでは，依然として酸素化不良が続いており，ARDSの重症度分類では中等症から重症に分類される．すでに一回換気量を低くおさえ，気道内圧も目標プラトー圧と駆動圧を達成できており，肺保護戦略は維持できている．ここで次にできることは，強い自発吸気努力（$P_{0.1}$ の上昇）と人工呼吸器との非同調を減らすことである．方法としては，鎮静薬を増量し，それでもおさえられない場合は筋弛緩薬を使用する．ARDSに対する筋弛緩薬の有用性は確立されておらず，集中治療後症候群（post intensive care syndrome：PICS）や VAP（ventilator associated pneumonia）をきたすリスクとなるため，筋弛緩薬の使用は短期間かつ必要最小限にとどめる.

　筋弛緩薬投与以外にできることは，PEEP あるいはFIO_2 を増やすことである．このうち，FIO_2 は酸素毒性への懸念があるため，FIO_2 が0.6以上の場合にはまずPEEP調整が可能か

どうかを検討する．適切なPEEPの設定方法はいくつか存在するが，どの方法が最も有効かは確立されていない．自施設では，酸素化に時間的猶予がなく背景疾患に気胸のリスクとなる呼吸器疾患や循環動態の懸念がない場合に限ってリクルートメント手技を実施している．それ以外の多くの場合は経肺圧モニター（ごく稀にEITモニター）を用いて，図3の下段のように気道内圧（Paw）から食道内圧（Paux）を引いた圧較差（経肺圧）が常にゼロよりも上回るように適切なPEEPを設定している．

本症例の人工呼吸器のグラフィックモニターでは，時折人工呼吸器への非同調を認め，その際の$P_{0.1}$は-8 cmH$_2$Oと強い自発吸気努力が観察された．そのため，まずはプロポフォールとフェンタニルを増量し，30分ほど経過観察したが，人工呼吸器への非同調と強い自発吸気努力はいずれも改善しなかったため筋弛緩薬としてロクロニウムを開始した．また，精密な気道内圧モニターが必要であることからベッドサイドで経肺圧チューブを挿入し，経肺圧モニターを開始した．呼気終末の経肺圧は-5 cmH$_2$O前後で推移していたため，一回換気量は370 mLのままPEEPを8 cmH$_2$Oから12 cmH$_2$Oまで増やして経過を見た．

症例のつづき（Day1つづき）

PEEPを調整した後，人工呼吸グラフィックモニターでは，最高気道内圧は23 cmH$_2$O，プラトー圧は22 cmH$_2$O，呼気終末の経肺圧は0〜1 cmH$_2$O，吸気終末の経肺圧は10〜12 cmH$_2$O，胸腔内圧較差は-3〜-5 cmH$_2$Oで推移し，人工呼吸器との非同調はみられなかった（図3）．この時点で動脈血液ガスを測定したところ，以下のような結果だった．

PC-ACモード（DP 15 cmH$_2$O，PEEP 12 cmH$_2$O，呼吸数22回／分，FIO$_2$ 0.8）：
pH 7.37，PaCO$_2$ 43.5 mmHg，PaO$_2$ 112 mmHg，HCO$_3^-$ 24.1 mmol/L，SaO$_2$ 97.0 ％，P/F比 140 mmHg

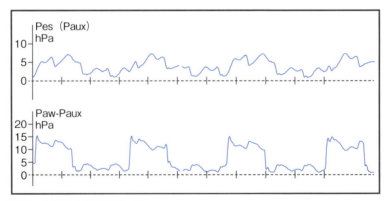

図3 本症例の経肺圧モニター

④ 酸素化不良がさらに続く場合，次にどのような介入を考慮するか？

　肺保護換気に準じた ① 低一回換気量，② 気道内圧の調整，③ 適切な PEEP の設定，さらには筋弛緩薬を用いた自発吸気努力の抑制と人工呼吸器非同調へも介入したが，P/F 比は依然として 150 mmHg 以下と不良である．そこで，次に考慮すべき介入は腹臥位療法と一酸化窒素の吸入（iNO）療法である．

　腹臥位療法は，P/F 比が 150 以下で中等症以上の ARDS において，発症早期に 1 回あたり 12 時間以上実施することで予後を改善することが過去の研究で報告されている[2,3]．

　自施設では，重症 COVID-19 に対する腹臥位療法として独自のプロトコルを作成している（図 4）．このプロトコルのポイントは，重症 COVID-19 では長期間にわたる強い自発吸気努力が予後不良につながることから，$P_{0.1}$ あるいは経肺圧モニターの Δ 経肺圧（気道内圧－食道内圧で計算）をプロトコルに組み込み，こまめに自発吸気努力を評価したことである．また従来の ARDS よりも早期（P/F 比のカットオフ値 ＜ 200 に設定）に腹臥位療法を導入し，腹臥位療法を実施する際には，準夜帯（16 〜 18 時）から翌朝日勤帯（9 〜 10 時）まで 18 時間程度のセッションを 2 回実施した．その後は仰臥位へ戻した日勤帯での酸素化の推移を見て，さらに腹臥位療法を継続するかどうかを判断している．腹臥位療法に対する効果が認められない場合，すなわち P/F 比がさらに 80 以下へ悪化し持続する場合や，呼吸性アシドーシス（動脈 pH ＜ 7.25 かつ $PaCO_2 \geqq 60$ mmHg）が進行し持続する場合は，V-V ECMO の導入を考慮する．そのため，**侵襲性人工呼吸を開始する前には，このような状況になることをあらかじめ想定し，事前 ACP（advance care planning）を行っておくことが望ましい**（第 9 章 1. 急性疾患に対するの終末期医療参照）．ただ，もともと健常かつ急速に病状が進行する患者から治療意思あるいは ACP を確認することは困難な場合も多い．その場合は代理意思決定者と診療方針を決めるが，診療決定までに時間を要することが多い．そのため，肺保護戦略と腹臥位療法，筋弛緩薬を用いても酸素化維持が困難である症例に限って，自施設では iNO 療法を導入している．2024 年 12 月時点で，ARDS に対する iNO 療法の有用性はいまだ確立されておらず，iNO 療法は新生児肺高血圧と心臓手術の周術期以外に保険適用は認められていない．その一方で，iNO 療法は高用量でメトヘモグロビン血症をきたす以外に大きな有害事象はないこと，患者への侵襲性が低くかつ人工呼吸器へ接続するだけで医療者への負担も少ないことから，V-V ECMO を使用しない場合の最終治療手段（destination therapy）もしくは V-V ECMO までの橋渡し（bridging therapy）としての需要は増えてきている．

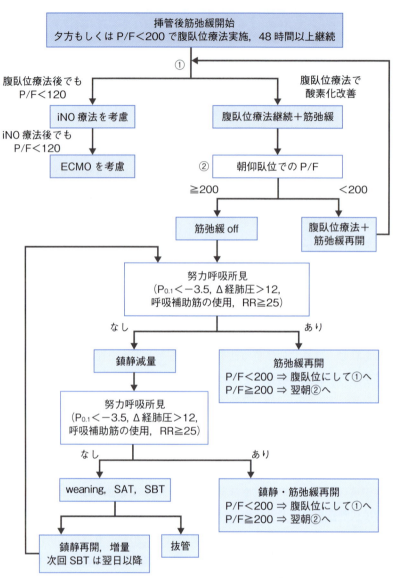

図4 墨東病院ICUにおける重症COVID-19腹臥位療法プロトコル

症例の経過

　1回あたり18時間の腹臥位療法を2日間行い，この間はロクロニウムを48時間持続静注した．48時間の腹臥位療法後はロクロニウムを中止し，人工呼吸器のグラフィックモニターと経肺圧モニターで肺保護戦略を徹底したところ，P/F比は200以上を維持できるようになった．第3病日から経腸栄養と早期症状リハビリテーションを開始し，第4病日夕方までに自発覚醒試験（SAT）と自発呼吸試験（SBT）をクリアした．自発吸気努力が強くないことと喀痰は少なく自力排痰も可能であることを確認し，第5病日に抜管しHFNCへと変更した．その後も，酸素化や呼吸様式の悪化はなく経過し，第6病日にハイケアユニットへ退室となった．

集中治療医の視点

▶ ARDSに対する人工呼吸管理では，人工呼吸器のグラフィックモニターや経肺圧，EIT，動脈血ガスなどを組み合わせて適切なPEEPを設定する．人工呼吸管理中は，自発吸気努力をP$_{0.1}$やΔ経食道圧（吸気と呼気の食道内圧の圧較差）でこまめにモニターしてP-SILIを抑制し，Δ経肺圧（吸気と呼気の経肺圧の圧較差）でこまめにモニターしてVILIをおさえている．P-SILIとVILIを最小限におさえるための薬剤管理と同時に，いかにPICS予防を進められるかは集中治療医の腕の見せどころである．

▶ 筋弛緩薬は，人工呼吸器との非同調や強い自発吸気努力に対して有効である反面，長期使用でPICSやVAPを引き起こすこともあるため必要最小限の使用に留めている．

▶ ICUへ入室するARDS患者の予後は悪く，侵襲的治療を要することも多いため，トラジェクトリーカーブを意識した患者・家族への病状説明と事前ACPを心がけている．

本症例におけるポイント

☑ 本症例は，重症COVID-19からARDSをきたし，肺保護戦略と腹臥位療法を行い人工呼吸器離脱に成功した一例である

☑ ARDSに対するHFNCの需要や有用性は高まってきているが，人工呼吸管理への適切なタイミングを見逃さず，P-SILIを起こさないようにする

☑ 肺保護戦略の目的はVILIとP-SILIを予防することで，一回換気量を予測体重あたり4〜6 mL/kgへおさえること，気道内圧はプラトー圧を30 cmH$_2$O以下，DPを15 cmH$_2$O以下へおさえること，適切なPEEPへ設定することがポイントである

☑ 適切なPEEPの値や設定方法は定まっておらず，人工呼吸器のグラフィックモニター，経肺圧モニター，EITを組み合わせながら個別に設定する

☑ ARDSの原因に対する根本的治療と肺保護戦略へ反応がみられない中等症以上（P/F < 150 mmHg）の患者に対しては，腹臥位療法を行いつつ，人工呼吸器への非同調やP-SILIが懸念される場合に筋弛緩薬を使用する

☑ 肺保護戦略と腹臥位療法へ反応がみられない最重症ARDSに対しては，V-V ECMO療法を考慮するが，適応外の場合や診療方針が定まらない場合にはdestination therapyあるいはbridging therapyとしてiNO療法も1つの選択肢となりうる

ARDS

コアレクチャー

Summary

- ARDSで新たに提唱されたGlobal定義は，医療資源の限られた発展途上国を意識し，また HFNCの有用性についても言及している

- ARDSに対する人工呼吸管理の基本は，VILIとP-SILIをおさえる肺保護戦略である

- ARDSの疾患異質性をふまえ，今後は疾患ごとに個別化されたprecision（personal-ized）medicineが望まれる

1 ARDSとは

　ARDSとは，肺炎や肺以外の感染症，外傷，輸血，熱傷，誤嚥，ショックなどさまざまなリスク因子によって引き起こされる急性，びまん性，炎症性の肺障害である[4]．その病態は，これらのリスク因子が引き金となり肺胞マクロファージが活性化され，肺胞腔内へIL-1，IL-6，TNF-αなどの炎症細胞が浸潤し，そこへ遊走されてきた好中球が肺胞上皮と血管内皮を傷害することで生じるとされる（滲出期：7日以内）[5]．傷害された肺胞と肺血管の血管透過性は亢進し，肺胞や間質の浮腫から肺水腫とそれに伴う無気肺をきたし，肺コンプライアンスの低下やシャント効果，死腔増加などから低酸素血症をきたす．滲出期が過ぎると，傷害された肺胞細胞は過形成されたⅡ型肺胞上皮細胞によって修復され，同時に増生した線維芽細胞が間質から肺胞腔内へ拡散してゆく（増殖期：7〜28日）．さらに，膠原線維が肺へ沈着すると，肺構造のリモデリングが進行し肺へ不可逆性の変化をもたらす（線維化期：28日〜）．

　ARDSは，さまざまな疾患を広く含む症候群であることからその罹患数は多く，毎年300万人以上が罹患し，ICU患者の10％，人工呼吸器管理中の患者の23％に発症すると報告されている[6]．また，その死亡率は中等症で40％，重症で46％ときわめて不良である[7]．

2 ARDSの診断

　1967年に米国の呼吸器内科医が，肺炎・敗血症による非心原性肺水腫で陽圧換気を要したICU 12症例を報告した．これがARDSの最初の報告であった[8]．その後，1994年に欧州と米国が共同しはじめてARDSの定義を制定した[9]．2012年には，肺動脈楔入圧と急性肺損傷（acute lung injury：ALI）を診断基準から除外し，重症度を改訂したBerlin定義を制定した[10]．ところが，このBerlin定義でも，いくつかの問題点が指摘された．最も大きな

表1　Global定義

項目	説明
リスク因子	肺炎，肺以外の感染，外傷，輸血，誤嚥，ショック（表2） ・肺水腫の原因が心原性だけで説明がつかない ・低酸素症の原因が無気肺・胸水だけでは説明がつかない
発症	リスク因子あるいは新規（or 増悪する）呼吸器症状から1週間以内に急性発症もしくは増悪した低酸素性の呼吸不全
胸部画像	胸部単純X線とCTで両側肺野の透過性低下あるいは超音波で両側肺のBラインや浸潤（図5，6） **（いずれも胸水，無気肺，結節／腫瘤で説明がつかない）**
酸素化	表3参照

（文献4を参考に作成）

表2　リスク因子と鑑別疾患

リスク因子	
直接的な肺障害	肺炎（細菌，ウイルス，真菌，日和見），胃液誤嚥 吸入損傷，肺挫傷溺水
間接的な肺障害	敗血症，出血性ショック，外傷（胸部以外） 急性膵炎，広範囲熱傷，薬物過量摂取，TRALI，大量輸血，人工心肺，肺移植・血栓除去後の再灌流障害

鑑別疾患
● うっ血性心不全
● 間質性肺疾患：急性間質性肺炎，特発性器質化肺炎（COP），急性好酸球性肺炎，過敏性肺炎，肺胞蛋白症
● 多発筋炎
● びまん性肺胞出血：血管炎，Goodpasture症候群
● 薬剤関連肺疾患：ブレオマイシン，アミオダロン
● 悪性疾患：悪性リンパ腫，がん転移
● 気管内結核

（文献5を参考に作成）

　問題点は，診断に胸部単純X線や胸部CTなどの画像検査や動脈血ガス検査，PEEP 5 mH$_2$O以上の陽圧換気が可能なデバイスが必要なため，医療資源の足りていない発展途上国でこれまでARDSの診断が適切になされていなかった可能性が高いことである．このような状況をふまえ，2015年に動脈血ガス検査を必要としないKigali基準[11]が提唱されたが，ガイドラインでの採択までは至らなかった．その後，COVID-19パンデミックでHFNCへの需要や有効性が高まったことと，世界のどこでも使えるARDSの診断基準を求められるようになったことから，2023年にGlobal定義が提唱された（表1）[4]．Global定義の診断項目は，① リスク因子（表2），② 発症，③ 胸部画像，④ 酸素化（表3）からなり，このうちリスク因子では肺水腫の原因が心原性だけでは説明がつかないこと，また低酸素血症の原因が胸水や無気肺で説明がつかないことがポイントである．発症についてはBerlin定義と変わらず1週間以内が踏襲されており，胸部画像（図5，6）では超音波を用いた診断も記載されている．酸素化は，HFNC 30 L/分以上もしくはNIV/CPAPで呼気終末圧が5 cmH$_2$O以上の設定であれば，気管挿管をしていなくてもARDSの診断が可能となった．また，酸素化の指標としてSpO$_2$が新たに加わり，医療資源が限られている場合はFIO$_2$がわかればP/F比，PEEPを診断基準に含まなくてもよいこととなったのは大きな変更点である．

2　ARDS　79

表3 Global定義における酸素化

A) 非挿管患者

HFNCで30 L/分以上もしくはNIV/CPAPで呼気終末圧が5 cmH₂Oの設定で，
- PaO₂：FIO₂ < 300 mmHgか
- SpO₂：FIO₂ < 315（SpO₂ 97%未満の場合）

B) 気管挿管患者

	軽症	中等症	重症
PaO₂：FIO₂ (P/F) (mmHg)	200<P/F ≦ 300	100<P/F ≦ 200	P/F ≦ 100
SpO₂：FIO₂(S/F) (SpO₂ 97%以下)	235<S/F ≦ 315	148<S/F ≦ 235	S/F ≦ 148

（文献4を参考に作成）

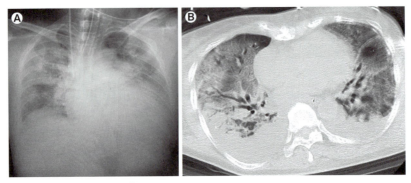

図5　ARDSの胸部CT画像
A) 両側肺野で広範な透過性の低下を認める．
B) 胸水や無気肺，腫瘤影では説明のつかない両側肺野に広がる浸潤影を認めている．
（B：文献12より転載）

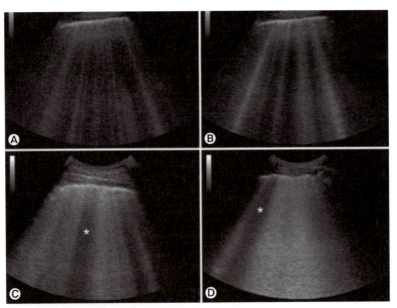

図6　ARDSの肺超音波所見
肺野に1視野に3本以上のB lineを認め有意所見であり，Ⓐ→Ⓑ→Ⓒ→ⒹとARDSが進行するにつれてB lineが融合し肺野の含気が少なくなりいわゆる"white lung"になっていることがわかる．
（文献13より転載）

表4 ARDSの治療アルゴリズム

Step	項目	具体的内容
1	初期評価と治療	● 原因疾患の特定と根本的治療 ● 酸素療法の開始
2	重症度に応じた換気サポート	● 非侵襲性人工呼吸：HFNC ● 侵襲性人工呼吸
3	P/F ≦ 150 mmHg	● 腹臥位（12時間以上 / 日）
4	P/F ≦ 80 mmHg	● V-V ECMO
	上記以外の補助療法	● 輸液制限，筋弛緩薬，ステロイド，iNO療法

（文献16，17を参考に作成）

3 ARDSに対する治療

ARDSに対する治療の基本は，**原因疾患に対する根本的治療と肺保護戦略**である．このうち，肺保護戦略とは人工呼吸器関連肺損傷（VILI）や自発呼吸誘発性肺傷害（P-SILI）を起こさないようにする呼吸・人工呼吸器管理である．VILIとは人工呼吸に直接起因する肺損傷のことで，その主な原因として，① 容量 / 圧損傷（高一回換気量による肺胞の局所的な過伸展），② 無気肺損傷（肺胞が開閉をくり返す際に生じるひずみ），③ 生物学的損傷（炎症性サイトカイン分泌に伴う損傷）などが知られている[14]．一方，P-SILIとは重症呼吸不全で患者の過度な呼吸努力や呼吸仕事量によって生じる致死的な肺障害で，肺障害による低酸素血症や高二酸化炭素血症，炎症を契機に，呼吸ドライブや呼吸努力が増加し，肺へのストレスやひずみ，Pendelluft現象（ミニレク Pendelluft現象とは），人工呼吸器への非同調などが加わり生じる肺損傷とされている[15]．肺保護戦略を意識したARDSに対する治療アルゴリズムを表4へ示す[16, 17]．

先述したようにARDS自体に対する特異的治療は存在しないため，まずは原因疾患を同定し，原因疾患に対する根本的治療を行うことが基本である．一方，**肺保護戦略は原因によらずすみやかに開始する**．酸素療法は酸素化に準じて適切なデバイスを選択するが，鼻カヌラや酸素マスクだけで酸素化が維持できない，もしくは自発呼吸努力が強い場合はまずHFNCの使用を検討する．

> **ミニレク Pendelluft現象とは**
>
> Pendelluft現象とは，人工呼吸患者の吸気開始時に，障害側の胸腔内圧が各部位で不均一に生じるために腹側肺が虚脱し背側肺が膨張する現象である．この現象により，背側肺が過伸展あるいは強い炎症を生じるとともに，背側血流が増加し肺水腫を増悪させるリスクが生じる．

4 HFNC

HFNCは60 L/分までの高流量かつ100％高濃度の酸素投与が可能であり，加湿がかかっていることによりデバイスへの快適性に優れていることが特徴である（第2章1.急性呼吸

2 ARDS 81

不全も参照）．また，高流量酸素投与による死腔減少効果やPEEP 3〜5 cmH$_2$O 程度の陽圧効果も期待されている[18]．過去の研究（FLORALI study[19]）では，P/F ≦ 300 mmHgの急性呼吸不全患者310名を対象にHFNC vs 通常酸素療法 vs 非侵襲性人工呼吸（NIV）で28日気管挿管率を比較したところ，28日気管挿管率は38 % vs 47 % vs 50 %（P = 0.18）と各群間に有意差は認めなかったが，90日死亡率はHFNC群で有意に低かった（P = 0.046）．同研究グループは，ARDSの発症リスクがあるCOVID-19患者（SpO$_2$ ≧ 92 %を維持するために3 L以上の酸素が必要）を対象に，HFNC vs 通常酸素療法で28日気管挿管率と死亡率を比較した[20]．その結果，気管挿管率はHFNC 56 % vs 通常酸素療法 75 %（P < 0.001），死亡率はHFNC 21 % vs 通常酸素療法 30 %（P = 0.055）とHFNC群で有意に気管挿管率は低下した．これらの結果をふまえて，本邦のARDSガイドラインでは使用禁忌がなければHFNCの使用を推奨している（Grade 2B）[21]．

HFNCを使用する際の注意点は，HFNCの失敗は予後を悪化させる可能性があることから[22]，**気管挿管への移行は24〜48時間以内に見極める**ことである[23]．このHFNCから気管挿管への見極めを行ううえで有用とされている指標がROX indexであり，下記の式で計算される（第2章1. 急性呼吸不全も参照）．

> ROX index ＝ SpO$_2$/FIO$_2$/ 呼吸回数（回 / 分）

ROX index ≧ 4.88であれば気管挿管のリスクは低く，逆にHFNC開始後のROX indexが，2時間後に＜ 2.85，6時間後に＜ 3.47，12時間後に＜ 3.85の場合は気管挿管リスクが高いとされている．

5 侵襲性人工呼吸

侵襲性人工呼吸を実施する場合は，肺保護戦略を意識して，① 一回換気量，② 気道内圧，③ PEEPを適切にコントロールすることが重要である．各項目の詳細は以下で述べるが，主なポイントは，①と②をコントロールして肺の過膨張を，③をコントロールして肺の虚脱を予防することである．

1）一回換気量 （表5）

ARDSでは換気可能な肺は限られており，いわゆるbaby lungとよばれる状態である．そのため，健常時の換気量をそのまま投与すると換気可能な肺へかかる負担が増え，局所肺の過膨張からVILIをきたすリスクが高まる[18]．ARDSに対する適切な一回換気量（TV）とプラトー圧（後述）を調べた代表的なARMA trial[24]では，ARDS患者861名を対象に介入群（TV 6 mL/kg，プラトー圧 ≦ 30 cmH$_2$O）vs 対照群（TV 12 mL/kg，プラトー圧 ≦ 50 cmH$_2$O）で退院時死亡率を比較した（体重は予測体重を使用）．結果は，介入群（31 %）

表5 一回換気量

推奨
予測体重*で4〜6 mL/kg（8 mL/kgを超えないこと） *男性：50 ＋ 0.91 ×［身長（cm）］－ 152.4 　女性：45.5 ＋ 0.91 ×［身長（cm）］－ 152.4

推奨
駆動圧*を15 cmH₂O以下へおさえる *「プラトー圧（吸気終末肺内圧）－PEEP（呼気終末肺内圧）」で計算 　肺の過伸展を抑えるための指標の1つ

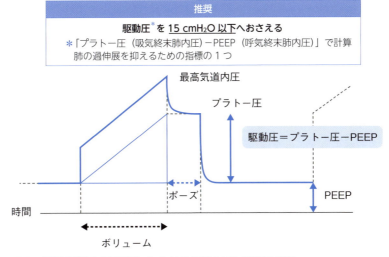

図7 量規定換気（定常流）における気道内圧と時間の関係
縦軸は気道内圧，横軸は時間を表す
（文献25を参考に作成）

vs 対照群（39.8％）（$P = 0.007$）と一回換気量とプラトー圧を低くおさえた方が有意に予後を改善した．この研究が基となり，ARDS患者に対する一回換気量を少なくおさえる戦略が定着した．なお，本邦のARDSガイドラインでは一回換気量の設定は，実体重ではなく予測体重で設定することが推奨されている[21]．

2）気道内圧（図7）

　気道内圧は気道の内側へかかる圧力のことで，自然気道では陰圧となるが人工呼吸管理中は逆に陽圧となる．この陽圧が高くなると，肺は過膨張しVILIを引き起こす原因となる．人工呼吸中の気道内圧は人工呼吸器のグラフィックモニターを見て評価するが，このうちVILIと最も関連するといわれているのが肺と胸郭を拡げるために必要な駆動圧（DP）とプラトー圧である[25]．DPはプラトー圧とPEEPの圧較差から計算され，VILIを起こさないために15 cmH₂O以下へおさえることが推奨されている．プラトー圧は吸気終末に肺胞（正確に述べれば肺胞と胸郭）へかかる圧力で，DPと同様VILIと関連するため，30 cmH₂O以下へおさえることが推奨されている．プラトー圧の測定は，一回換気量を事前に規定する従量式換気設定で実施する．観察者が患者の吸気終末に吸気ポーズボタンを長押しし，図7のように吸気ポーズをつくり出し平坦となった圧がプラトー圧である．ARDSの人工呼吸管理の指標としてDPが注目されるようになったのは，Amatoら[26]が過去の9研究3,562名

を対象に解析し，DPが患者の予後改善へ強く関連していることを報告したのがきっかけである．その後，ARDSに対する適切なDPを調べるために7研究を用いて実施したメタ解析では[27]，DPのカットオフ値を15 cmH$_2$Oとして高DP群 vs 低DP群で死亡率を比較したところ，RR 1.44，95 % CI：1.11-1.88，I＝85 %と高DP群で有意に死亡率が高いことが判明した．この結果をもとに，DPは15 cmH$_2$O以下へおさえることが推奨されるようになった．

3）PEEP

PEEPは呼気終末陽圧のことで，肺胞虚脱による無気肺損傷を防ぎ酸素化を改善する効果が期待されている．その一方で，過度なPEEPは肺の過伸展から肺のコンプライアンスを低下させ，重症例ではVILIを，また循環系においても心臓への静脈還流量を低下させて低血圧をきたすリスクがある．そのため，人工呼吸管理で適度なPEEPを設定する必要があるが，その設定値や設定方法についてはまだ十分にわかっていない．高いPEEPと低いPEEPのいずれが優れるか調べた過去の代表的な3研究[28〜30]では，高PEEP vs 低PEEPでいずれも両群間に有意な予後の差を認めなかった．そのため，本邦のガイドラインでは条件付きで高いPEEPを推奨（Grade 2D）としており[21]，ルーチンではなく中等症以上で症例を選んで高PEEPを行うのがよいと考えられる．

適切なPEEPを設定する方法には，① 人工呼吸器のグラフィックモニター（PVツールを含む）を用いる方法，② 経肺圧モニターを用いる方法，③ EIT（electrical impedance tomography）を用いる方法が知られている[17]．ARDSの特性として，換気可能な肺と虚脱している肺の程度は患者ごとに，また病期によっても異なることから，適切な換気量とPEEPを設定する必要がある．そしてその肺の評価として最近有用とされているのが経肺圧やEITであり，肺の個別化管理において活用できるモダリティとして注目されている．

a）人工呼吸器のグラフィックモニターを用いる方法

観察者が2〜5分ごとにPEEPを2 cmH$_2$Oずつ増やしていき，プラトー圧とDPを安全に維持しつつ肺コンプライアンスが最善となる値を見つける方法，もしくははじめに高いPEEPをかけていったんリクルートメントをしてから徐々に下げてゆく方法がある．前者では，リクルートメントが不十分になることも多いため，自施設では後者を選択することが多い．

b）経肺圧モニターを用いる方法（図8）

経肺圧（transpulmonary pressure）とは，肺胞を膨張させる際に肺胞へ直接かかる圧のことで，肺胞圧と胸腔内圧の圧較差で計算される．胸腔内圧の直接測定は難しいため，食道へ特殊なバルーンカテーテルを挿入し測定する食道内圧を胸腔内圧として代用する．重症患者では，肥満や全身浮腫，腹腔内圧上昇など肺以外の原因で胸腔内圧が上昇していることもあり，経肺圧モニターを用いることで少なすぎるPEEPによる無気肺損傷を防ぎ，逆に高すぎるPEEPによる容量／圧肺損傷を防ぐことが期待される．

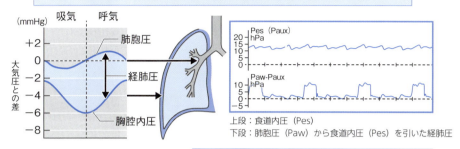

図8 経肺圧モニターによるPEEPの設定方法
(文献17を参考に作成)

c）EITを用いる方法

EITは，体表に取り付けた電極から弱い交流電流を流し，他の電極で電圧を測定することで体内のインピーダンス分布を計算し，リアルタイムに肺の換気分布を可視評価できる画像診断技術である．患者への侵襲性が少なくリアルタイムにモニターできること，放射線被曝がないことから適切なPEEP設定において期待されている方法である（図9, 10）．

これまでに，肺メカニクスを用いた適切なPEEP設定に関して複数の研究（EP Vent-1, 2, Pintado, ART）が行われてきているが，いずれも従来の方法と比較して28日予後の改善は示せなかった[33〜35]．

以上をまとめると，**適切なPEEP値や設定方法は現時点まで定まってはいないが，上記のツールを活用しつつ少なくともVILIを起こさないようにPEEPを設定すること自体は問題ない**と考えられる．

6 リクルートメント手技

リクルートメント手技とは，酸素化を改善させることを目的として一時的に人工呼吸器の気道内圧と経肺圧を上げることで無気肺を解除する手技のことである[18]．リクルートメント手技の方法には，高い気道内圧（例えば40 cmH$_2$O）を一定時間（30〜40秒）かける方法や人工呼吸器にあらかじめ設定されているプログラム（P/Vツール）を用いて気道内圧を徐々に上げていく方法が知られている．これらのリクルートメント手技は，いずれも

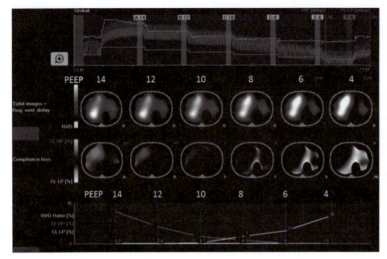
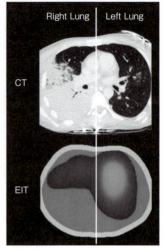

図9　EITを用いたPEEP設定
上記は，6つの異なるPEEPレベル（14, 12, 10, 8, 6, 4 cmH₂O）を用いて肺の過膨張や虚脱を可視化した結果である．最上段は肺全体のインピーダンス（抵抗値）を示したもので，PEEPレベルが14 cmH₂Oから下がるに従いインピーダンスとともに換気が低下してゆくことがわかる．中段の青色は換気が行われている範囲を，下段のオレンジ色は肺の過膨張，白色は肺の虚脱をそれぞれ示している．この症例では，肺の過膨張と無気肺が最も少ないPEEPレベルが10〜8 cmH₂Oにあることがわかり，9 cmH₂Oへ設定された．
（文献31よりCCBY4.0に基づき転載．p9 Color Atlas ❸参照）

図10　右肺炎に対して用いたEIT画像
右背側肺の換気ができていないことがわかる
（文献32よりCCBY4.0に基づき転載．
p9 Color Atlas ❹参照）

気道内圧上昇からVILIや低血圧をきたすリスクがあり，過去の研究結果でも予後を変えないあるいはむしろ悪化させる可能性が指摘されている[29, 36]．そのため，**国内外のガイドラインでは，リクルートメント手技を行わないことが推奨されており，やむをえず実施する際も35 cmH₂O以上の圧をかけないことが望ましい．**自施設では低酸素血症の要因として無気肺が大きく関与していると評価した場合にのみ，先述したようなはじめに高いPEEPをかけていったんリクルートメントをしてから徐々に下げてゆく方法，もしくは人工呼吸器Hamilton-G5を用いている場合はP/Vツールを用いて実施している．

7　人工呼吸以外の補助療法

1）腹臥位療法

　腹臥位療法は，中等症以上の患者でも特にP/F＜150を対象に酸素化改善を目的に行う治療である．そのメカニズムは，心臓や腹部臓器からの圧がかからなくなることで，背側肺の無気肺が解除されて換気・血流比（$\dot{V}/\dot{Q}$）が改善すること，胸腔内圧がより均一化されて換気が改善することでVILIのリスクが軽減することがあげられている（図11）[37]．

　腹臥位療法の有効性を示した有名な研究としてはPROSEVA trialが知られている[2]．この研究では発症36時間以内で重症のARDS患者（FIO₂≧0.6，PEEP≧5 cmH₂O，一回換気量6 mL/kgでP/F＜150）の466名を対象に腹臥位療法群（腹臥位16時間／日）vs 腹臥位なし群で28日死亡率を比較した．結果は，腹臥位療法群16.0％ vs なし群32.8％（$P<$

0.001）でHR 0.39（95％CI：0.25-0.63）と，腹臥位療法群で有意に28日予後が改善した．その後，Munshiら[3]が中等症以上のARDS患者2,129名を対象に腹臥位療法あり vs 腹臥位療法なしで28日死亡率を比較した8研究のメタ解析では，両群間でRR 0.84，95％CI：0.68-1.04と明らかな有意差を示せなかったものの，12時間以上の腹臥位を実施した場合に限るとRR 0.74，95％CI：0.56-0.99と，腹臥位療法群で有意に予後の改善がみられた．

これらの結果から，**PEEP≧5 cmH$_2$Oで適切な人工呼吸器設定にもかかわらずP/F＜150の場合は，発症36時間以内に1回あたり12〜16時間以上の腹臥位療法を行うこと**が望ましいと考えられる．

2）一酸化窒素吸入（iNO）療法

iNO療法では，人工呼吸器回路を通じて投与されるiNOが肺血管を拡張させて，換気されている肺へ血流を迂回させて$\dot{V}/\dot{Q}$ミスマッチを改善することにより，酸素化を改善させることが期待されている[17]．自施設では，重症COVID-19で，V-V ECMOを回避するために約10例の経験があるが，現在までに**iNO療法によるARDSの予後改善効果は証明されておらず，国内外のガイドラインにも掲載されていない**．

3）V-V ECMO療法

肺保護戦略を含む標準治療へ反応がみられない重症ARDSにおいて，酸素化改善を目的とした最終手段がV-V ECMOである．インフルエンザによる重症呼吸不全（Murray score＞3.0あるいはpH＜7.2）の180名を対象にV-V ECMO vs 現行療法で6カ月生存率を比較したCESAR trial[38]では，V-V ECMO 63％ vs 現行療法 47％（RR 0.69，95％CI：0.05-0.97，P＝0.03）と，V-V ECMO療法で有意な改善を認めた．また，EOLIA trial[39]では，最重症ARDS（①P/F＜50が3時間以上，②P/F＜80が6時間以上，③pH＜7.25＋

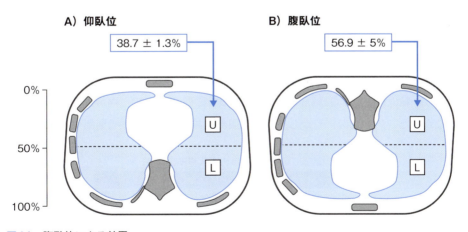

図11　腹臥位による効果
U：上側，L：下側
A）仰臥位の際に，上側（腹側）に位置する肺の全体に占める割合は38.7±1.3％
B）腹臥位の際に，上側（背側）に位置する肺の全体に占める割合は56.9±5％
一般的に静水圧や心臓の重みに伴い，下側に位置する肺は虚脱しやすく，逆に上側に位置する肺は換気しやすくなる．
（文献37より引用）

$PCO_2 \geq 60$ mmHgが6時間以上のいずれか）の249名を対象にV–V ECMO vs 現行療法で60日死亡率を比較した結果，V–V ECMO 35％ vs 現行療法 46％（RR 0.76，95％CI：0.55-1.04，$P = 0.09$）と，V–V ECMO療法で改善させなかった．その後に行われた重症COVID-19（P/F＜80）の7,345名を対象にV–V ECMO vs 現行療法で60日死亡率を比較した研究では[40]，V–V ECMO 26％ vs 通常療法 33.2％（RR 0.78，95％CI：0.75-0.82）と，V–V ECMO療法で有意な改善が認められた．これらの結果から，**国内外のガイドラインでは最重症ARDSにおけるV–V ECMOの使用が推奨されている**．V–V ECMO導入の目安は先述したEOLIA trialがもととなっている[17]（表6）．

4）筋弛緩薬

筋弛緩薬は，患者の呼吸仕事量をおさえ，人工呼吸器との非同調やP-SILIを抑制することを目的として使用される[18]．P/F＜150かつ発症48時間以内の中等症以上のARDS 340名を対象としたACCURASYS trial[41]では，Cis-atracuriumの投与あり（48時間投与）群 vs 投与なし群で90日死亡率を比較したところ，投与あり群 31.6％ vs 投与なし群 40.7％（$P = 0.08$）と，投与あり群で改善傾向がみられた．その後に行われた大規模なROSE trial[42]では，発症48時間以内でP/F＜150，PEEP≥ 8 cmH$_2$Oの中等症以上のARDS患者 1,006名を対象として，Cis-atracurium＋深鎮静を48時間実施した群 vs しなかった群で90日死亡率を比較した．結果は，二次中間解析時点で両群間に有意差を認めず，最終目標を前に研究は中止となった．これらの結果から，**国内外のガイドラインではルーチンでの使用を推奨していない**．ただし，実臨床では重症ARDSに対する人工呼吸器への非同調やP-SILIリスクの高い症例に対して超急性期に使用することがあり，その場合はPICSへの懸念から人工呼吸器のグラフィックをこまめにモニターしつつ短期間あるいは間欠的な投与に留めている．

5）輸液制限

輸液制限については国内外のガイドラインに記載はない．急性肺障害（ALI）患者1,000名を対象に7日間の輸液制限あり群 vs 輸液制限なし群で60日死亡率を比較FACTT trial[43]では，輸液制限あり群 25.5％ vs 輸液制限なし群 28.4％で，両群間に予後の有意差を認めなかった（$P = 0.30$）．しかし，輸液制限あり群では，人工呼吸期間（14.6 ± 0.5 vs. 12.1 ±

表6　V–V ECMOの導入基準の目安

重症ARDSにおけるV–V ECMOの適応
1.　適切な人工呼吸管理[*1]と補助療法[*2]にもかかわらず 　　①P/F＜50が3時間以上持続 　　②P/F＜80が6時間以上持続
2.　呼吸数35回／分かつプラトー圧＜32 cmH$_2$Oで 　　動脈pH＜7.25かつPaCO$_2 \geq 60$ mmHgが6時間以上

*1 FIO$_2 \geq 0.8$，PEEP≥ 10 cmH$_2$O，Vt$\leq 6 \sim 8$ mL/kg（理想体重）
*2 腹臥位，筋弛緩薬，iNO療法
（文献17を参考に作成）

0.5，$P < 0.001$）と ICU 入室期間（13.4 ± 0.4 vs. 11.2 ± 0.4，$P < 0.001$）に有意な短縮が認められた．さらに，FACTT trial の Post hoc 解析においても[44]，初期 CVP が $\leqq 8$ cmH$_2$O の場合は，輸液制限あり群 17％ vs 輸液制限なし群 36％で，60 日死亡率は輸液制限あり群で有意に改善し（$P = 0.005$），初期 CVP が 8 cmH$_2$O 以上の場合は両群間に 60 日死亡差に有意差を認めなかった（18％ vs 18％，$P = 0.928$）．これらの結果からは，**ARDS において少なくとも過剰な輸液投与は控えた方が望ましい**と考えられる．

6）ステロイド

ARDS に対するステロイドの有効性については長年議論されてきたが，一定の見解がない大きな理由として ARDS が幅広い疾患群を含む概念であることが指摘されている．言い換えれば，ARDS のなかでもステロイドの効果が期待できる疾患と期待できない疾患が存在するということである．つまり，このうちステロイド治療が奏効する疾患を見逃さないことが重要である．中等症以上の ARDS 患者 277 名を対象にデキサメタゾンの有効性を調べた DEXA-ARDS trial[45] では，デキサメタゾン投与（10 日間投与）群 vs デキサメタゾン投与なし群で 28 日間の人工呼吸器離脱日数を比較検討した．結果は，デキサメタゾン投与群の方が投与なし群と比べ，人工呼吸離脱日数は 4.8 日間長く（95％ CI：2.57-7.03，$P < 0.0001$），60 日死亡率もデキサメタゾン投与群 21％ vs 投与なし群 36％（$P < 0.0001$）と，デキサメタゾン投与群において有意に予後が改善した．現在，本邦のガイドライン[21] ではステロイドの低用量での使用を強く推奨しているが，冒頭にもふれたように**ステロイドの効果がある疾患であるかどうかを見極めることが重要**である．

以上の ARDS に対する治療概要について，本邦のガイドラインと他の国際ガイドラインを比較したものを表7へ示す．

表7 各 ARDS ガイドラインの治療推奨の比較

項目	米国[46]	欧州[18]	日本[21]
HFNC	記載なし	心不全や COPD 増悪でなければ使用を推奨 (strong, moderate)	禁忌がなければ使用を推奨 (Grade 2B)
一回換気量（予測体重）	4〜8 mL/kg (Pplt < 30 cm H$_2$O) (strong, moderate)	4〜8 mL/kg (strong, expertise)	4〜8 mL/kg (Grade 1B)
high PEEP	中等症以上で使用 (conditional, low)	推奨なし	条件付きで推奨 (Grade 2D)
リクルートメント (>35 cmH$_2$O)	使用しない (strong, moderate)	使用しない (strong, moderate)	日常的に行わない (Grade 2D)
腹臥位	重症で>12 時間/日 (strong, moderate)	中等症以上に推奨 (strong, moderate)	中等症以上に推奨 (Grade 2D)
筋弛緩薬	早期重症で弱く推奨 (conditional, low)	ルーチンで使用しない (strong, moderate)	早期中等症以上で弱く推奨 (Grade 1B)
ステロイド	弱く推奨 (conditional, moderate)	記載なし	低用量での使用を強く推奨 (Grade 1B)
V-V ECMO	重症例で弱く推奨 (conditional, low)	重症例で推奨 (strong, moderate)	重症例で推奨 (Grade 2B)

（　）内は推奨の強さを表す

8 ARDS診療における今後の方向性

　ARDSは一定の基準を満たせば診断される症候群であり，1つの疾患を示す概念ではない．そのため，疾患ごとの異質性が高く，これまで疾患特異的な治療を見出せない一因ともなっていた．Vincentは，ARDSと診断する唯一の利点は，治療可能な基礎疾患を探すきっかけ，および肺保護戦略を開始するきっかけに過ぎないと述べている[47]．

　近年は，このような状況からゲノム情報や環境要因に応じて分類を行い，分類に応じた治療選択をするprecision medicineあるいはpersonalized medicineの流れが生まれつつある[48]．欧州のガイドラインにおいても表8へ示す通り，2023年の改訂ではじめてフェノタイプ，サブグループ，サブフェノタイプ，エンドタイプといった概念が紹介されるに至った（ミニレク ARDSのサブフェノタイプについて）．今後のARDS診療では，より細分化された治療内容が推奨されることになるかもしれない．

ミニレク ARDSのサブフェノタイプについて

　気管支喘息や悪性腫瘍における研究では，疾患のサブフェノタイプに準じた治療とその効果が報告されるようになり[49, 50]，ARDSにおいてもその流れが進んできている．ARDS Networkは，過去に行ったARMA研究とARMA研究のコホートを対象にARDS患者のサブフェノタイプを検証した[51]．結果は，血中炎症バイオマーカー（IL-6，IL-8，sTNFr-1，PAI-1）が低く，血管作動薬の使用割合が低く，血中重炭酸が高く，敗血症の割合が低いPhenotype 1と，逆に血中炎症バイオマーカーが高く，血管作動薬の使用割合が高く，血中重炭酸が低く，敗血症の割合が高いPhenotype 2へ分類されることが判明した．このうち，Phenotype 2は予後が不良で，人工呼吸や臓器不全の期間も長い．この研究論文の筆者らは，この結果から，今後サブフェノタイプに準じた臨床研究が有用となることを示唆していると述べている．

表8　ARDSの新たな分類

項目	定義	分類例
フェノタイプ	遺伝子型と環境暴露の相互作用により生じる，臨床的に観察可能な表現型	ARDS
サブグループ	フェノタイプの患者を任意の変数のカットオフに基づき分類	ARDSをP/F比をカットオフで分類
サブフェノタイプ	特性に関する多次元評価のデータ解析に基づき，ほかのサブグループと信頼性をもって識別できるサブグループ	hyperinflammatory subphenotype
エンドタイプ	機能的または病理学的なメカニズムが明確で，治療に対する反応が異なるサブフェノタイプ	わかっていない

（文献48より引用）

参考文献

1) 厚生労働省：新型コロナウイルス感染症 COVID-19 診療の手引 第10.1版．令和5年度厚生労働行政推進調査事業費補助金 新興・再興感染症及び予防接種政策推進研究事業―類感染症等の患者発生時に備えた臨床対応及び行政との連携体制の構築のための研究（研究代表 加藤康幸）
https://www.mhlw.go.jp/content/001248424.pdf（2024年10月閲覧）

2) Guérin C, et al：Prone positioning in severe acute respiratory distress syndrome. N Engl J Med, 368：2159-2168, 2013（PMID：23688302）

3) Munshi L, et al：Prone Position for Acute Respiratory Distress Syndrome. A Systematic Review and Meta-Analysis. Ann Am Thorac Soc, 14：S280-S288, 2017（PMID：29068269）

4) Matthay MA, et al : A New Global Definition of Acute Respiratory Distress Syndrome. Am J Respir Crit Care Med, 209 : 37-47, 2024（PMID : 37487152）

5) Thompson BT, et al : Acute Respiratory Distress Syndrome. N Engl J Med, 377 : 562-572, 2017（PMID : 28792873）

6) Battaglini D, et al : Challenges in ARDS Definition, Management, and Identification of Effective Personalized Therapies. J Clin Med, 12 : 1381, 2023（PMID : 36835919）

7) Bellani G, et al : Epidemiology, Patterns of Care, and Mortality for Patients With Acute Respiratory Distress Syndrome in Intensive Care Units in 50 Countries. JAMA, 315 : 788-800, 2016（PMID : 26903337）

8) Ashbaugh DG, et al : Acute respiratory distress in adults. Lancet, 2 : 319-323, 1967（PMID : 4143721）

9) Bernard GR, et al : The American-European Consensus Conference on ARDS. Definitions, mechanisms, relevant outcomes, and clinical trial coordination. Am J Respir Crit Care Med, 149 : 818-824, 1994（PMID : 7509706）

10) Ranieri VM, et al : Acute respiratory distress syndrome: the Berlin Definition. JAMA, 307 : 2526-2533, 2012（PMID : 22797452）

11) Riviello ED, et al : Hospital Incidence and Outcomes of the Acute Respiratory Distress Syndrome Using the Kigali Modification of the Berlin Definition. Am J Respir Crit Care Med, 193 : 52-59, 2016（PMID : 26352116）

12) 一門和哉：第2章2-2）CT所見.「Surviving ICUシリーズ ARDSの治療戦略」（志馬伸朗／編），p43，羊土社，2013

13) CORRADI F, et al : Lung ultrasound in acute respiratory distress syndrome (ARDS). CLINICALGATE https://clinicalgate.com/lung-ultrasound-in-acute-respiratory-distress-syndrome-ards/（2024年10月閲覧）

14) Anzueto A, et al : Incidence, risk factors and outcome of barotrauma in mechanically ventilated patients. Intensive Care Med, 30 : 612-619, 2004（PMID : 14991090）

15) Sklienka P, et al : Patient Self-Inflicted Lung Injury-A Narrative Review of Pathophysiology, Early Recognition, and Management Options. J Pers Med, 13 : 593, 2023（PMID : 37108979）

16) Fan E, et al : Acute Respiratory Distress Syndrome: Advances in Diagnosis and Treatment. JAMA, 319 : 698-710, 2018（PMID : 29466596）

17) Grotberg JC, et al : Management of severe acute respiratory distress syndrome: a primer. Crit Care, 27 : 289, 2023（PMID : 37464381）

18) Grasselli G, et al : ESICM guidelines on acute respiratory distress syndrome: definition, phenotyping and respiratory support strategies. Intensive Care Med, 49 : 727-759, 2023（PMID : 37326646）

19) Frat JP, et al : High-flow oxygen through nasal cannula in acute hypoxemic respiratory failure. N Engl J Med, 372 : 2185-2196, 2015（PMID : 25981908）

20) Demoule A, et al : High-Flow Nasal Cannula in Critically Ill Patients with Severe COVID-19. Am J Respir Crit Care Med, 202 : 1039-1042, 2020（PMID : 32758000）

21) 「ARDS診療ガイドライン2021」（ARDS診療ガイドライン2021作成委員会／編），日本呼吸療法医学会，2023 https://www.jsicm.org/publication/pdf/ARDSGL2021.pdf（2024年10月閲覧）

22) Kang BJ, et al : Failure of high-flow nasal cannula therapy may delay intubation and increase mortality. Intensive Care Med, 41 : 623-632, 2015（PMID : 25691263）

23) Nair A & Esquinas A : The feasibility of ROX index to predict intubation in patients initiated on high-flow oxygenation. Saudi J Anaesth, 16 : 264-265, 2022（PMID : 35431756）

24) Brower RG, et al : Ventilation with lower tidal volumes as compared with traditional tidal volumes for acute lung injury and the acute respiratory distress syndrome. N Engl J Med, 342 : 1301-1308, 2000（PMID : 10793162）

25) Marini JJ : How I optimize power to avoid VILI. Crit Care, 23 : 326, 2019（PMID : 31639025）

26) Amato MB, et al : Driving pressure and survival in the acute respiratory distress syndrome. N Engl J Med, 372 : 747-755, 2015（PMID : 25693014）

27) Aoyama H, et al : Association of Driving Pressure With Mortality Among Ventilated Patients With Acute Respiratory Distress Syndrome: A Systematic Review and Meta-Analysis. Crit Care Med, 46 : 300-306, 2018（PMID : 29135500）

28) Brower RG, et al : Higher versus lower positive end-expiratory pressures in patients with the acute respiratory distress syndrome. N Engl J Med, 351 : 327-336, 2004（PMID : 15269312）

29) Meade MO, et al : Ventilation strategy using low tidal volumes, recruitment maneuvers, and high positive end-expiratory pressure for acute lung injury and acute respiratory distress syndrome: a randomized controlled trial. JAMA, 299 : 637-645, 2008（PMID : 18270352）

30) Mercat A, et al : Positive end-expiratory pressure setting in adults with acute lung injury and acute respiratory distress syndrome: a randomized controlled trial. JAMA, 299 : 646-655, 2008（PMID : 18270353）

31) Davies P, et al : Clinical Scenarios of the Application of Electrical Impedance Tomography in Paediatric Intensive Care. Sci Rep, 9 : 5362, 2019（PMID : 30926828）

32) Bachmann MC, et al : Electrical impedance tomography in acute respiratory distress syndrome. Crit Care, 22 : 263, 2018（PMID : 30360753）

33) Beitler JR, et al : Effect of Titrating Positive End-Expiratory Pressure (PEEP) With an Esophageal Pressure-Guided Strategy vs an Empirical High PEEP-Fio2 Strategy on Death and Days Free From Mechanical Ventilation Among Patients With Acute Respiratory Distress Syndrome: A Randomized Clinical Trial. JAMA, 321 : 846-857, 2019（PMID : 30776290）

34) Pintado MC, et al : Individualized PEEP setting in subjects with ARDS: a randomized controlled pilot study. Respir Care, 58 : 1416-1423, 2013（PMID : 23362167）

35) Cavalcanti AB, et al : Effect of Lung Recruitment and Titrated Positive End-Expiratory Pressure (PEEP) vs Low PEEP on Mortality in Patients With Acute Respiratory Distress Syndrome: A Randomized Clinical Trial. JAMA, 318 : 1335-1345, 2017（PMID : 28973363）

36) Kacmarek RM, et al : Open Lung Approach for the Acute Respiratory Distress Syndrome: A Pilot, Randomized Controlled Trial. Crit Care Med, 44 : 32-42, 2016（PMID : 26672923）

37) Guérin C, et al : Prone position in ARDS patients: why, when, how and for whom. Intensive Care Med, 46 : 2385-2396, 2020（PMID : 33169218）

38) Peek GJ, et al : Efficacy and economic assessment of conventional ventilatory support versus extracorporeal membrane oxygenation for severe adult respiratory failure (CESAR): a multicentre randomised controlled trial. Lancet, 374 : 1351-1363, 2009（PMID : 19762075）

39) Combes A, et al : Extracorporeal Membrane Oxygenation for Severe Acute Respiratory Distress Syndrome. N Engl J Med, 378 : 1965-1975, 2018（PMID : 29791822）

40) Urner M, et al : Venovenous extracorporeal membrane oxygenation in patients with acute covid-19 associated respiratory failure: comparative effectiveness study. BMJ, 377 : e068723, 2022（PMID : 35508314）

41) Papazian L, et al : Neuromuscular blockers in early acute respiratory distress syndrome. N Engl J Med, 363 : 1107-1116, 2010（PMID : 20843245）

42) Moss M, et al : Early Neuromuscular Blockade in the Acute Respiratory Distress Syndrome. N Engl J Med, 380 : 1997-2008, 2019（PMID : 31112383）

43) Wiedemann HP, et al : Comparison of two fluid-management strategies in acute lung injury. N Engl J Med, 354 : 2564-2575, 2006（PMID : 16714767）

44) Semler MW, et al : Impact of Initial Central Venous Pressure on Outcomes of Conservative Versus Liberal Fluid Management in Acute Respiratory Distress Syndrome. Crit Care Med, 44 : 782-789, 2016（PMID : 26741580）

45) Villar J, et al : Dexamethasone treatment for the acute respiratory distress syndrome: a multicentre, randomised controlled trial. Lancet Respir Med, 8 : 267-276, 2020（PMID : 32043986）

46) Qadir N, et al : An Update on Management of Adult Patients with Acute Respiratory Distress Syndrome: An Official American Thoracic Society Clinical Practice Guideline. Am J Respir Crit Care Med, 209 : 24-36, 2024（PMID : 38032683）

47) Vincent JL & Slutsky AS : We've never seen a patient with ARDS! Intensive Care Med, 46 : 2133-2135, 2020（PMID : 33051737）

48) 片岡 惇 : ARDSのフェノタイプとprecision medicine—COVID-19パンデミックを経た薬物治療の未来. INTENSIVIST, 16 : 15-26, 2024

49) Wenzel SE : Asthma phenotypes: the evolution from clinical to molecular approaches. Nat Med, 18 : 716-725, 2012（PMID : 22561835）

50) Corren J, et al : Lebrikizumab treatment in adults with asthma. N Engl J Med, 365 : 1088-1098, 2011（PMID : 21812663）

51) Calfee CS, et al : Subphenotypes in acute respiratory distress syndrome: latent class analysis of data from two randomised controlled trials. Lancet Respir Med, 2 : 611-620, 2014（PMID : 24853585）

第 **2** 章　呼吸

③ 困難気道

石田恵章

症例 30代女性．呼吸困難で搬送され，人工呼吸管理が必要となったが，困難気道が予測された

コアレクチャー ➡ 換気困難，気管挿管困難，カプノグラム，
　　　　　　　　困難気道管理アルゴリズム，意識下気管挿管，侵襲性気道確保

症例提示（Day1）

【主訴】呼吸困難

【現病歴】脳性麻痺・てんかんの既往があり，普段のADLは床上だった30代女性（身長150 cm，体重35 kg，BMI 15.6）．入院2日前から喀痰が多くなり，同日夜間から39℃台の発熱も認めた．入院前日の往診医診察時にRSウイルス抗原陽性，SARS-CoV2-抗原陰性であることが判明した．SpO_2 88％と低酸素血症を認めたため，鼻カヌラ2 L/分が開始された．入院当日に往診医が再診した際に，頻呼吸と努力様呼吸，SpO_2 90％と酸素化不良を認めたため，当院救急外来に搬送された．

【既往歴】脳性麻痺，てんかん，ウイルス性肺炎で3回の入院歴あり（非挿管），胃瘻造設後

【内服薬】フェノバルビタール 1回1.1 g 1日2回，バルプロ酸 1回500 mg 1日3回，
リボトリール細粒0.1％ 1回1 g 1日3回，バクロフェン 1回5 mg 1日1回，
チザニジン 1回2 g 1日3回，ファモチジン 1回10 mg 1日2回，
ジアゼパムシロップ0.1％ 1回11 mL 1日2回，レボカルニチン 1回6 mL 1日2回

【アレルギー】薬剤・食物ともになし

【生活歴】飲酒：なし，喫煙：なし．ADLは全介助，食事は胃瘻から摂取

【来院時バイタルサイン】

血圧102/70 mmHg，脈拍数88回/分，呼吸数32回/分，SpO_2 94％（酸素マスク6 L），
体温38.3℃

【身体所見】

頭頸部：顔色不良，眼瞼結膜貧血なし，眼球結膜黄疸なし，頸部リンパ節腫脹なし

胸部：右肺野全体で吸気時にcoarse crackles聴取，陥没呼吸あり，心音 整

腹部：平坦・軟，胃瘻造設あり

四肢：近位筋・遠位筋で萎縮あり，手・肘・肩・足・膝・股関節で拘縮あり，皮疹なし

3　困難気道　93

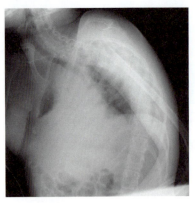
図1　胸部単純X線

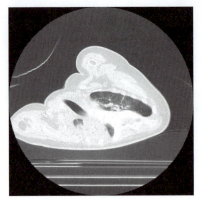
図2　胸腹部骨盤造影CT

指先に軽度の振戦があり，手掌は湿潤している

【入院時検査所見】

血算：WBC 13,800 / μL（Neut 82.7 %，Lym 6.5 %），Hb 11.5 g/dL，Hct 34.3 %，Plt 16.2 × 10^4/μL

生化学：Na 138 mEq/L，K 4.1 mEq/L，Cl 101 mEq/L，Ca 8.6 mg/dL，P 3.0 mg/dL，Mg 2.0 mg/dL，BUN 3.4 mg/dL，Cr 0.37 mg/dL，eGFR 180.1 mL/min/1.73 m^2，Glu 97 mg/dL，T-Bil 0.14 g/dL，AST 9 U/L，ALT 17 U/L，LDH 180 U/L，ALP 247 U/L，CK 38 U/L，CRP 10.7 mg/dL

凝固：PT-INR 1.35，APTT 51.0秒，Fib 450 mg/dL

動脈血ガス（酸素マスク6 L）：pH 7.42，PaCO$_2$ 42.2 mmHg，PaO$_2$ 63.3 mmHg，HCO$_3$$^-$ 27.5 mEq/L，PaO$_2$/FIO$_2$ 140，Base Excess 3.0 mEq/L，Lac 1.1 mmol/L，SaO$_2$ 94 %

胸部単純X線：右肺野で浸潤影あり（図1）．

胸腹部骨盤造影CT：両肺に右優位・上葉優位の濃厚な浸潤影あり．淡い陰影も混在している．少量の両側胸水あり（図2）．

【入院後経過】

低酸素血症に対し，ハイフローネーザルカヌラ（high-flow nasal cannula：HFNC）を50 L 100 %で開始したが，1時間後も頻呼吸（50回/分）は変わらず，PaO$_2$/FIO$_2$ 130と呼吸状態の改善も乏しかったことから，ICU入室のうえ，気管挿管・人工呼吸器管理の方針となった（第2章1. 急性呼吸不全参照）．

ICU入室時のバイタルサインは血圧77/34 mmHg，脈拍数63回/分，SpO$_2$ 86 %（HFNC 50 L/100 %）であった．

① 換気と気道確保は，どのように評価すればよいか？

診断：＃1.急性Ⅰ型呼吸不全　＃2.RSウイルス肺炎，＃3.脳性麻痺，＃4.てんかん

　本症例は，重症心身障害を背景とした若年女性に発症した，RSウイルス肺炎による急性Ⅰ型呼吸不全の一例である．非侵襲的換気（noninvasive ventilation：NIV）に対する治療反応は不良だったため，気管挿管と人工呼吸管理が必要である．もともと患者の従命は困難であり，重度の低酸素血症があることから，事前に気道確保と換気の戦略・方針を決めておくことが大事である．

1）予測ツールを用いて換気評価を行う

　まず，第一に考えるべきことは，**マスク換気ができるかどうかである**．マスク換気を安全にできない場合は，自発呼吸を温存し意識下挿管を検討する．

　換気困難を予測するツールとしてはMOANS（表1）が知られている[1]（⇒コアレクチャー）．本症例では，喀痰による気道閉塞（O）と肺や胸郭が硬い（S）に該当する可能性が考えられた．

　またこのほかに12の術前評価項目を用いて，マスク換気困難と気管挿管（＝喉頭展開）困難が同時に発生するリスクを予測するモデルも存在する[2]（表2，p110 ミニレク マスク換気困難と気管挿管困難の予測）．本症例では坐位保持と指示動作が困難なため，厳密なMallampati分類（図3）は評価できないが，① 頸椎の不安定性や可動制限，② 下顎の前方移動制限の2項目が該当し，術前予測危険クラスはⅠ（低リスク）で，マスク換気困難と気管挿管困難が同時に発生する可能性は0.18％である．

2）誤嚥のリスクを評価する

　換気評価の際には，誤嚥リスクについても評価する．直前に腹部CTを撮影していればCTで，また最近は超音波を用いて，胃の内容物・内容量の評価も可能である．本症例ではすでに胃瘻があるので，事前に胃瘻から胃の内容物を専用シリンジで除去し，マスク換気中は専用シリンジで胃内空気を除去することで胃の内容物の誤嚥のリスクは下げられる．

表1　マスク換気困難の予測因子（MOANS）

M	Mask fit/Mallampati	マスクの密着が困難（顔面外傷，顎髭など）
O	Obesity/Obstruction	肥満や妊婦，気道閉塞
A	Age	高齢（＞55歳）
N	No teeth	歯がないのでマスクフィットしにくい
S	Stiff lung or chest wall	肺や胸郭が硬い

（文献1を参考に作成）

3　困難気道　95

表2 マスク換気困難と喉頭展開困難のリスク因子

術前に評価すべき12の危険因子	
● Mallampati分類 Ⅲ or Ⅳ	● 46歳以上
● 頸部放射線後，頸部腫瘤	● 顎鬚の存在
● 男性	● 太い首
● 短い甲状おとがい間距離	● 睡眠時無呼吸の診断
● 歯牙の存在	● 頸椎の不安定性や可動制限
● BMI 30 kg/m² 以上	● 下顎の前方移動制限

マスク換気困難と直接喉頭鏡による喉頭展開困難が同時に発生する可能性		
術前予測危険クラス	クラス内での発生頻度（％）	オッズ比（95％信頼区間）
Ⅰ（危険因子数0〜3個）	0.18％	1.0
Ⅱ（危険因子数4個）	0.47％	2.56（1.83〜3.58）
Ⅲ（危険因子数5個）	0.77％	4.18（2.95〜5.96）
Ⅳ（危険因子数6個）	1.69％	9.23（6.54〜13.04）
Ⅴ（危険因子数7〜11個）	3.31％	18.4（13.1〜25.8）

（文献3より引用）

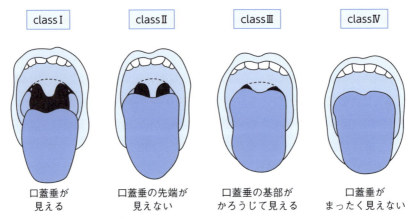

図3 Mallampati分類
（文献4を参考に作成）

　本患者では予測ツール・モデルから換気困難の可能性は高くないと判断し，マスク換気を行い，開始前にはあらかじめ胃内容をシリンジで吸引除去しておく方針とした．

集中治療医の視点

▶ 換気困難と気管挿管困難を予測し，あらかじめ気道確保と換気の戦略・方針を決めておくことが重要である

▶ 換気困難や気管挿管困難は，MOANSやその他のツールやモデルを用いて予測可能である

▶ 換気評価の際には，超音波やCTで誤嚥リスクも評価する

2 マスク換気をする場合，どの方法がよいか？

マスク換気の方法はさまざまであり，実施者と患者の状況に応じて最適な方法を選択する．

1）用手換気と機械換気，どちらが適切か？

マスク換気は，実施者の人数による一人法や二人法のほか，① 自らの手で行う用手換気と ② 人工呼吸器を用いた機械換気へ分けられる．用手換気の利点は患者の自発呼吸に合わせて補助換気ができることや，肺や胸郭の硬さ（コンプライアンス）をバッグから推察できることである．一方，機械換気の利点は換気圧を調整することができ，換気による胃内への送気量を軽減できる可能性があることである．近年の報告ではマスク換気で最高吸気圧が$10〜15 \, cmH_2O$であれば，なお，胃内への送気に与える影響は少ないとの報告もある[5~8]．

2）EC法とMCL法，両手VE法など，どれを選択するか？

一人法による代表的な換気方法として，EC法，MCL（modified chin lift technique）法，両手VE法（母指球法）があげられる．EC法は下顎角から小指・環指・中指で「E」の形をつくり下顎を挙上し，母指と示指で「C」の形をつくりマスクを密着させる手法である（図4A）．ただし，換気者の手が小さい場合や患者の顔が大きい場合はEC法で下顎角に小指をかけると，右側に隙間ができてしまい，うまく換気ができない（図4B）．そのような欠点を補う換気方法として，左下顎角に小指をかけずに行うMCL法がある（図5，🔲レク MCL法を用いたマスク換気）．

片手でマスク換気が困難な場合は，代替手段として，両手EC法（図6A）や両手VE法（図6B）がある．なお，両手法は常に2人いなければできない手技ではなく，人工呼吸器を利用すれば一人法で換気を行うことができる（🔲レク 両手法＋機械換気のエビデンス）．

本症例では薬剤投与前にマスクフィットや肺や胸郭の硬さ（コンプライアンス）を推察するため，まずは自発呼吸に合わせて用手でマスク換気する方針とした．

🔲レク MCL法を用いたマスク換気

マスク換気の方法として，ガイドラインではEC法が推奨されているが（図4A），換気者の手が小さい場合や患者の顔が大きい場合はEC法ではうまくできないことが多い．その場合，左手母指・示指がCの字の中央にマスクの通気口がくるようにマスクを持ち，小指・環指・中指は自然に下顎に添えて自分の方へ引き寄せるMCL法が有用である（図5）．

過去の研究では[9]，予定手術で全身麻酔を要する成人患者108名を対象に，筋弛緩薬を用いずに人工呼吸器の圧調節換気モードで換気した場合，MCL法とEC法のどちらが一回換気量を多く投与できるかを比較した．その結果，一回換気量はMCL群（SD）vs EC群（SD）＝ 528.08（104.96）mL vs 483.39（103）mL（$P<0.001$）とMCL群で有意に一回換気量は多かった．さらに，実施者が熟練した麻酔科医であっても研修医であっても，EC法とMCL法のそれぞれの一回換気量は変わらず，実施者いかんによらずMCL法が有用である可能性が示された．

---

3 困難気道 **97**

A）EC法

B）換気者の手が小さい，患者の顔が大きい場合

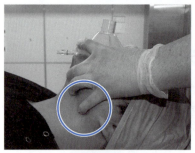
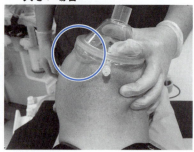

右側に隙間ができてしまう

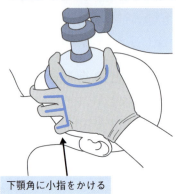

下顎角に小指をかける

図4　EC法
（p10 Color Atras 5 参照）

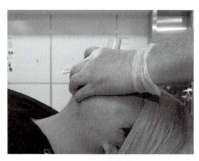
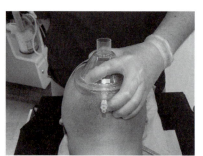

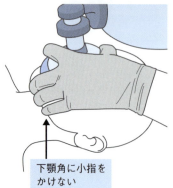

下顎角に小指をかけない

図5　MCL法
（p10 Color Atras 6 参照）

A）両手EC法　　　　B）両手VE法

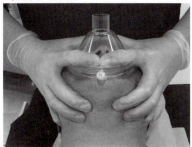
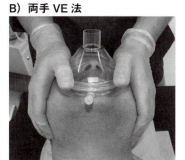
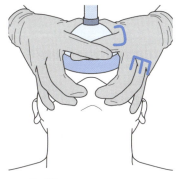
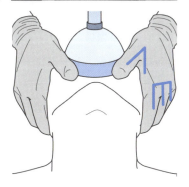

図6　両手法
(p10 Color Atras 7 参照)

> **ミニレク　両手法＋機械換気のエビデンス**　　　　　　　　　　　アドバンス
>
> 　成人肥満患者（BMI：25〜35）に対して両手EC法と両手VE法を比較した研究では，両手VE法の方が一回換気量は多く，換気失敗率も低かった[10]．この研究では肥満患者であるにもかかわらず，PCVモードで最高吸気圧が20 cmH$_2$O，呼気終末陽圧（positive end expiratory pressure：PEEP）が0 cmH$_2$Oの設定であれば，筋弛緩薬を用いなくても一回換気量が約700 mL，一回換気量／実測体重が約9 mL/kgとなった．前述のMCL法とEC法を比較した臨床研究[9]でも筋弛緩薬を用いていない状況下であるため，筋弛緩薬を投与した際には必要な吸気圧が低くてすむ可能性が高い．

> **集中治療医の視点**
>
> ▶ マスク換気には用手換気と機械換気があり，前者はさらにEC法（図4）とMCL法（図5）があり，それぞれの使い分けをすることで診療の幅が広がる．
>
> ▶ 私見とはなるが，マスク換気を用手的に行うならばMCL法で実践する，もしくはマスク換気を機械的に行うならばPCVモードで最高吸気圧が15〜20 cmH$_2$O，PEEPが0〜5 cmH$_2$Oの設定で両手VE法を実践することがより安全なマスク換気に近づくと考えている．

症例のつづき

　一人法によるEC法を用いて自発呼吸に合わせて用手的にマスク換気を開始したところ，胸郭の挙上が十分ではなく有効な換気ができていない可能性が考えられた．

③ 有効な換気かどうかをどのように判断するか？ 換気困難と判断した場合，次にどのような対処をするか？

1）換気状態を確認する

　日本麻酔科学会の「安全な麻酔のためのモニター指針」[11] では，**換気状態の評価指標として，胸郭運動や呼吸音，カプノグラムのほか，一回換気量を推奨している**.

　また日本麻酔科学会気道管理ガイドライン2014[3] では，患者の状態に応じてリスクを3つの領域へ分類し（図7），換気できていない場合の対処法についてそれぞれ示している．グリーンゾーン（安全領域）はフェイスマスクによる換気，イエローゾーン（準緊急領域）は声門上器具による換気，レッドゾーン（緊急領域）は外科的気道確保による換気であり，大事なことは換気をグリーンゾーン内で完結できることである．

　換気状態の評価指標のうち，胸郭運動の視診や呼吸音の聴診は実施者の主観的評価となる．一回換気量も人工呼吸管理でない場合は客観的に評価できず，リークしている場合は不正確になってしまう．一方，カプノメータを用いたカプノグラムの波形は換気状態の評価指標として利用できる（図8）．カプノグラム波形は4つの異なる位相で構成されており（⇒コアレクチャー），その位相の表れ方によって換気状態を3段階で評価できる（表3）．第Ⅲ相（プラトー相）を含むすべての位相が確認できる場合は，換気状態は正常（V1）と判断できる．逆に，第Ⅲ相が確認できない場合，有効な換気ができていないことが示唆される．ここで注意すべき点はカプノメータに表示される呼気終末二酸化炭素ガス分圧（end-tidal carbon dioxide tension：$EtCO_2$）の数値で換気状態を評価するのではなく，**カプノグラムの波形で評価する**ことである．なお，カプノメータのサンプリング方式はメインストリーム・サイドストリームのどちらでもよい．気管挿管後だけでなく，換気時からカプノグラムの波形を確認することが大切である．ただし，救急外来やICUでは換気実施者の後ろにモニターがあることも多く，その場合実施者はカプノグラムを直接確認できないため，介助者とコミュニケーションをとって確認する必要がある．

2）換気不十分，不能な場合，どうするか？

　薬剤投与後にカプノグラムの波形で第Ⅲ相が確認できず，換気状態が不十分・不能（V2またはV3）であった場合，気道管理アルゴリズム（図7）のイエローゾーン（準緊急領域）に該当し，速やかに ① **応援を要請すること**，② **緊急気道器具を準備すること**，③ **投与した薬剤に対する緊急リバースの準備をすること**，が重要である．

a）応援を要請する

　イエローゾーンではSpO_2も低下しており，術者は冷静さを失っていることもある．そのような状況では正確な状況判断ができない可能性も高く，また物品準備のためにも人手が多い方がよい．

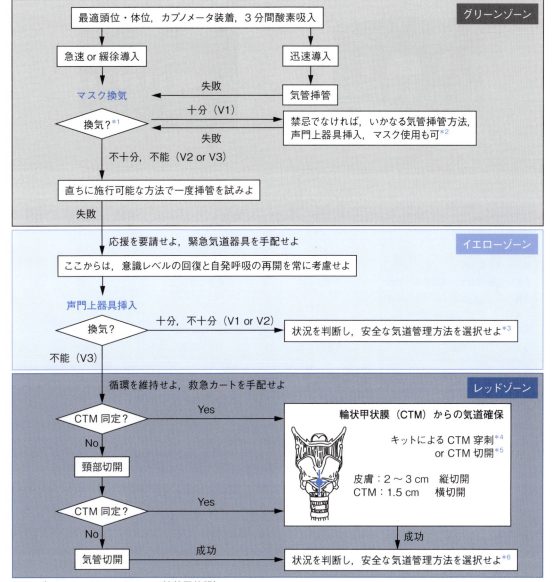

CTM (cricothyroid membrane：輪状甲状膜)
*1：文献3図5に列挙された方法を使ってマスク換気を改善するよう試みる．
*2：同一施行者による操作あるいは同一器具を用いた操作を，特に直接喉頭鏡またはビデオ喉頭鏡で3回以上くり返すことは避けるべきである．迅速導入においては誤嚥リスクを考慮する．
*3：①意識と自発呼吸を回復させる，②ファイバースコープの援助あるいはなしで声門上器具を通しての挿管，③声門上器具のサイズやタイプの変更，④外科的気道確保，⑤その他の適切な方法，などの戦略が考えられる．
*4：大口径の静脈留置針による穿刺や緊急ジェット換気は避けるべきである．
*5：より小口径の気管チューブを挿入する．
*6：①意識と自発呼吸を回復させる，②気管切開，および③気管挿管を試みる，などの戦略が考えられる．

図7　気道管理アルゴリズム
(文献3より引用)

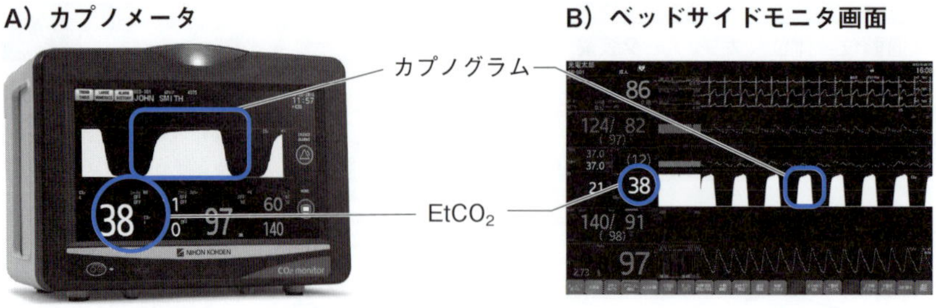

図8 カプノメータ
（写真提供：日本光電）

表3 カプノグラム波形と換気状態の3段階分類

	麻酔施行者が最大限に努力をして換気を行った場合		
換気状態の表現方法	V1	V2	V3
換気の状態	正常	正常ではない	異常
気道確保の難易度	容易	困難	不可能
重篤な低酸素血症へ進展する可能性	なし	通常はない	あり
重篤な高二酸化炭素血症へ進展する可能性	なし	あり	あり
期待できる一回換気量	5 mL/kg以上	2〜5 mL/kg	2 mL/kg以下
カプノグラムの波形	第Ⅲ相まで	第Ⅲ相欠落	なし
典型的なカプノグラムの波形	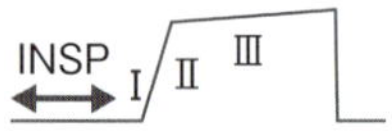 INSP I/Ⅱ Ⅲ	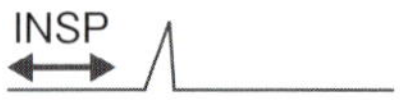 INSP	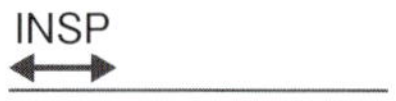 INSP

（文献3より引用）

表4 エアウェイの適応・禁忌・特徴

	経口エアウェイ	経鼻エアウェイ
適応	深昏睡の状態	半昏睡でも使用可能
禁忌	咳嗽反射・咽頭反射がある時	頭蓋底骨折が疑われる時
注意点	舌を下咽頭に押し込むと気道を閉塞する可能性	鼻出血する可能性

b）緊急気道器具を準備する

　緊急気道器具としてはエアウェイや声門上器具などの気道確保補助デバイスがある．エアウェイは舌根沈下による上気道閉塞の際に有用である．エアウェイには経口エアウェイと経鼻エアウェイがあり，それぞれの適応・禁忌・注意点を表4にまとめた．経口エアウェイは，可能な限り太いものの方が舌根沈下に対して支えることができる．なお，経鼻エアウェイは気道確保の目的以外にも気管支鏡で咽頭や声帯を観察したい場合に使用することがある（⇒コアレクチャー）．

c）投与した薬剤に対する緊急リバースの準備をする

　投与した薬剤に対する緊急リバースでは「意識レベルの回復と自発呼吸の再開」がポイントとなる．通常，安全な気道確保（主に気管挿管）を行うためには鎮痛薬・鎮静薬・筋弛緩薬が必要である．このうち意識レベルには鎮静薬±鎮痛薬が関与し，自発呼吸には筋

弛緩薬・鎮静薬±鎮痛薬が関与している．つまり，意識レベルの回復には鎮静薬と鎮痛薬の拮抗，自発呼吸の再開には筋弛緩薬と鎮静薬，鎮痛薬の拮抗が必要である．

> ## 集中治療医の視点
>
> ▶ マスク換気の有効性は，カプノグラム波形で判断する
> ▶ イエローゾーン（準緊急領域）では ① 応援を要請する，② 緊急気道器具を準備する，③ 投与した薬剤に対する緊急リバースの準備をする
> ▶ 緊急リバース時の各種薬剤の特徴を知っておく

第2章
呼吸

症例のつづき

カプノメータを装着し，改めて自発呼吸に合わせて用手的にマスク換気を試みたところ，カプノグラムの波形で第Ⅲ相（プラトー相）を含んだすべての位相が確認された．換気状態は正常（V1）であると判断し，マスク換気を行いつつ，気管挿管することとなった．

④ 気管挿管困難の予測はどのように評価すればよいだろうか？

気管挿管困難を予測するツールとしてLEMONが知られている（⇒コアレクチャー）．LはLook externallyで，本症例の場合，顔面奇形がなく，左右対称であるが，全身の拘縮や変形があるため，気管挿管時の体位には注意しなければならない．EはEvaluate the 3-3-2 rulesで，事前にクロスフィンガーを用いて開口は3横指あることが確認された．また残りの下顎先端‐舌骨間や顎下‐甲状切痕がそれぞれ3横指・2横指あることも確認できたため，Eは該当しないと判断した．MはMallampati分類で，前述の通り本症例では評価できなかった．OはObstructionで，喀痰は気道閉塞のリスクになりうるが，換気前に吸痰をしっかり行えば回避可能である．NはNeck mobilityで，本症例は頸部を含む全身の拘縮があるため，気管挿管困難予測に該当する．以上から，本症例では気管挿管の可能性・安全性を予測するLEMONではL・（M）・Nの2〜3項目が該当した．

また最近では，気管挿管困難の予測項目として超音波を用いた頸部可動性（neck mobility）の客観的な評価が用いられている．本症例では，マスク換気が比較的安全に可能であるという前提のもと，通常通り，鎮痛薬・鎮静薬・筋弛緩薬を投与した後に気管挿管する，もしくは気管挿管困難の可能性を考慮し自発呼吸を残し，意識下気管挿管を選択してもよいかもしれない．なお，本症例ではマスク換気できる可能性が高く，さらに胃瘻から胃内空気を脱気できることから，迅速導入気管挿管（rapid sequence intubation：RSI）を選択する必要性は低い（**ミニレク** 迅速導入気管挿管の適応）．

3 困難気道 **103**

集中治療医の視点

▶ 気管挿管困難予測ツールや予測モデルを用いて評価する

▶ 気管挿管困難の予測を超音波で評価することも可能である

▶ マスク換気が可能であれば，RSIを選択する必要性は低い

ミニレク 迅速導入気管挿管（RSI）の適応

　RSIは，腸閉塞，口腔内の大量出血，フルストマックなどで胃内容物を誤嚥するリスクが高い場合，十分酸素化をした後にマスク換気を挟まず鎮静薬，筋弛緩薬を投与し気管挿管する手技である．RSIは誤嚥のリスクを最小限にする一方で，気管挿管に時間がかかってしまうと低酸素血症・高二酸化炭素血症を引き起こし，最悪の場合は心停止に至る可能性もあるため，諸刃の剣ともいえる手技である．

　気管挿管を受ける重症成人に対してバッグバルブマスク（bag valve mask：BVM）換気と非BVM換気（＝RSI）で低酸素血症の発生率と誤嚥の発生率を検討した研究では，低酸素血症の発生率はBVM群 10.9％ vs 非BVM群（＝RSI群）22.8％と，非BVM群で有意に低酸素血症の発生率が高かった[12]．一方，誤嚥の発生率は両群間に有意差は認めなかった（BVM群：2.5％ vs. 非BVM群：4.0％）．このように，RSIは重度低酸素血症に陥るリスクがあるため，誤嚥のリスクが高い場合やBVM換気ができない場合などに留めることが望ましい．

症例の経過

　気管挿管困難の評価では，全身の拘縮があり頸部可動性不良と適切な体位保持困難が予測されたものの，それ以外の項目は該当しなかった．そのため，RSIではなくマスク換気を行いつつ気管挿管する方針とし，フェンタニル，ミダゾラム，ロクロニウムを投与した．マスク換気を実施したが，有効な換気が得られず，ビデオ喉頭鏡を用いた気管挿管でも声帯を確認できなかったため，いったん処置を中断した．その後，カプノグラムで第III相があることが確認され，気道管理アルゴリズムのイエローゾーンにあることが共有された．気管挿管処置を再開することとなり，意識下挿管を行うこととなった．事前に準備しておいたナロキソン 0.2 mg とスガマデクス 560 mg（16 mg/kg × 35 kg = 560 mg）を投与し緊急リバースを行い，自発呼吸が回復するまでマスク換気を継続した．

　マスク換気を行い，循環・呼吸状態が安定していることを確認し，自発呼吸を残したまま半意識下気管挿管の方針とした．表面麻酔として口腔内にキシロカイン®ポンプスプレー 8％を2プッシュした後，唾液や痰の分泌物をくり返し吸引排泄した．その間にフェンタニル 25 μg とミダゾラム 2 mg を静脈内投与して鎮痛・鎮静を図った．その後，McGRATH®で愛護的に喉頭展開し，噛み締めなどの不穏になることなく，声帯を確認できた．そのままキシロカイン®液4％3 mLを気管内投与したが，その時点で咳嗽が弱かったため，6.0 mm 気管チューブを挿入し，気管挿管を行った．手技中は経鼻酸素 10 L/分で投与し，自発呼吸が残存していたこともあり，SpO_2 は90％を下回らず，気道確保することできた．

本症例におけるポイント

- ☑ 重症心身障害がある比較的若年女性に発症した急性呼吸不全で困難気道から意識下気管挿管が必要となった
- ☑ 気道管理においては，換気困難と気管挿管困難についてあらかじめ予測ツールを用いて評価する
- ☑ マスク換気の方法として，EC法，MCL法，VE法を状況に応じて選択する
- ☑ マスク換気の有効性はカプノメータで客観的に評価し，換気不良の場合は応援要請し，声門上器具，緊急リバースの薬剤をそれぞれ準備する
- ☑ 困難気道に対しては，意識下気道管理や侵襲性気道確保を検討する

困難気道

コアレクチャー

Summary

● 困難気道が予測される場合は，換気困難や気管挿管困難を予測モデルやツールで事前に評価し，事前準備することが大切である

● マスク換気の手法に慣れ，換気の有効性はカプノグラム波形で客観的に評価する

● 困難気道と判断した場合の気道管理は，3段階のアルゴリズムを用いて実施し，声門上器具，意識下挿管，外科的気道確保を必要に応じて選択する

1 困難気道とは

　困難気道とは，患者の解剖的あるいは病的要因を背景に，**"換気困難"**，**"気管挿管困難"**，**"換気も気管挿管も困難"** のいずれかに該当する状態である．緊急かつ致命的な病態であるため，事前の予測や準備，実際に起こった際の適切かつ迅速な対応を身につけておく必要がある．本稿では，困難気道をどのように予測し，それに対して具体的にどのように対処すればよいかについて解説する．

2 困難気道の予測①：換気困難

1）MOANS を用いた評価

　マスク換気の可能性・安全性を予測するツールとしてMOANSがよく知られている（p95 表1）[1]．マスクフィットで顎鬚がある場合には，宗教上の特別な理由などがない限り事前に顎鬚を剃っておく．また項目MとNの両方に関係することとして，歯がない場合は両頬が落ち込んでしまい，口角部や頬部とマスク部分の隙間から酸素が漏れやすくなってしまう（図9）．その場合は，① 義歯を再装着して換気する，② 下顎を上顎部に接着させて閉口して鼻孔から換気する，③ 両頬の内側（口腔内）にガーゼを詰めて換気するなどの対処法がある．項目MとOの両方に関係することとして，顔面外傷において出血が口腔内の流れ込み気道閉塞するリスクがある場合は，前述の③のように両頬の口腔内にガーゼを詰めておくのも1つの対応策である．通常，気道確保の際にはスニッフィング体位（ポジション），つまり後頭部に枕を入れて頭部を挙上させ，鼻を上向きに頸部をやや後屈する状態であれば，上気道を最も開通しやすい形になる．正しいスニッフィング体位では外耳道と胸骨切痕が同一平面上に並ぶ（図10A）．しかし，項目Oにおいて肥満や妊婦の患者では胸郭の前後に付いた脂肪層のために頭部が体幹に比べて低く落ち込んでしまい，通常のスニッフィング体位では上気道が開通しにくくなる．そこで患者の肩から頭部にかけて柔らかい布枕

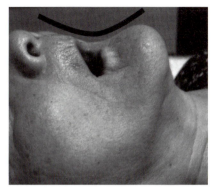

図9 歯がなくてマスク換気の際に酸素が漏れやすくなる症例
歯がないため両頬が落ち込んでいる
(文献13より転載)

A) スニッフィング体位　　B) ランプ体位

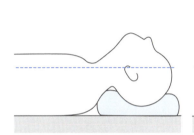 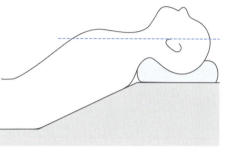

図10 気道確保時の体位

や巻いたバスタオルを複数重ねて置いて，上胸部〜頭頸部全体を挙上させて，外耳道と胸骨切痕が同一平面上になるように調整した，ランプ体位（ポジション）で上気道を開通しやすい形にすることもある（図10B）．ランプ体位は病的肥満患者（BMI≧35）において，スニッフィング体位と比較しマスク換気困難の割合が低く，ビデオ喉頭鏡を用いた気管挿管では挿管時間が短かった，という報告がある[14]．しかし一方で，肥満患者における気管挿管までの時間は，ランプ体位，スニッフィング体位いずれでも有意差がなかったという報告もある[15]．

> **ミニレク　超音波を用いたマスク換気困難の新たな予測方法**　アドバンス
>
> 近年，新しいマスク換気困難の予測方法として超音波を用いた顎下部，特に皮膚から喉頭蓋[16]あるいは舌根部までの距離[17, 18]の測定が注目されている．皮膚から喉頭蓋までの距離の測定方法は ① 患者の頸部の甲状舌骨滑膜レベル（甲状軟骨より頭側部分）に水平にリニアプローブを当てる，② 喉頭蓋を観察する，③ 皮膚から喉頭蓋までの距離を計測する（図11）．皮膚から喉頭蓋までの距離における最適なカットオフ値は2.54 cm（感度82.0，特異度91.0）と報告されている[16]．また舌根部までの距離の測定方法は ① 患者の頸部正中に垂直にコンベックスプローブを当てる，② 舌根部方向を観察する，③ 皮膚から舌根部までの距離を計測する．舌根部までの距離における最適なカットオフ値は5.87 cm（感度85.0，特異度91.0）と報告されている[20]．それぞれのカットオフ値よりも距離が長い場合は換気困難が予想される．ちなみにMallampati分類は口腔咽頭腔における舌の大きさを反映しており[21]，舌根部の距離を超音波で測定することで，Mallampati分類をより数値化・具現化できる．さらに，皮膚から喉頭蓋までの距離は後述する気管挿管困難の指標としても有用である．

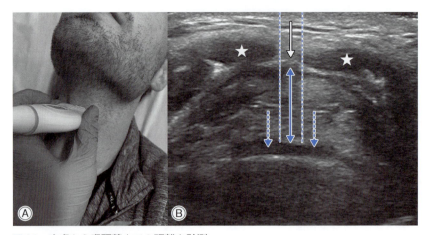

図11 皮膚から喉頭蓋までの距離を計測
☆：頸部表層筋 ／ ⟷：前喉頭蓋間隙 ／ ⇩：甲状腺膜 ／ ⇨：喉頭蓋
----：皮膚から喉頭蓋までの距離
（文献19よりCCBYライセンスにもとづき転載）

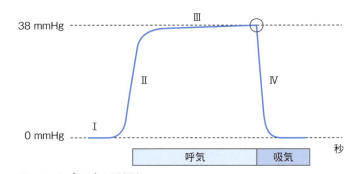

図12 カプノグラム波形
※第Ⅲ相の最後，吸気に転換する直前（○）の二酸化炭素分圧がカプノメータにEtCO$_2$値として表示される

2）カプノメータを用いた換気の評価

カプノグラム波形は以下のように4つの異なる位相からなる（図12）．

- 第Ⅰ相：解剖学的死腔からの呼出を表す．通常，吸気ガスに二酸化炭素が含まれることはないため，二酸化炭素ガス分圧はほとんど上昇しない．もし第Ⅳ相後半～第Ⅰ相において基線より上の波形を示す場合には呼気の再呼吸（呼気弁の異常や二酸化炭素吸収剤の消耗）が疑われる．

- 第Ⅱ相：解剖学的死腔と肺胞の混合気の呼出を表す．つまり，肺胞内からのガスが呼出されはじめるため，急激に二酸化炭素ガス分圧が上昇する．

- 第Ⅲ相：肺胞からの呼出を表す．わずかに右肩上がりのほぼ平坦な波形になる．肺胞プラトーともよばれる．

- 第Ⅳ相：吸気を表す．二酸化炭素分圧は基線に戻る．

カプノメータは呼気のサンプリング方式の違いから，測定センサーが人工呼吸器回路内

表5　メインストリーム・サイドストリームの長所・短所

	メインストリーム	サイドストリーム
長所	● 応答が早い ● 換気量への影響がない ● 長時間でも安定している	● 死腔がない ● センサを回路に組み込む必要がない ● 気道抵抗がない ● 他ガスを同時測定できる
短所	● 死腔が大きい ● センサが重い ● センサの汚染が測定に影響する ● 気道抵抗が生じる	● 応答が遅い ● 換気量に影響を与える ● サンプリングチューブが水分や痰で閉塞しやすい

表6　気管挿管困難の予測因子（LEMON）

L	Look externally	外観による評価
E	Evaluate the 3-3-2 rules	3-3-2法による評価
M	Mallampati	Mallampati分類による評価
O	Obstruction	気道閉塞の有無による評価
N	Neck mobility	頸部可動性による評価

に直接取り付けられるメインストリーム方式と，人工呼吸器回路から細いチューブを通して呼気の一部を吸引して装置内で測定するサイドストリーム方式の2つに分けられる．それぞれの長所・短所は表5の通りである．メインストリームは測定部位がCO_2の発生源に近いため，応答速度が早く救急やICUで使用されていることが多い．一方，サイドストリーム方式は他ガス（吸入麻酔薬）の濃度を同時に測定できるため，手術室で使用されていることが多い．

3　困難気道の予測②：気管挿管困難

● LEMONを用いた評価

　気管挿管困難を予測するツールとしてはLEMON（表6）がよく知られている．5つの評価項目があり，各項目の原因は解剖学的異常，もしくは生理的・病理的異常に分けられる．項目Lは外観による評価で，小顎・上顎突出・下顎突出（図13A）などの顎変形症は解剖学的異常に，超肥満や顔面外傷（図13B）は生理的・病理的異常に分類される．また項目Eの3-2-2法とは ① 開口（上下の前歯間）が3横指，② 下顎先端−舌骨間が3横指，③ 顎下−甲状切痕が2横指以上あるかを評価する，すべて解剖学的異常である．ちなみに①は開口度を評価し，②と③は頸部可動性を評価している．超音波を用いた②と③の頸部可動性に対する評価は前述した通りである（p107 [ミニレク] 超音波を用いたマスク換気困難の新たな予測方法）．項目MはMallampati分類で，坐位で声を出さずに最大開口し，舌を最大前突した際の口蓋垂の見え方で分類する（p96 図3）．クラスⅢ・Ⅳはリスク因子に含まれるが，緊急時には評価が困難であることが多い．Mallampati分類は口腔咽頭腔に対する舌の大きさを評価しており，超音波で舌根部の距離を測定してMallampati分類をより数値化・具現

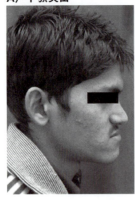
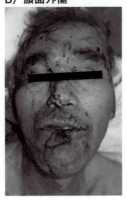

A）下顎突出　　B）顔面外傷

図13　気管挿管が困難な症例
B：ツキノワグマによる広範な口腔顎顔面外傷の一例
（A：文献22より転載，B：文献23より転載，
p11 Color Atras ⑧参照）

化できる．項目Oは気道閉塞の有無を評価しており，解剖学的異常や生理的・病理学的異常が混在する．**気道閉塞の部位が上気道か下気道かで対応は大きく異なり，下気道閉塞の可能性がある場合は，緊急の侵襲的気道確保を要することもあるため要注意である**．筋弛緩薬投与後に下気道閉塞に陥る可能性がある巨大頸部腫瘤や血腫などは意識下気管挿管が必要である．また，下気道閉塞に陥りかかっている急性喉頭蓋炎やがんによる気管浸潤などの場合は，意識下で外科的気道確保，もしくはV-V ECMOの準備を検討する．先述した頸部巨大腫瘤や血腫では頸胸部CT画像で気管偏位や最短気管径を評価しつつ，普段の睡眠時姿勢や側臥位で呼吸が楽になるかで意識下挿管の有無を判断する．急性喉頭蓋炎やがんの気管への浸潤でもCTで下気道を評価しつつ，鼻腔や口腔内の表面麻酔を十分に行ったうえで気管支鏡で直接下気道閉塞に陥りかかっている箇所を観察し，気道確保やV-V ECMOの必要性を判断する．項目Nは頸部可動性を評価しており，さまざまな生理学的・病理学的異常が存在する．視診だけでなく，近年は超音波を用いて客観的に評価することもできる．

> **ミニレク　マスク換気困難と気管挿管困難の予測**
>
> 　2013年に米国の4つの大学病院で実施したマスク換気困難と気管挿管困難の発生率とそのリスク因子に関する研究が行われ[2]，マスク換気困難を「酸素化を維持するのに不安定，または2人の医療従事者が必要な場合」，気管挿管困難を「直視型喉頭鏡によるCormack-Lehaneグレード3または4，または4回以上の挿管が試行されたもの」とそれぞれ定義した．結果は成人患者492,239例のうち，176,679例でマスク換気と直視型喉頭鏡による気管挿管が行われ，このうちマスク換気困難と気管挿管困難を合併した症例は0.40％（698/176,679）であった．またリスク因子として12の項目が同定された（p96 表2上）．またリスク因子の数からマスク換気困難と気管挿管困難が同時に発生する可能性が算出された（表2下）．これらのリスク因子が6個以上の場合は100人に1人はマスク換気困難と気管挿管困難に陥る可能性が示唆された．ただし，本研究では気管挿管が直視型喉頭鏡を用いた場合を対象にしており，ビデオ喉頭鏡を用いる場合には適応できないことに留意する．

4 困難気道への対処①：緊急リバース

　現在，本邦ではさまざまな鎮痛薬・鎮静薬・筋弛緩薬が存在する．気道確保時に使用する各種拮抗薬とその特徴を表7にまとめた[24]．なお，鎮静薬としてプロポフォールやケタミンを使用する場合は拮抗薬が存在しないため，緊急時は意識レベルを改善できないことに留意する．意識障害に伴う舌根沈下に対しては，エアウェイで補助することができる．また，自発呼吸さえ再開できれば，外科的気道確保や低酸素血症による心停止を回避できる可能性が高くなるため，ナロキソンとスガマデクスの準備は怠らないようにする（ミニレク 緊急リバースの経験から学んだ注意点）．

ミニレク 緊急リバースの経験から学んだ注意点 　　アドバンス

　筆者は麻酔科医・集中治療医として勤務している．過去に手術室でマスク換気・気管挿管・声門上器具による気道確保のいずれも困難で，気道管理アルゴリズムでレッドゾーン（緊急領域）に突入した症例を経験したことがある．いわゆる，CVCI（cannot ventilate, cannot intubate）である．麻酔領域では「酸素化不能」を強調してCVCO（cannot ventilate, cannot oxygenate）とよぶこともある．

　患者は先天異常を有しており，意思疎通はとれず，顔面奇形・四肢拘縮も強かった．術前から気道リスクは高いと申し送られていたが，当時の上級医がメイン麻酔担当医，筆者が補助役として全身麻酔のために通常通り麻酔導入を実施した．しかし，意識と自発呼吸が消失して，マスク換気を行うも胸郭挙上ができず，有効な換気ができなかった．用手換気を二人法に切り替えても換気の改善はみられなかった．そのため，気管挿管を試みたが，声帯を確認できなかった．そのうち，酸素化は徐々に低下していき，SpO_2が90％を下回るころに，手術室の緊急コールを発動した．この間，声門上器具も試したが，フィッティングが不安定で有効な換気はできなかった．緊急コールにより，他の麻酔科医・看護師が続々と部屋に到着し，状況を共有後，緊急リバースと外科的緊急確保の準備を進めた（そのころにはSpO_2が70％を下回っていた）．術前から緊急リバースも想定されていたため，鎮静薬はミダゾラムを選択していた．そのため，必要量のナロキソン，フルマゼニル，スガマデクスを投与した．その間，外科的緊急確保として輪状甲状膜穿刺キットの準備，耳鼻科への緊急要請を行った．SpO_2が50％台となり，輪状甲状膜穿刺のために頸部に皮膚切開を加えようした瞬間に緊急リバースの効果が発現し，自発呼吸が再開してきた．その後，自発呼吸がしっかりしてきたため，かろうじて輪状甲状膜穿刺を回避することができた．

　この経験を通して得られた教訓は事前に気道リスクを評価し，事前にさまざまな準備をすることの大切さである．特にスガマデクスを筋弛緩薬の緊急リバースとして用いる場合の投与量は，16 mg/kgが必要である．例えば体重が50 kgであれば800 mg，つまり200 mg規格で4 V必要となる．もしかすると救急外来や集中治療室には緊急リバースできるほどのスガマデクスが常備されていない施設もあるかもしれない．また，取り寄せを薬剤部に依頼をしても，マンパワーや在庫の問題ですぐに準備できない可能性がある．そのときはぜひ手術室へ一報・連絡してとり寄せ依頼することをお勧めする．

　麻酔科医は比較的cannot ventilateあるいはcannot intubateに遭遇するが，両方同時に起きてしまうCVCIの経験は稀である．ただひとたび，CVCIになれば最も恐怖な状況であり，外科的気道確保が脳裏をかすめる．しかし，筆者は麻酔科専攻医のときに上級医からは「麻酔科医にとって気道リスクは最も恐怖な状況であり，気道リスク評価とその準備は怠らないように．特に外科的気道確保は最終手段であり，それに陥らないような麻酔計画を立てる必要がある」と教わった．また，外科的気道確保は，① 患者に対して侵襲的な手技であり，無事に成功したとしても患者・家族への身体的負担・心理的負担があること，さらに ② 事前準備（緊急リバースを含む）が疎かであった可能性から訴訟のリスクにもなることを併せて教えられた．幸い，筆者は緊急の外科的気道確保を経験したことはない．

表7　鎮痛薬・鎮静薬・筋弛緩薬の拮抗薬とその特徴

一般名	ナロキソン	フルマゼニル	スガマデクス
商品名・規格	ナロキソン 0.2 mg/1 mL/1 A	アネキセート® 0.5 mg/5 mL/1 A	ブリディオン® 200 mg/2 mL/1 V (500 mg/5 mL/1 V)
拮抗対象薬	フェンタニル モルヒネ	ミダゾラム ジアゼパム	ロクロニウム ベクロニウム
使用方法	初回0.2 mg（1 mL） 効果不十分の場合，0.6 mgまで追加投与可	初回0.2 mg（2 mL） ICU領域では2 mgまで追加投与可	緊急リバース時は16 mg/kg
効果発現時間	約1〜2分	記載なし	16 mg/kg 投与で約1.3分
半減期	約20〜60分	約50分	約2.3時間

（文献24を参考に作成）

5　困難気道の対処②：声門上デバイス

ここでは一般的な声門上器具の種類と特徴について述べる.

1）器具の種類

現在，声門上器具は胃管が挿入できない第一世代と，胃管が挿入できる第二世代に分けられる. 第一世代はLMA Unique™, LMA Flexible™, air-Q™などが該当し，第二世代はLMA Proseal™, インターサージカルi-gel®, ラリンゲルマスクAuraGain™が該当する.

このうち，i-gel®はカフがないため，緊急気道確保が必要な際に少しでも時間を短縮できる点で特に有用である. またi-gel®は換気チューブ内を気管支鏡と気管チューブを併用することで気管挿管をすることも可能である.

2）注意点

声門上器具はあくまで声門上に留置しているだけであり，確実な気道確保手段とは言いがたい. そのため位置異常が発生すると換気不良が起こりやすくなる. 胸骨圧迫時はその振動から位置異常は特に起こしやすい. また声帯よりも末梢の下気道に問題がある場合は有用ではない. 例えば，喉頭痙攣による声門閉鎖であれば，筋弛緩薬を投与することで，下気道が開通し，声門上器具は有用である. 一方，気管支喘息や高度肥満・大量胸水に伴う肺コンプライアンスの低下などで気道内圧が上昇している場合やがんによる気管浸潤などで物理的に下気道が閉塞している場合，声門上器具は有用ではない. 声門上器具はあくまで上気道に問題がある際に有用であることを銘記する.

3）挿入時のポイント

声門上器具を挿入する際のポイントは2つある. 1つ目は声門上器具を挿入するスペースを確保すること，2つ目は声門上器具を挿入する際のイメージをもっておくことである. 声門上器具を挿入するスペースを確保するためには舌が落ちてこないように下顎挙上と開口をしっかりと行う. 特に開口させる際のクロスフィンガーは水平方向，もしくはやや上方

112　▶　症例からわかる、動ける！ICU実践コアレクチャー

に向けて行うとよい．頸部方向（下方）にむけてクロスフィンガーしてしまうと，舌が開口部に嵌入してきてしまうので注意が必要である．さらに，声門上器具を挿入する際は硬口蓋・軟口蓋を経て，咽頭後壁に軽く押し付けながら滑らせるようにして声門上に留置する．このとき，必要以上に強く押し付けると口蓋や咽頭を傷つけて出血してしまうため注意が必要である．

声門上器具が留置できたら換気できているかどうかをカプノグラム波形で判断する．有効な換気が得られない場合は，声門上器具を抜去して次の手段に切り替えなければならない．

6　困難気道への対処③：意識下気管挿管

1）意識下気管挿管のよい適応はどのようなときか？

2022年に米国麻酔科学会から出された気道確保困難管理の診療ガイドライン[25]では困難気道に対するアルゴリズムが紹介されている．まず，関連する評価要素を組み込んだ意思決定ツールで，意識下気道戦略か麻酔導入後の気道戦略かを判断する（図14）．マスク換気困難や気管挿管困難，誤嚥リスク，低酸素血症のいずれか1つでも該当すれば意識下気管挿管の適応となる．次に意識下気管挿管にするか侵襲的気道確保にするかを判断する（図14）．患者が不穏で安静を保てない，もしくは下気道閉塞が存在する場合は侵襲的気道確保として外科的気道確保やV-V ECMOを選択する．一方，解剖学的・生理学的・病理学的異常から外科的気道確保やV-V ECMOの困難が予想される場合は意識下気管挿管を選択する．

以上をまとめると，**成人患者で意識下気管挿管を考慮するのは，① 換気困難，② 誤嚥，③ 低酸素血症，④ 侵襲的気道確保が困難のいずれかが予想される場合である**．

2）デバイスと経路を選択する

意識下気管挿管を選択した場合，次に ① 挿管デバイスの選択，② 挿管経路の選択を考える（**ミニレク** 意識下気管挿管の実際）．患者ができるだけ安全かつ快適に意識下挿管を成功させるポイントは **① 十分な表面麻酔と ② 適度な鎮痛・鎮静を行い，③ 患者の協力を得つつ，④ 適切な挿管デバイスと挿管経路の選択をすること**である．特に①が最も重要で，全身性に鎮痛薬・鎮静薬を投与しても十分な表面麻酔ができていなければ，患者は不快で不穏になり，むしろ意識下気管挿管は危険な手技に変わってしまう．逆に鎮痛薬・鎮静薬の投与量が多すぎると，意識下ではなくなってしまい，患者の協力を得られないばかりか，自発呼吸が停止してしまう危険性もある．

3　困難気道　**113**

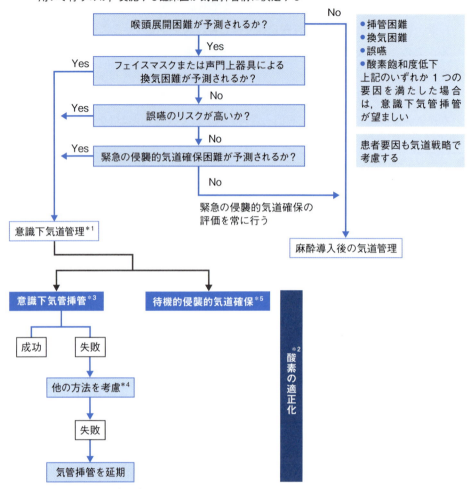

図14　意識下気道管理のアルゴリズム
＊1　気道戦略と方法は，実施者のこれまでの経験や使用できる医療資源（機器，人員）や状況によって決定される
＊2　鼻カヌラ，ハイフローネーザルカヌラ，NIVを用いた前酸素化，処置中は頭部挙上
＊3　意識下気管挿管の方法には，軟性気管支鏡，ビデオ喉頭鏡，直接喉頭鏡，これらの組み合わせ，逆行性ワイヤー補助下挿管などがある
＊4　他の方法としては，＊3以外の手法による意識下気管挿管，意識下での待機的な侵襲的気道確保，代替的な麻酔手法，緊急を要する場合は緊急信州的気道確保の準備として麻酔導入，あるいは気管挿管自体の延期，などがある
＊5　侵襲的気道確保の手法としては，外科的もしくは経皮的輪状甲状靱帯切開，経皮的気管切開，硬性気管支鏡，ECMOなどがあげられる
（文献25を参考に作成）

ミニレク　意識下気管挿管の実際

　意識下気管挿管時の挿管デバイスにはビデオ喉頭鏡（McGRATH™，AWSなど）や気管支鏡がある．歴史的には気管支鏡が用いられてきたが，麻酔科医が気管支鏡下挿管に習熟するには約25回の挿管が必要であるのに対し，近年普及してきているビデオ喉頭鏡では同レベルの習熟に必要な挿管は1～6回との報告がある[26]．系統的レビューとメタ分析では気管挿管に要した時間を比較したところ，ビデオ喉頭鏡は気管支鏡よりも短かったと報告されている[26, 27]．しかし，意識下気管挿管にどのデバイスが最適かどうかについては患者要因・環境要因・施行者要因など複雑に絡み合っているため，一概には断定できない．どのデバイスを用いても意識下気管挿管が行えるように修練を積むことが重要である[28]．

> ### 集中治療医の視点
>
> ▶ 意識下気管挿管は，換気困難をはじめ，誤嚥，低酸素血症，緊急の侵襲性気道アクセス確保
>   困難が予測される場合に選択する
> ▶ 安全に意識下気管挿管を行うことは難易度が高く，精通した指導医からトレーニングを受け
>   る必要がある

3）意識下挿管の実際

　患者ができるだけ安全に，かつ快適な状態で意識下気管挿管を成功させるためにはまず十分な表面麻酔が必要である．経口挿管であれば咽頭内を8％キシロカイン®ポンプスプレーで表面麻酔する（4％キシロカイン®でも可）．2プッシュで噴霧した後に可能なら含嗽（うがい）をし，自力でキシロカイン®を吐き出してもらい，吐き出せない患者であれば吸引チューブを用いてキシロカイン®を吸引する．これを2回ほどくり返す．1プッシュはリドカインとして8 mgを含有しているため，プッシュのし過ぎは局所麻酔薬中毒になる可能性もあるため注意を要する．経鼻挿管であれば4％キシロカイン®とボスミンの混合液を鼻腔内に噴霧して，表面麻酔と出血対策を行う．その後，適度な鎮痛を得るためにフェンタニルを25〜50 µgあるいはケタミンを10〜25 mgずつ投与しつつ，鎮静薬としてミダゾラム1〜2 mgの単回投与，もしくはプロポフォールやプレセデックスの少量投与を行い，JCSⅠ-3〜Ⅱ-10の意識レベルをめざす．ただし，自発呼吸の消失や気道確保困難時に備えて**緊急リバースが可能なフェンタニル・ミダゾラムを選択する方がよいだろう**．JCSⅠ-3〜Ⅱ-10であれば，患者は不快感・恐怖感なく，指示に従ってくれることが多い．

　そして，咽頭内の表面麻酔が効いていれば，挿管デバイスを口腔内に挿入しても嘔吐反射なく，愛護的に喉頭展開することで声門を確認できる．声門を確認したら，息を吸った（声帯が開いている）タイミングで気管内噴霧スプレーを用いて4％キシロカイン®2〜3 mLを気管内に投与する．患者は多少咳嗽するが，必要な気管内の表面麻酔であることを説明しておく．少し休憩した後に，2回目の気管内にキシロカイン®を投与し，咳嗽がなければ気管内の表面麻酔が効いていると判断できる．

　ここまでくれば，息を吸った（声帯が開いている）タイミングで愛護的に気管挿管を行う．なお，挿管デバイスは経口挿管の予定であればビデオ喉頭鏡，経鼻挿管の予定であれば気管支鏡が好ましい．経口挿管時にもし心配であればエアウェイスコープ＋気管支鏡のセットで意識下気管挿管をすることも選択肢の1つである．

3 困難気道　**115**

7 困難気道の対処④：緊急侵襲性気道確保

　外科的気道確保はアクセス経路から気管壁（気管切開）と輪状甲状膜（輪状甲状膜穿刺・切開）に分けられる．ここでは前述の気道管理アルゴリズム（p101 図7）のレッドゾーン（緊急領域）で実際に行われる可能性の高い輪状甲状膜穿刺の方法について，その種類と特徴を述べる．

　輪状甲状膜穿刺は市販されているキットによって施行方法（セルジンガー法・直接切開法・直接穿刺法）やカニューレサイズが異なる（表8）．輪状甲状膜穿刺実施後は皮下気腫や出血，迷入，気管損傷などの合併症に注意しなければならない．もし換気困難や皮下気腫などの合併症が生じた場合は早急に外科的輪状甲状膜切開に変更する．

表8　輪状甲状膜穿刺キットの種類と特徴

キット	施行方法	カニューレ内径サイズ
Melker	セルジンガー	3.5 mm，4 mm，6 mm
クイックトラック	直接穿刺法	2 mm，4 mm
トラヘルパー	直接穿刺法	3 mm，3.5 mm

ミニトラックIIも使用されていたが，2022年に販売終了となり，上記3つのみが使用されている．

参考文献

1) 「Hung's Management of the Difficult & Failed Airway 4th ed.」（Hung OR & Murphy MF, eds）, McGraw-Hill Education, 2023
2) Kheterpal S, et al：Incidence, predictors, and outcome of difficult mask ventilation combined with difficult laryngoscopy: a report from the multicenter perioperative outcomes group. Anesthesiology, 119：1360-1369, 2013（PMID：24071617）
3) Japanese Society of Anesthesiologists：JSA airway management guideline 2014: to improve the safety of induction of anesthesia. J Anesth, 28：482-493, 2014（PMID：24989448）
4) Samsoon GL & Young JR：Difficult tracheal intubation: a retrospective study. Anaesthesia, 42：487-490, 1987（PMID：3592174）
5) Tianliang W, et al：Effect of facemask ventilation with different ventilating volumes on gastric insufflation during anesthesia induction in patients undergoing laparoscopic cholecystectomy. Saudi Med J, 40：989-995, 2019（PMID：31588476）
6) Bouvet L, et al：Real-time detection of gastric insufflation related to facemask pressure-controlled ventilation using ultrasonography of the antrum and epigastric auscultation in nonparalyzed patients: a prospective, randomized, double-blind study. Anesthesiology, 120：326-334, 2014（PMID：24317204）
7) Zeng J, et al：Detection of gastric inflation using transesophageal echocardiography after different level of pressure-controlled mask ventilation: a prospective randomized trial. J Clin Monit Comput, 34：535-540, 2020（PMID：31256309）
8) Gamal M, et al：Evaluation of adequacy of ventilation and gastric insufflation at three levels of inspiratory pressure for facemask ventilation during induction of anaesthesia: A randomised controlled trial. Anaesth Crit Care Pain Med, 41：101132, 2022（PMID：35901954）
9) Rajappa GC, et al：Comparison of modified chin lift technique with EC technique for mask ventilation in adult apneic patients. Anesth Essays Res, 10：643-648, 2016（PMID：27746566）
10) Fei M, et al：Comparison of effectiveness of two commonly used two-handed mask ventilation techniques on unconscious apnoeic obese adults. Br J Anaesth, 118：618-624, 2017（PMID：28403406）
11) 日本麻酔科学会：安全な麻酔のためのモニター指針．2019
https://anesth.or.jp/files/pdf/monitor3_20190509.pdf
12) Casey JD, et al：Bag-Mask Ventilation during Tracheal Intubation of Critically Ill Adults. N Engl J Med, 380：811-821, 2019（PMID：30779528）

13) 水島翔平, 高木直也：バッグ・バルブ・マスク換気補助器具の考案について. 全国消防協会 平成29年度消防機器の改良及び開発並びに消防に関する論文
https://www.ffaj-shobo.or.jp/ronbun/data/h29/5.pdf（2024年10月閲覧）

14) Lee S, et al：Ramped versus sniffing position in the videolaryngoscopy-guided tracheal intubation of morbidly obese patients: a prospective randomized study. Korean J Anesthesiol, 76：47-55, 2023（PMID：35912427）

15) Okada Y, et al：Ramped versus sniffing position for tracheal intubation: A systematic review and meta-analysis. Am J Emerg Med, 44：250-256, 2021（PMID：32276812）

16) Falcetta S, et al：Evaluation of two neck ultrasound measurements as predictors of difficult direct laryngoscopy: A prospective observational study. Eur J Anaesthesiol, 35：605-612, 2018（PMID：29889671）

17) Lin HY, et al：Submental Ultrasound Is Effective in Predicting Difficult Mask Ventilation but Not in Difficult Laryngoscopy. Ultrasound Med Biol, 47：2243-2249, 2021（PMID：34020847）

18) Bianchini A, et al：Airways ultrasound in predicting difficult face mask ventilation. Minerva Anestesiol, 87：26-34, 2021（PMID：33054014）

19) Lin J, et al：Point-of-Care Ultrasound in Airway Evaluation and Management: A Comprehensive Review. Diagnostics (Basel), 13：1541, 2023（PMID：37174933）

20) Sotoodehnia M, et al：Ultrasonography indicators for predicting difficult intubation: a systematic review and meta-analysis. BMC Emerg Med, 21：76, 2021（PMID：34217221）

21) Mallampati SR, et al：A clinical sign to predict difficult tracheal intubation: a prospective study. Can Anaesth Soc J, 32：429-434, 1985（PMID：4027773）

22) Bhattacharya P, et al：Case Report on Surgery-First Approach. Ann Maxillofac Surg, 11：352-355, 2021（PMID：35265515）

23) 小池尚史 他：ツキノワグマによる広範な口腔顎顔面外傷の1例. 雲南市立病院医学雑誌, 18, 2022（in press）

24) 日本麻酔科学会：麻酔薬および麻酔関連薬使用ガイドライン（医薬品ガイドライン）改訂第3版.
https://anesth.or.jp/users/person/guide_line/medicine（2024年10月閲覧）

25) Apfelbaum JL, et al：2022 American Society of Anesthesiologists Practice Guidelines for Management of the Difficult Airway. Anesthesiology, 136：31-81, 2022（PMID：34762729）

26) Alhomary M, et al：Videolaryngoscopy vs. fibreoptic bronchoscopy for awake tracheal intubation: a systematic review and meta-analysis. Anaesthesia, 73：1151-1161, 2018（PMID：29687891）

27) Jiang J, et al：Videolaryngoscopy versus fiberoptic bronchoscope for awake intubation – a systematic review and meta-analysis of randomized controlled trials. Ther Clin Risk Manag, 14：1955-1963, 2018（PMID：30410341）

28) Fitzgerald E, et al：'From darkness into light': time to make awake intubation with videolaryngoscopy the primary technique for an anticipated difficult airway? Anaesthesia, 70：387-392, 2015（PMID：25764402）

第3章 循環

1 心停止後症候群（PCAS）

吉村絃希

症例 80代女性．院内心停止蘇生後でICU入室となった

コアレクチャー ➡ 救命の連鎖，ABCの安定化，緊急冠動脈造，
体温管理療法，神経学的予後評価

症例提示

【現病歴】 高血圧症，脂質異常症，高尿酸血症の既往がある80代女性．入院1週間前からの労作呼吸困難感と下腿浮腫を主訴に3日前に前医を受診，心拡大と胸水貯留を指摘され，当院循環器外来へ紹介受診した．来院時検査で初発の心不全と診断，精査加療目的で一般病棟へ入院した．

入院2日目の未明，全身脱力感を訴えた後に意識消失，脈も触れなかったため担当看護師が院内急変コールし直ちに心肺蘇生（cardiopulmonary resuscitation：CPR）を開始した．初期心電図波形は多形性心室頻拍（脈なし心室頻拍）で，現場へ到着した医師が直ちに電気的除細動150 Jを行った．2分後の波形チェック時に心電図波形はVF（心室細動）で，再度150 Jで電気的除細動を行い，アドレナリン1 mgを静注した．2分後のパルスチェックではPEA（無脈性電気活動）でCPRを継続したところ，心停止から20分後のパルスチェック時に心拍再開を認めた．心拍再開後の血圧は100/54 mmHg，脈拍数91回/分で，循環動態は安定していたが意識レベルの回復はなく，自発呼吸もみられなかったため気管挿管し，全身管理目的でICUへ転棟となった．この間に得られた患者情報と急変時検査結果は以下の通りだった．

【既往歴】 高血圧，脂質異常症，高尿酸血症

【内服薬】 ニフェジピンCR 1回20 mg 1日1回，オルメサルタン1回20 mg 1日1回，アトルバスタチン1回10 mg 1日1回，アロプリノール1回100 mg 1日1回，ファモチジン1回20 mg 1日2回，フロセミド1回20 mg 1日1回，スピロノラクトン1回25 mg 1日1回

【アレルギー】 薬剤・食物ともになし

【生活歴】 喫煙：10本/日・50年，飲酒：ビール500 mL毎日．長男夫婦と3人暮らし

【心拍再開直後バイタルサイン】 身長150 cm，体重43.6 kg，体温35.4℃，
血圧100/54 mmHg，脈拍数91回/分，呼吸数12回/分，SpO$_2$ 98 %（強制換気下）

118 ▶ 症例からわかる、動ける！ICU実践コアレクチャー

【身体所見】顔色不良，眼瞼結膜貧血なし，眼球結膜黄疸なし，頸静脈怒張なし，両側肺野にcoarse crackleを聴取，心雑音なし，腹部軟，平坦で圧痛や筋性防御なし，下腿浮腫あり，意識レベルJCS Ⅲ-300（GCS E1VTM1），四肢動きはみられず

【急変時検査】

血算：WBC 12,700/μL（Neut 64.4%，Lym 23.6%），Hb 12.4 g/dL，Hct 37.9%，Plt 25.2/μL

生化学：Na 143 mEq/L，K 1.9 mEq/L，Cl 96 mEq/L，Ca 6.8 mg/dL（補正Ca 7.8 mg/dL），P 3.0 mg/dL，Mg 1.6 mg/dL，BUN 25.2 mg/dL，Cr 0.58 mg/dL，Glu 144 mg/dL，T-Bil 0.74 g/dL，AST 129 U/L，ALT 47 U/L，LDH 637 U/L，ALP 111 U/L，CK 588 U/L，Amy 116 U/L，CRP 2.14 mg/dL，HbA1c 6.2%，BNP 2,871.2 pg/mL，CK-MB 13 U/L，TnI 261.8 pg/mL

凝固：PT-INR 1.23，APTT 30.4秒，Fib 423 mg/dL

動脈血ガス（大気下）：pH7.18，$PaCO_2$ 50.8 mmHg，PaO_2 58.8 mmHg，HCO_3^- 15 mEq/L，Lac 6.2 mmol/L，Ca^{2+} 0.9 mmol/L

胸部単純X線：CTR 60% 軽度うっ血あり　気胸，浸潤影なし

心電図：洞調律83回/分，
　　　　ST変化なし
　　　　V1-4 陰性T波あり
　　　　QTc-550 msec

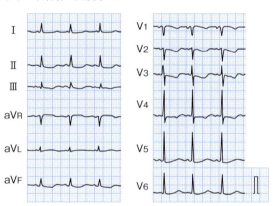

1　診断は何か？初期診療をどのように行うか？

診断：#1.心停止後症候群（No flow time：0分，Low flow time：20分）
　　　#2.多形性心室頻拍　#3.QT延長　#4.うっ血性心不全
　　　#5.電解質異常（低カリウム血症，低カルシウム血症，低マグネシウム血症）

　本症例は，高血圧・脂質異常症・高尿酸血症を背景に新規発症したうっ血性心不全の一例である．入院中に心停止へ至り，心肺蘇生の後に心拍再開が得られた（No flow time：0分，Low flow time：20分）．心停止後症候群（post cardiac arrest syndrome：PCAS）は予後不良な疾患群であり[1]，心拍再開後も救命連鎖（図1）を意識した全身管理が必要である[2]．

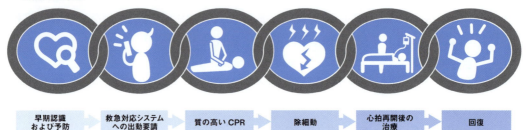

図1 救命の連鎖
(文献2を参考に作成)

表1 心停止の原因

病態	原因
アシドーシス	糖尿病，下痢，薬物過量内服，腎障害，敗血症，ショック
貧血	消化管出血，栄養欠乏，最近の外傷
心タンポナーデ	心臓血管外科術後，悪性腫瘍，心筋梗塞，心外膜炎，外傷
高カリウム血症	薬物過量内服，腎障害，溶血，カリウム過量内服，横紋筋融解症，軟部組織外傷，腫瘍崩壊症候群
低カリウム血症	アルコール依存，糖尿病，利尿薬，薬物過量内服，脱水
低体温症	アルコール中毒，重症熱傷，溺水，薬物過量内服，高齢，内分泌疾患，環境暴露，脊髄疾患，外傷
循環血漿量減少	重症熱傷，糖尿病，消化管喪失，出血，悪性疾患，敗血症，外傷
低酸素血症	上気道閉塞，低換気（中枢神経障害，神経筋疾患），呼吸器疾患
心筋梗塞	心停止
中毒	アルコールや薬物依存の既往，意識障害，典型的な中毒症候群，職業曝露，精神科疾患
肺血栓塞栓症	長期臥床，最近の手術（整形手術など），周産期，血栓塞栓リスク，最近の外傷，急性肺塞栓症として矛盾しない臨床徴候
緊張性気胸	中心静脈カテーテル，人工呼吸，呼吸器疾患（気管支喘息，COPD），胸腔穿刺，胸部外傷

(文献3を参考に作成)

(⇒コアレクチャー)．心停止の原因は多様である（表1）[3]．本症例は，うっ血性心不全に対するフロセミド投与から電解質異常（低カリウム血症，低カルシウム血症，低マグネシウム血症）をきたし，それに伴うQT延長（QTc 550 msec：正常では440 msec未満）から多形性心室頻拍へ至ったと考えられた．電解質異常に対して，カリウムとカルシウム，マグネシウムをそれぞれ経静脈的に補充した．心停止に対する初期対応は重要であり，ここで日本蘇生協議会（Japan Resuscitation Council：JRC）の心停止アルゴリズム紹介しておく（図2）．また，米国心臓協会（American Heart Association）によるガイドラインの心停止に対するアルゴルズムも成書にて参照いただきたい[2]．

本症例では，心拍再開後も自発呼吸と意識回復がみられなかったため，心停止蘇生後の治療アルゴリズム（図3）[4]に準じてICU入室前に頭部・体幹の単純CTを撮像した後にICUへ入室した．

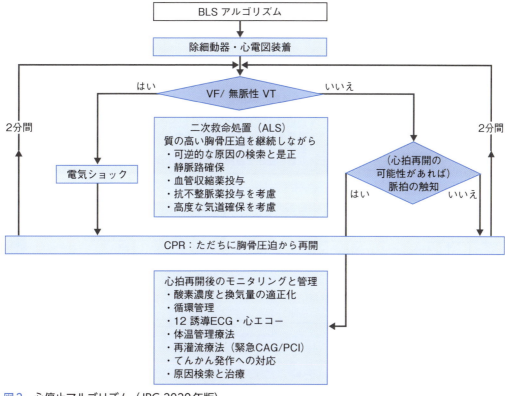

図2 心停止アルゴリズム（JRC 2020年版）
日本蘇生協議会/監「JRC 蘇生ガイドライン2020」, p50, 医学書院, 2021より転載

> **症例のつづき**
>
> ICUに入室時の検査結果は下記の通りだった．
>
> **バイタルサイン**：意識レベルJCS Ⅲ-300（GCS E1VTM1），血圧100/60（73）mmHg，脈拍数88回/分，呼吸数12回/分（調節換気下），体温36.5℃，SpO_2 98％（呼吸器：PC-ACモード，FIO_2 0.4，吸気圧12 cmH_2O，PEEP 8 cmH_2O，吸気時間1.1秒，換気回数12回/分）
>
> **動脈血ガス**：pH7.275，$PaCO_2$ 55.0 mmHg，PaO_2 136 mmHg，HCO_3^- 18 mEq/L，Lac 4.8 mmol/L
>
> **頭部単純CT**：出血性・梗塞性・占拠性病変なし，皮髄境界も保たれている
>
> **胸腹部骨盤単純CT**：肝・胆道系・膵・消化管・腎に明らかな異常所見なし

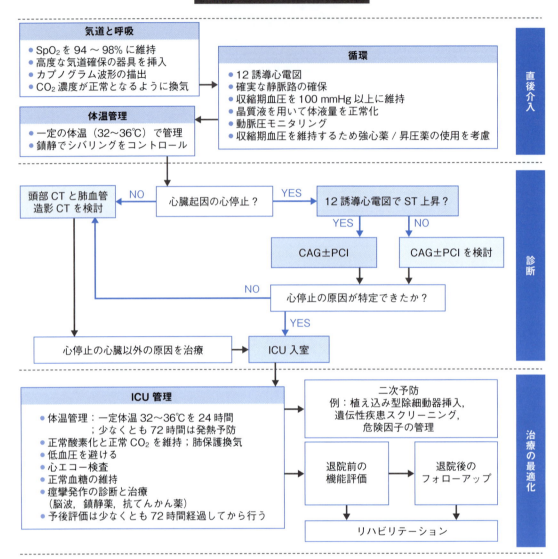

図3 心停止蘇生後のアルゴリズム（欧州集中治療医学会）
CAG：coronary angiography（冠動脈造影）
PCI：percutaneous coronary intervention（経皮的冠動脈形成術）
（文献4より引用）

2 ICU入室後の全身管理はどのように行えばよいか？

　ICU入室後，直ちに中心静脈路と動脈ラインを確保した．ICU入室時の動脈血液ガス分析は，混合性の酸塩基平衡障害（代謝性アシドーシスと呼吸性アシドーシス）を示していた．酸素化はSpO$_2$ 98％と維持されていたが，PaCO$_2$ 55 mmHgと高値だったためPaCO$_2$ 40 mmHgを目標に人工呼吸器の呼吸回数設定を12回から16回へ変更した．循環動態は薬物や体外補助循環装置を用いずに平均動脈圧は73 mmHgと維持できており，急変後の12誘導心電図でもST上昇型心筋梗塞を示唆する所見はなかった．ベッドサイドでの経胸壁心エコーでも心機能の異常を認めなかったため，循環器科とも相談し，緊急冠動脈造影（coronary angiography：CAG）は行わない方針とした．頭部CTでも外科的介入を要する頭蓋内病変は認めず，外傷や凝固障害などの禁忌がないことを確認し，脳保護目的で24時間の体温管理療法（targeted temperature management：TTM）を開始した（⇒コアレクチャー）．

　TTMに際しては，鎮静薬としてプロポフォール（1〜3 mg/kg/時），鎮痛薬としてフェンタニル（25〜50 μg/時）の持続静注をそれぞれ選択した．TTM中の全身管理は，72時間後の神経学的評価までは，復温の期間も含め常温管理とし，正常PaO$_2$ 75〜100 mmHgと正常PaCO$_2$ 35〜45 mmHg，肺保護換気（一回換気量を予測体重の6〜8 mL/kg）を心がけ，循環の維持（平均動脈血圧＞65 mmHg，正常乳酸値，尿量＞0.5 mL/kg/時）と適正な血糖管理（140〜180 mg/dL）を目標とした．

症例のつづき

　24時間のTTM後に，プロポフォールとフェンタニルを中止したところ，四肢のミオクローヌスが出現した．てんかん発作の可能性に対して脳波検査を実施したが，明らかなてんかん性放電を認めず，心停止時の低酸素脳症に伴うミオクローヌスが高いと判断し，クロナゼパム1回0.5 mg 1日2回内服を開始した．

　心停止72時間後の身体所見では，鎮静・鎮痛薬の投与がない状態で痛み刺激に対し開眼や発語，四肢の体動はみられず（GCS：E1VTM1），瞳孔は両側3 mmで左右差なく，対光反射も緩慢で角膜反射ははっきりしなかった．

　自発呼吸は不規則ながら5〜6回/分程度みられ，咳嗽反射も弱いが認められた．心停止72時間後の頭部CTでは，びまん性の脳腫脹と皮髄境界の不明瞭化を示し心停止蘇生後の低酸素脳症の所見として矛盾しなかった．また72時間時点で測定されたNSE（Neuron-specific Enolase）は320 μg/L（正常値：16 μg/L）と高値であることが判明した．

3 予後予測と今後の診療をどのように進めていけばよいか？

TTM後の心停止蘇生後患者に対する神経学的評価は，図4に沿って行われる[4]．本症例は，TTMを実施し心停止蘇生後72時間の時点で意識改善はみられていないが，脳幹反射はわずかにみられ脳死基準は満たさないと考えられた．その場合，図5に示すように[4]，複数のパラメータを用いた神経学的予後評価を行う．本症例では，NSEが高値かつ頭部CTでびまん性の低酸素脳症を認め，少なくとも2項目以上を満たしていることから神経学的予後は不良であると判断した．

患者の代理意思決定者である長男に対して病状説明を行い神経学的予後が不良であるこ

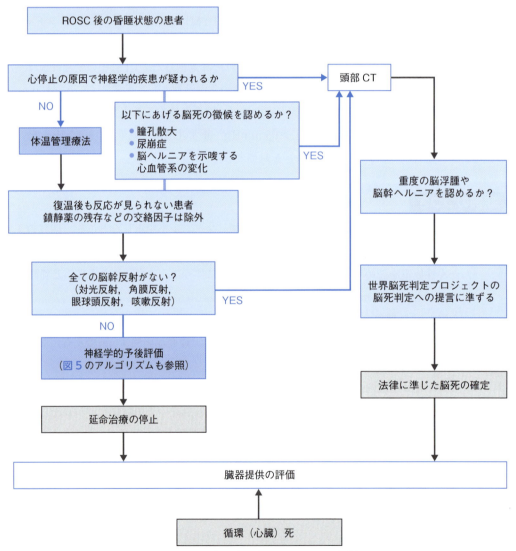

図4 心停止後の臓器提供にかかわるアルゴリズム（欧州集中治療医学会）
（文献4より引用）

とを伝えたところ，現行治療のみでそれ以上の積極的な治療は希望されなかった（第9章 1. 急性疾患に対する終末期医療参照）．患者の自発呼吸は不十分で人工呼吸器からの離脱は困難だった．代理意思決定者は終末期抜管を望まれず，長期人工呼吸管理のための気管切開についても望まれなかった．入院20日目に人工呼吸器管理と経腸栄養を継続した状態で，長期療養病院へ転院となった．

> **集中治療医の視点**
>
> ▶ 心停止蘇生後は，心停止へ至った原因の特定とそれに対する根本的治療を行いつつ，心停止に伴う二次性脳損傷を最小限に食い止めるべくTTMを含む全身管理をタイムリーに開始できるよう心がける．
>
> ▶ 心停止蘇生後症候群の予後は不良であり，心停止蘇生後72時間時点での神経学的評価で不良と判断した場合は積極的な治療は控え，患者の代理意思決定者とくり返し話し合いを行い中長期的な診療を決定する．

本症例におけるポイント

- ☑ 本症例は心停止蘇生後であり，救命の連鎖を意識した途切れない診療が重要である
- ☑ 心停止蘇生後は，気道を確保し呼吸・循環を整えつつ心停止に至った原因検索を行う
- ☑ 本症例ではST上昇型心筋梗塞や心原性ショック，頭蓋内疾患は疑われなかったため，緊急CAGや頭部CTは行わず，すみやかにTTMを開始した
- ☑ 心停止蘇生後72時間時点で複数のパラメータを用いた神経学的評価を行い，今後の診療方針について代理意思決定者と話し合う

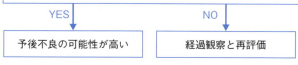

図5 神経学的予後予測戦略のアルゴリズム（欧州集中治療医学会）
（文献4より引用）

心停止後症候群（PCAS）

コアレクチャー

Summary

- PCASの急性期管理は，初期管理，診断，ICUでの継続管理である
- 初期管理では，"ABC"の安定化が重要である
- 診断では，ST上昇型心筋梗塞や心原性ショックが疑われる場合は緊急冠動脈造影を，頭蓋内疾患が疑われる場合は頭部CTを行う
- 心拍再開後に意識回復がみられなければ，すみやかに体温管理療法（TTM）を開始する
- 心停止蘇生後72時間で神経学的予後評価を行い，その後の診療方針を検討する

1 PCASに対する全身管理

　心停止後症候群（PCAS）とは，心停止時の全身性虚血と心拍再開後の再灌流から生じる一連の障害を含む症候群である[5]．PCASは，低酸素脳症，心筋障害，全身性虚血再灌流反応（全身性炎症反応症候群に類似）などの病態を含み，その予後はきわめて不良である．米国心臓協会（AHA）2020年の心肺蘇生ガイドラインによれば，退院時生存率は院外心停止後で10.4％（神経学的予後良好群は8.2％），院内心停止後で25.4％（神経学的予後良好群は21.1％）である[2]．そのため，医療者は心停止直後から心停止蘇生後，さらには回復するまでの"救命の連鎖（p120 図1）"を意識した継続的な診療を心がける．本稿では，このうち心停止蘇生後の全身管理へ焦点をあてて解説する．

2 心停止蘇生後の全身管理

　心拍再開が得られた場合の急性期管理は，大きく初期管理（直接介入），診断，ICUでの継続管理（治療の最適化）へと分けられる（p122 図3）．

1）初期管理

　初期管理では，気道（Airway），呼吸（Breathing），循環（Circulation）のいわゆるABCの安定化を心がける．

　気道については，心拍再開後に意識回復が得られない，あるいは鎮静薬使用で気道確保が必要な場合，自発呼吸が不安定もしくはみられず人工呼吸管理が必要な場合は気管挿管が必要である．

　呼吸については，心停止蘇生後の至適血中酸素濃度はわかっていないが，動脈血液ガス

分析が明らかになるまでは100％酸素の投与を続ける．動脈血液ガス結果が判明した後は，低酸素脳症を防ぐためにPaO_2 75〜100 mmHg，SpO_2を94〜98％に維持し，$PaO_2 < 60$ mmHgは避けることが推奨されている[4]．同様に，低二酸化炭素血症は脳血管攣縮と脳虚血を誘発するため，人工呼吸設定は一回換気量を予測体重あたり6〜8 mL/kg，目標CO_2濃度を35〜45 mmHgへ維持することが推奨されている[4]．

　循環については，動脈ラインを確保し持続的に血圧をモニターすることが推奨されている．心停止蘇生後の適正な血圧はわかっていないものの，過去の多くの研究で低血圧（平均動脈血圧＜65 mmHg）だと予後不良だったことから，低血圧（平均動脈血圧＜65 mmHg）を避け尿量を＞0.5 mL/kg/時かつ乳酸値が正常となるような血圧をコントロールすることが推奨されている[4]．また，早期から心エコーで評価し，血管内ボリュームは晶質液，血管作動薬はノルアドレナリン，強心薬はドブタミンを用いてコントロールする．

2）診断

　初期管理を続けつつ，心停止へ至った原因も同時に精査する．12誘導心電図でST上昇型急性心筋梗塞が疑われた場合，あるいは初期管理で輸液や血管作動薬だけで循環動態が不安定な場合は緊急冠動脈造影（CAG）とそれに続く経皮的冠動脈形成や循環補助装置（IABP，V-A ECMO，LVADなど）の挿入を検討する（ミニレク 心停止蘇生後にCAGを実施するタイミング）．

ミニレク　心停止蘇生後にCAGを実施するタイミング

　虚血性心疾患は心停止をきたす主な原因であるが，ST上昇心筋梗塞がない場合にいつCAGを行うのがよいか，これまで適切な実施タイミングはわかっていなかった．この臨床疑問に対し過去に複数の臨床研究が行われており，ここでは代表的な研究を2つ紹介する．

　1つ目の研究は2019年のCOACT trial[6]で，院外心停止蘇生後で初期波形がショックリズムかつ蘇生後の心電図でST上昇を示さなかった552名の患者を対象に，CAGの実施タイミングについて90日予後を主要アウトカムとして早期群と晩期群で比較した．90日生存率は，早期群64.5％ vs 晩期群67.2％（OR 0.89，95％CI 0.62-1.27，$p = 0.51$）と両群間に有意差を認めなかった．

　2つ目の研究は2021年のTOMAHAWK trial[7]で，院外心停止蘇生後で初期波形によらず蘇生後の心電図でST上昇を示さなかった554名の患者を対象に，CAGの実施タイミングについて30日予後を主要アウトカムとして早期群と晩期群で比較した．30日全死亡率は，早期群54.0％ vs 晩期群46.0％（HR 1.28，95％CI 1.00-1.63，$p = 0.06$）と両群間に有意差を認めなかった．

　その後のメタアナリシスでも，院外心停止蘇生後で心電図上ST上昇を示さず血行動態が安定している患者では，晩期と比較し早期にCAGを実施するメリットの有意性は示せなかった[8]．

3）ICUでの継続管理

a）体温管理療法（TTM）

　ST上昇型心筋梗塞や循環補助を要する心原性ショックの可能性が低い場合は，全身管理を継続しつつICUへ移動し，TTMを含む全身管理をすみやかに開始する（p122 図3）．

1　心停止後症候群（PCAS）　**127**

TTMは心停止蘇生後患者の神経学的予後を改善する目的で2000年初頭から行われている治療である（**ミニレク** TTMをめぐるこれまでのエビデンス）.

ミニレク **TTMをめぐるこれまでのエビデンス**

　心停止蘇生後のTTMが普及するきっかけになったのは，2002年に発表された2つの臨床研究である．HACA study[9]は，院外心停止蘇生後で初期心電図波形がショックの適応ありだった275名を対象に，蘇生後32〜34℃の低体温管理を24時間継続した介入群と標準管理を行った対照群で6カ月後の神経学的転帰を比較した研究である．6カ月後に神経学的予後が良好だった割合は，介入群39％ vs 対照群55％（RR 1.40，95％CI：1.08-1.81，$p = 0.009$）と介入群で有意に良好だった．もう1つの研究は，同じく院外心停止蘇生後で初期心電図波形がショックの適応ありだった77名を対象に，蘇生後33℃の低体温管理を12時間継続した介入群と標準管理を行った対照群で生存退院時の神経学的転帰を比較した研究である[10]．生存退院時に神経学的予後が良好だった割合は，介入群49％ vs 対照群26％（95％CI：1.02-6.88，$p = 0.046$）とこちらも介入群で有意に良好だった．これらの研究結果をもとに，その後32〜34℃を目標とする低体温療法が主流となったが，低体温に伴うシバリングをはじめ，循環動態の不安定化や血液凝固異常，電解質異常，感染などさまざまな合併症がネックとなっていた．

　こうしたなか，2013年のTTM trial[11]では，初期心電図波形で心静止を除く院外停止蘇生後の患者939名を対象に，蘇生後33℃の低体温管理を36時間継続した介入群と36℃の正常体温管理を36時間継続した対照群で，全死亡率と神経学的予後を比較した．全死亡率は，介入群50％ vs 対照群48％（HR 1.06，95％CI：0.89-1.28，$p = 0.51$），神経学的予後が良好だった割合は，介入群52％ vs 対照群52％（HR 1.01，95％CI：0.89-1.14，$p = 0.87$）と，いずれのアウトカムも正常体温において同等の結果を示した．この結果から，心停止蘇生後は発熱を抑えればよいという考え方がいったんは広まったものの，2019年のHYPERION trial[13]では，低体温療法の方が好ましい結果となり再度低体温療法の有用性が示された．この研究では，ショックの適応ではない院外心停止蘇生後の584名を対象に，33℃の低体温管理を続けた（56〜64時間）介入群と37℃の平温管理を続けた（48時間）対照群で，90日後の神経学的予後を比較し，介入群10.2％ vs 対照群5.7％（difference 4.5％，95％CI：0.1-8.9，$p = 0.04$）で，低体温管理群で有意に良好だった．

　最新のTTM2 trial[14]では，初期心電図波形で心静止を除く院外心停止患者1,850名を対象に，33℃の低体温管理を続けた介入群と37.5℃以下の常温管理を続けた対照群で6カ月時点での死亡率と神経学的予後不良の割合を比較した．死亡率は，介入群50％ vs 対照群48％（RR 1.04，95％CI：0.94-1.14，$p = 0.37$），神経学的予後不良の割合は，介入群55％ vs 対照群55％（RR 1.00，95％CI：0.92-1.09）と両群間に有意差は認めなかった．

　これまでの研究結果を**表2**にまとめた．これらの研究結果から，心停止蘇生後で意識障害を伴う患者に対する積極的な低体温管理は必須ではないかもしれないというのが現状である．ただし，発熱を抑えることと症例に応じた適切な体温管理，例えば循環動態が不安定な患者や出血性合併症が懸念される患者では36℃を目標体温とし，蘇生まで長時間を要し蘇生後にけいれん発作がみられたなど，神経損傷が大きいことが予測される患者では，33℃を目標にするなど，患者ごとに個別化したTTMの判断が求められている．

　TTMが有効とされる機序は，深部体温が1℃低下するごとに脳内酸素代謝量（$CMRO_2$）が約6％低下し，その結果興奮性アミノ酸の分泌が減り脳損傷の原因となる活性酸素の産生が減るためとされている[15]（第1章2.二次性脳損傷の予防も参照）．最新の国際的ガイドラインでは[2, 4]，蘇生後に意識が回復（従命可能），血行動態の維持が困難，終末期疾患がある，もともとADLが不良もしくは意思疎通が困難など，除外項目がある場合を除き，心停止の発生場所（院内・院外）や初期心電図波形を問わず，心停止蘇生後で意識障害がある

表2 TTMに関する過去の研究

発表年	著者 または 研究名	研究デザイン	設定	初期波形	結果
2002	HACA study[9]	RCT（n＝275）	院外	ショックの適応あり	低体温療法は生存率と神経学的予後の双方を改善
2002	Bernard, et al[10]	RCT（n＝77）	院外	ショックの適応あり	低体温療法は神経学的予後を改善
2013	TTM trial[11]	RCT（n＝939）	院外	すべて	33℃群と36℃群で有意差なし
2017	Kirkegaard, et al[12]	RCT（n＝355）	院外	すべて	48時間群と24時間群で有意差なし
2019	HYPERION trial[13]	RCT（n＝584）	院外	ショックの適応なし	低体温療法は3カ月後の神経学的予後を改善
2021	TTM2 trial[14]	RCT（n＝1,850）	院外	すべて	低体温療法は6カ月後の死亡率と神経学的予後を改善せず

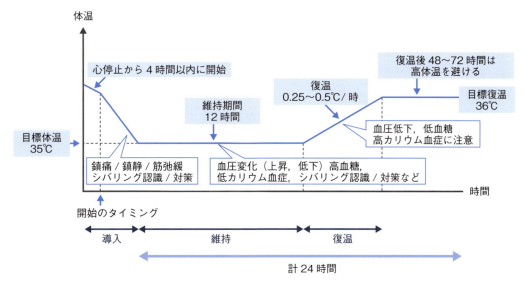

図6 墨東病院ICUにおけるTTMプロトコル

　成人に対してはTTMが推奨されている．具体的な内容はガイドライン間で若干の差はあるものの，① 深部体温を32〜36℃で最低24時間以上維持すること，② 復温期間を含む72時間は37.7を超える発熱を避けること，③ 体温管理は解熱薬もしくは冷却装置を用いて目標体温を37.5℃へ設定することが推奨されている．現在，国内では短時間（心停止から6時間以内）で目標体温への冷却を達成するために，体表冷却装置であるArctic Sun™ もしくは血管内冷却装置であるThermogard XP®，Thermogard HQ™を用いることが多い．また，TTM後の復温は緩やかに（0.15〜0.25℃/時）で行う方が神経学的予後を改善することが報告されている[16, 17]．自施設における，冷却装置を用いたTTMプロトコルを図6へ示す．

　また，TTMの実施中は約40％の患者でシバリングを起こすとされる[18]．シバリングは全身の酸素消費を増やすことで脳への酸素供給を減らし，結果としてTTMの効果を相殺してしまう恐れがあるため[19]，シバリングの管理は重要である（ミニレク TTM中のシバリング管理）．

> **ミニレク　TTM中のシバリング管理**
>
> 　シバリングとは，体温が低下する際に骨格筋を収縮させて熱を産生し，体温を維持しようとする働きである．シバリングの評価は，BSAS（Bedside Shivering Assessment Scale，表3）を用いて行うのが一般的である[19]．シバリングに対する治療には非薬物療法と薬物療法があり，前者にはBair Hugger™やCocoon™など加温されたブランケットを用いた経皮的な加温装置がある．それに対して，薬物療法で用いられる薬剤には，アセトアミノフェンや非ステロイド性抗炎症薬（NSAIDs）などの解熱薬をはじめ，マグネシウム，オピオイド（フェンタニル，モルヒネ，メペリジン），デクスメデトミジン，ミダゾラムやプロポフォールなどの鎮静薬，ブスピロン，ケタミン，筋弛緩薬としてロクロニウムなどがあげられる．このうち，マグネシウムには平滑筋弛緩によるシバリング予防と血管拡張による体温低下の促進作用が指摘されている．これらを組み合わせたシバリングに対する段階的な予防プロトコルを表4へ示す[19]．

4）その他の全身管理療法

　TTM以外でICUにおける全身管理療法としては，①鎮静・鎮痛，②各種予防，③血糖管理，④栄養療法があげられる．

a）鎮静・鎮痛

　鎮静・鎮痛は，TTM中にシバリングを起こすことが多く，主にその抑制目的で使用される．鎮静薬はプロポフォールもしくはミダゾラム，鎮痛薬はフェンタニル，など神経学的評価の妨げにならないような短時間作用型の薬剤を選択する．鎮静の中断はTTMが終了し復温をしてから開始することが望ましい．筋弛緩薬の使用は，TTM中にシバリングのコントロールが不良だったり人工呼吸器への非同調がある場合にのみ使用するが，長期使用は

表3　BSAS（Bedside Shivering Assessment Scale）

スコア	用語	説明
0	なし	シバリングを認めない
1	軽度	頸部・胸部に限局したシバリング 心電図のアーチファクトもしくは触診でのみ認められる
2	中等度	間欠的な上肢と胸郭のシバリング
3	重度	全身のシバリング，または上下肢の持続するシバリング

（文献19より引用）

表4　段階的なシバリング予防プロトコル

BSASスコア	介入
0	アセトアミノフェン 650〜1,000 mg内服 4〜6時間ごと ブスピロン 30 mg内服 8時間ごと 硫酸マグネシウム 0.5〜1g 静注（目標血清マグネシウム濃度3〜4 mg/dL） 皮膚の保温
1	デクスメデトミジン 0.2〜1.5 μg/kg/時 フェンタニル 25 μg/時 メペリジン 50〜100 mg 筋注あるいは静注
2	上記を併用
3	プロポフォール 25〜75 μg/kg/分 ロクロニウム 0.3〜0.9 mg/kg ボーラス静注

（文献19を参考に作成）

ICU関連筋力低下（ICU-AW）のリスクとなるため，ルーチンでは使用を控える．筋弛緩薬を用いる際には，痙攣性発作の見逃しを防ぐために持続脳波モニタリングする．

b）予防

深部静脈血栓塞栓症（deep vein thrombosis：DVT）やストレス潰瘍に対するルーチンでの予防が推奨されているが，抗菌薬の予防的投与は推奨されていない．また，心停止蘇生後の抗てんかん薬予防投与はルーチンで推奨されていないが，ひとたび発作を生じた場合はレベチラセタムもしくはバルプロ酸を開始する．

c）血糖管理

血糖管理は，低血糖（＜70 mg/dL）を避け，140〜180 mg/dLの範囲で管理する．

d）栄養管理

栄養管理は，消化管穿孔や消化管出血などの禁忌がない限りTTM中から少量で経管栄養を開始し，復温とともに増量することが推奨されている．

3 神経学的評価

TTMを24時間以上行い，復温後に心停止蘇生後72時間時点で神経学的予後評価を実施する．この時点で意識障害が遷延する場合は，鎮静薬や鎮痛薬など意識障害の原因となりうる因子を除外し，GCSでM≦3の場合は図5（p125）のフローに沿って神経学的予後評価を行う．神経学的な予後不良因子は以下の6項目で，このうち2項目以上を満たした場合は神経学的予後不良である．

① 瞳孔反射と角膜反射の消失
② N20体性誘発電位（SSEP）で両側ともに消失
③ 心停止後24時間以降で高度に悪性の脳波所見（suppressed background ± periodic discharge もしくは burst suppression）
④ 心停止後48時間もしくは72時間時点でのNSE＞60 μg/L
⑤ 心停止72時間以内でのミオクローヌス発作の重積
⑥ 頭部CTやMRIでびまん性かつ広範な低酸素性障害

もし，当該患者が神経学的に予後不良と判断された場合は，患者の年齢や疾患背景，患者の治療意思を基に患者家族と話し合い，緩和医療への移行を検討する（第9章1.急性疾患に対する終末期医療参照）．

また，脳死が示唆され，家族が脳死について理解している場合は，主治医から臓器提供の機会があることを説明する．患者家族から承諾が得られた場合は日本臓器移植ネットワーク（JOT NW）へ連絡し，主治医とJOT NWのコーディネーターが打ち合わせと患者家族へ脳死下ならびに心停止後臓器提供の説明を行う（1次評価）．患者家族から承諾が得られ

表5 法的脳死診断基準（日本臓器移植ネットワーク）

法的脳死判定の項目	具体的検査方法	脳内の検査部位と結果
❶深い昏睡	顔面への疼痛刺激（ピンで刺激を与えるか，眉毛の下あたりを強く押す）	脳幹（三叉神経）：痛みに対して反応しない 大脳：痛みを感じない
❷瞳孔の散大と固定	瞳孔に光をあてて観察	脳幹：瞳孔が直径4 mm以上で，外からの刺激に変化がない
❸脳幹反射の消失	のどの刺激（気管内チューブにカテーテルを入れる）	咳きこまない＝咳反射がない
	角膜を綿で刺激	まばたきしない＝角膜反射がない
	耳の中に冷たい水を入れる	眼が動かない＝前庭反射がない
	瞳孔に光をあてる	瞳孔が小さくならない＝対光反射がない
	のどの奥を刺激する	吐き出すような反射がない＝咽頭反射がない
	顔を左右に振る	眼球が動かない＝眼球頭反射がない（人形の目現象）
	顔面に痛みを与える	瞳孔が大きくならない＝毛様脊髄反射がない
❹平坦な脳波	脳波の検出	大脳：機能を電気的に最も精度高く測定して脳波が検出されない
❺自発呼吸の停止	無呼吸テスト（人工呼吸器を外して，一定時間経過観察）	脳幹（呼吸中枢）：自力で呼吸ができない
❻6時間※以上経過した後の同じ一連の検査（2回目）	上記5種類の検査	状態が変化せず，不可逆的（二度と戻らない状態）であることの確認

※生後12週〜6歳未満の小児は24時間以上
（文献21より転載）

たら，JOT NWの法的脳死診断基準に基づき法的脳死判定を実施する（2次評価）[20]．この法的脳死診断基準（表5）では[21]，「深い昏睡にあること」「瞳孔が固定し一定以上開いていること」「刺激に対する脳幹の反射がないこと」「脳波が平坦であること」「自分の力で呼吸ができないこと」の5項目を6時間（生後12週から6歳未満の小児では24時間）以上あけて2回，必要な知識と経験があり臓器移植に無関係な2人以上の医師が行い診断する．一方，神経学的予後は不良とはいえないものの，意識障害が遷延する患者では，主治医と患者家族が話し合いを重ねて治療ゴールを決定する．本稿では詳細は割愛するが，予後不良とはいえない場合の長期フォローアップについて米国神経集中治療学会の指針[22]が出されており，興味のある読者の方は参照されたい．

参考文献

1) Neumar RW, et al：Post-cardiac arrest syndrome: epidemiology, pathophysiology, treatment, and prognostication. A consensus statement from the International Liaison Committee on Resuscitation (American Heart Association, Australian and New Zealand Council on Resuscitation, European Resuscitation Council, Heart and Stroke Foundation of Canada, InterAmerican Heart Foundation, Resuscitation Council of Asia, and the Resuscitation Council of Southern Africa); the American Heart Association Emergency Cardiovascular Care Committee; the Council on Cardiovascular Surgery and Anesthesia; the Council on Cardiopulmonary, Perioperative, and Critical Care; the Council on Clinical Cardiology; and the Stroke Council. Circulation, 118：2452-2483, 2008（PMID：18948368）

2) Panchal AR, et al：Part 3: Adult Basic and Advanced Life Support: 2020 American Heart Association Guidelines for Cardiopulmonary Resuscitation and Emergency Cardiovascular Care. Circulation, 142：S366-S468, 2020（PMID：33081529）

3) Eisenberg MS & Mengert TJ：Cardiac resuscitation. N Engl J Med, 344：1304-1313, 2001（PMID：11320390）

4) Nolan JP, et al：European Resuscitation Council and European Society of Intensive Care Medicine guidelines 2021: post-resuscitation care. Intensive Care Med, 47：369-421, 2021（PMID：33765189）

5) Stub D, et al : Post cardiac arrest syndrome: a review of therapeutic strategies. Circulation, 123 : 1428-1435, 2011 (PMID : 21464058)

6) Lemkes JS, et al : Coronary Angiography after Cardiac Arrest without ST-Segment Elevation. N Engl J Med, 380 : 1397-1407, 2019 (PMID : 30883057)

7) Desch S, et al : Angiography after Out-of-Hospital Cardiac Arrest without ST-Segment Elevation. N Engl J Med, 385 : 2544-2553, 2021 (PMID : 34459570)

8) Goel V, et al : Early versus deferred coronary angiography following cardiac arrest. A systematic review and meta-analysis. Resusc Plus, 14 : 100381, 2023 (PMID : 37091924)

9) Hypothermia after Cardiac Arrest Study Group : Mild therapeutic hypothermia to improve the neurologic outcome after cardiac arrest. N Engl J Med, 346 : 549-556, 2002 (PMID : 11856793)

10) Bernard SA, et al : Treatment of comatose survivors of out-of-hospital cardiac arrest with induced hypothermia. N Engl J Med, 346 : 557-563, 2002 (PMID : 11856794)

11) Nielsen N, et al : Targeted temperature management at 33°C versus 36°C after cardiac arrest. N Engl J Med, 369 : 2197-2206, 2013 (PMID : 24237006)

12) Kirkegaard H, et al : Targeted Temperature Management for 48 vs 24 Hours and Neurologic Outcome After Out-of-Hospital Cardiac Arrest: A Randomized Clinical Trial. JAMA, 318 : 341-350, 2017 (PMID : 28742911)

13) Lascarrou JB, et al : Targeted Temperature Management for Cardiac Arrest with Nonshockable Rhythm. N Engl J Med, 381 : 2327-2337, 2019 (PMID : 31577396)

14) Dankiewicz J, et al : Hypothermia versus Normothermia after Out-of-Hospital Cardiac Arrest. N Engl J Med, 384 : 2283-2294, 2021 (PMID : 34133859)

15) McCullough JN, et al : Cerebral metabolic suppression during hypothermic circulatory arrest in humans. Ann Thorac Surg, 67 : 1895-1899; discussion 1919, 1999 (PMID : 10391334)

16) Cho E, et al : Pilot study on a rewarming rate of 0.15°C/hr versus 0.25°C/hr and outcomes in post cardiac arrest patients. Clin Exp Emerg Med, 6 : 25-30, 2019 (PMID : 30781943)

17) Hifumi T, et al : Association between rewarming duration and neurological outcome in out-of-hospital cardiac arrest patients receiving therapeutic hypothermia. Resuscitation, 146 : 170-177, 2020 (PMID : 31394154)

18) Badjatia N : Therapeutic temperature modulation in neurocritical care. Curr Neurol Neurosci Rep, 6 : 509-517, 2006 (PMID : 17074287)

19) Jain A, et al : Shivering Treatments for Targeted Temperature Management: A Review. J Neurosci Nurs, 50 : 63-67, 2018 (PMID : 29278601)

20) 厚生労働省:「臓器の移植に関する法律」の運用に関する指針(ガイドライン)
https://www.mhlw.go.jp/content/001178323.pdf(2024年12月閲覧)

21) 日本臓器移植ネットワーク:法的脳死判定の検査方法.
https://www.jotnw.or.jp/explanation/03/03/(2024年10月閲覧)

22) Rajajee V, et al : Guidelines for Neuroprognostication in Comatose Adult Survivors of Cardiac Arrest. Neurocrit Care, 38 : 533-563, 2023 (PMID : 36949360)

第3章 循環

2 心原性ショック

飯塚祐基

症例 50代男性. 突然の胸痛とショックで救急搬送された

コアレクチャー → SCAIショックステージ分類, IABP, V-A ECMO, Impella

症例提示（Day1）

【主訴】胸痛

【現病歴】高血圧症, 高尿酸血症, COPDの既往がある50代男性. 家族で食事をしていたところ突然, 前胸部痛を自覚, 10分ほど様子を観察していたがしだいに息苦しくなり冷汗も出はじめたため, 家族が救急要請し救急外来へ搬送となった.

【アレルギー】薬剤・食物ともになし

【既往歴】高血圧症, 高尿酸血症, COPD

【内服薬】アムロジピン1回5 mg 1日1回, フェブキソスタット1回10 mg 1日1回

【生活歴】喫煙：20本/日（20歳〜）, 飲酒：機会飲酒

【来院時バイタルサイン】血圧85/40 mmHg, 脈拍数113回/分, 呼吸数30回/分, 体温36.4℃, SpO$_2$ 80％（室内気）→92％（6Lフェイスマスク）

【身体所見】

一般：身長168 cm, 体重58 kg

頭頸部：瞳孔3/3 mm, 対光反射両側ともに迅速, 眼瞼結膜蒼白なし, 眼球結膜黄染なし, 頸静脈の怒張あり

胸部：心雑音なし, 呼吸音両側とも coarse crackles 聴取

腹部：腹部平坦で軟, 圧痛なし, 筋性防御なし

皮膚：末梢皮膚は冷たい, 網状皮斑あり, capillary refilling time（CRT）3秒, 冷汗多量

神経：GCS E4V5M6, 中枢神経Ⅱ-Ⅻ粗大な異常なし, 四肢麻痺なし

【来院時検査】

血算：WBC 8,700/μL（Neut 46％, Lym 44％）, Hb 16.8 g/dL, Plt 426,000/μL

生化学：TP 7.2 g/dL, Alb 4.7 g/dL, Na 141 mEq/L, K 4.3 mEq/L, Cl 105 mEq/L, BUN 17.4 mg/dL, Cr 1.14 mg/dL, T-Bil 0.61 g/dL, CK 126 U/L, CK-MB 13 U/L,

AST 30 U/L，ALT 25 U/L，LDH 263 U/L，ALP 116 U/L，γ-GTP 35 U/L，Amy 54 U/L，CRP 0.05 mg/dL

内分泌：TnI 2,940.3 pg/mL，BNP 372.7 pg/mL

凝固：PT-INR 0.94，PT 111.8 %，APTT 24.9 秒，Fib 299 mg/dL，FDP 5 μg/mL

動脈血液ガス（6 L フェイスマスク）：pH 7.36，$PaCO_2$ 26.3 mmHg，PaO_2 105 mmHg，HCO_3^- 14.5 mEq/L，Lac 8.5 mmol/L

胸部単純 X 線：CTR 60 %，全肺野で透過性は高度低下

心電図：洞調律，心拍数105回／分，整，正軸，aVR 誘導での J 点が基線より 2 mm 上昇あり，V2-V6 誘導，Ⅰ誘導，aVL 誘導にて ST 低下あり

経胸壁心エコー：心嚢液貯留なし，前壁～側壁にかけて高度に壁運動の低下あり，粗大な弁膜症はなし，右室負荷所見なし．胸部に lung sliding sign あり，胸腔腹腔内にエコーフリースペースなし，下大静脈は軽度の呼吸性変動あり．大動脈瘤や大動脈内にフラップなし，下肢深部静脈に血栓なし

> **ミニレク　lung sliding sign とは**
>
> 胸部超音波検査で，肺が膨張・虚脱することにより胸膜ライン（肺表面）の反射エコーが前後に動いて見えるもので，正常な肺の所見である．もし，lung sliding がみられない場合は，気胸や無気肺，肺炎などの可能性が疑われる．

① 診断と初期対応はどのように行うか？

診断：#1. 心原性ショック（SCAI Stage 3）　#2. 急性心不全（CS4）
　　　#3. 急性 ST 上昇型心筋梗塞（#6-100 %）　#4. 腎機能障害

　本症例は，高血圧，高尿酸血症，喫煙歴の既往がある50代男性に発症した左冠動脈近位部閉塞による ST 上昇型心筋梗塞（ST elevation myocardial infarction：STEMI）の一例である．来院時に組織低灌流所見を認め，急性左心不全による心原性ショック（cardiogenic shock：CS）が最も考えられた（第3章 Advanced 編 ショックの生理学と心力学も参照）．心原性ショックの分類としては，2019年に米国心血管インターベンション学会（Society of Cardiovascular Angiography and Interventions：SCAI）から提案された SCAI ショックステージ分類が一般的である．この分類では，ベッドサイドでの身体所見，血行動態パラメータ，生化学的マーカーをもとに，心原性ショックの重症度を最軽症の Stage A から最重症の Stage E の5段階へ分類している（図1）[1]．この分類が予後と相関することは2021年の Expert Consensus Update でも実証され，その結果は表1へ示す通りである[2,3]．

　また，慢性心疾患の急性増悪による心原性ショックの場合は，先述した SCAI ショックステージ分類が該当しないことも多く，その場合はリスク因子，重症度，表現型と原疾患の3

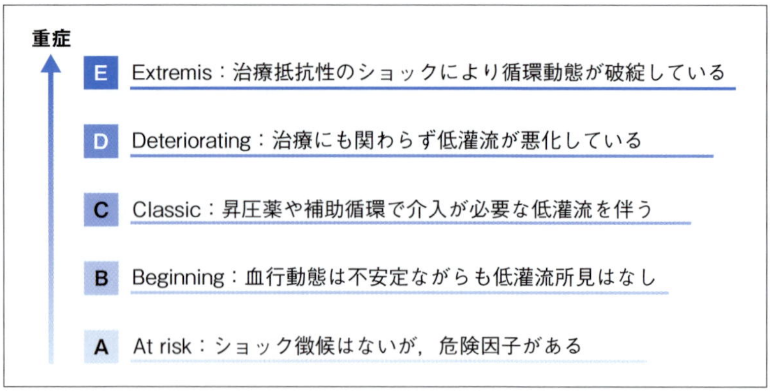

重症

E	Extremis：治療抵抗性のショックにより循環動態が破綻している
D	Deteriorating：治療にも関わらず低灌流が悪化している
C	Classic：昇圧薬や補助循環で介入が必要な低灌流を伴う
B	Beginning：血行動態は不安定ながらも低灌流所見はなし
A	At risk：ショック徴候はないが，危険因子がある

図1　SCAIショックステージ分類
（文献1を参考に作成）

表1　SCAIショックステージ分類ごとの所見や死亡率

分類	身体所見	血液検査所見	血行動態	30日死亡率
E	意識がなく，脈拍触知不良に近い	乳酸値≧8mmol/L 高度のアシデミア	最大限の循環サポートにも関わらず低血圧	77.4%
D	初期治療にも関わらずステージCの徴候が増悪する	ステージCから増悪し，乳酸値上昇	ステージCに加えてMCSや昇圧薬が必要	66.9%
C	意識低下，末梢冷感，尿量低下などの臓器灌流不全が見られる	乳酸値≧2mmol/L 腎機能障害や肝酵素，BNP上昇	CI<2.2L/分/m² PCWP>15mmHg	53.9%
B	頸静脈圧は上昇 末梢温かく臓器灌流良好	正常か軽度の腎機能障害やBNP上昇	血圧低下や頻脈	33.9%
A	頸静脈圧が正常 末梢温かく臓器灌流良好	正常	正常	3.6%

MCS：mechanical circulatory support（補助循環装置）
CI：cardiac Index（心係数）
PCWP：pulmonary capillary wedge pressure（肺動脈楔入圧）
（文献2，3を参考に作成）

つの軸から予後予測をすることが推奨されている（図2）

　これまでSTEMIに対する治療方針は「Door to balloon time」の短縮が目標とされており，早期にPCIなどでの血行再建が第一とされていた．しかし，最近では心力学の見地から「Door to unloading time」へとシフトしつつある[4]．特に本症例のような#6の左冠動脈主幹部病変はLVEDPの上昇を伴いやすく，unloadingを目的としたImpella®導入のよい適応となる場合が多い（**ミニレク** unloadingについて）．

　本症例では，病歴および身体所見や検査所見から，左冠動脈主幹部病変によるSTEMIに伴う心原性ショック，急性心不全と考えた．SCAIショックステージ分類では，網状皮斑やCRT延長，肺野に広範なラ音を聴取，など低灌流の所見を認め，薬剤や機械的補助を要することからStage Cに相当すると考えられた．循環動態が不安定かつ，緊急冠動脈造影中の患者安全を確保するため，気管挿管と中心静脈路を確保した後に心臓カテーテル室へ移動

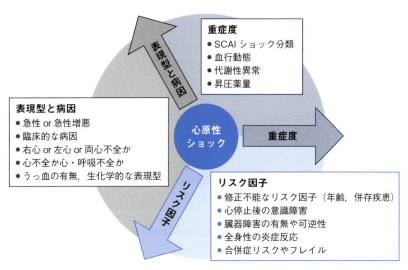

図2　CS予後評価の3つの軸モデル
(文献2より引用)

した．気管挿管後は気管内から多量のピンク色の泡沫状痰が吸引された．心臓カテーテル検査では，左室拡張末期圧（left ventricular end diastolic pressure：LVEDP）が30 mmHg（正常値は5〜12 mmHg）と高値で，STEMIによる急性左心不全が強く疑われたため，前負荷の軽減目的で，まず経皮的左心補助循環用ポンプカテーテルであるImpella CP SmartAssistを挿入し左室前負荷の軽減（unloading）を図った．その後に責任病変である#6-100％の閉塞に対して経皮的冠動脈形成術（percutaneous coronary intervention：PCI）を行いTIMI grade 3の再灌流が得られ，処置後の全身管理目的でICUへ入室となった．

ミニレク unloadingについて

STEMIに対する早期PCIの有用性はすでに確立されているが，近年心力学的な観点からLVEDPの上昇を伴うSTEMIに対する早期のunloadingを目的としたImpella導入が注目されている[4]．Impellaの適応やその効果については議論も多いが，適応症例を適切に選択すれば効果的になる可能性が期待される．

ミニレク Impella®の適正使用　　アドバンス

Impellaは2017年9月より本邦で保険収載された経皮的な補助人工心臓である．2024年現在はImpella CP SmartAssistとImpella 5.5 SmartAssistの2種類のみが利用可能である．本邦においては左心デバイスしかなく，薬物治療抵抗性の左心不全の治療に用いることが一般的である．右心補助や人工肺機能がないことに加え，1本259万円ときわめて高額であることに留意する．そのため症例を吟味した適正使用が勧告されている[5]．

具体的な疾患や病態についての適応基準[5,6]は図3の通りである．本邦のImpella適応基準は，日本循環器学会心原性ショックレジストリの心原性ショック定義に準拠している．「IMPELLA適正使用指針改定第5版」（2023年5月）[5]ではじめてSCAIショックステージ分類が日常診療で一般的に用いられつつあることに言及したが，そちらをふまえたうえで「添付文書を遵守すること」という表現に留まっている．

Impellaの強みは低侵襲に生理的な順行性送血を実現できる点にあり，単なる流量補助でいえばV-A ECMOで事足りてしまう．動物実験レベルではあるが急性期心筋虚血に対してImpellaを用いたunloading

適応基準：心原性ショック等の薬物療法抵抗性の急性心不全

> あらゆる内科的治療抵抗性の急性左心不全
> 従来の IABP または PCPS による補助循環のみでは循環補助が不十分

除外考慮：自己心拍再開を認めていない
低酸素性脳症が強く疑われ，予後が極めて不良など

心原性ショック例の定義

院内外発症の心疾患によりショック状態を呈した患者
以下の大項目のうち 1 つと小項目を 1 つ以上満たしたもの

> **大項目**：収縮期血圧 100mmHg 未満かつ心拍数 60 未満もしくは 100/ 分以上
> 通常収縮期血圧より 30mmHg 以上の低下
> **小項目**：冷汗，皮膚蒼白，チアノーゼ，爪床反応 2 秒以上の遅延，意識障害等，
> 初療医が末梢循環不全と判断した場合

図3 Impella 適応基準
（文献5を参考に作成）

戦略により梗塞範囲を小さくした報告があり[7]，Impellaの最大の強みは流量補助のみならず，心仕事量の軽減や冠血流の増加により心筋保護を期待できることといえる．

低侵襲治療がICUの早期退室につながり医療資源の節約になる可能性はあるが，これに関する定まった見解はまだない．各施設ごとに適正使用のための基準を設けておくことが必要といえるだろう．

集中治療医の視点

▶ 虚血性心疾患に伴うCSにおける治療戦略は，「Door to balloon time」から「Door to unloading time」へシフトしてきている．冠動脈への介入前に心臓を含めた臓器灌流や心仕事量の軽減をめざし，必要に応じて気管挿管を含む初期蘇生やunloading目的のImpella留置などを医師（循環器内科，心臓血管外科，集中治療科）や看護師，臨床工学技士などからなるハートチームの一員として検討していくことが重要である．特に，多職種からなるハートチームによる全身管理は，患者の予後を改善することがわかっており，重要な役割である[8, 9]．

症例つづき（Day2 〜 4）

ICU 入室 2 日目（Day 2）には，Impella P6 にて血圧 102/55（70）mmHg，脈拍数 70 回 / 分，呼吸数 16 回 / 分，体温 36.2 ℃，SpO_2 96 ％（呼吸器：CPAP ＋ PS モード，FIO_2 0.3，吸気圧 5 cmH_2O，PEEP 5 cmH_2O）とバイタルは安定していた．CPO 1.0，PAPI 1.2 と両心機能も十分であり，CK も 7,000 U/L でピークアウトし心電図変化も改善していた．同日 SAT，SBT をクリアしたため計画抜管とした．

Day 3 には，Impella P4 に weaning，血行動態に問題はなかった．

Day 4 には，Impella P2 へさらに weaning したところ CPO 0.8 と保たれていたが，末梢冷感および網状皮斑（mottling）がみられた．肺動脈カテーテルでは心係数（cardiac index：CI）1.8 L/ 分 /m^2 と低下していた．

ミニレク Impellaの出力レベル

Impellaは左心補助デバイスとして使用されるが，そのサポートレベルはP1（最低）〜P7（最高）の7段階で設定される．通常，サポートレベルを高く設定し，血圧や心拍出量，臓器灌流を経時的に評価しつつそのサポートレベルを下げていく．サポートレベルと血流量の目安は，P1（0.5 L/分），P4（2.5 L/分，P7（4.0 L/分）とされており，高いサポートレベルを長時間続けると溶血のリスクが高くなるため，可能な限りサポートレベルは下げていく．

ミニレク CPOとPAPIについて

● CPOとは，cardiac power outputの略で心臓ポンプ出力のことで，左心機能の評価として使われる．CPOは以下の式で計算され，正常値は0.6〜1Wである．

CPO＝MAP×CO／451
MAP：平均動脈圧（mmHg）
CO：心拍出量（L/分）

● PAPIとは，pulmonary artery pulsatility indexの略で肺動脈拍動性指数のことである．右心機能の評価指標として用いられ，以下の計算で求められる．正常値は1.5以上で，0.9以下の場合に右心不全のリスクが高い．

PAPI＝（肺動脈収縮期圧−肺動脈拡張期圧）／右房圧（CVPで代用）

---

② 補助循環管理からの離脱に向け，どのような指標に注目し，どのように治療をするか？

今回，心原性ショックの原因となったSTEMIは心臓カテーテル治療により解除された．その後，大きな合併症はなく経過し，Impellaによる補助循環管理は要したものの，自己心機能は徐々に回復してきている．そこで，次の短期治療目標となるのがImpellaからの離脱である．Impella離脱に向けて最も重要な指標となるのは心拍出量の確保である．ところが，Impella使用時の心拍出量評価は定常流となっているため，経胸壁心エコーを用いたLVOT-VTIの測定は困難である．またImpella自体が表示するCPOも，Impellaの血流に伴い相対的な大動脈弁閉鎖不全が生じると，CPOが過大評価になるため注意が必要である．そのため，**実際の身体所見や臓器灌流低下所見が存在するか**もあわせて評価する．本症例では臓器灌流低下所見に伴いCPOの低下がみられたため，肺動脈カテーテルを留置し正確な心拍出量をモニタリングすることとした．その結果，心拍出量の低下が確認されたため，虚血性心疾患の急性期ではあるもののハートチームで協議のうえで強心薬を開始した（ミニレク虚血性心疾患の急性期に強心薬の使用は許容されるか？）．

2 心原性ショック **139**

ミニレク 虚血性心疾患の急性期に強心薬の使用は許容されるか？

　虚血性心疾患によるCSの急性期に強心薬を使用してもよいかどうかは意見の分かれるところである．本邦ガイドライン[10]にも急性冠症候群管理における強心薬の位置付けの記載はないが，2017年の欧州心臓学会（European Society of Cardiology：ESC）のガイドラインでは循環安定化のために強心薬か昇圧薬を使用することが記載されている（Class llb，エビデンスレベルC）[11]．ただし，心拍出量の増加にはドブタミン（dobutamine：DOB）が好ましく昇圧薬としてはドパミンよりもノルアドレナリンの方が安全で効果的と記載するに留まっている．また，DOB負荷試験において心筋虚血や不整脈，流出路狭窄，心破裂が報告されており，使用に際しては注意が必要である[12, 13]．

　現在，本邦で使用可能な強心薬はDOBとPDE-3阻害薬（ミルリノンなど）である．両者を比較した大規模臨床試験（DOREMI trial）では，全死因の院内死亡率，蘇生された心停止，心移植，補助循環装置（mechanical circulatory support：MCS）の導入，心筋梗塞，一過性脳虚血発作，脳卒中，新規の腎代替療法を合わせた複合アウトカムを主要アウトカムと設定し，両群間で有意差はみられなかった[14]．しかしOPTIME-CHF studyで虚血性心疾患を有する心不全に対するミルリノンの使用は有害な可能性を示したこと[15]，DOREMI trialでは虚血性心疾患は除外されていることなどから，ESCガイドラインではPDE-3阻害薬の虚血性心疾患での使用は避けることを明記している[11]．

　強心薬の作用機序を考えても心筋仕事量を増大させるため，心筋の相対虚血を誘発するリスクはある．そのため未治療の冠動脈病変がある場合や，機械的合併症リスクが高い症例は注意が必要である．これらのリスクと補助循環の導入是非や臓器灌流のバランスをかんがみて，ハートチームと協議し，強心薬を開始することが望ましい．

集中治療医の視点

▶ 心原性ショックで補助循環装置を要する症例では，補助循環装置からの至適な離脱時期の判断について悩まされることがある．とりわけ，虚血性心疾患が原因である場合には強心薬を使用してでも早期のMCS離脱をめざすのか，心機能が自然と立ち上がってくるのを待つべきなのかは毎回ハートチームで議論になる．強心薬は心不全患者の生命予後を悪化させるデータもあり[16]，「命の前借り」という側面もある．そのため数日待って自然と改善してくればベストであるが，いつ心機能が回復してくるのかは予測不可能な面もあり，逆にデバイス感染症や出血イベントで転帰を悪化させる可能性もある．これらのメリットとデメリットを天秤にかけ，ハートチームで協議のうえで最適な治療選択を決定している．

本症例の経過

　ハートチームで協議し，残存する冠動脈病変もなかったことから，いったんImpella P4に戻したうえでドブタミン（DOB）2γを開始とした．

　Day 5にはDOB 2γの条件のもとImpella P2で問題なく経過できたため，Impellaおよび肺動脈カテーテルを抜去した．

　Day 6には経胸壁心エコーでもLVOT-VTI 18 cmと心拍出量は4.0 L/分相当であった．検査時心拍数70回/分であり体重60 kgで体表面積1.67 m²のためCI 2.4と算出された．全身状態に問題なく，ICU退室となった．

本症例におけるポイント

- ☑ 本症例は，STEMIによる急性左心不全と心原性ショックに対してPCI，左心補助デバイスとしてImpellaを導入して救命に成功した一例である
- ☑ 心原性ショックに対する治療は，原疾患に対する根本的治療と重症度に準じた治療である
- ☑ 心原性ショックの重症度と予後予測は，SCAIショックステージ分類を用いて行う
- ☑ 薬物療法へ反応不良な心原性ショックに対しては，ハートチームで十分に議論したうえで補助循環デバイスの導入を判断する
- ☑ 補助循環デバイスからの離脱は，身体所見，循環モニターを組み合わせて，適切な時期やweaningの方法を検討する

循環

心原性ショック

コアレクチャー

Summary

● 心原性ショックとは，心拍出量の低下から組織低灌流，肺うっ血さらには多臓器不全へ至る致命的な状態である

● 心原性ショックの分類は，身体所見・生化学マーカー・循環動態を組み合わせたSCAI分類が広く用いられてる

● SCAI分類でステージC以上の薬物反応性不良の心原性ショックに対して，補助循環装置の導入を検討する

● 補助循環装置は，左心不全か，右心不全か，両心不全かによって選択し，また導入に当たっては適応についてハートチーム内での十分な議論が必要である

1 心原性ショック（CS）の定義・メカニズム・分類

　ショックとは，酸素供給量の低下，酸素消費量の増加，酸素の利用障害のうちいずれか，あるいはこれらが組み合わさって生じる細胞や組織の低酸素状態のことである（第3章Advanced編 ショックの生理学と心力学も参照）．このうち心原性ショックとは，心疾患に伴う心拍出量の低下から組織低灌流，肺うっ血さらには多臓器不全へ至る致命的な状態である[17]．その主なメカニズムは，以下に示す通りである[18]．

　①何らかの原因で一回拍出量が低下すると左室拡張末期圧が上昇して冠動脈への灌流圧が低下

　②冠動脈灌流圧が低下すると一回拍出量がさらに低下し，代償機能として圧受容体と化学受容体が作用して血管収縮

　③組織はうっ血と灌流低下から虚血や壊死を引き起こす

　④代償機能として一酸化窒素（NO）が産生されて，全身の血管拡張や炎症を引き起こし，低血圧をさらに助長させる

　心原性ショックの分類には，表2へ示す通り身体所見や血行動態を組み合わせたいくつかの分類が知られている．心原性ショックに対する初期評価は，身体診察と各種検査を組み合わせて実施する（表3）[17]．ここでの主な目的は，後述する分類を用いた終末臓器の低灌流の有無と心原性ショックの重症度を評価することである．

　最も古典的な分類は1967年に発表されたKillip分類で，急性心筋梗塞の患者を心不全の程度に応じて4段階へ分類したものである[19]．Killip分類は，その後の検証研究でも急性心筋梗塞患者の予後予測に有用であることが示された[20]．次に急性心筋梗塞や急性心不全を

表2 心原性ショックの分類

分類名	評価項目	区分	特徴
Killip	収縮期血圧，心音，肺ラ音，チアノーゼ，末梢冷感の有無	Ⅰ：心不全兆候なし（死亡率 約6％） Ⅱ：ラ音やⅢ音を聴取し，静脈うっ滞所見あり（死亡率 約17％） Ⅲ：肺水腫あり（死亡率 約38％） Ⅳ：低血圧や臓器低灌流所見あり（死亡率 約81％）	急性心筋梗塞患者における心不全の重症度を分類する．聴診所見を中心とした身体所見のみで，ベッドサイドで評価できる最も古典的な指標
Forrester	Swan-Ganzカテーテル所見（CIとPCWP）の2種類	Ⅰ：CI＞2.2L/分/m² かつPCWP＜18mmHg Ⅱ：CI＞2.2L/分/m² かつPCWP≧18mmHg Ⅲ：CI≦2.2L/分/m² かつPCWP＜18mmHg Ⅳ：CI≦2.2L/分/m² かつPCWP≧18mmHg	急性心筋梗塞患者における血行動態をカテーテル所見より正確に分類する
Nohria-Stevenson	身体所見（低灌流とうっ血）の2指標	A：低灌流なし，うっ血なし（dry-warm） B：低灌流なし，うっ血あり（wet-warm） C：低灌流あり，うっ血あり（wet-cold） L：低灌流あり，うっ血なし（dry-cold）	Forrester分類を踏まえベッドサイド診察から，心不全患者の血行動態を分類する
SCAI-CS	身体所見，重症度，リスク因子の3種類	At risk：ショックの危険因子のみ Beginning：血行動態不安定だが低灌流なし Classic：介入が必要な低灌流あり Deteriorating：低灌流が悪化している Extremis：治療抵抗性で循環動態が破綻している	重症度をステージ分類することで，ショックの進行を現場チームが共有しやすい

（文献1，19～22を参考に作成）

表3 初期評価

項目	所見
身体診察	● 意識障害 ● 乏尿 ● 四肢の冷感，mottling
循環動態	● 脈圧の狭小化 ● 頻脈 ● 頻呼吸，肺水腫，頸静脈怒張，末梢浮腫
検査	● 心電図 ● 胸部単純X線 ● 経胸壁心エコー ● 動脈血ガス，乳酸値（＞2 mmol/L） ● 血算，生化学，心筋酵素

主目的は，終末臓器の低灌流同定と重症度評価
（文献17を参考に作成）

対象に，肺動脈カテーテル所見を用いて血行動態に基づき重症度分類をしたのがForrester分類である[21]．

Forrester分類では，心係数（CI）と肺動脈楔入圧（pulmonary capillary wedge pressure：PCWP）に基づき，4つのカテゴリーへ分類したもので，適切な治療を選択する際に有用である．Nohria-Stevenson分類は心不全患者を対象に，循環動態をうっ血の有無（wetかdryか）と末梢循環不全の有無（warmかcoldか）で4つへ分類した簡易的な評価指標で，治療方針の決定に有用である[22]．このNohria-Stevenson分類は，Killip分類をより詳細に評価しつつ，Forrester分類の血行動態の概念を意識したもので，実用性は高い．しかし，これら3つの分類の問題点は刻一刻と状況が変わる心原性ショックの診療は，現状把握や治療選択へ結びつけづらいことである．そこで発案されたのがSCAI-CS分類で，経時的な

ショックの変化を把握しやすい点が特徴である.

　このように心原性ショックの低灌流やうっ血は，身体所見から判断し，その重症度分類は現状を反映した表現が望ましい．刻一刻と変化する現状を把握するうえで重要な指標となるのが，循環動態モニターである（表4）[17]．詳細は「第6章1.敗血症」へ譲るが，ここでは肺動脈カテーテルについてのみふれる.

　肺動脈カテーテルは，中心静脈から挿入された特殊なカテーテルを肺動脈へ留置し，心臓の血行動態の評価のために使用されるデバイスである．近年多用されるようになったVigileoモニターやPiCCOモニターと比べて侵襲性は高い循環モニターではあるが，心拍出量（CO）やPCWPといった左心機能だけではなく，PAPIやPAP，CVPといった右心機能，さらには酸素需給バランスをSvO_2で評価できる点が強みである.

　過去には，重症患者や急性心不全に対する循環モニター指標で有効性を示せなかったこと[23]や侵襲性が高いモニターであることから使用されなくなったこともあった．しかし，近年の研究では24時間以上持続するうっ血を伴う心不全に対して肺動脈カテーテルが有効だったとする報告[24]や循環補助装置の必要な心原性ショックに対しても有効だったとする報告[25~28]も増えてきており，肺動脈カテーテルの有用性が見直されてきている．特に，SCAIショックステージ分類のStage C以上では肺動脈カテーテルを用いた循環管理が有用である[17].

表4　循環動態モニター

検査	指標
心エコー	● LV EF 　　　：左心機能評価 ● LVOT VTI：一回拍出量の推定
肺エコー	● B line 　　　：肺水腫の評価
肺動脈カテーテル	● CO，C 　　：心拍出量 ● PCWP 　　：肺動脈楔入圧 ● RAP，PAP ● PAPi = PA pulse pressure / RAP ● CPO = MAP × CO
酸素需給バランス	● 動脈血ガス ● 乳酸値 ● SvO_2，$ScvO_2$ ● $PvaCO_2$gap

（文献17を参考に作成）

2 心原性ショックに対する診療方針

　心原性ショックの主な原因は，心筋，心膜，弁膜，伝導の障害とされている[17]．このうち，近年は診療の進歩に伴いその原因疾患が急性心筋梗塞から慢性心不全へとシフトしてきている[29]．心原性ショックに対する治療は大きく，原疾患に対する根本的治療とショックに対する支持療法へと分けられる．このうち，原疾患に対する根本的治療として主なものを以下に列記する．

- 急性心筋梗塞：経皮的冠動脈形成術（PCI）
- 心膜疾患：心嚢ドレナージ，心膜切開
- 弁膜疾患：弁膜置換術，TAVI
- 伝導障害：ペースメーカー，電気的・薬物的除細動

　このうち，急性心筋梗塞による心原性ショックでは，SHOCK trial[30]で緊急PCIをした方が長期予後を改善することが示された．また，多肢病変を有する心原性ショックを伴う急性心筋梗塞では，初期PCIで責任病変のみを治療した方が短期複合アウトカムを改善することが示された[31]．一方，非ST上昇型心筋梗塞についてはこれまでPCIのタイミングに議論はあったが，ショックが進行するあるいは治療抵抗性の不整脈がある場合には緊急PCIを行うことが2021年のACC/AHA/SCAIガイドラインで推奨された[32]．

　心原性ショックに対する支持療法は，SCAIショックステージ分類C以上を対象に，肺動脈カテーテルを用いて心不全のフェノタイプを分類したうえで，適応となる血管作動薬を選択する（表5）．

　血管作動薬は，血管を収縮させるか拡張させるか，強心作用を有するかどうかで分類される（第6章1.敗血症 表8参照）．心原性ショックでは，血管作動薬の早期開始が推奨されているが[33]，心筋酸素消費量を増やし不整脈リスクも高めることから使用量を減らし使用期間を短縮することが推奨されている[17]．また，最善の血管作動薬も定まってはおらず，現時点では昇圧・強心作用を有するノルアドレナリンが第一選択薬としてあげられている[17]．

表5　肺動脈カテーテルを用いた循環管理

	左心不全，両心不全	右心不全	
	PCWP＞15 mmHg CPO[*1]＜0.6W PVR[*2]＜2.0WU	PAPi＜2，CVP＞15，PCWP＜15	
肺動脈カテーテル		肺高血圧なし：PVR＜2.0WU	肺高血圧あり：PVR＞2.0WU
低血圧 MAP<65	強心・血管拡張薬＋強心・血管収縮薬	強心・血管拡張薬＋血管収縮薬 or 強心・血管収縮薬	肺血管拡張薬＋強心・血管拡張薬 and 強心・血管収縮薬

SCAI Stage C以上では，肺動脈カテーテルで評価
＊1 CPO（Cardiac Power Output）＝MAP×CO（正常 2.3～4.2 L/分/m²）
＊2 PVR（Pulmonary Vascular Resistance）＝Mean PAP－PCWP/CO（正常＜2WU）
（文献17を参考に作成）

血管作動薬に反応しない反応不良性の心原性ショックや心原性ショックで心筋酸素消費量をおさえたい場合は補助循環装置の導入を検討する．現在までに，補助循環による予後改善効果は十分に確率はされておらず，その導入やデバイスの選択についてはハートチーム内での十分な協議が必要である．

3 心原性ショックに対する補助循環装置の種類

ひとたび補助循環装置の導入を決定したら，どのデバイスを選択すべきか検討する．以下では，ICUで主に使用されるIABP，V-A ECMO，Impella®を紹介する．

1）IABP：大動脈内バルーンパンピング

大動脈内バルーンパンピング（intra aortic balloon pumping：IABP）は胸部下行大動脈に留置し心拍動に同期して，左室拡張期にバルーンを拡張，左室収縮期にバルーンを収縮させるデバイスである．心拡張期にバルーンを拡張させて大動脈拡張末期圧を上げることで，冠血流を増やし平均動脈圧を上昇させる（diastolic augmentation）．一方で心収縮期にバルーンを縮小させて左室収縮期圧を減少させて後負荷を下げる．結果として，心拍出量を増やすと同時に心仕事量を10〜15％前後軽減し心筋酸素消費量も減少させる（systolic unloading，図4）．バルーン拡張と収縮の設定は図5の通りである．IABPの主な適応と禁

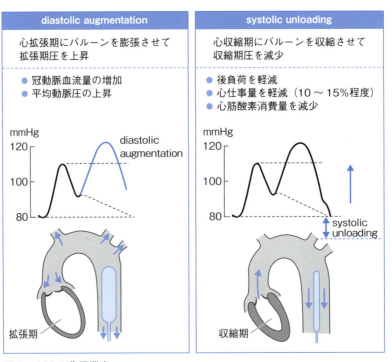

図4　IABPの作用機序

忌は表6の通りである．バルーンのサイズ（25〜40 cc）と先端位置は鎖骨下動脈より2 cm下方へ留置する．

IABPに関する予後改善のエビデンスは乏しく，IABP-SHOCK II trialでは，心原性ショックをきたした急性冠症候群（ACS）に対して血行再建に加えてIABPを併用したが30日死亡率の改善は認められなかった[35]．この結果をもとに，海外のガイドラインでは心原性ショックを伴うACSに対するIABPの推奨はClass III Aとなっている[36]．しかしながら，近年は冠動脈血流の維持や後負荷軽減を目的とした圧補助について再脚光されている．特に心不全による心原性ショックの観察研究では一定数のIABP反応良好群が存在することが報告されている[37]．また終末臓器機能が残存し，循環動態の破綻が最重症ではない場合には依然としてアクセスのよさから適応はあるのではないかとも述べられている[38]．

IABPからのウィーニングは，図6に示すようにdicrotic notchよりも前にある自己心の波形が高くなってきたら開始をする（図6③）．ウィーニングの具体的な方法は定まってい

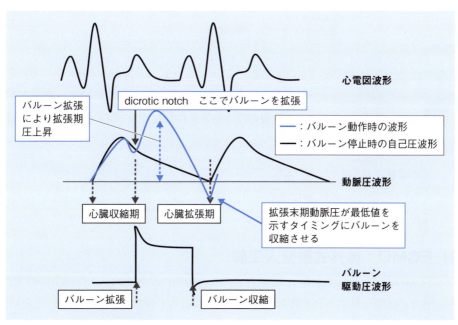

図5　バルーン拡張と収縮の設定
（文献34より引用）

表6　IABPの適応と禁忌

適応	禁忌
● 心原性ショック ● 薬剤抵抗性重症心不全（Forrester IV群） ● 予防的適応： 　急性冠動脈症候群 　難治性心室性期外収縮 　心室中隔穿孔 　僧帽弁閉鎖不全	**絶対禁忌** ● 重症大動脈弁閉鎖不全 ● 胸部大動脈瘤・大動脈解離 **相対禁忌** ● 重度の大動脈硬化，閉塞性動脈硬化症 ● コントロール不良な出血 ● コントロール不良な敗血症

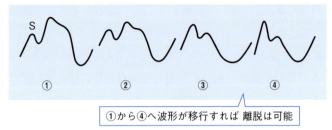

図6　動脈圧波形から見たIABPの離脱時期
①から④へ波形が移行すれば 離脱は可能

表7　V-A ECMOの適応と禁忌

適応	禁忌
● 心原性ショック ● 難治性の心室細動や心室頻拍 ● 重症急性肺血栓塞栓症によるショック ● 偶発性低体温症による循環不全	● 心機能回復が見込めず，移植やLVADの適応なし ● 予後不良：終末期臓器疾患〔非代償性肝硬変（Child-Pugh B，C）〕，末期腎不全，悪性腫瘍 など ● 重症大動脈弁閉鎖不全 ● 重症弁膜症 + 大動脈・末梢血管疾患 ● 急性大動脈解離 A or B + 大動脈分岐障害 ● 重症神経学的障害：低酸素脳症 ● 広範外傷・出血 ● 重症免疫疾患で血液・凝固障害

（文献39より引用）

表8　V-A ECMOの導入基準

心原性ショックに対する治療に反応せず，下記すべてが6時間持続
● 収縮期血圧＜90 mmHg
● 尿量＜30 mL/時
● 乳酸＞2 mmol/L
● SvO_2＜60％
● 意識障害

（文献39を参考に作成）

ないが，一般的にはサポートの比率を1：1→1：2→1：3→離脱と下げていく方法と，バルーンのオーグメンテーションを100％→90％→80％→70％→60％→50％→離脱と下げていく方法が知られている．そして，離脱の際の絶対条件としては，以下の項目があげられている．

- 収縮期血圧＞90 mmHg
- 心係数（CI）＞2.0 L/分/m²
  （MAP＞60 mmHg，脈圧＞30 mmHg）
- PCWP＜20 mmHg

2）ECMO：体外式膜型人工肺

　ECMOとは，体外式膜型人工肺（extracorporeal membrane oxygenation：ECMO）のことで，ICUで使用される代表的な補助循環装置の1つである．ECMOは，心原性ショックに対する循環補助を主目的とするV-A（Veno-Arterial）ECMOと急性呼吸不全に対する呼吸補助を主目的とするV-V（Veno-Venous）ECMOへと分類されるが，本稿ではV-A ECMOについてのみふれる．

　V-A ECMOの主な適応と禁忌は表7の通りである．V-A ECMOは自己心機能が回復するまであるいはLVAD装着や心移植までの一時的な補助循環（bridging）として導入され，その使用期間はおおむね数日から数週間である．また，なかには予期せぬ急変で導入され，診療方針が決定するまでの一時的なサポートとして使用されることもある．V-A ECMOの導入基準は，心原性ショックに対する薬物療法が奏効せず，表8の基準が6時間持続する場合である．V-A ECMOの具体的な管理は多岐に及ぶため，ここでは重要なポイントのみ述べる．

表9　V-A ECMOの初期設定・目標

項目	設定	目標
血流量	3 L/m²/分（60〜80 mL/kg/分）	MAP 65〜75 mmHg 脈圧 > 10 mmHg
ガス流量	3 L/m²/分（60〜80 mL/kg/分） ＊血流量：ガス流量＝1：1に設定	PCO_2 35〜45 mmHg ＊流量増やすとCO_2↓ 　流量減らすとCO_2↑
酸素濃度	FIO_2 = 1.0（100%）	PO_2 > 300 mmHg（人工肺後） SaO_2 > 95% SvO_2 > 70%（人工肺前）

表10　モニター項目

項目	モニタリング
右橈骨動脈ライン	● 脈圧：自己心機能 vs ECMO ● SaO_2：近位大動脈酸素化, differential oxygenation
右手SpO_2	● SpO_2：近位大動脈酸素化, differential oxygenation
肺動脈カテーテル	● 左室充満圧 ● LV unloading ● 心拍出量 ● 肺動脈流量（$EtCO_2$で代用可：回復と共に上昇）
心エコー/心電図	● 循環動態
NIRS	● 四肢，脳灌流

（文献39を参考に作成）

V-A ECMOの主目的は循環補助をすることで，酸素消費量（VO_2）を十分に上回る酸素供給量（DO_2）を提供することが大切である．DO_2：VO_2の正常は5：1，ショックでは2:1とされており，V-A ECMO管理中の目標はDO_2：VO_2を>3：1にすることとされる．

> ▶ DO_2（mL/分）＝ CO（L/分）× CaO_2（mL/dL）× 10
>
> CO（L/分）＝ SV（mL）× HR（回/分）× 0.001
> CaO_2（mL/dL）＝ 1.34 × Hb（g/dL）× SaO_2（%）＋ 0.003 × PaO_2（mmHg）より，
> DO_2 ＝ SV × HR × 0.001 ×（1.34 × Hb × SaO_2 ＋ PaO_2 × 0.003）× 10 となる．
>
> PaO_2 × 0.003 は，非常に小さな値となるため，
> DO_2 ＝ SV × HR × 1.34 × Hb × SaO_2 × 0.01 と表せる．
>
> ▶ VO_2（mL/分）＝ CO（L/分）× 1.34 × Hb（g/dL）×（SaO_2 − SvO_2）× 10 より，
> VO_2 ＝ SV × HR × 1.34 × Hb ×（SaO_2 − SvO_2）× 0.01 と表せる
>
> DO_2：組織酸素供給量，CO：心拍出量，CaO_2：動脈血酸素含量，SV：一回拍出量，HR：心拍数

したがって，これらをまとめると，

> DO_2：VO_2 ＝ SaO_2：SaO_2 − SvO_2

と単純化することが可能である．DO_2とVO_2を念頭に管理するが，その際に目安となる初期設定・目標，モニター項目は表9，10の通りである．

表11　Mixing Point位置の推定

評価	心～腕頭動脈	腕頭～左鎖骨下動脈	左鎖骨下動脈以遠
右橈骨動脈ガス	良好(V-A ECMO)	不良(自己心)	不良(自己心)
左橈骨動脈ガス	良好(V-A ECMO)	良好(V-A ECMO)	不良(自己心)

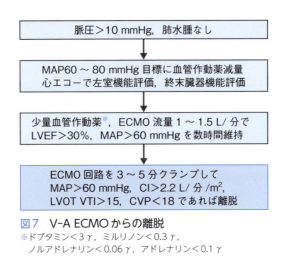

図7　V-A ECMOからの離脱
※ドブタミン＜3γ，ミルリノン＜0.3γ，
　ノルアドレナリン＜0.06γ，アドレナリン＜0.1γ
（文献39より引用）

　次に重要なポイントとなるのは，自己心機能と比較しV-A ECMOがどの程度心機能をサポートしているかであり，その際に用いる指標がMixing Point（MP）である．MPは，V-A ECMOから拍出する血液と心臓からの拍出が混合する部位のことで，自己心回復とともにMPが上行大動脈，大動脈弓，下行大動脈へと移行することでV-A ECMOからの離脱を判断する指標となる．このMPを評価する指標となるのは両上肢の動脈血ガスで，各動脈ガスの結果とMPの位置の推測を表11へまとめた．

　MPが下行大動脈へ移行し，図7のようなフローをクリアしたら，V-A ECMOからの離脱を検討する．V-A ECMO管理中に気をつけるべき合併症は，カニューレ位置異常に伴う脱血・送血以上，カニュレーション側の下肢虚血やDVT，左室過負荷とそれに伴う左室内血栓，デバイスの感染や血栓などである．

3）Impella：
補助循環用ポンプカテーテル（経皮的左室補助人工心臓）

　Impellaとは，経皮的に左室内へ留置するポンプカテーテルで，カテーテルに内蔵された羽根車（＝ Impella）を回転させて左室内の血液を順行性に送血する左室補助循環装置である．左室拡張末期圧が15 mmHgを超える心原性ショックが適応で，主に左心へ作用し心拍出量を増加させることで終末臓器灌流の改善が期待される（図8）．また，Impellaは左室仕事量と酸素消費量を減少させるとともに，左室拡張をおさえる（unloading）ことで冠動脈

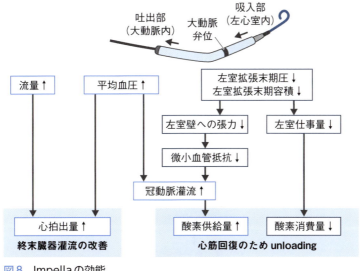

図8　Impellaの効能
(文献40を参考に作成)

灌流や心筋への酸素供給量を増やし心筋の回復が期待されている．現在，本邦で使用可能な機種はIMPELLA CPとIMPELLA 5.5の2機種で，それぞれ最大ポンプ拍出量はIMPELLA CPが3.7 L/分，MPELLA 5.5が5.5 L/分である．前者は通常経皮的に挿入され8日間まで，後者は外科的なカットダウンで挿入し30日間までの使用が可能である．

　Impella使用中の循環管理は，左心機能を心拍出力（cardiac power output：CPO），右心機能をpulmonary pulsatility index（PAPI）で評価する．CPOとPAPIの計算式は以下に示した通りで，CPOが0.6W未満であれば左心不全，PAPIが0.9未満であれば右心不全と判断し，DETROIT CSIプロトコルも参考に追加介入を検討する（図9）．

> CPO＝平均動脈圧×CO/451（正常値：＞0.6 W）
> PAPI＝（収縮期肺動脈圧－拡張期肺動脈圧）/右房圧（CVPで代用）（正常値：0.9以上）

　本邦では，右心補助用のIMPELLAが未承認のため，左心・右心不全にかかわらず追加介入の選択肢はV-A ECMOすなわちECMO＋IMPELLA＝ECPELLAとなる（p153 ECPELLAとtotal unloading）．IMPELLAに関するこれまでの研究結果をいくつか紹介する．2008年のISAR-SHOCK試験[42]では，IABPと比較しImpella 2.5は心原性ショックの左室圧負荷軽減と心拍出量改善で優れていたが，30日予後は両群間に有意差はみられなかった．その後，2016年に心原性ショックに対しImpella 2.5の代わりにImpella CPを用いてIABPと比較したIMPRESS in Severe Shock試験[43]においても，30日予後は両群間で予後に有意差はなく，むしろImpellaCP群で重篤な出血などの血管合併症が多く認められた．一方で，心原性ショックを伴うSTEMI患者に対するImpella CPの有効性を調べたDanGer trial[44]では，死亡率はImpella CP群45.8％ vs 対照群58.5％（HR 0.74，95％CI：0.55-

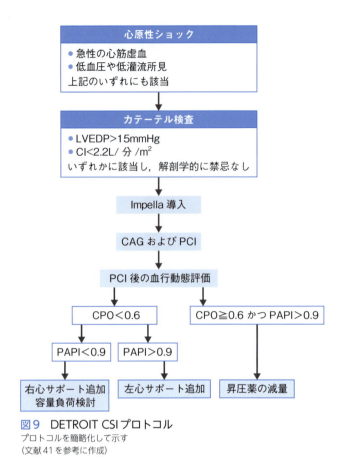

図9　DETROIT CSIプロトコル
プロトコルを簡略化して示す
（文献41を参考に作成）

0.99，$P=0.04$）とImpella CP群で有意に低下した．ところが，合併症の発生率はImpella CP群24.0％ vs 対照群6.2％（RR 4.74，95％ CI：2.36，9.55）とImpella CP群で有意に多く，また，腎代替療法もImpella CP群41.9％ vs 対照群26.7％（RR 1.98，95％ CI：1.27-3.09）とImpellaCP群で有意に多い結果となった．現在，米国で心原性ショックを伴うSTEMI患者に対するImpella CPの有効性を調べたRECOVER IV trial（NCT05506449）が進行中である．

　以上の研究結果からは，心原性ショックに対するImpellaは有効性は引き続き期待はできるものの，合併症の多さについても留意する必要がある．

　さらに，Impella導入の最大のネックとなっているのは保険償還価格で250〜300万円と非常に高価なことである[45]．そのため，Impellaの導入に際してはハートチームでそのリスクベネフィットを十分議論する必要がある．

　各デバイスの特徴を表12にまとめる．

表12　MCSの機序による特徴

	IABP	VA-ECMO	Impella CP
心拍出量	0.3〜0.5L/分	3〜7L/分	1.1〜3.7L/分
後負荷	↓	↑↑	↓
平均動脈圧	↑	↑↑	↑↑
LVEDP・PCWP	↓	→	↓↓
前負荷	—	↓	↓↓
冠動脈血流	↑	—	↑
心筋酸素消費量	↓	→〜↓	↓↓
禁忌・注意症例	大動脈弁閉鎖不全 大動脈瘤 大動脈の狭窄や蛇行	大動脈弁閉鎖不全 凝固異常 大動脈解離	大動脈弁閉鎖不全 凝固異常 溶血

（文献40，48を参考に作成）

ミニレク　ECPELLAとtotal unloading

　ECPELLAは，心原性ショック患者に対してV-A ECMOとIMPELLAを併用することで，相乗効果を期待する治療法である．この治療法においては，V-A ECMOで臓器灌流と酸素供給を維持するとともに，V-A ECMOの逆行性血流により生じる左室負荷をImpellaの順行性血流で左室負荷を軽減させる．このうち，先述したように左室内の圧較差が完全になくなり，心筋への負荷を完全に取り除き，左心のすみやかな回復を期待するtotal unloadingという考え方が注目されている．total unloadingの有用性については，動物実験レベルで心筋梗塞巣を減らすことが示されているが[8)]，人においてはまだその有効性は十分に証明されていない．また，total unloadingを行う際の適切な期間やweaningの方法なども定まってはいないのが現状である．そのため，本邦では両者の併用は診療報酬算定できず，適応についても慎重に判断する必要がある．

4　補助循環装置の選択

　補助循環装置の選択にあたり，ポイントとなるのは，補助循環をするのが左心のみか，右心のみか，それとも両心かという点である（図10）．左心のみであれば，IABPやImpellaが適応となる．一方，右心のみの場合は右心専用のImpellaが国内で使用できないため，両心のときと同様にV-A ECMOが適応となる．また，循環補助にとどまらず重症呼吸不全を合併する場合にもV-A ECMOが適応となる．

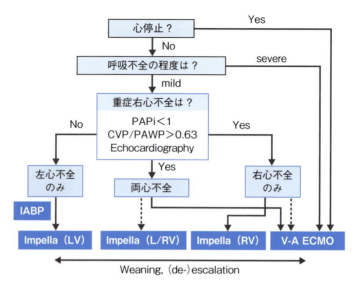

図10　機械的循環補助装置の選択
(文献46より引用)

ミニレク　心力学的にみた各循環補助装置の比較　アドバンス

　図11のPV loopにおいて，青い領域が心外部仕事量(stroke work：SW)，グレイの領域が心内部仕事量(potential energy：PE)であり，これらの合算がpressure volume area (PVA)とよばれ心仕事量に相関する．心力学の見地から考えると，IABPによる心仕事量への影響は限定的である(図11A)．V-A ECMOは大きな流量補助によりSWはやや減少するが，LVEDPを含む左心系の圧力を上げてしまうことで左室壁へ強く張力がかかってしまいPEが増加する(図11B)．これにより総合的にはPVAが高くなり，臓器灌流はできるものの心臓には負荷のかかる血行動態ということがわかる．

　一方で，Impellaについては血行動態の依存度に応じて，その機能のよび方が異なる．まず自己心拍出量が残っている場合は，partial supportとよばれる(図11C)．この場合にはSWとPEをともに減らし，PVAも下げることができる．この際にImpellaの流量を増やしていき，自己心拍出量がなくなった場合(大動脈弁が閉じて脈圧が消えた状態)をtotal supportとよび，さらに大きくPVAが低下している(図11D)．患者の体格が小柄で総血液量が少なければImpellaのみでもtotal supportが可能な場合もあるが，VA-ECMOと併用して達成することが一般的である．なお，VA-ECMOとImpellaを併用した管理をEcpellaとも表現する．そして脈圧が消えた状態からさらに左室内圧が変動しなくなる状態まで下げられると，total unloadingとよばれる(図11E)．これは究極的に心仕事量を低下させた状態であり，実臨床でここまで十分なECMO脱血とImpella流量を達成することは稀である．また**Ecpella管理においては臓器灌流をECMO血流に任せ，Impellaは左室ベント目的で使うことが基本戦略となる**．不用意にImpella流量を上げてしまうと冠血流や脳血流が低酸素血で灌流される危険があるためである．十分なECMO血流が担保できている状態を前提として心保護も狙っていくのが，Impella流量を上げていくtotal supportやtotal unloadingとなる．またLVEDPを下げることで冠動脈の血管抵抗が低下するため，冠血流が増加することも重要である．特にtotal supportとtotal unloadingになると，収縮期にも冠血流が流れることも利点である(図12)．

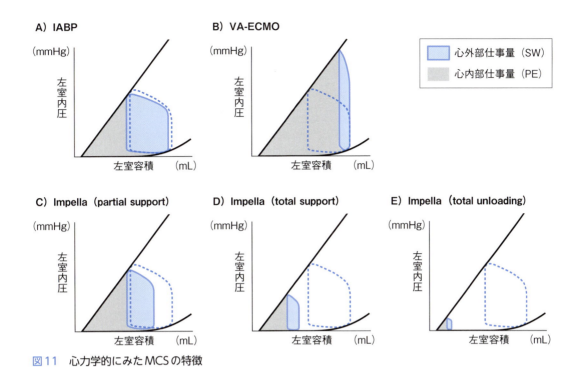

図11 心力学的にみた MCS の特徴
(文献7, 47を参考に作成)

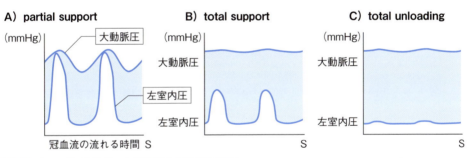

図12 Impella のサポートに応じた冠血流の違い
(文献7より筆者作成)

参考文献

1) Baran DA, et al : SCAI clinical expert consensus statement on the classification of cardiogenic shock: This document was endorsed by the American College of Cardiology (ACC), the American Heart Association (AHA), the Society of Critical Care Medicine (SCCM), and the Society of Thoracic Surgeons (STS) in April 2019. Catheter Cardiovasc Interv, 94 : 29-37, 2019（PMID : 31104355）

2) Naidu SS, et al : SCAI SHOCK Stage Classification Expert Consensus Update: A Review and Incorporation of Validation Studies: This statement was endorsed by the American College of Cardiology (ACC), American College of Emergency Physicians (ACEP), American Heart Association (AHA), European Society of Cardiology (ESC) Association for Acute Cardiovascular Care (ACVC), International Society for Heart and Lung Transplantation (ISHLT), Society of Critical Care Medicine (SCCM), and Society of Thoracic Surgeons (STS) in December 2021. J Am Coll Cardiol, 79 : 933-946, 2022（PMID : 35115207）

3) Schrage B, et al : Application of the SCAI classification in a cohort of patients with cardiogenic shock. Catheter Cardiovasc Interv, 96 : E213-E219, 2020（PMID : 31925996）

4) Curran J, et al : Beyond Reperfusion: Acute Ventricular Unloading and Cardioprotection During Myocardial Infarction. J Cardiovasc Transl Res, 12 : 95-106, 2019（PMID : 30671717）

5) 補助人工心臓治療関連学会協議会 インペラ部会：IMPELLA 適正使用指針
https://j-pvad.jp/guidance/（2024年10月閲覧）

6) 日本循環器学会，他：2023年 JCS/JSCVS/JCC/CVIT ガイドラインフォーカスアップデート版 PCPS/ECMO/循環補助用心内留置型ポンプカテーテルの適応・操作
https://www.j-circ.or.jp/cms/wp-content/uploads/2023/03/JCS2023_nishimura.pdf（2024年12月閲覧）

7) Saku K, et al：Left Ventricular Mechanical Unloading by Total Support of Impella in Myocardial Infarction Reduces Infarct Size, Preserves Left Ventricular Function, and Prevents Subsequent Heart Failure in Dogs. Circ Heart Fail, 11：e004397, 2018（PMID：29739745）

8) Tehrani BN, et al：A Standardized and Comprehensive Approach to the Management of Cardiogenic Shock. JACC Heart Fail, 8：879-891, 2020（PMID：33121700）

9) Basir MB, et al：Improved Outcomes Associated with the use of Shock Protocols: Updates from the National Cardiogenic Shock Initiative. Catheter Cardiovasc Interv, 93：1173-1183, 2019（PMID：31025538）

10) 日本循環器学会：急性冠症候群ガイドライン（2018年改訂版）
https://www.j-circ.or.jp/cms/wp-content/uploads/2018/11/JCS2018_kimura.pdf（2024年12月閲覧）

11) Ibanez B, et al：2017 ESC Guidelines for the management of acute myocardial infarction in patients presenting with ST-segment elevation: The Task Force for the management of acute myocardial infarction in patients presenting with ST-segment elevation of the European Society of Cardiology (ESC). Eur Heart J, 39：119-177, 2018（PMID：28886621）

12) Krahwinkel W, et al：Dobutamine stress echocardiography. Eur Heart J, 18 Suppl D：D9-15, 1997（PMID：9183605）

13) Daniels CJ & Orsinelli DA：Cardiac rupture with dobutamine stress echocardiography. J Am Soc Echocardiogr, 10：979-981, 1997（PMID：9440077）

14) Mathew R, et al：Milrinone as Compared with Dobutamine in the Treatment of Cardiogenic Shock. N Engl J Med, 385：516-525, 2021（PMID：34347952）

15) Felker GM, et al：Heart failure etiology and response to milrinone in decompensated heart failure: results from the OPTIME-CHF study. J Am Coll Cardiol, 41：997-1003, 2003（PMID：12651048）

16) O'Connor CM, et al：Continuous intravenous dobutamine is associated with an increased risk of death in patients with advanced heart failure: insights from the Flolan International Randomized Survival Trial (FIRST). Am Heart J, 138：78-86, 1999（PMID：10385768）

17) Alkhunaizi FA, et al：The Management of Cardiogenic Shock From Diagnosis to Devices: A Narrative Review. CHEST Crit Care, 2：, 2024（PMID：38993934）

18) Mehta A, et al：Contemporary approach to cardiogenic shock care: a state-of-the-art review. Front Cardiovasc Med, 11：1354158, 2024（PMID：38545346）

19) Killip T 3rd & Kimball JT：Treatment of myocardial infarction in a coronary care unit. A two year experience with 250 patients. Am J Cardiol, 20：457-464, 1967（PMID：6059183）

20) Mello BH, et al：Validation of the Killip-Kimball classification and late mortality after acute myocardial infarction. Arq Bras Cardiol, 103：107-117, 2014（PMID：25014060）

21) Forrester JS, et al：Medical therapy of acute myocardial infarction by application of hemodynamic subsets (second of two parts). N Engl J Med, 295：1404-1413, 1976（PMID：790194）

22) Nohria A, et al：Clinical assessment identifies hemodynamic profiles that predict outcomes in patients admitted with heart failure. J Am Coll Cardiol, 41：1797-1804, 2003（PMID：12767667）

23) Binanay C, et al：Evaluation study of congestive heart failure and pulmonary artery catheterization effectiveness: the ESCAPE trial. JAMA, 294：1625-1633, 2005（PMID：16204662）

24) Ortega-Hernández JA, et al：Dynamic Invasive Hemodynamic Congestion Profile Impacts Acute Myocardial Infarction Complicated by Cardiogenic Shock Outcomes: A Real-World Single-Center Study. J Card Fail, 29：745-756, 2023（PMID：36343784）

25) Shah MR, et al：Impact of the pulmonary artery catheter in critically ill patients: meta-analysis of randomized clinical trials. JAMA, 294：1664-1670, 2005（PMID：16204666）

26) Garan AR, et al：Complete Hemodynamic Profiling With Pulmonary Artery Catheters in Cardiogenic Shock Is Associated With Lower In-Hospital Mortality. JACC Heart Fail, 8：903-913, 2020（PMID：33121702）

27) Saxena A, et al：Value of Hemodynamic Monitoring in Patients With Cardiogenic Shock Undergoing Mechanical Circulatory Support. Circulation, 141：1184-1197, 2020（PMID：32250695）

28) Hernandez GA, et al：Trends in Utilization and Outcomes of Pulmonary Artery Catheterization in Heart Failure With and Without Cardiogenic Shock. J Card Fail, 25：364-371, 2019（PMID：30858119）

29) Jentzer JC, et al：Shock in the cardiac intensive care unit: Changes in epidemiology and prognosis over time. Am Heart J, 232：94-104, 2021（PMID：33257304）

30) Hochman JS, et al：Early revascularization in acute myocardial infarction complicated by cardiogenic shock. SHOCK Investigators. Should We Emergently Revascularize Occluded Coronaries for Cardiogenic

Shock. N Engl J Med, 341：625-634, 1999（PMID：10460813）

31) Thiele H, et al：PCI Strategies in Patients with Acute Myocardial Infarction and Cardiogenic Shock. N Engl J Med, 377：2419-2432, 2017（PMID：29083953）

32) Lawton JS, et al：2021 ACC/AHA/SCAI Guideline for Coronary Artery Revascularization: A Report of the American College of Cardiology/American Heart Association Joint Committee on Clinical Practice Guidelines. Circulation, 145：e18-e114, 2022（PMID：34882435）

33) Shankar A, et al：A Clinical Update on Vasoactive Medication in the Management of Cardiogenic Shock. Clin Med Insights Cardiol, 16：11795468221075064, 2022（PMID：35153521）

34) 日本集中治療研究会：CE教材シリーズ IABP
https://www.jseptic.com/ce_material/update/ce_material_11.pdf（2024年12月閲覧）

35) Thiele H, et al：Intraaortic balloon support for myocardial infarction with cardiogenic shock. N Engl J Med, 367：1287-1296, 2012（PMID：22920912）

36) McDonagh TA, et al：2021 ESC Guidelines for the diagnosis and treatment of acute and chronic heart failure. Eur Heart J, 42：3599-3726, 2021（PMID：34447992）

37) Malick W, et al：Comparison of the Hemodynamic Response to Intra-Aortic Balloon Counterpulsation in Patients With Cardiogenic Shock Resulting from Acute Myocardial Infarction Versus Acute Decompensated Heart Failure. Am J Cardiol, 124：1947-1953, 2019（PMID：31648782）

38) Huckaby LV, et al：Intra-Aortic Balloon Pump Bridging to Heart Transplantation: Impact of the 2018 Allocation Change. Circ Heart Fail, 13：e006971, 2020（PMID：32757643）

39) ELSO Interim Guidelines For Venoarterial Extracorporeal Membrane Oxygenation In Adult Cardiac Patients: Erratum. ASAIO J, 68：e133, 2022（PMID：35763786）

40) ABIOMED：IMPELLA Patient Management Hand Book

41) Basir B:Institutional Algorithms, Mechanical Circulatory Support & Patient Outcomes: The Detroit Cardiogenic Shock Initiative. Interventional Cardiology Review 12(Suppl2):11-13, 2017

42) Seyfarth M, et al：A randomized clinical trial to evaluate the safety and efficacy of a percutaneous left ventricular assist device versus intra-aortic balloon pumping for treatment of cardiogenic shock caused by myocardial infarction. J Am Coll Cardiol, 52：1584-1588, 2008（PMID：19007597）

43) Ouweneel DM, et al：Percutaneous Mechanical Circulatory Support Versus Intra-Aortic Balloon Pump in Cardiogenic Shock After Acute Myocardial Infarction. J Am Coll Cardiol, 69：278-287, 2017（PMID：27810347）

44) Møller JE, et al：Microaxial Flow Pump or Standard Care in Infarct-Related Cardiogenic Shock. N Engl J Med, 390：1382-1393, 2024（PMID：38587239）

45) ABIOMED：Impella
https://d1edr79mp9g5zc.cloudfront.net/5eb0affe-1991-449b-bfc0-a5a0516548bf/57aff6cf-bb26-4f08-b62d-a2bc796071af/57aff6cf-bb26-4f08-b62d-a2bc796071af_source__v.pdf（2024年12月閲覧）

46) Balthazar T, et al：Managing Patients With Short-Term Mechanical Circulatory Support: JACC Review Topic of the Week. J Am Coll Cardiol, 77：1243-1256, 2021（PMID：33663742）

47) Saku K, et al：Interventional heart failure therapy: A new concept fighting against heart failure. J Cardiol, 80：101-109, 2022（PMID：34924236）

48) Atkinson TM, et al：A Practical Approach to Mechanical Circulatory Support in Patients Undergoing Percutaneous Coronary Intervention: An Interventional Perspective. JACC Cardiovasc Interv, 9：871-883, 2016（PMID：27151604）

第**3**章 循環　**Advanced編**

ショックの生理学と心力学

原田佳奈

keyword ➡ 酸素供給量，酸素消費量，RUSH protocol，stressed volume，unstressed volume，PV loop

1 ショックの定義と病態生理

1）定義

　ショックは酸素供給の低下や酸素消費の増加，酸素の利用障害などにより生じる「**細胞や組織の低酸素症**」で，低血圧とは区別される[1]．至適血圧は個人や疾患によりまちまちで，**臓器灌流を維持できずに臓器障害をきたすのはショック**，逆に**血圧が低くても臓器灌流が維持され臓器障害をきたしていないのは低血圧**である．そのため，ショックの評価や治療においては，血圧よりもむしろ**臓器灌流がより重要な指標である**．

2）病態生理

　ショックは細胞や組織における酸素の需給バランスが崩れて酸素消費量に対する酸素供給量が不足するときに引き起こされる．主に酸素供給にかかわる呼吸は，外呼吸と内呼吸に分類される．外呼吸は肺胞で行われる酸素と二酸化炭素のガス交換である．一方，内呼吸は血液中へ取り込まれた酸素がヘモグロビンと結合して組織や細胞へ運搬され，細胞内のミトコンドリアで酸素を利用し，エネルギー（ATP）と二酸化炭素を産生するプロセスである．この際，酸素供給が十分な場合には好気性代謝，酸素供給が不十分な場合には嫌気性代謝が行われる（図1）．嫌気性代謝は，酸素を使用せずにエネルギーを産生できることが利点であるが，非効率的で乳酸を産生し代謝性アシドーシスを引き起こす要因になることが欠点である．さらに，嫌気性代謝でも十分なエネルギーが産生できなくなると，組織や臓器は虚血に陥り，この状態が遷延すると臓器障害をきたす．

158 ▶ 症例からわかる、動ける！ ICU 実践コアレクチャー

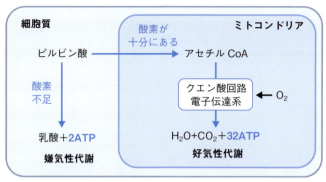

図1　好気性代謝と嫌気性代謝

表1　ショックの分類

種類		疾患例
血液分布異常性	敗血症性	敗血症
	非敗血症性	SIRS（熱傷，外傷，急性膵炎），神経系（脊髄損傷，重症頭部外傷），アナフィラキシー，その他（肝不全，中毒）
心原性	心筋症	心筋梗塞，非代償性心不全，敗血症性心筋症，心筋炎，心損傷，薬剤性（β受容体遮断薬，Caチャネル受容体遮断薬）
	不整脈	頻脈性不整脈（心房細動，心房粗動，リエントリー，心室細動，心室頻拍），徐脈性不整脈（房室ブロック，洞不全症候群）
	器質的異常	重症弁膜症，心破裂，粘液腫，急性弁機能不全（感染性心内膜炎，乳頭筋断裂）
循環血液量減少性	出血性	消化管出血，外傷，周術期，腫瘍出血，周産期
	非出血性	嘔吐下痢，イレウス，尿崩症，血管外漏出亢進
閉塞性	肺動脈	肺血栓塞栓症，重症肺高血圧症
	器質的	緊張性気胸，血胸，心タンポナーデ，収縮性心膜炎

（文献1を参考に作成）

2　ショックの分類と診断

1）分類

ショックは表1に示す通り，血液分布異常性，心原性，循環血液量減少性，閉塞性の4つに分類される．

2）診断

ショック患者では，組織や細胞への酸素供給不足による，臓器低灌流を示す**皮膚所見（冷汗，網状皮斑，毛細血管再充満時間）**や**意識障害**などの身体所見に加え，**尿量低下**，嫌気性代謝を示す**乳酸値の上昇**などがみられる．

ショックの鑑別には身体診察（頸静脈の怒張や浮腫，心雑音や呼吸音など）のほか，超音波検査，胸部X線検査などを用いる．超音波検査では，低血圧の患者の鑑別診断をベッドサイドで短時間かつ効率よく系統的に評価できるRUSH protocolが有用である（表2）[2]．評価項目は**Pump, Tank, Pipe**の3つで，ショックの原因が心臓自体の機能低下（Pump）

表2 RUSH protocolの評価項目

RUSH 評価項目	ショックの種類			
	循環血液量減少性	心原性	閉塞性	血管分布異常性
Pump	● 左室過収縮 ● 内腔狭小化	● 左室収縮低下 ● 心拡大	● 左室過収縮 ● 心嚢液 ● 心タンポナーデを示唆する所見 ● RV 拡張（肺血栓塞栓症）	● 左室過収縮（敗血症早期） ● 左室収縮低下（敗血症晩期：敗血症性心筋症）
Tank	● IVC 虚脱 ● 頸静脈虚脱 ● 胸水／腹水（血管内脱水につながる血管外漏出がある病態を示唆）	● IVC 拡張 ● 頸静脈拡張 ● Lung rockets（肺エコーでの溢水所見） ● 胸水	● IVC 拡張 ● 頸静脈拡張 ● lung sliding の消失（気胸）	● IVC 虚脱（敗血症早期） ● 胸水／腹水（感染源の候補）
Pipes	● 大動脈瘤 ● 大動脈解離	● 所見なし	● DVT	● 所見なし

（文献2より引用）

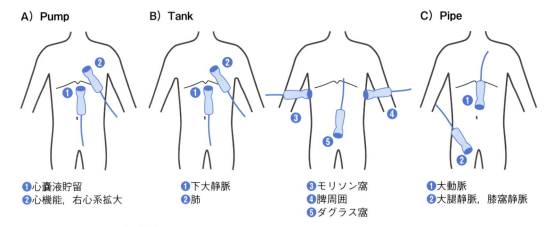

図2 RUSH protocolの測定
肺と大腿静脈の評価はリニア型を使用するが，他部位はセクター型で評価可能である．
（文献3を参考に作成）

なのか，心臓に戻ってくる血液が少ない状態（Tank）なのか，血管に異常がある状態（Pipe）なのかに分けて評価を行う．それぞれの評価項目を表2に，検査部位を図2に記載する．

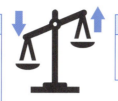

図3 酸素の需給バランスから考えるショックの治療

3 ショックの初期治療

1) 治療の基本

　ショック治療の基本は酸素の需給バランスを是正することである．需給バランスが崩れる原因は ① 酸素供給量の低下，② 酸素消費量の増加，③ 酸素の利用障害に分けられる．このうち，③ 酸素の利用障害に対しては原疾患に対する治療が主体となるため，残りの ① 酸素供給量を増やすか，② 酸素消費量を減らすかが初期治療の選択肢となる（図3）．②の酸素消費量を減らす方法としては，人工呼吸器で補助換気あるいは調節換気で自発呼吸仕事量を軽減することや鎮静鎮痛管理で不穏や疼痛を抑え，体温管理で発熱やシバリングを抑えることなどである．敗血症など酸素需要量が増えたときの呼吸仕事量は非常に多いため，ショックの際に人工呼吸器主体の呼吸管理をすることは病態生理的に妥当である．

2) 酸素供給量を増やす方法

　酸素供給量 oxygen delivery（DO_2）は以下の式で求めることができる．

$$DO_2 = \{(1.34 \times Hb \times SaO_2) + (0.003 \times PaO_2)\} \times CO$$
Hb：ヘモグロビン値（g/dL），CO：心拍出量（L/分）

$0.003 \times PaO_2$ は小さく無視できるため簡略化すると，以下で表すことができる．

$$DO_2 \fallingdotseq 1.34 \times Hb \times SaO_2 \times CO$$

　この式からわかるように**酸素供給を増やすために重要な因子は「Hb」と「CO」である**．SaO_2 は低くても80％台であることが多く改善の余地が少ないため，HbやCOに比べると優先順位が下がる．例えば，血管内脱水の患者に対して輸液を投与することでCOを1.5倍増やすことができれば，DO_2 は1.5倍に増加する．また低心機能の患者に強心薬を使用することでCOを1.5倍増やしても DO_2 は1.5倍に増加する．一方，低左心機能患者でCOを増やしにくい場合や，COが十分でも酸素供給量が足りない場合は，Hbを高めにすることで DO_2

を増やすことも可能である．DO_2を意識した評価・治療ができるようになるとショックの治療が理論立てて行えるようになる．

3）酸素の運搬と消費

　酸素消費＜酸素供給となれば嫌気性代謝が起きずにすむかと言えば，必ずしもそうではない．図4に酸素の運搬と消費の例を提示する．例えば正常の場合，肺で十分に酸素化された血液（SaO_2）は心臓から拍出され末梢組織・細胞に酸素を渡して心臓に戻ってくる（これが混合静脈血酸素飽和度：SvO_2）．図4でわかるように正常では運搬されている酸素の25％が消費されて残りの75％の酸素は右心房に戻ってくる（SvO_2 75％）．運搬される酸素のなかで末梢組織・細胞にとり込まれる酸素の割合を酸素摂取率（O_2 extraction ratio：O_2 ER）といい，以下の式で求められる．

$$O_2ER(\%) = \{(SaO_2 - SvO_2)/SaO_2\} \times 100$$

　正常では25～30％の酸素が消費されて心臓に戻ってくるので，O_2 ERの正常値は25～30％といわれており，ゆえにSvO_2の正常値も70～75％ほどである（図4A）．敗血症など酸素消費が増えると末梢組織・細胞で渡される酸素は増えるが，酸素摂取率の限界値は50％であるといわれている．つまり，SvO_2は50％が最低値となる（図4B）．酸素摂取率が50％まで増えても酸素が足りない場合，嫌気性代謝に移行する（図4C）．これをもとに考えると，乳酸値がまだ上昇していなくてもSvO_2が50％台まで低下していることは，嫌気性代謝になるギリギリの酸素需給バランスになっているということを示している．

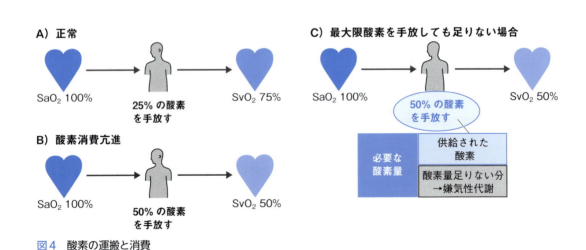

図4　酸素の運搬と消費

ミニレク unstressed volume と stressed volume

心臓から全身へ送り出された血液は，動脈・静脈を介して再び心臓へ戻ってくるが，このうち70％以上の血液が静脈へ分布しているとされる．血管内の血液が圧を形成するには，まず血管内を満たすだけの血液が必要であり，それ以上の血液が存在すると血管を押し広げ圧が生まれる．つまり，まず全身の血管床を満たすために必要な血液が存在し，そのリザーバーとして機能している血液が unstressed volume とよばれている．そして血管床以上の血液で満たされた場合に血管を押し広げる圧をつくり，これが stressed volume とよばれる有効循環血液量である（図5A）．言い換えると，血管床が多ければ多いほど，それを満たす血液量が多く必要となるため，同じ血液量でも unstressed volume が多くなり，相対的に stressed volume が少なくなって血圧は低くなる．出血や脱水で血液量が減少すると，血管を収縮させ unstressed volume を減らすことで stressed volume を保つことができる．これが脱水や出血の初期に血圧が維持できる機序である（図5B）．さらに出血量が多くなり unstressed volume も限界まで減ってしまうと，stressed volume も減り，血圧が低下する（図5C）．一方，敗血症などの血液分布異常性ショックでは，静脈も血管拡張するため血管床が増え，unstressed volume が増えるため stressed volume が減少し，血圧が低下する（図5D）．ノルアドレナリンは動脈だけでなく静脈も収縮させることで unstressed volume を減らし，stressed volume を増やすため CO が増え，血圧も上昇する．

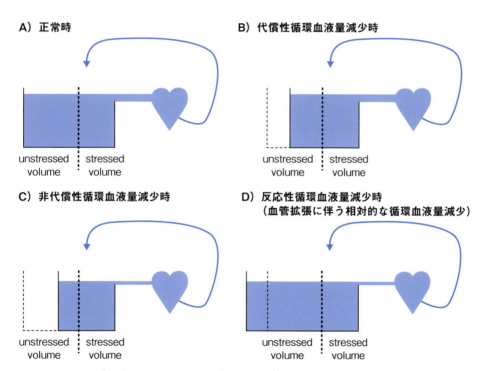

図5 unstressed volume と stressed volume の病態による変化
（文献4より引用）

4 心力学の臨床への応用

　ここでは，心不全患者の病態や治療による変化を生理学的視点から客観的に把握することを目的に，心力学に基づいて3つの症例を問題形式であげ解説する.

症例 1

　40代から高血圧症で内服加療中であった60代男性. 内服治療中であるが自宅血圧は平均150/90 mmHgとコントロール不良であった. 数日前から感冒症状を自覚，仕事を休んで経過をみていたが，朝起床時に呼吸困難感を訴え，救急外来を受診した.

　救急外来到着時は起坐呼吸で，バイタルは血圧 170/120 mmHg，心拍数102回/分，呼吸数30回/分，SpO_2 93 %（室内気），体温36.8℃だった. 体幹・四肢に目立った浮腫はなく，両側肺野でcoarse crackleを聴取し，心尖部に最強のLevine 第Ⅳ度の収縮期雑音を聴取した. 胸部X線では肺門部を中心に血管陰影の増強を認めた. 経胸壁心エコー検査（transthoracic echocardiography：TTE）検査では左室駆出率（ejection fraction：EF）は正常で壁運動異常はなく，中等度の僧帽弁/三尖弁閉鎖不全症を認めた.

Q1 本症例を心不全と診断した際に，クリニカルシナリオ（CS）分類のいずれに相当するか. またNohria-Stevenson分類は何になるか.

Q2 治療は何か.

本症例のポイント central shiftによる病態の理解

　この症例は感染症によるストレスで交感神経系が賦活化され，急激な肺うっ血・肺水腫を生じた症例である. 交感神経系が賦活化されると，末梢血管抵抗増加による血圧上昇や心収縮能・心拍数増加などの反応が生じるほか，静脈の血管収縮にもつながる. その結果，unstressed volumeからstressed volumeへの移動が起き（前述），stressed volumeが増加し肺水腫の増悪につながる. これがCS1（ミニレク クリニカルシナリオ）で特徴的なcentral shiftとよばれる病態である. 左室の拡張障害があると，後負荷増大やcentral shiftに対する左室の許容範囲が少なく，容易に左房圧，肺静脈圧が上昇し肺うっ血・肺水腫をきたす. そして肺水腫による低酸素の呼吸困難感は，さらなる交感神経系の賦活化につながり，心不全が増悪するという悪循環に陥る.

　そのため，本症例のようなCS1の心不全に対する治療には，「交感神経系を抑える」ことと，それによる「後負荷・central shift」を改善させることである. ゆえに治療は血管拡張薬による後負荷の改善と，酸素化を改善させ呼吸困難感による交感神経系賦活化の悪循環を断ち切ることが必要になる. 酸素投与の方法は，本症例のような肺水腫では非侵襲的陽圧換気療法（NPPV）がよく使用される（ミニレク 心不全に対するNPPVの効果）.

164 ▶ 症例からわかる、動ける！ICU 実践コアレクチャー

A1▶ CS1，Profile B

A2▶ 血管拡張薬，NPPV

ミニレク　クリニカルシナリオ（CS）

　クリニカルシナリオ（clinical scenario：CS）は心不全を血圧や病態により5つに分類したもので（表3），初療の心不全の病態把握と治療に役立てるために使用されることが多い[5]．CS1〜3に関しては収縮期血圧で分類することも可能だが，病態把握や治療に活かすためには，血圧ではなく病態別に分類するのが重要である．CS1は肺水腫が主病態，C2は総体液量過剰が主病態，CS3は低灌流が主病態となる．この分類に従うとCS1の治療は血管拡張薬，CS2は利尿薬，CS3は強心薬やメカニカルサポートとなる

ミニレク　Nohria-Stevenson分類

　Nohria-Stevenson分類は身体所見により低灌流とうっ血の有無を評価することで病態を整理し，治療に役立てるものである[2]．概念としてはForrester分類と同じであるが，Forrester分類はうっ血の有無を肺動脈楔入圧18 mmHgをcut off値として評価し，また低灌流の有無を心係数2.2 L/分/m²で評価しているため観血的測定が必要になる．観血的測定でなく身体所見で判断し分類したものが，Nohria-Stevenson分類となる（図6）．

表3　クリニカルシナリオ分類

CS分類	特徴
1	● SBP > 140 mmHg ● 症状は急激に出現・増悪する ● 肺水腫が主病態 ● 全身の浮腫はそこまで目立たない ● EFは保たれている症例が多く，急激な充満圧の上昇により発症する ● 血管の収縮/拡張機能が関与
2	● SBP 100〜140 mmHg ● 症状は体重の増加とともに緩徐に進行 ● 全身の浮腫が主病態 ● 肺水腫は目立たない ● 慢性的な充満圧上昇があり，静脈圧・肺動脈圧の上昇を伴う ● 臓器障害（腎障害，肝障害，貧血，低アルブミン血症）
3	● SBP < 100 mmHg ● 急性あるいは緩徐に発症する ● 低灌流が主病態であることが大半 ● 肺水腫を認める ● 充満圧の上昇を認める ● 全身の浮腫は目立たない ● 心原性ショックや低灌流を伴うかどうかで2つに分けられる
4	● 急性冠症候群で急性心不全症状・徴候を認める ● トロポニン上昇のみでは当てはまらない
5	● 右室機能不全 ● 肺水腫は認めない ● 全身の静脈うっ血所見 ● 急性のこともあれば緩徐に進行することもある

（文献5より引用）

Advanced編 ショックの生理学と心力学

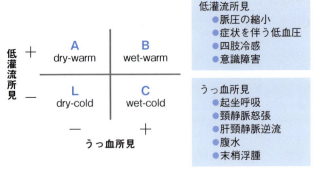

図6　Nohria-Stevenson 分類
（文献2より引用）

> **ミニレク　心不全に対するNPPVの効果**　　　　　　　　　　　　　アドバンス
> 　NPPVは心不全やCOPD急性増悪などに有効な治療と考えられている．NPPVはCS1心不全に特に有効であるが，その機序としては，① 肺胞への持続陽圧により，虚脱した肺胞を膨らませ，また肺静脈の静水圧上昇による肺胞への漏出を防ぐ，② 胸腔内圧上昇による静脈灌流量低下（前負荷低下），③ 胸腔内圧が高くなることで左室にとって後負荷が減少する（LV transmural pressureの低下，胸腔内から末梢にかけて圧の勾配ができるため末梢に拍出されやすくなる）ことが考えられている[6]．このようにNPPVは酸素化改善のみならずcentral shiftや後負荷も改善しうるため，NPPVを使用するだけで大部分の治療ができ，血管拡張薬の使用はほとんど必要としない症例もしばしば経験する．

症例 2

　虚血性心筋症による低左心機能に対し内服治療中だった70代女性．心不全で入院加療をしていたが，2週間前に自宅退院となった．退院後は自宅でわずかな労作でも息切れを自覚していたが，リハビリだと思い頑張って動いていた．入院2日前から倦怠感が強くなり外来受診となった．バイタルは血圧130/90 mmHg，心拍数94回/分，呼吸数18回/分，SpO$_2$ 97％（室内気）だった．退院時と体重は変わらないが，血圧は前回退院時の90/60 mmHgより高く，末梢冷感と下腿浮腫を認めた．胸部単純X線では両側肺野の透過性低下と心拡大を認め，うっ血性心不全で入院となった．TTEではEF 20％と前回退院時から10％程低下しており，軽度〜中等度のTR/MRを認めた．左室流出路速度時間積分値（left ventricular outflow tract velocity time integral：LVOT-VTI）は8 cmだった．

Q1 本症例の心不全はCS分類のいずれに相当するか．またNohria-Stevenson分類は何になるか．

Q2 治療は何か．

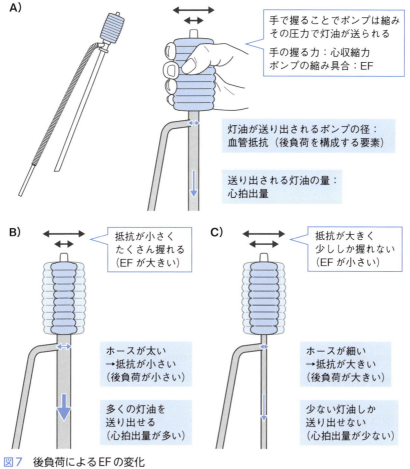

図7　後負荷によるEFの変化
径（後負荷）の変化に伴う，ポンプを握れる程度（EF）と送り出される灯油量（心拍出量）の変化

本症例のポイント 血管拡張薬を用いた後負荷軽減とEF改善

　この症例は末梢冷感と軽度うっ血を認め，TTEの所見も加味すると低心拍出量症候群（low cardiac output syndrome：LOS）の状態であると考えられる．CS分類だと3に相当し，Nohria-Stevenson分類ではwet-coldであるProfile Cに該当する．

　CS3，LOSの治療は強心薬やメカニカルサポート（mechanical circulatory support：MCS）である．しかし，強心薬を使用せずとも心拍出量・EFを改善させることが可能な症例もある．これは，灯油を移すときに使用するポンプに心臓を見立てて考えると理解しやすい（図7）．ポンプを強く握れば多くの灯油を送り出すことができる（心収縮力が高いほど心拍出量やEFは増加する）．しかし，送り出す量は，握力だけでなくホースの径によっても変わる．図7Bと図7Cの比較のように，ホースの径が細いと管の抵抗が上がるため，同じ握力でも，ホースに灯油を送るのは難しくなる（心収縮能は変わらなくても，後負荷が上がると心拍出量・EFは下がる）．以上から，心拍出量・EFは収縮能だけでなく後負荷にも依存することがわかる．

本症例では，血管拡張薬を使用することで，心拍出量が増加し，EFも改善した．EFが低くても後負荷が高い症例では，まず血管拡張薬を試すことができる．血圧が低い症例でも，血管拡張薬使用による後負荷軽減の結果として心拍出量が増えれば，最終的に血圧は下がらずにすむ．後負荷が高くないLOSの患者については強心薬やMCSが最初に選択される．評価が難しく血管拡張薬が使用しにくい場合ははじめから強心薬を使用しても問題ない．

A1▶ CS3，Profile C
A2▶ 血管拡張薬（低血圧の懸念がある場合は強心薬の併用も可能）

症例 3

　拡張型心筋症の既往があり内服治療中だった40代男性．年末年始で外食の機会が多かった．年明けから労作時の息切れが増強するようになり，階段を上ることも辛くなったため循環器外来を受診した．全身の浮腫を認め，肺野にcoarse cracklesを聴取した．胸部X線で両側透過性低下と心拡大を認め心不全で入院となった．TTEではEF 20％と低下しており重度のTR/MRを認め，E/A 1.8，e/e' 28であった．

Q1 本症例の心不全はCS分類のいずれに相当するか．またNohria-Stevenson分類は何になるか．

Q2 治療は何か．

本症例のポイント 利尿薬の投与によりEFが改善する心不全

　本症例は拡張型心筋症がある患者であり，もともと拡張能・収縮能がともに低下している．その状態に，さらに年末年始の暴飲暴食に伴う塩分過剰による体液量過剰の結果として心不全を発症したと考えられる．病態としてはCS分類2，Nohria-Stevenson分類はProfile Bとなる．

　したがって，治療は利尿薬である．この症例は利尿薬の反応は良好で心不全症状は改善し，TTEの再検査ではTR/MR，E/Aやe/e'の改善のみでなく，EFも改善した．

　症例2では後負荷によりEFが変わることについて述べたが，本症例では前負荷によるEFの変化が病態と関係している．前負荷によるEFの変化をここでは風船に例え説明する（図8）．風船自体のゴムが縮もうとする力（収縮力）は一定である．この風船が2割膨らんだ状態から空気を出し入れするときと，7割膨らんだ状態から空気を出し入れするときを考える．2割しか膨らんでない状態で空気を入れるのは容易だが，すでに7割膨らんだ状態から追加で空気を入れるにはより大きな力が必要になる（風船が膨らむのには限度があるため）．これを心臓に例えると，心臓が全体的に拡張している（容量が多い）状態で収縮・拡張をするのは効率が悪くEFが低下する．利尿薬を使用することで全体的な容量を下げ左室を縮小させる結果，より効率よく心臓が拡張・収縮できEFは改善する．

A）風船が20％ほど膨らんだ状態から空気を出し入れする場合

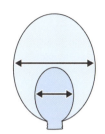

B）風船が70％ほど膨らんだ状態から空気を出し入れする場合

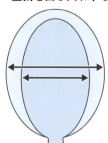

すでにパンパンな状態（前負荷が大きい）からさらに空気を出し入れするのはより力が必要．空気を送り込む力（収縮力）がAと変わらない場合，出し入れする空気の量（EF・心拍出量）はAより減ってしまう

図8　前負荷によるEFの変化

A1 ▶ CS2，Profile B

A2 ▶ 利尿薬

> **ミニレク　左室拡張能の評価** [7〜9]
>
> 　左室の拡張期には等容弛緩期と血液流入期がある．左室が収縮し終わると，まず左室が能動的に弛緩することで左室内圧を下げる（等容弛緩期）．そして左室内圧が左房圧よりも低くなると，僧帽弁が開き左房から左室へと血液が流入する（血液流入期）．そのため左室の拡張能は，① 能動的に弛緩する能力（弛緩能）と，② 左室のコンプライアンスによって規定される．いずれの機能低下でも血行動態的には左室拡張末期圧が上昇する．TTEで左室拡張能を評価する方法はいくつか存在するが，左室弛緩能やコンプライアンスを単独で評価できる方法はなく，弛緩能，コンプライアンスと左室拡張末期圧が複合的に影響したものが評価される．
>
> 　実際は図9のようにE/A比，E/e'，左房径，三尖弁逆流の速度から総合的に評価する．E/A比は僧帽弁口血流速波形から求められるもので，正常で拡張早期（E波にあたる時期）に大部分の血液が流入するため，E/A≧1のパターンとなる（正常パターン）．左室弛緩能が低下すると早期の血液流入が減少するためE波が減少し，E/Aは小さくなり1未満となる（左室弛緩異常パターン）．左室弛緩能に加えて左室コンプライアンスも低下すると，左室拡張末期圧が上昇することで拡張期後半（A波にあたる時期）の血液流入も阻害されるためA波は小さくなり，E/A≧1となる（偽正常化パターン）．さらにコンプライアンスが低下するとE/A≧2となる（拘束型パターン）．
>
> 　e'は僧帽弁輪の移動速度であり，左室拡張能の指標とされている．弛緩能が正常な例では前負荷増加や重症僧帽弁逆流によりe'が低下する．一方で弛緩能が低下していると，前負荷にかかわらずe'が低下する．E/e'比は左室拡張末期圧の指標とされており，E/e'比が高いほど左室拡張末期圧が高いといわれている．

　以上，3例の心不全症例を紹介した．症例1は救急外来などでよく見かける急性の肺水腫の病態で，症例2，3はそれぞれ後負荷・前負荷によりEF・心拍出量が変化する症例であった．EFが低いから強心薬を使用する，というのは間違ってはいないが，このように前負荷・後負荷による血行動態の変化を理解すると治療の選択肢が増え，より適した治療を選択できるようになる．

また，PV loop（pressure volume loop）を使用することで病態理解を深められ，MCSの管理に役立てることもできる．PV loopは心周期を圧を縦軸，容量を横軸に記載した圧容量曲線であり，収縮能・拡張能・前負荷・後負荷・心拍出量すべてを可視化できるものである．前述の3症例をPV loopで表現したものを次の ミニレク で紹介する．

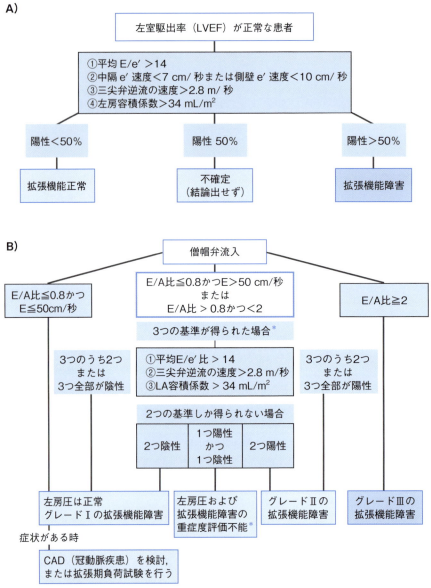

図9　左室拡張能の評価
A）左室駆出率（LVEF）が正常な患者における左室拡張機能障害の診断アルゴリズム
B）LVEFが低下した患者，ならびに心筋に異常を有するLVEFが正常な患者（臨床背景および他の2Dデータで検討）における左室充満圧の推定及び左室拡張機能の重症度判定アルゴリズム
＊：3つの基準のうち1つしか合致しない場合は左房圧は評価不能である．LVEFの低下した例では肺静脈血流S/D<1は左房圧高値を示す
（文献9より引用）

ミニレク PV loopによる心不全の病態理解[10〜15] アドバンス

★ PV loopの構成要素

まずPV loopの構成について説明する（図10）．PV loopとは左室内圧を縦軸，左室容量を横軸とし，心周期を図にしたものである．拡張末期にあたる場所がloopの右下図10中のB点であり，B点における左室内圧が左室拡張末期圧（LVEDP），いわゆる前負荷である．図10中のD点における左室内圧が左室収縮末期圧（LVESP），いわゆる後負荷となる．B→Cに至るまでが等容性収縮期，C→Dに至るまでが収縮期，D→Aに至るまでが等容性弛緩期，A→Bに至るまでが拡張期となっている．そしてADとBCの差が一回拍出量（SV）となる．

次にPV loopのなかで収縮能・拡張能・後負荷がそれぞれどのように示されているのかを説明する（図11）．図11Aは拡張能の変化によるPV loopの変化である．拡張能は図11Aで示された拡張末期曲線で示すことができる．拡張能が低下するとこの曲線は急峻になるため，拡張能が低下するほど左室拡張末期圧が上昇しやすくなる．図11Bは収縮能の変化によるPV loopの変化である．収縮能は図11Bの直線で示すことができこの直線の傾きEmaxが収縮能と相関する．傾きが大きいほど収縮能がよい．図のようにEmaxの傾きが低下するとSVは減少することがわかる．図11Cは後負荷の変化によるPV loopの変化である．後負荷は図11Cの傾きで示すことができる．後負荷が増加すると傾きが大きくなりSVが減少する．

*一般的にEFは収縮能をあらわす指標として理解されているが，これらの症例からわかるようにEFは前負荷・後負荷の変化により簡単に変化してしまう．心力学の観点では厳密にはEFは収縮能を表す指標ではなく，前負荷・後負荷によらない指標としてEmaxが用いられている．

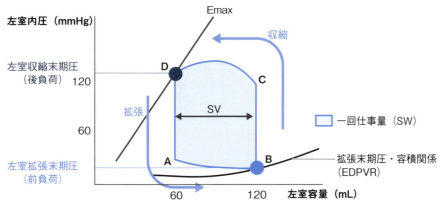

図10 PV loopの構成

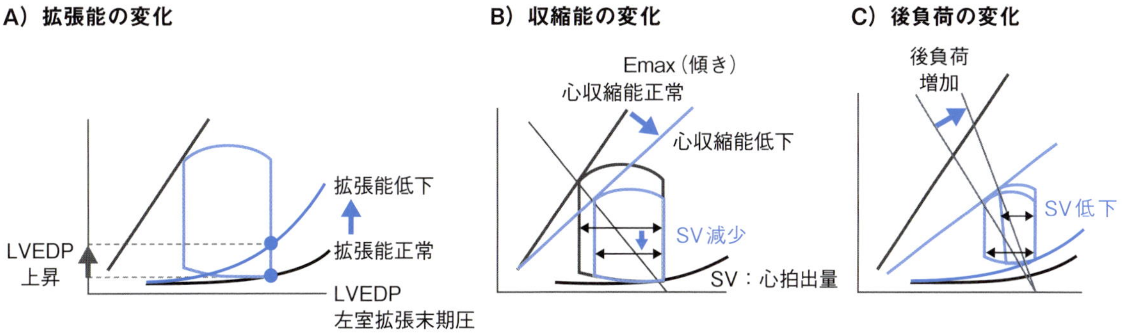

図11 PV loopにおける前負荷・後負荷・収縮能の構成要素

★症例1

PV loopを使用して症例1を解説すると図12のようになる．CS1心不全では拡張能が低下していることが多く，拡張末期曲線は図12Aのように急峻になっている．central shiftによりstressed volumeが増加する，つまりLVEDVが増加するため，図12Bの青いPV loopのように右方移動する．拡張能が低下していると，わずかなLVEDVの増加で急激にLVEDPが上昇するため肺水腫につながる．治療として血管拡張薬やNPPVを使用することで後負荷，LVEDVを下げることでPV loopは左下方に移動し，LVEDPは下がり肺水腫が改善し，SVも増える（図12C）．

★症例2

症例2のPV loopは図13のようになる．本症例はもともと図13Aのように収縮能が低下し代償性に心拡大を認める状態であったが，図13Bのように後負荷が増加することでSVが下がった．そのため，血管拡張薬を使用することで図13CのようにSVを改善することができた．

★症例3

症例3のPV loopは図14のようになる．この症例はもともと拡張型心筋症で拡張能・収縮能ともに低下しているため，PV loopは健常人より右側にシフトした状態である．その状態に体液量がさらに増えることで，図14Aに示すようにより右側にシフトした状態となった．図14Bのように利尿薬によりPV loopが左にシフトした結果，EFは改善した．このときSVもしばしば増えることがある．EFは（LVEDV－LVESV）/LVEDVで計算できるため，分母であるLVEDVを減らすことができればEFは大きくなる．これが前負荷（LVEDV）改善によるEF増加である．

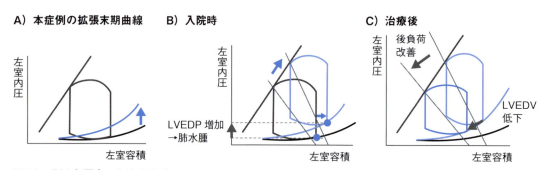

図12 CS1心不全におけるPV loop
A）拡張能が悪化したときの拡張末期曲線（青い線）
B）stressed volumeが増加したことで，PV loopが右方に移動した時にLVEDPが大きく増加
C）central shiftが改善したことでstressed volumeが減少しPV loopは左方に移動．また後負荷が下がることで収縮末期の点は左下に移動．

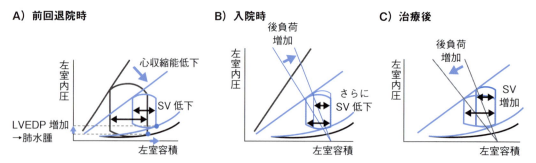

図13 後負荷によるEFの変化と血管拡張薬の効果
A）健常者より心収縮能が悪くSV増やすために代償としてLVEDV増加
B）後負荷が増加したことで退院時に比べてさらに血圧低下
C）後負荷を下げることでSVが増える（血管拡張薬の使用によりEFが改善する例）

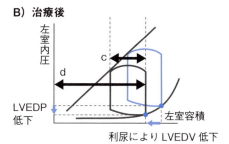

図14　前負荷によるPV loopの変化と利尿薬の効果
A) 体液量が増えLVEDVが増加することで，LVEDPは増加しEFは低下（EF＝a/b）
B) 体液量が減りLVEDVが低下することで，LVEDPは低下しうっ血は改善しEFは増加（EF＝c/d＞a/b）

参考文献

1) Gaieski DF, et al：Definition, classification, etiology, and pathophysiology of shock in adults. UpToDate, 2024
2) Nohria A, et al：Clinical assessment identifies hemodynamic profiles that predict outcomes in patients admitted with heart failure. J Am Coll Cardiol, 41：1797-1804, 2003（PMID：12767667）
3) Perera P, et al：The RUSH exam: Rapid Ultrasound in SHock in the evaluation of the critically Ill. Emerg Med Clin North Am, 28：29-56, vii, 2010（PMID：19945597）
4) Perner A & De Backer D：Understanding hypovolaemia. Intensive Care Med, 40：613-615, 2014（PMID：24556910）
5) Mebazaa A, et al：Practical recommendations for prehospital and early in-hospital management of patients presenting with acute heart failure syndromes. Crit Care Med, 36：S129-S139, 2008（PMID：18158472）
6) Bello G, et al：Non-invasive ventilation in cardiogenic pulmonary edema. Ann Transl Med, 6：355, 2018（PMID：30370282）
7) Nagueh SF, et al：Recommendations for the Evaluation of Left Ventricular Diastolic Function by Echocardiography: An Update from the American Society of Echocardiography and the European Association of Cardiovascular Imaging. Eur Heart J Cardiovasc Imaging, 17：1321-1360, 2016（PMID：27422899）
8) 冨田紀子，山田博胤：心エコー法による左室拡張能の評価．心臓，45：753-760，2013
9) Nagueh SF, et al：Recommendations for the Evaluation of Left Ventricular Diastolic Function by Echocardiography: An Update from the American Society of Echocardiography and the European Association of Cardiovascular Imaging. Eur Heart J Cardiovasc Imaging, 17：1321-1360, 2016（PMID：27422899）
　↑日本心エコー図学会ホームページに日本語訳が公開されている．
　日本心エコー図学会：ASE-EACVI ガイドラインおよび基準値（日本語訳）心エコーによる左室拡張機能評価のための勧告．2016 http://www.jse.gr.jp/contents/guideline/data/ASE-EACVIguideline & base.pdf
10)「Guyton and Hall Textbook of Medical Physiology，14th ed.」（Hall JE & Hall ME），Elsevier，2020
11) Bayliss WM & Starling EH：Observations on Venous Pressures and their Relationship to Capillary Pressures. J Physiol, 16：159-318.7, 1894（PMID：16992163）
12)「萌える！心力学 心機能がやさしくわかる58のエピソード」（岩倉克臣/著），金芳堂，2016
13)「Cardiovascular Hemodynamics: An Introductory Guide, 2nd ed.」（Askari AT & Messerli AW），Humana Press，2019
14)「Hemodynamic Monitoring」（Pinsky MR, et al , eds），Springer，2019
15)「Grossman & Baim's Cardiac Catheterization, Angiography, and Intervention, 9th ed.」（Moscucci M, ed），Wolters Kluwer，2020

第4章 消化器

1 肝不全（ACLF）

加茂徹郎

症例 50代女性．大酒家．皮膚黄染と尿量低下を主訴に救急受診した

コアレクチャー ➡ ACLF，EASL診断基準，特発性細菌性腹膜炎，食道・胃静脈瘤出血，肝性脳症，肝腎症候群，肝移植

症例提示（Day1）

【現病歴】高血圧，気管支喘息の既往がある50代女性．入院10日前からの皮膚と眼球結膜の黄染，腹部の膨満感を主訴に当院救急外来（ER）を独歩受診した．同時期から尿の黄染も自覚しており，来院12時間前から排尿もみられず，心配になり受診へ至った．

【アレルギー】薬剤・食物ともになし

【既往歴】高血圧，気管支喘息

【内服薬】イルベサルタン1回50 mg 1日1回，サルブタモール吸入を気管支喘息発作時に使用

【生活歴】喫煙：なし，飲酒：アルコール換算120 g/日をほぼ毎日，15年間
漢方薬やサプリメントの摂取歴なし，過去6カ月間の海外渡航歴なし，直近1カ月間に生牡蠣の摂取歴なし，野生生物との接触歴や虫刺されなし，過去3カ月間の性交渉歴なし

【来院時バイタルサイン】血圧 95/55 mmHg，脈拍数 130回/分（整），呼吸数 28回/分，体温 38.5℃，SpO_2 96％（室内気）

【身体所見】
頭頸部：皮膚黄染著明，眼球結膜黄染あり
胸部：心音・呼吸音に異常なし，起坐呼吸あり
腹部：膨満あり，打診で鼓音，波動感なし，肝臓を肋骨下縁3横指下に触知，右上腹部に圧痛あり，脾臓をひだり肋骨下縁に2横指触知
四肢：両足背から膝にかけて浮腫あり，ばち状指あり，両手の羽ばたき振戦あり
皮膚：顔面，腹部にクモ状血管腫あり
神経：GCS E4V5M6，中枢神経異常なし，四肢運動・感覚異常なし

【来院時検査】

血算：WBC 18,300（Neut 90 %，Lym 3 %），Hb 10.0 g/dL，MCV 110 fL，Hct 30 %，
Plt 61,000 /μL

生化学：Na 130 mEq/L，K 3.3 mEq/L，Cl 95 mEq/L，TP 6.2 g/dL，Alb 2.6 g/dL，
BUN 42 mg/dL，Cr 1.78 mg/dL，T-Bil 6.5 mg/dL，D-Bil 5.0 mg/dL，AST 350 U/L，
ALT 150 U/L，γ-GTP 300 U/L，ALP 90 U/L，LDH 340 U/L，CRP 8 mg/dL，
T-Cho 240 mg/dL，TG 350 mg/dL，HDL 30 mg/dL

AFP 8 ng/mL，PIVKA-Ⅱ 30 mAU/mL

HBs抗原陰性，抗HBs抗体陰性，抗HBc抗体陰性，抗HCV抗体陰性

抗核抗体陰性

凝固：PT-INR 2.2，PT 30 %，APTT 44秒，Fib 410 mg/dL

尿検査：尿比重＞1.035，pH 6.0 沈渣異常なし

動脈血液ガス（室内気）：pH 7.30，$PaCO_2$ 32 mmHg，PaO_2 64 mmHg，HCO_3^- 16 mEq/L，
Lac 3.3 mmol/L

胸部単純X線：心拡大なし，肺門部血管陰影の増強なし，肺野の透過性低下なし

腹部骨盤造影CT：肝脾腫あり，肝臓の辺縁は不整．腹水軽度貯留，肝実質や肝内外胆管
に占拠性病変なし，門脈あるいは下大静脈に血栓なし，側副血行路の発達なし

① 診断は何か？ 初期診療はどのように行えばいいか？

診断：#1.アルコール性肝障害　#2.黄疸　#3.肝脾腫　#4.炎症反応の上昇
　　　#5.腎機能障害　#6.凝固障害　#7.電解質異常（低ナトリウム，低カリウム）

　本症例における肝機能障害は，1日平均アルコール摂取量が120 gとアルコール多飲の定
義である60gを大幅に超えていること，血液検査でもAST優位の肝酵素上昇とγGTPの著
明な上昇を認めており，アルコール性の肝機能障害が最も疑われた．また，著名な高トリ
グリセリド血症を認めたことから脂質異常症による非アルコール性脂肪性肝炎も否定でき
ない．その一方で，来院時の病歴と血液検査結果から，ウイルス性肝炎や自己免疫性肝炎
の可能性はやや低いと考えられた．以上の経過から，入院後は禁酒とともに患者から最近
の飲酒歴を聴取し，今後のアルコール離脱症状の発症リスクについて評価することとした
〔ミニレク アルコール離脱の評価スケール（CIWA-Ar）〕．

　来院時のバイタル所見では，発熱に加えて低血圧と頻脈，頻呼吸を，血液検査では炎症
反応の上昇を認めたことから，アルコール性肝障害に敗血症を併発し，慢性肝不全の急性
増悪（acute on chronic liver failure：ACLF，⇒コアレクチャー）をきたした可能性が疑わ
れた．救急外来では血液培養，尿培養，痰培養を採取し，腹水は少量かつ出血傾向である

ことから，検体採取は断念した．敗血症の感染巣としては特発性細菌性腹膜炎（spontaneous bacterial peritonitis：SBP）を最も疑い，経験的抗菌薬治療としてアンピシリン・スルバクタム3g・12時間ごとの投与を開始した〔 ミニレク ：**特発性細菌性腹膜炎（SBP）**〕．尿量低下と腎機能障害については，来院時尿検査で尿比重の上昇以外に異常を認めず，腹部超音波検査で下大静脈の虚脱認めたことから，腎前性腎障害の可能性を疑い救急外来で酢酸リンゲルのボーラス投与を開始し一般病棟へ入院となった．

ミニレク アルコール離脱の評価スケール（CIWA-Ar）　　アドバンス

　アルコール離脱症候群は，大量かつ長期にわたり摂取していたアルコール使用を突然中止あるいは減量した際に，数時間から数日の間に発症する一連の神経・身体症状である．アルコール離脱症候群の予後は不良のため，早期診断・介入が必要で，その評価指標がCIWA-Ar（Clinical Institute Withdrawal Assessment scale for Alcohol, revised）である．臨床症状10項目を評価し，その合計点（満点は67点）で重症度を決定する．軽症は0〜9点，中等症は10〜15点，重症は16点以上で重症の場合は神経科へのコンサルテーションを考慮する．中等症以上では，ジアゼパムやクロルジアゼポキシドなどの長時間作用型ベンゾジアゼピンを用いて治療する．また，肝不全を合併している場合は，肝代謝ではないベンゾジアゼピンとしてロラゼパムを選択する[1]．

ミニレク 特発性細菌性腹膜炎（SBP）　　アドバンス

　腹膜炎は一次性，二次性，三次性に分類される．一次性腹膜炎は明らかな消化管穿孔がなく，肝硬変に合併するSBPや，携行式連続腹膜透析（continuous ambulatory peritoneal dialysis：CAPD）に関連する腹膜炎である．二次性腹膜炎は消化管穿孔や急性膵炎を契機に発症する腹膜炎である．三次性腹膜炎は一次性，二次性腹膜炎の治療後に生じる腹膜炎で，カンジダ属が起炎菌として多い[2]．SBPは腸管からのバクテリアルトランスロケーション（腸内の細菌やその毒素が腸管粘膜細胞を介して体内へ侵入する現象）が原因と考えられており，感染巣がはっきりせず腹水貯留が急速に進行した場合に疑われる[3]．SBPは敗血症性ショック，多臓器不全へと急速に進行するため迅速な診断が必要である[4]．SBPが疑われた場合は，可能な限り腹水穿刺を行い細胞数と細菌培養を提出する．腹水中の多核白血球数が250個/μL以上だった場合，SBP診断の感度93％，特異度94％と報告されている[5]．SBPの起炎菌はグラム陰性桿菌が最も多く，特に腸内細菌属が多い[6]．肝疾患患者に発症した場合は通常より予後不良とされている[7]．

症例のつづき（Day2）

　第2病日に腹部超音波で再評価したところ，腹水の増加があり，診断目的に腹水穿刺を実施した．グラム染色で細菌は認められず，入院時に提出した培養検査もすべて陰性だった．細胞外液負荷にもかかわらず腎機能障害の進行が認められた．

腎機能障害および全身状態が増悪した場合，次にどのような処置や治療を行えばよいか？

　アルコール性肝障害を背景に，腎機能障害の進行がみられたことから，肝腎症候群を疑い（⇒コアレクチャー），5％アルブミン液による輸液蘇生と血管作動薬として少量のバソプレシンアナログ製剤を開始した．同日午後には意識レベルが低下し，肝性脳症を疑い，アミノレバンとリファキシミンの投与を開始した．意識レベルは GCS 3 点まで低下したため，気道確保目的で気管挿管し，頭部 CT で明らかな異常がないことを確認した後に，全身管理目的で ICU へ入室となった．

　ICU 入室後，収縮期血圧は 80 mmHg まで低下し，血中乳酸値は 6.4 mmol/L まで上昇した．血液検査では T-Bil 9 mg/dL，AST/ALT 450/320 U/L，PT 30 秒，PT-INR 3.5，APTT 60 秒と肝機能障害および凝固障害の悪化を認めた（ミニレク 肝不全と凝固障害）．胸部単純 X 線写真では肺うっ血所見も認め，気管挿管後 FIO_2 0.6 で PaO_2/FIO_2 比（P/F 比）は 150 だった．左内頸中心静脈カテーテルを挿入後にノルアドレナリン 0.3 γ を開始し，バソプレシンアナログ製剤は 1.8 単位/時へ増量した．ICU 入室後のアンモニア濃度は 180 μmol/L だった．血液ガスは pH 7.12，HCO_3^- 12 mEq/L と代謝性アシドーシスも進行し，無尿だったことから，右内頸静脈に透析カテーテルを留置し，持続血液浄化療法（continuous renal replacement therapy：CRRT）を開始した．各種培養検査（血液，尿，痰）を再提出し抗菌薬はメロペネムへエスカレーションした．

ミニレク：肝不全と凝固障害 アドバンス

　肝不全では，門脈圧亢進に伴う脾機能の亢進と，それに伴う血小板減少，肝臓での凝固因子産生能の低下，血管内皮障害などさまざまな要因から凝固障害が起こるとされる[8]．正常時は肝機能障害があっても，protein C の産生低下による過凝固とバランスをとって，出血合併症が問題になることはない．ところが，肝機能の非代償化があると，凝固障害が顕在化してくる．

　そのため，PT-INR は，出血リスクを評価するには不十分である．これは，先述したように肝不全での凝固障害はさまざまな要素が複雑に絡んでいるからである．肝不全患者の凝固機能を正確に把握するためには，thromboelastography（TEG）や，rotational thromboelastometry（ROTEM）といった機器による測定が最も正確である．この検査が一般凝固検査と異なる点は，**① 全血検査なので血小板と凝固因子の相互作用を評価できる，② 凝固反応の速度（血小板凝集，血餅形成の速度）を評価できる，③ 止血血栓の強度を評価できる，④ 線溶過程が評価できる，⑤ 視覚的な評価ができる点**である．外傷患者や肝不全患者における凝固機能の評価方法として注目されているが，まだエビデンスとしては確立されておらずガイドラインでも条件付きの推奨となっている[9]．この評価方法は，通常の固・線溶系の検査だけでは病態の解釈が困難な場合において輸血戦略をたてるうえで有用である．

③ この時点で考えられる病態に対する診療をどのように進めればよいか？

　本症例は，アルコール性肝障害にSBPによる敗血症を併発した可能性を最も疑い，初期治療として輸液負荷を行いつつアンピシリン・スルバクタムを経験的抗菌薬として開始した．それにもかかわらず，肝性脳症と腹水の増加をきたし，肝障害は急性に非代償化をきたしている．さらに血液検査では炎症反応の上昇を認め，中枢神経障害，血液凝固障害，呼吸機能障害，循環障害，腎機能障害と多臓器不全を呈していることから，ACLFと診断し，増悪の原因検索も並行して行った（⇒コアレクチャー）．

　この時点で，Child-Turcotte-Pugh（CTP）scoreはC，Model for End-stage Liver Disease（MELD）scoreは40点で，移植をしない場合の3カ月予測死亡率は71％だった（各重症度スコアは，ミニレク 肝硬変とACLFの重症度スコアを参照）．本症例はアルコール性肝障害が背景にあるため，Maddrey score（32点以上でステロイド療法が有効）を計算したところ87点だったため，ハイドロコルチゾン50 mg 1日4回の投与を開始した．また，ステロイド療法の効果判定はLille scoreを用いて1週間後に再評価する方針とした．

> **ミニレク　肝硬変とACLFの重症度スコア**　　　　　　　　　　　　　**アドバンス**
>
> 　近年，慢性肝障害の患者数増加とともに，肝疾患関連の死亡率が増加している[10]．これらの患者群では予後予測スコアを使用し限られたリソースの分配を考えることは重要である．
>
> **▶肝硬変の重症度スコア**
>
> 　急性肝不全の予後予測としてはKing's College criteria[11]があるが，肝硬変および，ACLFのスコアリングとしては用いることができない．肝硬変の重症度スコアとしてはCTP score[12]とMELD score[13]がある（表1）．

表1　CTP scoreとMELD score

A) CTP score

	1点	2点	3点
アルブミン（g/dL）	＞3.5	2.8～3.5	＜2.8
ビリルビン（mg/dL）	＜2	2～3	＞3
腹水	ない	少量（1～3L）	中等量（＞3L）
肝性脳症	ない	1～2度	3～4度
PT時間（秒）	＜4	4～6	＞6
PT-INR	＜1.7	1.7～2.3	＞2.3
score	**class**	**1年生存率**	**2年生存率**
5～6点	A	100	85
7～9点	B	81	57
10～15点	C	45	35

B) MELD score

$$\text{MELD} = 3.78 \times \log_e \text{血清ビリルビン（mg/dL）} + 11.20 \times \log_e \text{INR} + 9.57 \times \log_e \text{血清クレアチニン（mg/dL）} + 6.43 \text{（肝疾患の成因によらず）}$$

（A：文献12より引用，B：文献13より引用）

・CTP score

CTP scoreは門脈大静脈シャント手術後の予後を予測するために1964年に開発され[14]，その後，栄養状態の評価をPT時間に置き換える形で修正された[12]．

CPT scoreは，腹水量や肝性脳症の程度といった主観的な所見が組み込まれており，統計学的手法でスコアは作成されていない点に注意が必要であるが，簡易的な指標であり日常臨床では広く使用されている．

・MELD score

MELD scoreはもともと経頸静脈肝内門脈大循環シャント（transjugular intrahepatic portosystemic shunt：TIPS）患者の短期予後を評価する目的で開発されたスコアである[11]．その後，肝移植登録者の肝予備能評価に利用されるようになり[15]，現在は肝硬変[16]や，アルコール性肝炎の効果指標としても使用されている[17]．最小値は6点で，最大値は40点である．透析患者の場合，クレアチニン値は4 mg/dLとして計算する．先述のCTP scoreと比較し，TIPS患者の3カ月後の予後予測においてより優れていたとの報告もある[15]．

上記，CTPスコアとMELDスコアは肝硬変において日常的に使用されている．

▶ACLFの重症度スコア

ACLFの重症度スコアとしてはCLIF-SOFA scoreがある（表2）[18]．このスコアはACLFの28日，90日死亡を予測する際に使用される．CLIF-SOFA scoreに白血球数と年齢を組み込んだCLIF-C ACLF score[19]や，急性の非代償性肝硬変の診断と重症度を診断するCLIF-C OF score，予後予測に用いるCLIF-C AD scoreといったCLIF-SOFA scoreから派生したスコアリングの報告もされている[20]（⇒コアレクチャー）．

▶Maddrey score

アルコール性肝炎の重症度および，死亡予測に使用される[21]．同スコアが32点以上ではステロイド療法の効果が期待できる．

▶Lille score

アルコール性肝炎に対するステロイド開始後7日目に治療効果判定で使用される[22]．スコアが0.45点以上は効果なしと判定され，スコアが0.45点以上では6カ月後の死亡率が著明に上昇する．

表2　CLIF-SOFA score

		0点	1点	2点	3点	4点
肝機能	ビリルビン (mg/dL)	< 1.2	≧ 1.2～< 2.0	≧ 2.0～< 6.0	≧ 6.0～< 12.0	≧ 12.0
腎機能	クレアチニン (mg/dL)	< 1.2	≧ 1.2～< 2.0	≧ 2.0～< 3.5	≧ 3.5～< 5.0 or RRT	≧ 5.0
中枢神経	肝性脳症	なし	1度	2度	3度	4度
凝固	INR	< 1.1	≧ 1.1～< 1.25	≧ 1.25～< 1.5	≧ 1.5～< 2.5	≧ 2.5 or 血小板数 2万以下
循環	MAP (mmHg)	≧ 70 mmHg	< 70 mmHg	ドパミン≦5γ or ドブタミン (用量問わず) or テルリプレシン	ドパミン>5γ or アドレナリン≦0.1γ or ノルアドレナリン≦0.1γ	ドパミン>15γ or アドレナリン>0.1γ or ノルアドレナリン>0.1γ
呼吸	PaO_2/FIO_2	400以上	300～399	200～299	100～199	100未満
	SpO_2/FIO_2	> 512	> 357～≦ 512	> 214～≦ 357	90～≦ 214	≦ 89

（文献18より引用）

症例の経過

　ICU入室から1週間はACLFの肝外合併症に対する内科的治療を行ったが，依然として肝性脳症（Grade IV）が持続していた．

　ICU入室後7日目（Day8）に再評価したLille scoreは0.38（0.45未満で効果あり）で，ステロイド療法の効果ありと判断し，プレドニゾロン40 mg 1日1回内服を継続する方針とした．また，ICU入室時から投与されていたメロペネムは各種培養が陰性であることと炎症反応の改善がみられたことからICU入室後5日目（Day6）に終了とした．

　ICU入室後10日目（Day11），患者の意識状態はGCS E4VTM6まで改善，昇圧薬も漸減できており，人工呼吸器設定もSBTを開始できるまで改善した．

　その後，患者の全身状態は徐々に改善し，自尿も徐々に得られるようになった．CRRTは複数回の間欠的透析を挟んで最終的に離脱に成功した．ICU入室後30日目（Day31）にハイケアユニットへ転床した．

集中治療医の視点

- ▶ ACLFは致死率の高い病態であり，早期からの認識，予後予測，集中治療管理が必要である．
- ▶ ACLFに対する治療の主体は支持療法であるが，肝移植が必要となる症例もあり，臓器移植を想定した準備もする．

本症例におけるポイント

- ☑ アルコール性肝障害が背景にある患者に発症した急性肝不全である
- ☑ アルコール多飲は感染とならび，ACLFの主な発症リスクとして知られており，このうちMaddrey scoreの高いアルコール性肝炎に対してはステロイド療法が有効である
- ☑ 本症例のACLFに対する治療は，アルコール性肝炎に対する禁酒とステロイド療法，離脱症状の予防に加え臓器支持療法である

肝不全（ACLF）

コアレクチャー

Summary

- ACLFは慢性肝障害に何らかのストレスが加わり，非代償性肝不全と多臓器障害をきたす病態である
- ACLFの主な増悪因子は，感染，消化管出血，アルコール多飲である
- ACLFの治療は，増悪因子に対する根本治療と多臓器障害への対症療法である

1 ACLFをめぐる背景，定義と分類，増悪因子

　肝疾患は，肝炎ウイルスやアルコールをはじめ自己免疫，非アルコール性脂肪肝炎（NASH），薬剤などさまざまな成因から発症する．このうち，本邦における肝硬変の原因は肝炎ウイルスの割合が経時的に減少し，逆にアルコール性やNASHが増加傾向にある（図1）[23]．また，肝疾患では一般的に急性肝炎を発症してから慢性肝炎，さらには肝硬変に至るまでに10～35年とされている（図2）．さらに，肝硬変は肝機能が維持され自覚症状のほとんどない代償性肝硬変と，肝機能が破綻し，腹水や肝性脳症，消化管出血といっ

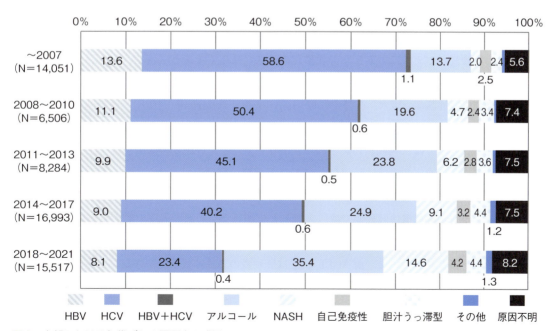

図1　本邦における年代ごとの肝硬変の成因
経時的に肝炎ウイルスが減少し，逆にアルコール性やNASHが増加してきている
（文献23より引用）

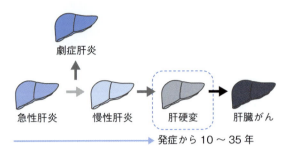

表3 ACLF（＝非代償化）の増悪因子	
リスク因子	割合
細菌感染	32.6％
アルコール摂取	24.5％
消化管出血	13.2％
誘因無し	43.6％
その他	8.6％

（文献24より引用）

〈肝硬変の分類〉

代償性肝硬変	非代償性肝硬変
● 肝機能は維持され，自覚症状はほとんどない ● 予後は10〜15年	● 肝機能が破綻し，腹水，肝性脳症，消化管出血などの症状 ● 予後は3〜5年

図2 肝疾患の進行と肝硬変の分類

　た合併症をきたす非代償性肝硬変へと分類される．前者の予後は10〜15年，後者の予後は3〜5年とされており，非代償性肝硬変にならないように適切な治療介入することが肝要である．近年肝硬変患者の多くは肝不全ではなく肝以外の臓器不全で亡くなっているとされる．また，非代償性肝硬変では早期からの治療介入により可逆性の疾患へと変化してきている．このような肝硬変患者に対する早期介入と多臓器保護への意識の高まりから，近年acute on chronic liver failure（ACLF）という概念が注目されるようになってきた[24]．

　このACLFは，慢性肝障害に細菌感染やアルコール摂取，消化管出血などの増悪因子（表3）が引き金となり全身に強い炎症反応が起こり，背景肝疾患の非代償化（acute decompensation：AD）と2臓器以上の臓器障害を呈する病態である．本法におけるACLFの実態調査では，背景にアルコール関連の肝障害を有していた患者は62.3％だった[25]．また，もともと肝硬変がベースにあると，非代償化のリスクは高くなるとされている．肝硬変の非代償化の症状は経時的に変化してきており，出血性合併症は減少し，代わりに門脈塞栓症，感染症，肝性脳症，腹水，肝腎症候群（hepatorenal syndrome：HRS），肝細胞がんが増加してきている[26]．

　また近年では，入院後に急性の非代償化をきたした肝硬変の臨床予後を，安定非代償性肝硬変，不安定非代償性肝硬変，前ACLF状態へ分けるフェノタイプ分類が提唱されている[27]．このうち，安定非代償性肝硬変では入院になることはほとんどなく予後も良好である．不安定非代償性肝硬変では，ACLFとは関係なく頻回の入院を要するが前ACLF状態よりは予後良好とされる．前ACLF状態は90日以内にACLFへ伸展し高度の炎症反応から予後不良とされている．前ACLF状態は肝硬変の急性非代償化をきたした症例のうち単一の臓器障害を伴った状態と定義され，その多くは腎機能障害である．

表4 本邦におけるACLFの診断基準と重症度分類

A) 定義

Child-Pugh scoreが5〜9点の代償性ないし，非代償性肝硬変にアルコール多飲，感染症，消化管出血，原疾患増悪などの増悪要因が加わって，28日以内に高度の肝機能異常に基づいて，プロトロンビン時間が1.5以上ないし，同活性が40％以下で，血清総ビリルビン値が5.0 mg/dL以上を示す肝障害をACLFと診断する．なお，その重症度に関しては，肝，腎，中枢神経，血液凝固，循環器，呼吸器の臓器機能障害の程度に応じて4段階に分類する

B) 重症度分類

臓器不全の基準

臓器機能	基準
肝臓	血清総ビリルビン値≧12 mg/dL
腎臓	血清クレアチニン値≧2 mg/dLないし血液透析の実施
中枢神経	昏睡Ⅲ度以上の肝性脳症（犬山分類）
血液凝固	プロトロンビン時間INR＞2.5ないし末梢血血小板数≦20,000/μL
循環器	ドパミンないしドブタミンの投与
呼吸器	動脈酸素分圧（PaO$_2$）/吸入酸素分圧（FIO$_2$）≦200ないし 経皮的動脈酸素飽和度（SpO$_2$）/FIO$_2$≦200

重症度の基準

Grade	基準
0	①臓器機能不全なし ②腎臓以外の単一臓器機能不全で，血清クレアチニン値が1.5 mg/dL未満かつ肝性脳症なし ③中枢神経の単一機能不全で，血清クレアチニン値が1.5 mg/dL未満
1	①腎臓機能不全のみ ②肝臓，血液凝固，循環器ないし呼吸器いずれか単一臓器機能不全で，血清クレアチニン値が1.5 mg/dL以上2 mg/dL未満ないし昏睡Ⅰ，Ⅱ度の肝性脳症 ③中枢神経の単一機能不全で，血清クレアチニン値が1.5 mg/dL以上2 mg/dL未満
2	①2臓器の機能不全
3	①3臓器以上の機能不全

（文献31より引用）

2 ACLFの診断基準

　2013年に欧州肝臓学会（European Association for the study of the Liver：EASL）がはじめてACLFの概念を提案してからすでに10年以上が経過するが，ACLFの概念が世界で広く普及しているとはまだ言えない．その背景には，アジア諸国ではB型慢性肝炎の急性増悪が多いのに対し，欧米ではアルコール性肝硬変が多く，各国により背景肝疾患の頻度が異なり，その診断基準も乱立していることが考えられる[28〜30]．この点を考慮し，本邦では独自のACLFの定義と臓器障害の数による重症度分類が提案された（表4）[31]．世界的にはEASLによるACLFの診断基準が広く使用されている[28]．診断は，肝硬変もしくは慢性肝障害に合併する臓器不全の重症度をSOFA scoreをもとに作成されたCLIF-C OF（organ failure）scoreを用いて行う．このうち，重症度はGrade 1〜3へ分類され，それぞれの30日・90日予後は表5[18]に示した通りである．とりわけ，**ACLFの診断から3〜7日後の再評価が，患者の予後予測に有用であるとされている**．また，CLIF-C AD scoreはCLIF-C OF

表5 CLIF-C OF score（ACLF診断と重症度評価）

	定義	28日死亡率	90日死亡率
ACLFなし	● 臓器不全なし ● 腎・神経以外の1臓器不全 ● 肝性脳症のみ	1.9%	10%
ACLF全体		33%	51%
Grade 1	● 腎不全のみ ● 1臓器不全（肝，凝固，循環，呼吸） ● sCr＜1.5～1.9 mg/dL＋肝性脳症（Grade1か2） ● 肝性脳症＋sCr1.5～1.9 mg/dL	23%	41%
Grade 2	● 2臓器不全	31%	55%
Grade 3	● 3臓器不全以上	74%	78%

診断から3～7日後の再評価が予後予測に有用⇒Grade 3は予後不良
（文献18より引用）

CLIF-C AD score

肝硬変で急性増悪（＝非代償化）した患者の予後予測として使用されるスコア

CLIF-C AD score
＝10×（0.03×年齢＋0.66×Cr＋1.71×PT-INR
＋0.88×白血球数/1,000－0.05×Na＋8）

リスク	90日死亡率
低：45点以下	2%未満
中：46～59点	2～30%
高：60点以上	30%以上

図3 CLIF-C AD scoreと予後
（文献32より引用）

scoreで算出された点数をもとに，年齢や腎機能，PT-INR，白血球数，Na濃度を組み込み算出される点数である（図3）[32]．この点数により90日死亡率が予測可能となる．

3 ACLFの病態生理

ACLFは肝硬変の急性の非代償化とは異なり，重症の全身炎症反応（サイトカインストーム）や酸化ストレスにより，ミトコンドリア障害やATPの産生低下，免疫に起因する組織障害，一酸化窒素（NO）の産生増加に伴う有効循環血漿量の低下をきたすとされている[33]（図4）．全身の炎症反応は重症度と直接かかわっていると考えられ，診断時の炎症反応が高ければ高いほど，臓器障害の合併数が多くなるとの報告もある[31]．

急性アルコール性肝炎と細菌感染症はACLFの2大促進因子である[34, 35]．消化管出血がACLFの発生にかかわる機序は不明であるが，重度の出血による虚血性肝炎がかかわっている可能性が指摘されている[36]．また，消化管出血はバクテリアルトランスローケーショ

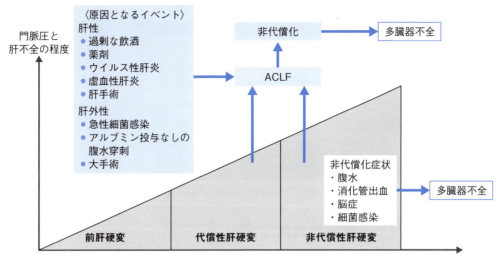

図4 ACLFと肝硬変の関係
(文献24を参考に作成)

ン（bacterial translocation：BT）を引き起こし，結果的にACLFを引き起こすとも考えられている[37]．ACLF患者の40％は誘因不明とされているが，このBTが全身性炎症の原因となっている可能性が指摘されている[38]．

4 ACLFの臨床経過と予後

　欧州で実施された疫学研究によると，肝硬変で入院中の患者のうち，入院時すでにACLFを発症していた患者は22.6％で，入院中ACLFを新たに発症した患者は8.3％だった．入院後ACLFを発症した患者は入院2週間以内に発症しており，急速な進行をしていた[18]．肝移植を実施しない場合の予後は，28日死亡率と90日死亡率はそれぞれ32.8％と51.2％で，ACLFがない場合の1.8％と9.8％に比較し，非常に高い数値であった[18]．アジア諸国ではHBV感染の再燃が原因として多く，経過中に32％の患者は細菌もしくは真菌感染を合併し，15％の患者が肝腎症候群を，9％の患者が消化管出血を合併した．その一方で，移植を行わなかったときの予後は28日，90日死亡率はそれぞれ27.8％，40％と欧州と比較し大きな違いは認めなかった[39]．

5 ACLFの治療

　ACLF治療の基本方針は，**迅速に診断することと，成因や増悪因子（感染，アルコール性肝炎，出血など）の治療を行いつつ，臓器不全に対する適切な支持療法を行うこと**である．また，臓器不全が3臓器以上に及ぶ場合はICUへの入室が望ましく，前述したように治療開

表6 成因に対する疾患特異的治療

原因疾患	治療
アルコール性肝炎	ペントキシフィリン，N-アセチルシステイン プレドニゾロン（重症例）※
非アルコール性 脂肪肝炎（NASH）	GLP-1受容体作動薬，SGLT2阻害薬
B型肝炎	テノホビル，エンテカビル，テノホビルアラフェナミドフマル
C型肝炎	リバビリン，ソホスブビル，レジパスビル，PEG-IFN

※ Maddrey Discriminant Function score で32以上の重症例に適応があり，効果判定は治療から7日後のLille score で0.45以下であれば治療反応性あり予後も良好

始後3～7日後にCLIF-C AD score を用いてその後の治療継続について再評価する．

1）成因に対する疾患特異的治療

ACLFの背景肝疾患としては，アルコール，NASH，肝炎ウイルスなどが知られており，以下ではその治療についてふれる（表6）．

a）アルコール性肝炎

根本的な治療はアルコールの中止である．重症の場合はコルチコステロイドの投与，また補助的にN-アセチルシステインやペントキシフィリンを使用する．前述したように，アルコール性肝炎の重症度や予後を予測するMaddrey score で32点以上の重症例ではステロイド治療が適応となる．

同様に，アルコール性肝炎に対するステロイド療法の効果判定として，治療開始7日目に使用されるLille score ではカットオフ値0.45をもとに，高値では6カ月後の予後不良を示唆するため，治療抵抗性患者を早期に認識することが可能となる[22]．

b）ウイルス性肝炎

世界では3億人を超える人がB型肝炎ウイルス（HBV）もしくはC型肝炎ウイルス（HCV）の慢性感染に罹患していると推定されている[40]．HBV感染症は，他の病因による慢性肝疾患の急性感染症として現れることもあれば，慢性HBV感染症の再活性化として症状を呈することもある．さらに，それらのイベントは特に誘因なく起こる場合もあれば，化学療法や免疫抑制療法を契機に発症することもある．HBVが関連したACLFの死亡率は30～70％と幅広いが，概して予後は不良である[41]．

一般的にHBV-DNA量が2,000 IU/mL以上で活動性HBV感染症が明らかになれば，ヌクレオシドもしくはヌクレオチドアナログ製剤をすみやかに開始する．同じくHCV抗体陽性かつHCV-RNA検出感度以上の場合，ソホスブビルとペグ化されたインターフェロンで治療を行う．

2）増悪因子に対する治療

増悪因子としては，感染，アルコール摂取，消化管出血が知られており，以下ではその治療について述べる（表7）．

表7　増悪因子に対する治療

	定義
細菌感染	● 特発性細菌性腹膜炎，肺炎，尿路感染，侵襲性カンジダ症などが主な原因 ● 感染が疑われたら，速やかに抗菌薬開始 ● ノルフロキサシンは選択的に腸内細菌のグラム陰性桿菌を減らし腸管バリア維持 ● 長期予防として腸管非吸収性抗菌薬（リファキシミン，ネオマイシンなど）
消化管出血 （食道静脈瘤）	● 特発性細菌性腹膜炎予防でセフトリアキソンを7日間投与 ● 内視鏡治療：EVL と EIS ● 血管収縮薬：オクトレオチドを2〜5日間 ● TIPS：薬剤抵抗性あるいは先制治療

EVL：endoscopic variceal ligation（内視鏡的静脈瘤結紮術）
EIS：endoscopic injection sclerotherapy（内視鏡的硬化療法）
TIPS：transjugular intrahepatic portosystemic shunt（経頸静脈的肝内門脈体循環シャント）

a）細菌もしくは真菌感染症

　肝硬変では，網内皮系障害による臓器免疫監視機能の低下や自然免疫あるいはパターン認識に関与する肝でのタンパク質合成低下などの機序から免疫力が低下し，肝硬変関連免疫不全と呼ばれる病態を呈する[42]．ACLF患者の約50％では感染症がかかわっており，3臓器以上の臓器不全を有している患者では，70％の患者に感染が認められた[43]．このうち最も多い感染症は特発性細菌性腹膜炎（SBP）で，腹水貯留を伴う場合は，可能であれば腹水穿刺を行う．また近年，SBPの起炎菌で薬剤耐性菌が問題となってきており，抗菌薬選択の際には自施設における薬剤感受性を確認しておく必要がある[44]．

　SBPに対する予防的抗菌薬投与は，発症リスクを低下させるための一次予防と，過去にSBPを発症した患者に対する再発を防ぐための二次予防に分けられる．消化管出血をきたした肝硬変患者における一次予防は海外のガイドライン[45]でもclass1と高いエビデンスレベルで推奨されている．同様に腹水中の総タンパク濃度が1.5 g/dL未満かつ，腎機能障害もしくは肝不全を呈している場合や二次予防にもclass1で推奨されている．推奨される抗菌薬は**消化管出血ではセフトリアキソン1回1〜2ｇ1日1回，7日間の投与**，それ以外では**ノルフロキサシン，もしくはST合剤の内服**である．抗菌薬の予防投与による薬剤耐性菌の増加は懸念されるものの報告によっては薬剤耐性菌の増加はないとされている[46]．

b）食道・胃静脈瘤出血

　食道・胃静脈瘤に対する標準的な内科的治療は，内視鏡的止血術（可能であれば入院後12時間以内）と血管作動薬の併用である[47]．このうち，内視鏡的止血術の第一選択は内視鏡的静脈瘤結紮術（endoscopic variceal ligation：EVL）で，内視鏡的硬化療法（endo-scopic injection sclerotherapy：EIS）は待機症例や予防的処置で選択される．血管作動薬としては国内で使用可能な薬剤はソマトスタチンやオクトレオチドで，通常2〜5日間投与する．また，門脈圧低下を期待して非選択的β遮断薬（プロプラノロール）の使用や，出血コントロールが困難な場合は，経頸静脈的肝内門脈体循環シャント（transjugular intra-hepatic portosystemic shunt：TIPS）が選択されることもある．

1　肝不全（ACLF）　**187**

表8　臓器不全別にみた支持療法

	定義
神経	● 脳症：ラクツロース，リファキシミン，ネオマイシン，目標は1日3〜4回の排便
呼吸	● 気道確保 ● 酸素療法，人工呼吸管理では肺保護管理
循環	● MAP＞65 mmHgを目標，第一選択薬はノルアドレナリン
消化器	● 早期からの経腸栄養 ● 肝細胞や造血幹細胞移植
血液・凝固	● 侵襲的な処置では輸血 　輸血の閾値：Plt＜2万，Fib＜100 mg/dL
腎	● 腎毒性物質の回避 ● 腎代替療法 ● HRS予防のためのアルブミン

3）臓器不全に対する支持療法

以下では，各臓器不全に対する支持療法について述べる（表8）.

a）循環不全

　肝不全ではNOの産生増加に伴う末梢血管抵抗の低下，腎灌流の低下を代償するために，高心拍出状態になっていることが多い．また，代謝性アルカローシスの合併に伴い，酸素解離曲線が左方偏位し，末梢組織での酸素摂取量が低下している．血中乳酸値は肝における代謝能低下もあるため，ショックの絶対的な指標とはなりえない．また，中心静脈血の酸素飽和度も酸素利用障害を反映して高い値となる．そのため，これらの指標の絶対的指標とはならず，これらの経時的な変化をみて判断する[41]．**血管作動薬の第一選択はノルアドレナリンで，バソプレシンは第二選択である**[48]．HRSの治療薬として最もエビデンスの集積がされているのが，テルリプレシンであるが本邦では未承認である．HRSに対する，テルリプレシンとノルアドレナリンの効果を比較したメタ解析では，両群間にHRSの回復に有意差はなく（RR 0.97，95％CI：0.76-1.23），30日死亡率においても有意差を認めなかった（RR 0.89，95％CI：0.68-1.17）[49]．

b）肝性脳症

① 病態

　大腸に常在する細菌と腸管酵素はタンパク質を分解し，分解産物である尿素をアンモニアと二酸化炭素へ分解する．アンモニアは門脈循環に入り肝臓へ送られた後に尿素サイクルを周り，毒性の少ない尿素へと変換され，後腎臓から尿として排泄される．肝不全患者では，尿素回路（オルニチン回路）を介した尿素合成が障害されるためにアンモニアが蓄積し，全身循環へ流入することで肝性脳症を引き起こす．急激なアンモニアレベルの上昇は脳浮腫をきたし，脳圧の上昇を引き起こす可能性もある[27]．一般的に血清アンモニア濃度が150〜200 μmol/Lを超えると脳浮腫のリスクが上がるが，脳圧上昇と血清アンモニア値に直線的な相関関係はないとされている[50]．

② 管理

肝性脳症に対する治療は，間接的に脳圧を下げるため，初期の治療目標は**腸管からのアンモニアの吸収を低下させること**である．ラクツロースは，下剤としての効果に加えて腸管内細菌叢を非ウレアーゼ産生菌へ移行させることで，ウレアーゼによる尿素のアンモニアと二酸化炭素への分解を抑え，高アンモニア血症を低下させる作用が期待されている．欧米のガイドラインでは1日3回の排便を目標に管理することが推奨されている[51]．肝硬変患者では，尿素サイクルの障害を代償するために，グルタミン合成系でアンモニアの解毒を行い[52]，この際に分子鎖アミノ酸（BCAA）を消費する．BCAAが低下するとグルタミン合成能が低下して，血清アンモニア濃度が上昇する．そのため，肝性脳症患者では，BCAA補充療法を行う．再発性の肝性脳症では，腸管細菌叢でのウレアーゼ産生菌を除菌する目的で，非吸収性の抗菌薬であるリファキシミン1回550 mg 1日2回を投与する[53]．肝性脳症の栄養療法では，タンパク質制限は不要とされており，通常量のタンパク質量であれば肝性脳症を増悪させない[51]．

c）血液凝固異常

ACLFに限らず，急性肝不全ではPT延長に加えて，血小板減少による凝固障害が問題となる（p177 ▲ミレク 肝不全と凝固障害）．ただし，脳出血などの大出血は5％未満で[54]，胃粘膜，鼻腔などからの微小出血が比較的多い．

● 対応

肝不全患者の凝固障害は観血的な処置をする際に，問題となることが多い．処置前の一般的な凝固指標はPT-INR＜1.5であるが，この場合目標を達成するために輸血量が多くなる可能性がある．その場合は，前述したTEGを活用して適正な輸血療法を心がける（p177 ▲ミレク 肝不全と凝固障害）．

d）肝腎症候群（HRS）

① 病態生理

HRSは肝硬変を背景とした急性の腎機能障害を特徴とする臨床症候群である．その病態生理は肝硬変において一酸化窒素や一酸化炭素などの血管拡張物質の産生が亢進し，門脈圧は上昇するのに対して，全身の血管は拡張し有効な循環血漿量が低下する．さらに肝機能障害が進行すると肝硬変心筋症（cirrhotic cardiomyopathy）とよばれる病態から心拍出量が低下する．結果として，レニン-アンジオテンシン-アルドステロン系の活性化が起こり，腎血管の収縮が引き起こされ腎血流はさらに低下し，HRSをきたすと考えられている[55]．

② 定義とステージ分類

2015年に International Club Ascites（ICA）は，HRSについて従来の定義とは異なる新定義を発表した（表9）[56]．この定義変更では，これまでHRS type1とよばれていた患者群はHRS-AKIとなり，診断にかかる時間が「2週間以内」から「48時間以内」，血清クレアチニンの変化量も「2.5 mg/dL」から「0.3 mg/dL」に変更となり，より早期に，軽微な変化で診断することができるようになった．

表9 HRSの旧定義と新定義比較

旧定義	新定義
HRS type1	**HRS AKI**
2週間以内に血清Crが2.5 mg/dL以上へ倍増 もしくはCcrが20 mL/分未満へ半減するもの	48時間以内の血清Cr 0.3 mg/dL以上の増加 　and／or 尿量0.5 mL/kg以下が6時間以上 　or 基準値から1.5倍以上の血清Crの増加
1 g/kg/日の20～25％アルブミン，2日間の投与と 利尿薬の中止に反応しない	1 g/kg/日の20～25％アルブミン，2日間の投与と 利尿薬の中止に反応しない
腹水ありの肝硬変	腹水ありの肝硬変
ショックがない	ショックがない
NSAIDsや造影剤などの腎毒性薬剤の使用なし	NSAIDsや造影剤などの腎毒性薬剤の使用なし
器質的腎障害の徴候がない ・蛋白尿ない（＞500 mg/日） ・血尿ない（＞赤血球数50個強視野） ・腎臓超音波で異常がない	器質的腎障害の徴候がない ・蛋白尿ない（＞500 mg/日） ・血尿ない（＞赤血球数50個強視野） ・腎臓超音波で異常がない
HRS type2	**HRS-NAKI**
緩徐なCrの増加で，HRS type1の定義に該当しない	腎機能低下の原因となる可能性のある疾患がなく， eGFR＜60 mL/分/1.73 m²の状態が3カ月間未満
	3カ月以内の血清Crを基準とした時，増加率が50％未満
	HRS-CKD
	腎機能低下の原因となる可能性のある疾患がなく， eGFR＜60 mL/分/1.73 m²の状態が3カ月間以上

（文献56を参考に作成）

表10 HRSのステージ分類

Stage1	基準値から血清Cr ≧ 0.3 mg/dl増加 or 血清Cr ≧ 1.5倍増加 Stage1a：血清Cr＜1.5 mg/dL Stage1b：血清Cr ≧ 1.5 mg/dL
Stage2	基準値から血清Crが2～3倍増加
Stage3	基準値から血清Crが少なくても3倍増加 or 血清Cr ≧ 4.0 mg/dL かつ，0.3 mg/dL以上の急激な増加 or 腎代替療法の開始 基準値Cr：7日以内のものが得られない場合は3カ月以内の血清Crを用いる

（文献56を参考に作成）

　また，HRSのステージ分類は，血清クレアチニンの変化によって判断される（表10）.
尿量も重要あり，ICUに入室した患者を対象にした研究[57]では，6時間以内の尿量が0.5
mL/kg以下であった場合，クレアチニンのみで急性腎障害（acute kidney injury：AKI）
の基準を満たしている患者よりも死亡率が高かったと報告している．そのため，年齢や筋
肉量などの修飾を受ける血清クレアチニンのみではなく，尿量にも注意する.

　本邦におけるHRSの診断基準も，ICAと大きな相違はない（表11）[58].

③ **治療**

　HRSに対する治療戦略は，KDIGO診療ガイドラインのAKI病期分類に基づき，図5に
示すアルゴリズムに沿って実施される．その主な治療は，AKIのリスク因子の除去とアル
ブミンによる輸液蘇生である[56].

表11 本邦の肝腎症候群の診断基準

① 腹水を伴う肝硬変である
② 血清クレアチニン値が 1.5 mg/dL を超える
③ 少なくとも 2 日以上の利尿薬の中止と，アルブミンによる容量負荷によっても血清クレアチニン値が改善しない．このときのアルブミン投与量は 1 g/kg/日が推奨される
④ ショック状態ではない
⑤ 現在あるいは最近，腎毒性薬が使用されていない
⑥ 腎実質障害が認められない．尿蛋白（> 500 mg/日），顕微鏡的血尿（50/hpf以上），および超音波検査における腎の異常を腎実質障害とする

Salerno F, et. al. Gut 2007;56:1310-1318 を参考に作成
（日本消化器病学会，日本肝臓学会／編：肝硬変診療ガイドライン2020 改訂第3版，p.xxii，南江堂，2020 より許諾を得て転載）

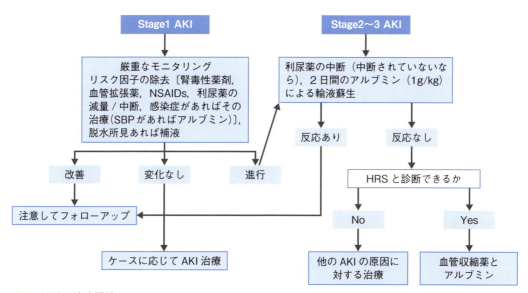

図5 HRSの治療戦略
（文献59より引用）

HRSはひとたび発症すると予後不良であるため，早期に診断し，すみやかに治療介入することが重要である．

ACLFに対する腎代替療法は，一般的な透析導入の適応と同様である．臨床的にアンモニア濃度が高い場合も除去目的で透析療法を行うことはあるが，間欠透析ではアンモニア濃度の変動による脳圧への影響や，中断後のリバウンド現象などが問題とされる[60]．そのため小児例ではあるが，間欠透析と持続透析を組み合わせる試みも行われている[61]．

e）血漿交換療法

ACLFに対する血漿交換に関する大規模無作為化比較試験が過去に2つ行われているが，血漿交換療法は通常の内科管理と比較して短期予後を改善させなかった．そのため，血漿交換は現時点で，一般的に推奨されてはいない[62, 63]．

4）肝移植

急性肝不全における肝移植の適応は「昏睡型」の肝不全である．昏睡型とは肝性脳症II

度以上を指し，比較的早期の段階から移植の準備を開始する必要がある．日本国内では，脳死肝移植はChild-Turcotte-Pugh分類Cであることが登録の条件とされており，登録後はMELD scoreが高い順に移植が調整される[64]．しかしICUに入室するような重症例では早期に肝移植を実施しないと救命できない症例も存在する．その場合は生体部分肝移植が検討される．また，先述した肝腎症候群や，肝肺症候群，肺高血圧症も究極的な治療は肝移植である．

　ACLF患者は短期予後が不良であるため，移植の適応やタイミングをめぐっては賛否両論がある．しかし，3つ以上の臓器障害を有するACLFで，肝移植をしない場合の1年後の生存率が20％であるのに対して，移植をした場合は80％程度であり，ACLFでも肝移植は重要な選択肢である．その一方で，症例によっては初期治療に反応し，移植が不要になる例も存在し，移植の見極めは非常に難しい．複数の専門家たちは，ACLF患者では初期の安定化後に移植待機リストに登録するか検討すると述べている[65]．

　日本国内におけるACLF患者に対する肝移植の件数は，2017年から2019年に発症したACLF確診例を対象にした疫学研究[66]によると，アルコール性のACLF患者では102名中1名（1.0％），非アルコール性のACLFでは81名中4名（4.9％）だった．実際に肝移植登録された患者数などの詳細な情報は不明であるが，本邦においてACLF患者を対象にした肝移植の機会はいまだきわめて限られているのが現状である．

参考文献

1) Mayo-Smith MF：Pharmacological management of alcohol withdrawal. A meta-analysis and evidence-based practice guideline. American Society of Addiction Medicine Working Group on Pharmacological Management of Alcohol Withdrawal. JAMA, 278：144-151, 1997（PMID：9214531）

2) Montravers P, et al：A multicentre study of antifungal strategies and outcome of Candida spp. peritonitis in intensive-care units. Clin Microbiol Infect, 17：1061-1067, 2011（PMID：20825438）

3) Song DS：Spontaneous Bacterial Peritonitis. Korean J Gastroenterol, 72：56-63, 2018（PMID：30145857）

4) Wang H, et al：Combination of PCT, sNFI and dCHC for the diagnosis of ascites infection in cirrhotic patients. BMC Infect Dis, 18：389, 2018（PMID：30097024）

5) Yang L, et al：Bacterial Infections in Acute-on-Chronic Liver Failure. Semin Liver Dis, 38：121-133, 2018（PMID：29871019）

6) MacIntosh T：Emergency Management of Spontaneous Bacterial Peritonitis – A Clinical Review. Cureus, 10：e2253, 2018（PMID：29721399）

7) Li H, et al：Patients with cirrhosis and SBP: Increase in multidrug-resistant organisms and complications. Eur J Clin Invest, 50：e13198, 2020（PMID：31886517）

8) Kim A, et al：Clinical Considerations of Coagulopathy in Acute Liver Failure. J Clin Transl Hepatol, 8：407-413, 2020（PMID：33447524）

9) Vlaar APJ, et al：Transfusion strategies in bleeding critically ill adults: a clinical practice guideline from the European Society of Intensive Care Medicine. Intensive Care Med, 47：1368-1392, 2021（PMID：34677620）

10) Roberts SE, et al：Trends in mortality after hospital admission for liver cirrhosis in an English population from 1968 to 1999. Gut, 54：1615-1621, 2005（PMID：15980061）

11) O'Grady JG, et al：Early indicators of prognosis in fulminant hepatic failure. Gastroenterology, 97：439-445, 1989（PMID：2490426）

12) Pugh RN, et al：Transection of the oesophagus for bleeding oesophageal varices. Br J Surg, 60：646-649, 1973（PMID：4541913）

13) Malinchoc M, et al：A model to predict poor survival in patients undergoing transjugular intrahepatic portosystemic shunts. Hepatology, 31：864-871, 2000（PMID：10733541）

14) Child CG & Turcotte JG：Surgery and portal hypertension. Major Probl Clin Surg, 1：1-85, 1964（PMID：

4950264)

15) Wiesner R, et al : Model for end-stage liver disease (MELD) and allocation of donor livers. Gastroenterology, 124 : 91-96, 2003（PMID : 12512033）

16) Heuman DM & Mihas A : Utility of the MELD score for assessing 3-month survival in patients with liver cirrhosis: one more positive answer. Gastroenterology, 125 : 992-3; author reply 994, 2003（PMID : 12974261）

17) Dunn W, et al : MELD accurately predicts mortality in patients with alcoholic hepatitis. Hepatology, 41 : 353-358, 2005（PMID : 15660383）

18) Moreau R, et al : Acute-on-chronic liver failure is a distinct syndrome that develops in patients with acute decompensation of cirrhosis. Gastroenterology, 144 : 1426-37, 1437.e1, 2013（PMID : 23474284）

19) Jalan R, et al : Development and validation of a prognostic score to predict mortality in patients with acute-on-chronic liver failure. J Hepatol, 61 : 1038-1047, 2014（PMID : 24950482）

20) Jalan R, et al : The CLIF Consortium Acute Decompensation score (CLIF-C ADs) for prognosis of hospitalised cirrhotic patients without acute-on-chronic liver failure. J Hepatol, 62 : 831-840, 2015（PMID : 25463539）

21) Maddrey WC, et al : Corticosteroid therapy of alcoholic hepatitis. Gastroenterology, 75 : 193-199, 1978（PMID : 352788）

22) Louvet A, et al : The Lille model: a new tool for therapeutic strategy in patients with severe alcoholic hepatitis treated with steroids. Hepatology, 45 : 1348-1354, 2007（PMID : 17518367）

23) Enomoto H, et al : Transition in the etiology of liver cirrhosis in Japan: a nationwide survey. J Gastroenterol, 55 : 353-362, 2020（PMID : 31768801）

24) Arroyo V, et al : Acute-on-chronic liver failure in cirrhosis. Nat Rev Dis Primers, 2 : 16041, 2016（PMID : 27277335）

25) 持田 智, 他 : わが国における acute-on-chronic liver failure（ACLF）とその関連病態の診断基準. 肝臓, 63 : 219-223, 2022

26) Gu W, et al : Trends and the course of liver cirrhosis and its complications in Germany: Nationwide population-based study (2005 to 2018). Lancet Reg Health Eur, 12 : 100240, 2022（PMID : 34901909）

27) Trebicka J, et al : The PREDICT study uncovers three clinical courses of acutely decompensated cirrhosis that have distinct pathophysiology. J Hepatol, 73 : 842-854, 2020（PMID : 32673741）

28) Jalan R, et al : Acute-on chronic liver failure. J Hepatol, 57 : 1336-1348, 2012（PMID : 22750750）

29) Zhang Q, et al : Comparison of current diagnostic criteria for acute-on-chronic liver failure. PLoS One, 10 : e0122158, 2015（PMID : 25785855）

30) Sarin SK, et al : Acute-on-chronic liver failure: consensus recommendations of the Asian Pacific Association for the study of the liver (APASL). Hepatol Int, 3 : 269-282, 2009（PMID : 19669378）

31) Nakayama N, et al : Nationwide survey for patients with acute-on-chronic liver failure occurring between 2017 and 2019 and diagnosed according to proposed Japanese criteria. J Gastroenterol, 56 : 1092-1106, 2021（PMID : 34739590）

32) EASL Clinical Practice Guidelines on acute-on-chronic liver failure. J Hepatol, 79 : 461-491, 2023（PMID : 37364789）

33) Arroyo V, et al : Acute-on-Chronic Liver Failure. N Engl J Med, 382 : 2137-2145, 2020（PMID : 32459924）

34) Clària J, et al : Systemic inflammation in decompensated cirrhosis: Characterization and role in acute-on-chronic liver failure. Hepatology, 64 : 1249-1264, 2016（PMID : 27483394）

35) Lucey MR, et al : Alcoholic hepatitis. N Engl J Med, 360 : 2758-2769, 2009（PMID : 19553649）

36) Cárdenas A, et al : Renal failure after upper gastrointestinal bleeding in cirrhosis: incidence, clinical course, predictive factors, and short-term prognosis. Hepatology, 34 : 671-676, 2001（PMID : 11584362）

37) Garcia-Tsao G & Bosch J : Management of varices and variceal hemorrhage in cirrhosis. N Engl J Med, 362 : 823-832, 2010（PMID : 20200386）

38) Fernández J, et al : Effects of Albumin Treatment on Systemic and Portal Hemodynamics and Systemic Inflammation in Patients With Decompensated Cirrhosis. Gastroenterology, 157 : 149-162, 2019（PMID : 30905652）

39) Chen T, et al : Complications constitute a major risk factor for mortality in hepatitis B virus-related acute-on-chronic liver failure patients: a multi-national study from the Asia-Pacific region. Hepatol Int, 13 : 695-705, 2019（PMID : 31650510）

40) MoHFW-WHO-ILBS. Third GoI-WHO-ILBS National Technical Consultation on Viral Hepatitis Towards a National Action Plan for Viral Hepatitis (NAP-VH). New Delhi, 2016

41) Kulkarni AV, et al : Primary Norfloxacin Prophylaxis for APASL-Defined Acute-on-Chronic Liver Failure: A Placebo-Controlled Double-Blind Randomized Trial. Am J Gastroenterol, 117 : 607-616, 2022（PMID :

35041634)

42) Albillos A, et al : Cirrhosis-associated immune dysfunction: distinctive features and clinical relevance. J Hepatol, 61 : 1385-1396, 2014（PMID : 25135860）

43) Fernández J, et al : Bacterial and fungal infections in acute-on-chronic liver failure: prevalence, characteristics and impact on prognosis. Gut, 67 : 1870-1880, 2018（PMID : 28847867）

44) Fernández J, et al : Management of bacterial and fungal infections in cirrhosis: The MDRO challenge. J Hepatol, 75 Suppl 1 : S101-S117, 2021（PMID : 34039482）

45) Runyon BA : Introduction to the revised American Association for the Study of Liver Diseases Practice Guideline management of adult patients with ascites due to cirrhosis 2012. Hepatology, 57 : 1651-1653, 2013（PMID : 23463403）

46) Piano S, et al : Epidemiology and Effects of Bacterial Infections in Patients With Cirrhosis Worldwide. Gastroenterology, 156 : 1368-1380.e10, 2019（PMID : 30552895）

47) European Association for the Study of the Liver. Electronic address: easloffice@easloffice.eu; European Association for the Study of the Liver : EASL Clinical Practice Guidelines for the management of patients with decompensated cirrhosis. J Hepatol, 69 : 406-460, 2018（PMID : 29653741）

48) Nadim MK, et al : Management of the critically ill patient with cirrhosis: A multidisciplinary perspective. J Hepatol, 64 : 717-735, 2016（PMID : 26519602）

49) Nassar Junior AP, et al : Terlipressin versus norepinephrine in the treatment of hepatorenal syndrome: a systematic review and meta-analysis. PLoS One, 9 : e107466, 2014（PMID : 25203311）

50) Bernal W & Wendon J : Acute liver failure. N Engl J Med, 369 : 2525-2534, 2013（PMID : 24369077）

51) American Association for the Study of Liver Diseases; European Association for the Study of the Liver : Hepatic encephalopathy in chronic liver disease: 2014 practice guideline by the European Association for the Study of the Liver and the American Association for the Study of Liver Diseases. J Hepatol, 61 : 642-659, 2014（PMID : 25015420）

52) Katayama K : Zinc and protein metabolism in chronic liver diseases. Nutr Res, 74 : 1-9, 2020（PMID : 31891865）

53) Bass NM, et al : Rifaximin treatment in hepatic encephalopathy. N Engl J Med, 362 : 1071-1081, 2010（PMID : 20335583）

54) Pereira LM, et al : Coagulation factor V and VIII/V ratio as predictors of outcome in paracetamol induced fulminant hepatic failure: relation to other prognostic indicators. Gut, 33 : 98-102, 1992（PMID : 1740285）

55) Alessandria C, et al : MELD score and clinical type predict prognosis in hepatorenal syndrome: relevance to liver transplantation. Hepatology, 41 : 1282-1289, 2005（PMID : 15834937）

56) Angeli P, et al : News in pathophysiology, definition and classification of hepatorenal syndrome: A step beyond the International Club of Ascites (ICA) consensus document. J Hepatol, 71 : 811-822, 2019（PMID : 31302175）

57) Amathieu R, et al : Significance of oliguria in critically ill patients with chronic liver disease. Hepatology, 66 : 1592-1600, 2017（PMID : 28586126）

58) 「肝硬変診療ガイドライン2020 改訂第3版」（日本消化器病学会，日本肝臓学会／編），南江堂，2020 https://www.jsge.or.jp/guideline/guideline/kankohen.html

59) Angeli P, et al : Diagnosis and management of acute kidney injury in patients with cirrhosis: revised consensus recommendations of the International Club of Ascites. J Hepatol, 62 : 968-974, 2015（PMID : 25638527）

60) Lévesque R, et al : Haemodialysis for severe hyperammonaemic coma complicating urinary diversions. Nephrol Dial Transplant, 14 : 458-461, 1999（PMID : 10069214）

61) McBryde KD, et al : Renal replacement therapy in the treatment of confirmed or suspected inborn errors of metabolism. J Pediatr, 148 : 770-778, 2006（PMID : 16769384）

62) Kribben A, et al : Effects of fractionated plasma separation and adsorption on survival in patients with acute-on-chronic liver failure. Gastroenterology, 142 : 782-789.e3, 2012（PMID : 22248661）

63) Bañares R, et al : Extracorporeal albumin dialysis with the molecular adsorbent recirculating system in acute-on-chronic liver failure: the RELIEF trial. Hepatology, 57 : 1153-1162, 2013（PMID : 23213075）

64) 日本移植学会：2019臓器移植ファクトブック https://www.asas.or.jp/jst/pdf/factbook/factbook2019.pdf（2024年10月閲覧）

65) Fernández J & Saliba F : Liver transplantation in patients with ACLF and multiple organ failure: Time for priority after initial stabilization. J Hepatol, 69 : 1004-1006, 2018（PMID : 30241881）

66) 中山伸朗：アルコールと肝不全・ACLF―わが国のアルコール性肝硬変に生じたACLFの実態―．日本消化器病学会雑誌，119：30-38，2022

第 **4** 章　消化器

2 重症患者における栄養管理

上石　稜

症 例 **70代女性．消化管穿孔術後の縫合不全における栄養療法**

コアレクチャー ➡ 栄養障害のリスク評価（NRS，NUTRIC，GLIM），
Refeeding 症候群，
五大栄養素（糖質，脂質，タンパク質，ビタミン，ミネラル），
経腸栄養（消化態，半消化態，成分栄養），経静脈栄養

症例提示（Day 1）

【主訴】上腹部痛

【現病歴】糖尿病，高血圧，変形性膝関節症の既往がある70代女性．入院1カ月前から 空腹
時の上腹部痛を自覚，入院10日前からは上腹部痛のため食事摂取がほとんどできなくなっ
た．入院当日の朝から上腹部痛が増悪し，症状が改善せず救急搬送となった．

【既往歴】高血圧，糖尿病，子宮体がん，変形性股関節症

【内服薬】アムロジピン1回5 mg 1日1回，メトホルミン1回500 mg 1日2回，
ロキソプロフェン1回60 mg 1日3回

【アレルギー】薬剤・食物ともになし

【生活歴】飲酒：ビール350 mL×3缶/日，喫煙：なし．夫と同居

【家族歴】特記事項なし

【来院時バイタルサイン】身長162 cm，体重47 kg，BMI 17.9，意識清明，体温37.5℃，
血圧100/60 mmHg，脈拍数110回/分，呼吸数24回/分，SpO_2 96 %（大気下）

【身体所見】顔色不良，皮膚軽度乾燥，眼瞼結膜貧血なし，眼球結膜黄疸なし，手掌は湿潤
している，頸静脈怒張なし，心雑音なし，両肺野聴診 清，上腹部に強い圧痛あり，反跳
痛あり，筋性防御なし，腸蠕動音は低下，腹部は軽度膨満感あり

【入院時検査所見】

血算：WBC 10,200 /μL（Neut 92 %），Hb 8.2 g/dL，Hct 25.2 %，Plt 179,000 /μL

生化学：Na 146 mEq/L，K 3.6 mEq/L，Cl 107 mEq/L，P 1.9 mg/dL，Mg 1.5 mg/dL，
Ca 9.5 mg/dL，TP 4.2 g/dL，Alb 1.5 g/dL，BUN 75.6 mg/dL，Cr 2.31 mg/dL，
Glu 106 mg/dL，T-Bil 0.6 g/dL，AST 383 U/L，ALT 49 U/L，LDH 656 U/L，
ALP 57 U/L（IFCC法），γ-GTP 46U/L，CRP 7.7 mg/dL，HbA1c 6.5 %

凝固：PT-INR 1.59，APTT 40 秒

2　重症患者における栄養管理　**195**

尿：比重1.030, pH 5.0, 蛋白（−）, 糖（−）, ケトン体（＋）, 潜血（−）, 白血球（−）

動脈血ガス（大気下）：pH 7.38, $PaCO_2$ 30 mmHg, PaO_2 80 mmHg, HCO_3^- 19 mEq/L, Base Excess −2 mEq/L, Lac 4.2 mmol/L

胸部単純X線：両側肺野異常なし, 両側肋骨横隔膜角（CPA）鋭, 心拡大なし

心電図：洞調律, 心拍数110回/分

腹部骨盤単純CT：肝前面にフリーエアあり, 穿孔部位は判然としない, 軽度腹水貯留あり

【来院後経過】

　上記の臨床経過と検査結果から, 上部消化管穿孔の疑いで緊急試験開腹ならびに洗浄ドレナージ術を行う方針となった. 初期輸液として酢酸リンゲルを1L急速投与しつつ, 血液培養を2セット採取後にピペラシリン・タゾバクタムを経験的抗菌薬として開始した. 術中所見では十二指腸球部後壁に潰瘍穿孔と, 周囲組織と腹腔内への腸液汚染が判明した. 腹腔内の洗浄ドレナージと十二指腸の穿孔部閉鎖術, 空腸瘻造設を行い, 術後は全身管理目的でICUへ挿管入室となった. 麻酔科からの申し送りでは, 術中から高用量のノルアドレナリンとバソプレシンを要し, 輸血は赤血球2単位を投与し, 術中のIn／Outバランスは＋1,500 mLだった. 入室時のバイタルサインは, 体温37.8℃, ノルアドレナリン0.3 γ, バソプレシン1.8 U/時投与下で血圧82/60 mmHg, 心拍数120回/分, SpO_2 96 %（FIO_2 0.5）, 動脈血液ガスで乳酸値は4.5 mmol/Lだった.

1 ICU入室時点での栄養評価と, 栄養開始のタイミングはどうすればよいか？

診断：＃1.敗血症性ショック　＃2.十二指腸潰瘍穿孔による汎発性腹膜炎
　　　＃3.急性腎障害（AKI）　＃4.糖尿病　＃5.肝酵素上昇　＃6.貧血
　　　＃7.電解質異常（低リン血症, 低マグネシウム血症）

　本症例は変形性股関節症でNSAIDsを頻用していた高齢女性に発症した十二指腸潰瘍穿孔性腹膜炎の一例である. ICU入室時の栄養障害の評価は, NRS（Nutritional Screening Scale）もしくはNUTRIC（The Nutrition Risk in the Crit- ically Ⅲ）scoreを用いて行うのが一般的である（ **ミニレク** ICU入室時の栄養障害リスクの評価）. 本症例では, NRSの初期スクリーニング全てに該当し, A栄養障害状態はSevere（3点）, B疾患重症度（2点）, 70歳以上（1点）の計6点だった. また, NUTRIC scoreにおいても, 年齢（2点）, APACHEⅡ（1点）, SOFA（1点）, 併存疾患数（1点）の計5（IL-6測定なし）と, いずれの評価でも栄養障害の高リスクと判定された. ICU入室時もショックは続いており, 循環維持のために, 引き続き高用量のノルアドレナリンとバソプレシンが必要であった. 重症患者に対する栄養療法の開始はICU入室後早期（48時間以内）が望まれるが, 本症例は消化管穿孔術

後で術直後は縫合部からのリークの懸念があること，ICU入室時に高用量の血管作動薬を複数使用していたことから，腸管からの十分な栄養吸収は期待できないこと，ストレス極期で体内における異化は亢進していることが予想されたため，第1病日での経腸栄養開始は延期とした．

> ### ミニレク ICU入室時の栄養障害リスクの評価　　アドバンス
>
> ICUにおける栄養障害は予後不良因子とされており，入室早期からの栄養評価と介入が必要である[1]．現在，栄養障害のリスク評価ツールとして広く使われているのは，ASPEN（American Society for Clinical Nutrition and Metabolism）ガイドライン2016[2] が推奨するNRS-2002とNUTRIC scoreである．いずれも5点以上を高リスクとしている（表1）[3, 4]．一方，ESPEN（European Society for Clinical Nutrition and Metabolism）ガイドライン[1] は，ICUに48時間以上入室しているすべての患者を栄養リスクとしている．また，近年は医療資源の乏しい発展途上国でも実用可能なGLIM（Global Leadership Initiative on Malnutrition）診断基準が世界標準を意識して提案されている（表2）[5]．GLIM基準で用いられている項目は，体重やBMIに加え，筋肉量や食事摂取量，背景疾患などである．

> ### ミニレク 血管作動薬と経腸栄養　　アドバンス
>
> 経腸栄養の開始や継続が困難な事例として，循環動態の不安定があげられる．これは，腸管への血流が低下しているなかで血管作動薬を使用すると腸管への血流がさらに低下すること，経腸栄養を開始すると腸管蠕動や栄養吸収の過程で腸管の酸素消費量がいっそう高まることから腸管虚血のリスクが非常に高くなるからである[6]．ひとたび腸管壊死（non occlusive mesenteric ischemia：NOMI）を起こすと，死亡率は58％と非常に予後は不良であるため[7]，極力その発症を回避することが重要である．しかしながら，経腸栄養を安全に実施できる循環動態や血管作動薬の投与量は定まっていない．過去の研究では，ノルアドレナリン0.3γ未満の投与であれば早期経腸栄養を行い28日死亡率を低下させたという報告[8] や敗血症性ショックでノルアドレナリン0.14γ未満の投与であればNOMIや胃残量を増やすことなく経腸栄養を実施できたとする報告[9] もある．これらをふまえて，当院では，ノルアドレナリン投与量0.2γ以下かつ増量傾向ではないこと，2剤以上の血管作動薬を用いてないことを条件に経腸栄養を開始している．

症例つづき（Day2）

第2病日までに循環動態は改善し，ノルアドレナリンとバソプレシンは減量中止し，抜管にも成功した．循環動態の面では経腸栄養の開始は可能と判断したが，ウィンスロー孔ドレーンから新たに腸液様の排液が認められ，穿孔部の縫合不全が疑われた．精査目的の腹部骨盤単純CTでは，腹腔内に明らかな液体貯留は認めず，穿孔部の縫合不全は否定できないものの少なくともドレナージは良好であることから，抗菌薬とドレーン管理で経過観察する方針とした．

2 重症患者における栄養管理 **197**

表1　NRS-2002とNUTRIC score

A）NRS-2002

① 初期スクリーニング
1. BMI＜20.5か？
2. 最近3カ月以内に体重減少はあったか？
3. この1週間で食事摂取量は減っているか？
4. 集中治療を受けているなど重篤な状態か？
いずれかが「はい」であれば下記表に進む
すべてが「いいえ」であれば週ごとに再スクリーニングする．患者が大手術等を予定していれば，関連リスクを下げるため予防的栄養ケアプランニングを考慮する．

② 最終スクリーニング	
A．栄養障害状態はいずれか？	
なし（0点）	正常な栄養状態
軽症（1点）	3カ月以内の体重減少＞5％ or この1週間の食事摂取量が必要エネルギーの50～75％以下
中等症（2点）	2カ月以内の体重減少＞5％ or BMI 18.5～20.5で全身状態が悪い or この1週間の食事摂取量が必要エネルギーの25～50％
重症（3点）	1カ月以内の体重減少＞5％（3カ月以内で＞15％）or BMI＜18.5で全身状態が悪い or この1週間の食事摂取量が必要エネルギーの0～25％
B．疾患の重症度（栄養摂取量において）はいずれか？	
なし（0点）	通常の必要栄養量
軽症（1点）	股関節骨折，急性合併症を伴う慢性疾患（肝硬変，COPD），血液透析，糖尿病，腫瘍
中等症（2点）	腹部大手術，脳卒中，重症肺炎，血液悪性腫瘍
重症（3点）	頭部外傷，骨髄移植，APACHE＞10の集中治療を受けている患者
AとBの合計点（70歳以上なら合計点に1を足す）	3点以上：栄養的にリスクが高いため栄養ケアプランを開始
	3点未満：毎週スクリーニングをくり返す．患者が大手術等を予定していれば，関連するリスクを下げるため予防的栄養ケアプランを考慮する

B）NUTRIC score

項目	範囲	点数
年齢	50未満	0
	50以上，75未満	1
	75以上	2
APACHE Ⅱ	15未満	0
	15以上，20未満	1
	20～28	2
	28以上	3
SOFA	6未満	0
	6以上，10未満	1
	10以上	2
併存疾患数	0～1	0
	2以上	1
ICU入室までの入院日数	1未満	0
	1以上	1
IL-6	400未満	0
	400以上	1
高score IL-6あり：合計6～10 IL-6なし：合計5～9	臨床転帰の悪化（死亡や人工呼吸と関連）積極的な栄養療法による恩恵を受ける可能性が高い	
低score IL-6あり：合計0～5 IL-6なし：合計0～4	栄養障害のリスクは低い	

（A：文献3より引用，B：文献4より引用）

② 今後の栄養管理をどのように行えばよいか？

　本症例は，ICU入室時の栄養障害リスク評価で高リスク（NRS 5点，NUTRIC Score 6点）だったことから，可及的速やかな栄養療法の開始が望まれる．開始に際しては，経口を含む経腸での栄養開始まで時間を要すること（少なくとも1週間）が予想されたため第3病日より中心静脈栄養を開始する方針とした．NRS-2002では，A：3点＋B：2点＝計5点，NUTRIC scoreでは，年齢：2点，APACHEⅡ：1点，SOFA：1点，併存疾患：1点＝計5点で高リスクと評価した[3, 4]（p197 ミニレク ICU入室時の栄養障害リスク評価）．栄養療法開始

表2 GLIM診断基準

A）以下の表現基準1項目と病因基準1項目以上を満たした場合に栄養失調と診断

表現基準				病因基準	
体重減少（%）	低BMI（kg/m²）	筋肉量減少		食事摂取量低下 or 同化	炎症
6カ月以内に＞5％ 6カ月以上で＞10％	70歳未満で＜18.5 70歳以上で＜20	DXA法，BIA法， CT/MRI 上腕（下腿）周囲長		必要栄養量の50％以下が1週間以上持続 摂取量低下が程度に関わらず2週間以上持続 食物の同化や吸収に悪影響を及ぼす慢性消化 疾患の存在	急性疾患 外傷 慢性疾患

B）重症度評価：以下の表現基準で診断

重症度	体重減少（%）	低BMI（kg/m²）	筋肉量減少
Stage 1（中等度）	6カ月以内で5〜10％ 6カ月以上で10〜20％	70歳未満で＜20 70歳以上で＜22	軽度〜中等度減少
Stage 2（高度）	6カ月以内で10％以上 6カ月以上で20％以上	70歳未満で＜18.5 70歳以上で＜20	高度減少

（文献5より引用）

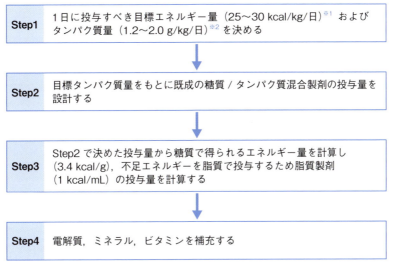

図1 墨東病院ICUにおける経静脈栄養プロトコル

※1 通常は実体重で計算するが，BMI 低（高）値の場合は補正を行う．
　　BMI＜18.5　　　：実体重×1.05で補正
　　18.5≦BMI≦25：実体重で計算
　　25＜BMI　　　　：BMI＝25で補正した体重で計算
※2 タンパク質量は，AKIやCKD，RRTの有無により下記の通り調整する
　　AKIなし：1.2〜2.0 g/kg/日
　　AKIあり：RRTなし 1.0〜1.3 g/kg/日
　　　　　　　RRTあり 1.3〜1.5 g/kg/日

の際に実施したRefeeding症候群リスク評価では，BMI＜18.5かつ食事摂取できていない日数が5日以上であることから高リスクと判断し，チアミン200 mgの投与を開始した（ミニレク Refeeding症候群のリスク評価と対策）．

経静脈栄養の投与設計は自施設における経静脈栄養プロトコル（図1）を用いて，以下の通り試算した．

- 目標エネルギー量＝25〜30 kcal/kg/日×47 kg×1.05
  ＝1,234〜1,481 kcal/日
  （BMI 17.9のため体重は実体重×1.05で補正）
  （ミニレク 目標栄養エネルギー量の設定）
- 目標タンパク質量＝1.0〜1.3 g/kg/日×47 kg×1.05
  ＝49.4〜64.2 g/日
  （BMI 17.9のため体重は実体重×1.05で補正，AKIあり，RRTなしで設定）

　本症例は，Refeeding症候群のリスク評価で高リスクであるため，470 kcal/日（10 kcal/kg/日）で投与開始し，その後は血糖と電解質をこまめにモニターしながら投与量を漸増していき，第7病日にエネルギーは1,240 kcal，アミノ酸は60 gを達成し一般病棟へ退室となった．

ミニレク **Refeeding症候群のリスク評価と対策** アドバンス

　Refeeding症候群とは，飢餓状態の患者に対して新たに栄養療法を開始した際に，体内の過剰な同化反応から生じる致死的な合併症の総称である．栄養療法の開始とともに血中グルコース濃度が上昇し，それに対してインスリンが分泌されると，グルコースや電解質が細胞内に移動し，低リン，カリウム，マグネシウム血症をきたす．その結果，重症例では致死的不整脈や心不全，呼吸不全，神経障害，横紋筋融解などへ至ることがあり，リスク評価に応じた対策が必要である[10]（表3）．

表3　Refeeding症候群のリスク評価と対策

	Minor risk 因子（A）	Major risk 因子（B）	超高 risk 因子（C）
BMI (kg/m²)	＜18.5	＜16	＜14
意図せぬ体重減少	過去3〜6カ月で10%以上	過去3〜6カ月で15%以上	期間によらず20%以上
食事摂取がほとんどor全くできない期間	5日以上	10日以上	15日以上
その他	アルコール中毒 薬物中毒	栄養開始前の低カリウム/リン/マグネシウム血症	

低リスク	（A）1項目
高リスク	（A）2項目 or（B）1項目
超高リスク	超高リスク＝（C）1項目

	低リスク	高リスク	超高リスク
投与エネルギー (kcal/kg/日)	●第1〜3病日：15〜25 ●第4病日：30 ●第5病日〜：目標量	●第1〜3病日：10〜15 ●第4〜5病日：15〜25 ●第6病日：25〜30 ●第7病日〜：目標量	●第1〜3病日：5〜10 ●第4〜6病日：10〜20 ●第7〜9病日：20〜30 ●第10病日〜：目標量
投与水分量 (mL/kg/日)	●30〜35	●第1〜3病日：25〜30 ●第4病日〜：30〜35	●第1〜3病日：20〜25 ●第4〜6病日：25〜30 ●第7病日〜：30〜35
ナトリウム制限mmol/kg/日	●なし	●第1〜7病日：＜1	●第1〜10病日：＜1
ビタミン	●第1〜3病日：チアミン200〜300 mg ●第1〜10病日：マルチビタミン	●第1〜3病日：チアミン200〜300 mg ●第1〜10病日：マルチビタミン	●第1〜5病日：チアミン200〜300 mg ●第1〜10病日：マルチビタミン

（文献10を参考に作成）

ミニレク　目標栄養エネルギー量の設定　アドバンス

目標栄養エネルギー量を設定する方法としては，以下の3つの方法が知られている．

1つ目は推定式を用いるもので，25〜30 kcal/kg/日で求められる．この方法では，BMIが異常な場合は以下の補正が必要となる．すなわち，BMIが18.5未満の低体重では，実体重×1.05として計算し，逆にBMIが25以上の肥満ではBMI25で補正した体重で計算する．

2つ目の方法は，Harris-Benedictの計算式を用いた方法である．この方法の場合，ここでは詳細は省くが既存の方法で算出した基礎エネルギー消費量に活動係数と傷害係数をかけて必要エネルギー量が算出される．この方法は，海外で作成されているため，日本人に適用すると過剰栄養になる可能性が指摘されている[11]．

3つ目の方法は間接熱量計を用いて算出する方法である．すでにガイドラインでは，この方法を用いた方法を推奨してはいるものの[1, 12]，医療機器へのアクセスの点から現時点で広く普及しているとはいえない．自施設では，前述の理由から1つ目の方法で目標設定をしている．

集中治療医の視点

▶ 重症患者では原病の治療が奏効しても，栄養療法がうまく進まず低栄養から予後不良になるリスクがあり，常に早期からの栄養療法を心がけている．

▶ 重症患者に対する栄養療法は，経口もしくは経腸栄養を早期（48時間以内）から開始し過栄養（overfeeding）に留意しつつ目標エネルギー達成をめざすが，1週間以上，経口または経腸栄養の開始が困難であることが予測される場合は早期からの経静脈栄養の開始を検討する．

▶ ICU入室時に低栄養があり，経腸栄養が困難な場合は，全身状態が極端に不安定な場合を除きなるべく早く経静脈栄養を開始し，その際はRefeeding症候群へのリスクを意識し電解質やビタミン・ミネラルの補充を行いつつ，血糖や電解質の推移をモニターしながら漸増する．

本症例におけるポイント

☑ 本症例は，低栄養状態かつ創傷治癒の促進の面からも早期からの栄養療法開始が望まれる．しかし，腸管穿孔と縫合不全への懸念から経静脈栄養を選択した

☑ ICU入室時に栄養障害リスクを評価し，栄養療法の投与経路，投与開始タイミング，投与設計を決定する

☑ 経腸栄養の開始が困難であるかつ栄養障害リスクが高い場合に早期の経静脈栄養開始を検討する

☑ Refeeding症候群の高リスク患者では，少量から栄養を開始し段階的に投与量を増やしていくことが望ましい

2　重症患者における栄養管理

重症患者における栄養管理

コアレクチャー

Summary

- ICU入室時に栄養障害リスクを評価し，Refeeding症候群にも気をつけつつ48時間以内の栄養療法開始を心がける

- 経腸栄養を第一選択とし，経腸栄養だけで目標量を達成できないあるいは禁忌がある場合は経静脈栄養を選択する

- overfeedingとunderfeedingに気をつけつつ，入室から7日をめどに目標エネルギー量達成を目指す

1 栄養療法の投与経路と開始タイミング

　　重症患者における栄養不良は，死亡率や合併症発症率を増加させ，入院期間を延長させることが知られている[13]．そのため，前述したとおりNRS-2002やNUTRIC scoreなどを用いてICU入室後すみやかに栄養障害のリスクの評価を行い，Refeeding症候群にも留意しつつ適切な投与経路から速やかに栄養療法を開始する．

　　栄養療法に含まれる五大栄養素とは，糖質，タンパク質，脂質，ビタミン，ミネラルである．これらをバランスよく摂取することが重要であるが，経腸栄養と比較し経静脈栄養では投与できる栄養素の形態や種類は限られていることには注意が必要である（表4）．

　　栄養の投与経路には経口，経腸，経静脈がある．重症患者は，意識障害や人工呼吸管理で経口摂取ができない症例が多く，経腸栄養や経静脈栄養を選択することが多い．このうち，**腸管からの投与可能な場合は腸管バリア機能の保持のため経腸栄養が望ましい**[1, 2, 12]（表5）．腸管は体内でも免疫機能の高い臓器とされており，特に消化管粘膜が腸内細菌や毒素の粘膜内の侵入をバリアしている．長期にわたる経静脈栄養は消化管粘膜の萎縮をもたらし，このバリア機能を破綻させ，バクテリアルトランスロケーション（bacterial translocation：BT）を引き起こすとされる．逆に，入院早期から経腸栄養を開始すると，は感染合併症を減らすとも報告されており[1]，BTの予防こそが経腸栄養の最大の目的といえる．しかしながら，近年発表されたガイドラインでは経腸，経静脈どちらでも開始可能な投与経路を選択するという推奨もあり[14]，今後の経静脈栄養のあり方は変化する可能性がある（ミニレク ASPENガイドライン2021）．ICUにおける栄養療法の開始タイミングは，国内外ガイドラインではいずれも入室後24～48時間以内を推奨している（表5）．このうち，経静脈栄養の開始時期については欧州と米国・日本で若干のスタンスの差があり，欧州では入室後3日目からの開始を推奨しているのに対して本邦と米国では入室後7日目以降からの開始を推奨している．

表4　静脈栄養で投与可能な栄養素

糖質		単糖類のみ（ほとんどブドウ糖）
タンパク質		アミノ酸のみ
脂質		大豆由来の脂肪酸配合脂肪乳剤のみ
ビタミン	水溶性	ビタミンB群（B_1, B_2, B_6, B_{12}），ナイアシン，葉酸，ビオチン，ビタミンC
	脂溶性	ビタミンA, D, E, K
ミネラル		亜鉛，鉄，銅，マンガン，ヨウ素のみ

表5　各ガイドラインにおける栄養療法開始に関する推奨

	経腸栄養	経静脈栄養
ASPEN 2016 [2]	ICU入室後24～48時間以内に開始	● 経腸栄養投与が困難な場合，速やかに開始 ● ICU入室後7～10日以内で経腸栄養で目標エネルギー（orタンパク質）の60％以上を達成できない場合
ESPEN 2019 [1]	ICU入室後48時間以内に開始	● 経腸栄養投与が困難な場合，ICU入室3～7日以内に開始 ● ICU入室3日時点で経腸栄養で目標エネルギーの60％以下の場合，もしくは栄養障害群で経腸栄養を開始できない場合，低用量の開始を慎重に検討
J-CCNTG※ 2016 [12]	ICU入室後24時間以内遅くとも48時間以内に開始	初期1週間において，持続的経腸栄養によるエネルギー投与量が平均20 kcal/時未満の患者では目標量達成を目的として経静脈栄養を行ってもよい

※ J-CCNTG：Japanese Critical Care Nutrition Therapy Guidelines（日本版 重症患者の栄養療法ガイドライン）

ミニレク　ASPENガイドライン 2021　　アドバンス

　これまでの各ガイドラインでは，いずれも入院早期の経腸栄養開始を推奨し，経静脈栄養はその補助というスタンスだった[1, 2, 12]．しかしながら，ASPENは2021年部分改訂[14]では2つの多施設共同研究の結果[15, 16]を根拠に経腸，経静脈どちらでも開始可能な方を推奨するとした．この理由としてカテーテルケアの改善，血糖コントロールの厳密化，overfeedingの回避など重症患者においてより洗練された栄養療法が実践できていること，経静脈栄養の初期の弊害である菌血症や高血糖が回避できていることをあげた．

2　経腸栄養

　前述した通り，腸管バリア機能を維持するためにも栄養療法の投与経路は，経腸栄養が第一選択である．一方で，経腸栄養の禁忌に該当する場合（表6）は後述する経静脈栄養を選択する[1, 17]．

　経腸栄養剤の分類は，窒素源により半消化態，消化態，成分栄養の3種類に大別され，それぞれの特徴は表7に示した通りである．成分栄養剤については窒素源がアミノ酸まで分解されており，消化が不要で脂質も含まれていないためクローン病，急性膵炎，短腸症候群などが適応となる．一方で，半消化態栄養剤，消化態栄養剤については，窒素源は異なるものの，糖質や脂質の素材は同様である．消化機能が低下している重症病態では消化態

表6 経腸栄養の禁忌

- 血行動態不安定
  （血管作動薬が高用量もしくはその必要量が増加，乳酸値上昇）
- 腸管虚血
- 消化管閉塞／穿孔
- 腹部コンパートメント症候群
- 活動性消化管出血
- 重篤な下痢
- 難治性嘔吐
- 汎発性腹膜炎
- 多量の胃管排液（＞ 500 mL/時）

（文献1，17を参考に作成）

表7 経腸栄養剤の分類とそれぞれの特徴

分類	半消化態	消化態	成分栄養
窒素源	タンパク質	ペプチド	アミノ酸
消化の必要性	ややあり	ほとんどなし	なし
特徴	一般的であり製剤の種類が多い	消化効率がよい	浸透圧性下痢のリスクあり 脂質を含まない
適応	消化機能が保たれている場合	重症疾患の急性期	消化機能低下している場合 クローン病，急性膵炎 短腸症候群など
実際の製剤	アイソカル®，メイバランス®，リーナレン®，エフツー®アルファ	ペプタメン® AF	エレンタール®

　栄養剤が考慮されるが，消化態栄養剤（ペプタメン®AF）と半消化態栄養剤と比較検討した過去の研究[18]においても，下痢の頻度は両群間で有意差はなく，消化態栄養剤の方が吸収に優れるとするエビデンスは確立されていない．また，糖質やタンパク質，食物繊維や電解質の含有量は各製剤ごとの特徴があり，患者の病態にあわせて，個別に製剤を選択する必要がある．自施設では栄養リスクが低い場合にはアイソカル®サポート，高い場合はペプタメン®AFで開始し，ペプタメン®AF投与が7日を超える場合は食物繊維不足を考慮しアイソカル®サポートへ変更している．また，カリウム制限が必要な場合はリーナレン®MPを，タンパク質制限が必要な場合はリーナレン®LPを選択する．自施設で採用されている製剤の成分やその特徴を表8に紹介する．

　経腸栄養における主な合併症は，便秘と下痢である．便秘は薬剤調整や離床で改善することが多いが，下痢は栄養吸収障害，水分や電解質の喪失，肛門周囲の皮膚障害につながるため，下痢のコントロールが困難な場合は，経腸栄養を中止せざる得ないこともある．自施設で用いている，便秘と下痢に対するプロトコルを提示する（図2）．

　また自施設では経腸栄養開始基準を満たした症例に対して，経腸栄養プロトコル（図3）を用いて目標エネルギー投与量の速やかな達成をめざしている．

表8 経管栄養剤の分類ごとの特徴

製剤名	ペプタメン®AF	メイバランス®ミニ	アイソカル®サポート	リーナレン®LP	リーナレン®MP	エフツー®アルファ	プルモケア®	グルセルナ®	エフツー®ショット(F2ショット)	エレンタール®
成分	消化態	半消化態	半消化態	半消化態	半消化態	半消化態	半消化態	半消化態	半固形	成分
kcal/mL	1.5	1.6	1.5	1.6	1.6	1	1.5	1	1	1
1包用量	200 mL	125 mL	200 mL	125 mL	125 mL	200 mL	250 mL	200 mL	300 g	80 g→300 mLに溶解
エネルギー(kcal/包)	300	200	300	200	200	200	375	1	300	300
タンパク(g/包)	19	7.5	11.4	2	7	10	15.6	8.4	12	13.2
糖質(g/包)	26.4	29.3	30.6	35	30	27	26.4	17.6	46.4	63.3
脂質(g/包)	13.2	5.6	13.8	5.6	5.6	4.4	23	11.1	6.6	0.6
ナトリウム(mg/包)	240	110	270	60	120	200	325	188	408	260
カリウム(mg/包)	464	120	240	60	60	220	435	200	387	218
カルシウム(mg/包)	202	120	225	60	60	180	240	140	180	159
マグネシウム(mg/包)	62	40	96	30	30	70	90	42	105	39
リン(mg/包)	170	140	240	40	70	140	240	130	225	123
浸透圧(mOsm/L)	440	508	410	720	730	370	385	560	粘度2,000mPa·s	760
特徴	高タンパク,食物繊維を含まない,経腸栄養最初の1週間に適する	高エネルギー,経口摂取再開時に適する	食物繊維(グアーガム)多い,下痢や便秘にも使用可,糖質が少ない,糖尿病にも可	低タンパク,カリウム少ない,他の栄養剤や食事との組合わせでタンパク質量の微調整が可能	タンパク質量は中程度でカリウム少ない	食物繊維が多い	炭水化物より呼吸商が低い.脂質含量を増やし二酸化炭素産生を抑える.COPDに用いる	エネルギーに対する糖質の割合を約3割に抑えている.糖尿病,血糖コントロール不良時に使用	半固形で下痢時に適している,水分量が多い	低残渣,易吸収性,脂質をほぼ含まない

3 経静脈栄養

　経静脈栄養は，経腸栄養が禁忌である場合，もしくは経腸栄養だけでは目標エネルギー量が達成できない場合の補助として選択される（表5）．経静脈栄養の開始時期は栄養障害のリスクに準じ，高リスクではICU入室3日以降に，それ以外では7日をめどに開始する．また，すでに経腸栄養が投与されてはいるものの，循環動態や下痢・便秘などの問題で経腸栄養剤や下剤・止痢薬の調整にもかかわらず，7日を超えても目標量を達成できない場合には，経静脈栄養の併用を行っている．自施設における経静脈栄養の投与量の決定プロセ

2　重症患者における栄養管理　205

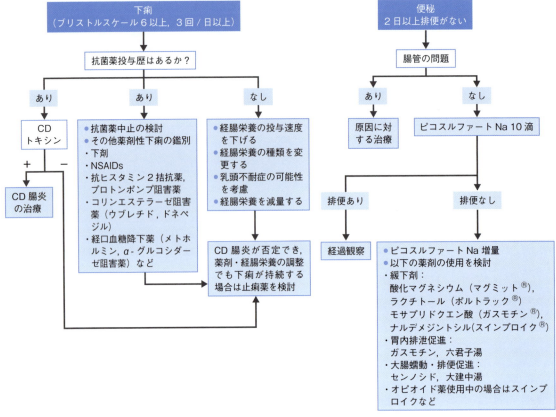

図2 墨東病院ICUにおける便秘と下痢への対応プロトコル

スは図1（p199）に示した通りである．

4 重症患者における栄養療法のジレンマ

これまで述べてきた通り，重症患者に対しては早期から栄養療法を開始し，栄養状態を良くしてあげることが予後の改善へつながると考えられる．その一方で，これらの重症患者では，さまざまなストレス（手術，感染，外傷，熱傷など）から体内では高度の炎症反応をきたしており，炎症性メディエーターによる免疫応答で代謝の変動をきたし，筋タンパク質の分解，すなわち体内での異化亢進が進行している[19]．

こうしたエネルギー消費量が摂取量を上回る状況，すなわちunderfeedingが長期に続くと予後不良となるため適切な栄養療法の介入が必要である．一方で，異化亢進による内因性エネルギー供給に[20]，外因性エネルギー投与が加わるとoverfeedingが生じる可能性がある[21]．overfeedingは糖毒性（酸化ストレスや炎症惹起）や栄養ストレス（オートファジー抑制，高BUN血症，高二酸化炭素血症）といった有害事象をもたらす．overfeedingの弊害は過去の研究でも明らかになっており[22, 23]，必要エネルギー量よりもやや少なめのエネルギー

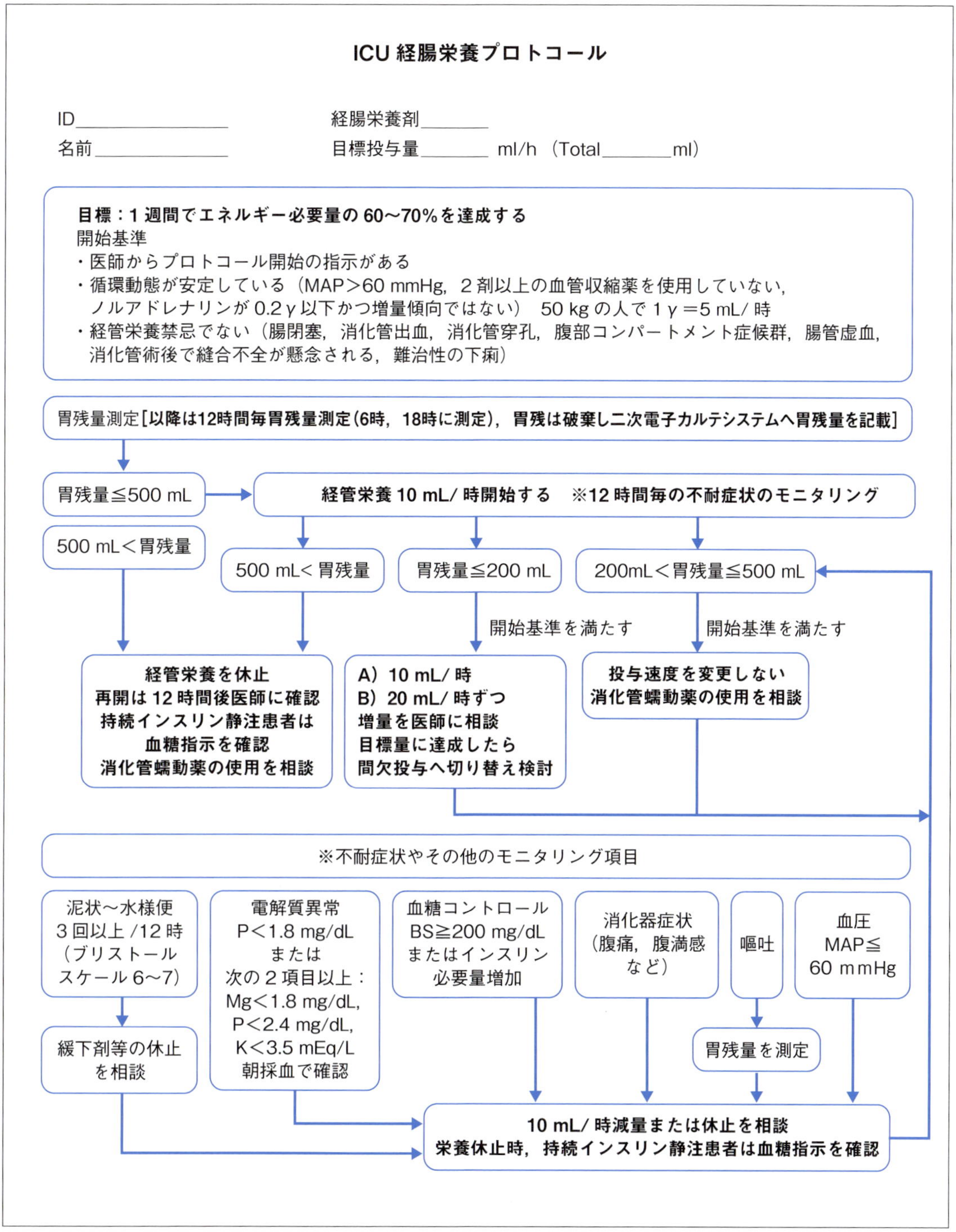

ICU 経腸栄養プロトコール

ID＿＿＿＿＿＿＿＿　　　　経腸栄養剤＿＿＿＿＿
名前＿＿＿＿＿＿＿＿　　　目標投与量＿＿＿＿ ml/h （Total＿＿＿＿ml）

目標：1 週間でエネルギー必要量の 60～70%を達成する
開始基準
・医師からプロトコール開始の指示がある
・循環動態が安定している（MAP＞60 mmHg，2 剤以上の血管収縮薬を使用していない，
　ノルアドレナリンが 0.2 γ以下かつ増量傾向ではない）　50 kg の人で 1 γ＝5 mL/ 時
・経管栄養禁忌でない（腸閉塞，消化管出血，消化管穿孔，腹部コンパートメント症候群，腸管虚血，
　消化管術後で縫合不全が懸念される，難治性の下痢）

胃残量測定[以降は12時間毎胃残量測定(6時，18時に測定)，胃残は破棄し二次電子カルテシステムへ胃残量を記載]

胃残量≦500 mL → **経管栄養 10 mL/ 時開始する　※12 時間毎の不耐症状のモニタリング**

500 mL＜胃残量

500 mL＜胃残量	胃残量≦200 mL	200mL＜胃残量≦500 mL
	開始基準を満たす	開始基準を満たす

経管栄養を休止
再開は 12 時間後医師に確認
持続インスリン静注患者は
血糖指示を確認
消化管蠕動薬の使用を相談

A）10 mL/ 時
B）20 mL/ 時ずつ
増量を医師に相談
目標量に達成したら
間欠投与へ切り替え検討

投与速度を変更しない
消化管蠕動薬の使用を相談

※不耐症状やその他のモニタリング項目

泥状～水様便 3 回以上 /12 時（ブリストールスケール 6～7）	電解質異常 P＜1.8 mg/dL または 次の 2 項目以上：Mg＜1.8 mg/dL，P＜2.4 mg/dL，K＜3.5 mEq/L 朝採血で確認	血糖コントロール BS≧200 mg/dL またはインスリン必要量増加	消化器症状（腹痛，腹満感など）	嘔吐	血圧 MAP≦60 mmHg

緩下剤等の休止を相談

胃残量を測定

10 mL/ 時減量または休止を相談
栄養休止時，持続インスリン静注患者は血糖指示を確認

図3　墨東病院ICUにおける経腸栄養プロトコル

表9 国内外のガイドラインにおける目標エネルギー・タンパク質量の推奨

	目標エネルギー量	目標タンパク質量
ASPEN 2022 [14]	12〜25 kcal/kg ICU入室7〜10日間で	1.2〜2.0 g/kg
ESPEN 2019 [1]	20〜30 kcal/kg ICU入室3日以内は70％未満 ICU入室3日以降は80〜100％	1.3 g/kg
J-CCNTG 2016 [12]	25〜30 kcal/kg 急性期初期1週間は60〜70％	1.2〜2.0 g/kg

表10 AKI患者における目標投与量

	目標エネルギー量	目標タンパク質量
AKI なし	25〜30 kcal/kg	1.2〜2.0 g/kg
AKIあり RRTなし	25〜30 kcal/kg	1.0 g/kg/日で開始し忍容性があれば1.3 g/kgまで増量
AKIあり RRTあり	25〜30 kcal/kg	1.3〜1.5 g/kg CRRT※であれば1.5〜1.7 g/kg

※ Continuous Renal Replacement Therapy
（文献12，26を参考に作成）

量を許容する，いわゆるpermissive underfeedingという治療戦略が近年では注目されており，肯定的な結果が出ている．overfeedingの兆候としては高血糖があげられるが[24]，その評価には間接熱量計が有用とされている[25]（ミニレク 間接熱量計）．

　国内外のガイドラインにおける目標のエネルギー量，タンパク質量の推奨を表9にまとめた[1, 12, 14]．目標エネルギー投与量はこれらを参考に当院でも25〜30 kcal/kgとしている．目標タンパク質投与量は1.2〜2.0 g/kgであるが，急性腎障害（acute kidney injury：AKI）患者においては，腎代替療法（renal replacement therapy：RRT）の有無も加味して目標量を調整している（表10）[12, 26]（ミニレク AKIやRRT患者への対応）．

　最後に，ICUにおける栄養投与スケジュールの一例を提示する（図4）[27]．蘇生期は可及的すみやかに栄養（腸管使用可能であれば経腸栄養）を開始し，permissive underfeedingを意識しつつ，徐々に目標エネルギー，タンパク質量に近づけていくようにする．

ミニレク 間接熱量計　　　　アドバンス

　間接熱量計は患者の呼気，吸気の流量および酸素濃度，二酸化炭素濃度を測定することで安静時消費エネルギー量を推定することができる．したがって呼気，吸気ともにほとんどリークのない人工呼吸管理中の患者はよい適応であり，ガイドラインでも推奨されている[1, 12]．一方で，酸素濃度が高い場合や，ECMO（extracorporeal membrane oxygenation），持続的腎代替療法（continnous RRT：CRRT）といった体外循環使用時には測定結果が不正確になる場合があり注意が必要である[28, 29]．

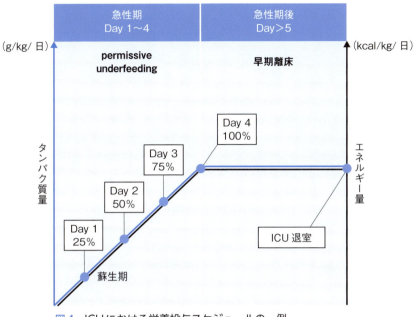

図4 ICUにおける栄養投与スケジュールの一例
(文献27を参考に作成)

ミニレク AKIやRRT患者への対応　　アドバンス

　重症患者では高用量のタンパク質を投与することが国内外のガイドラインで推奨されているが，これはAKI患者に対しては有害になる可能性も指摘されている．高用量タンパク質（2.2 g/kg/日以上）群と通常量タンパク質（1.2 g/kg/日以下）群を比較した最近の研究[30]では，AKI患者において高用量タンパク質が有害である可能性が示唆された．本研究の事後解析[31]においても，高用量タンパク質はAKI患者の予後不良と関連していると結論づけられている．一方で，RRTが開始されると高用量タンパク質の害が消失したとも報告されており，AKIやRRT患者への至適タンパク質投与量はさらなる評価が必要である．

参考文献

1) Singer P, et al：ESPEN guideline on clinical nutrition in the intensive care unit. Clin Nutr, 38：48-79, 2019（PMID：30348463）
2) Taylor BE, et al：Guidelines for the Provision and Assessment of Nutrition Support Therapy in the Adult Critically Ill Patient：Society of Critical Care Medicine (SCCM) and American Society for Parenteral and Enteral Nutrition (A.S.P.E.N.). Crit Care Med, 44：390-438, 2016（PMID：26771786）
3) Kondrup J, et al：ESPEN guidelines for nutrition screening 2002. Clin Nutr, 22：415-421, 2003（PMID：12880610）
4) Heyland DK, et al：Identifying critically ill patients who benefit the most from nutrition therapy：the development and initial validation of a novel risk assessment tool. Crit Care, 15：R268, 2011（PMID：22085763）
5) Cederholm T, et al：GLIM criteria for the diagnosis of malnutrition – A consensus report from the global clinical nutrition community. Clin Nutr, 38：1-9, 2019（PMID：30181091）
6) Kazamias P, et al：Influence of enteral nutrition-induced splanchnic hyperemia on the septic origin of splanchnic ischemia. World J Surg, 22：6-11, 1998（PMID：9465754）
7) Leone M, et al：Outcome of acute mesenteric ischemia in the intensive care unit：a retrospective, multicenter study of 780 cases. Intensive Care Med, 41：667-676, 2015（PMID：25731634）
8) Ohbe H, et al：Differences in effect of early enteral nutrition on mortality among ventilated adults with shock requiring low-, medium-, and high-dose noradrenaline：A propensity-matched analysis. Clin Nutr, 39：460-467, 2020（PMID：30808573）

9) Merchan C, et al：Tolerability of Enteral Nutrition in Mechanically Ventilated Patients With Septic Shock Who Require Vasopressors. J Intensive Care Med, 32：540-546, 2017（PMID：27377392）

10) Reber E, et al：Management of Refeeding Syndrome in Medical Inpatients. J Clin Med, 8：2202, 2019（PMID：31847205）

11) 佐々木雅也，他：総論 間接熱量計によるエネルギー消費量と基質代謝の測定．静脈経腸栄養，24：1021-1025，2009

12) 日本集中治療医学会重症患者の栄養管理ガイドライン作成委員会：日本版重症患者の栄養療法ガイドライン．日本集中治療医学会雑誌，23：185-281，2016

13) Giner M, et al：In 1995 a correlation between malnutrition and poor outcome in critically ill patients still exists. Nutrition, 12：23-29, 1996（PMID：8838832）

14) Compher C, et al：Guidelines for the provision of nutrition support therapy in the adult critically ill patient：The American Society for Parenteral and Enteral Nutrition. JPEN J Parenter Enteral Nutr, 46：12-41, 2022（PMID：34784064）

15) Harvey SE, et al：Trial of the route of early nutritional support in critically ill adults. N Engl J Med, 371：1673-1684, 2014（PMID：25271389）

16) Reignier J, et al：Enteral versus parenteral early nutrition in ventilated adults with shock：a randomised, controlled, multicentre, open-label, parallel-group study (NUTRIREA-2). Lancet, 391：133-143, 2018（PMID：29128300）

17) Preiser JC, et al：A guide to enteral nutrition in intensive care units：10 expert tips for the daily practice. Crit Care, 25：424, 2021（PMID：34906215）

18) Jakob SM, et al：A randomized controlled pilot study to evaluate the effect of an enteral formulation designed to improve gastrointestinal tolerance in the critically ill patient-the SPIRIT trial. Crit Care, 21：140, 2017（PMID：28599662）

19) Patkova A, et al：Energy, Protein, Carbohydrate, and Lipid Intakes and Their Effects on Morbidity and Mortality in Critically Ill Adult Patients：A Systematic Review. Adv Nutr, 8：624-634, 2017（PMID：28710148）

20) 寺島秀夫：侵襲急性期におけるエネルギー投与のパラダイムシフト —内因性エネルギー供給を考慮した理論的エネルギー投与法の提言—．日本集中治療医学会雑誌，20：359-367，2013

21) Fraipont V & Preiser JC：Energy estimation and measurement in critically ill patients. JPEN J Parenter Enteral Nutr, 37：705-713, 2013（PMID：24113283）

22) Weijs PJ, et al：Early high protein intake is associated with low mortality and energy overfeeding with high mortality in non-septic mechanically ventilated critically ill patients. Crit Care, 18：701, 2014（PMID：25499096）

23) Zusman O, et al：Resting energy expenditure, calorie and protein consumption in critically ill patients：a retrospective cohort study. Crit Care, 20：367, 2016（PMID：27832823）

24) Sauerwein HP & Strack van Schijndel RJ：Perspective：How to evaluate studies on peri-operative nutrition? Considerations about the definition of optimal nutrition for patients and its key role in the comparison of the results of studies on nutritional intervention. Clin Nutr, 26：154-158, 2007（PMID：16996171）

25) 寺島秀夫：過剰栄養投与の有害性とモニタリング 重症患者の栄養療法は overfeeding の正しい理解から始まる．Intensivist，11：327-333，2019

26) Fiaccadori E, et al：ESPEN guideline on clinical nutrition in hospitalized patients with acute or chronic kidney disease. Clin Nutr, 40：1644-1668, 2021（PMID：33640205）

27) van Zanten ARH, et al：Nutrition therapy and critical illness：practical guidance for the ICU, post-ICU, and long-term convalescence phases. Crit Care, 23：368, 2019（PMID：31752979）

28) Oshima T, et al：In vitro validation of indirect calorimetry device developed for the ICALIC project against mass spectrometry. Clin Nutr ESPEN, 32：50-55, 2019（PMID：31221290）

29) De Waele E, et al：Measuring resting energy expenditure during extracorporeal membrane oxygenation：preliminary clinical experience with a proposed theoretical model. Acta Anaesthesiol Scand, 59：1296-1302, 2015（PMID：26046372）

30) Heyland DK, et al：The effect of higher protein dosing in critically ill patients with high nutritional risk (EFFORT Protein)：an international, multicentre, pragmatic, registry-based randomised trial. Lancet, 401：568-576, 2023（PMID：36708732）

31) Stoppe C, et al：The impact of higher protein dosing on outcomes in critically ill patients with acute kidney injury：a post hoc analysis of the EFFORT protein trial. Crit Care, 27：399, 2023（PMID：37853490）

第4章 消化器

3 重症急性膵炎

上石 稜

症例 50代男性. 急性発症した上腹部痛とくり返す非血性嘔吐で救急搬送された

コアレクチャー ➡ 胆石性, アルコール性, 間質性浮腫性膵炎, 壊死性膵炎, 輸液療法, 鎮痛薬, 早期栄養療法, 腹部コンパートメント症候群, 感染性膵壊死

症例提示（Day1）

【主訴】上腹部痛, 嘔吐

【現病歴】高血圧とアルコール多飲の既往がある50代男性. 入院前日の夜間から上腹部痛を自覚し, アルコールと食事の摂取が困難となった. 入院当日の朝からは左腰背部にも痛みが広がり, 非血性嘔吐をくり返したため救急搬送された.

【既往歴】高血圧

【内服薬】アムロジピン1回5 mg 1日1回

【アレルギー】薬剤・食物ともになし

【生活歴】喫煙：20本/日×30年, 飲酒：ビール500 mL×3本に加えて, 日本酒2合を毎日, 独身

【家族歴】特記事項なし

【来院時バイタルサイン】身長167 cm, 体重86.7 kg, BMI 30, 意識清明, 体温38.2℃, 血圧98/56 mmHg, 脈拍数120回/分, 呼吸数24回/分, SpO$_2$ 94％（大気下）

【身体所見】顔色不良, 皮膚軽度乾燥, 眼瞼結膜貧血なし, 眼球結膜黄疸なし
指先に軽度の振戦があり, 手掌は湿潤している
頸静脈怒張なし, 心雑音なし, 両肺野聴診清, 心窩部に強い圧痛あり,
反跳痛なし, 筋性防御なし, 腸蠕動音は低下, 腹部は軽度膨満感あり

【入院時検査所見】
血算：WBC 13,000 /μL（Neut 90％, Lym 10％）, Hb 13.0 g/dL, Hct 45.8％, MCV 106.5 fl, Plt 302,000 /μL
生化学：Na 138 mEq/L, K 3.4 mEq/L, Cl 100 mEq/L, P 2.1 mg/dL, Mg 1.3 mg/dL, Ca 8.0 mg/dL, BUN 42 mg/dL, Cr 1.2 mg/dL, Glu 120 mg/dL, T-Bil 0.7 g/dL,

3 重症急性膵炎 **211**

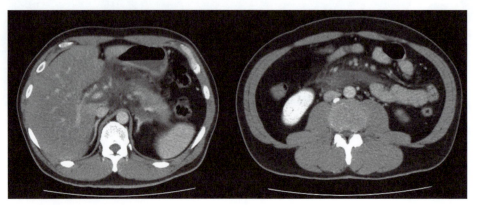

図1　来院時腹部骨盤造影CT
膵頭部に造影不良域を認める．また，脂肪組織の炎症および液体貯留が腎下極以遠まで波及している．

AST 35 U/L, ALT 52 U/L, LDH 200 U/L, TG 200 mg/dL, ALP 230 U/L, CK 500 U/L, Amy 830 U/L, Lipase 500 U/L, CRP 18.0 mg/dL

凝固：PT-INR 1.01，APTT 32秒，Fib 350 mg/dL

尿：比重1.030，pH 5.0，蛋白（−），糖（−），ケトン体（＋），潜血（−），白血球（−）

動脈血ガス（大気下）：pH 7.35，$PaCO_2$ 30 mmHg，PaO_2 70 mmHg，HCO_3^- 20 mEq/L，Base Excess −2 mEq/L，Lac 3.5 mmol/L，SaO_2 94 %

胸部単純X線：両側肺野の透過性は全肺野でわずかに低下

心電図：洞性頻脈

腹部骨盤造影CT：膵実質は膵頭部に造影不良域を認め，周囲に液体貯留を伴っている．また，炎症波及を疑う周囲の脂肪織濃度上昇は腎下極以遠に波及している．明らかな結石は指摘できない（図1）．

1　診断は何か？　初期診療をどのように行えばよいか？

診断：＃1．アルコール性重症急性膵炎（予後因子3点，造影CT grade 2点）
　　　＃2．急性腎障害　＃3．電解質異常（低カリウム血症，低リン血症）
　　　＃4．アルコール離脱（低リスク PAWSS 2）

本症例は大酒家である50代肥満男性が，急性発症の上腹部痛を主訴に救急搬送され，血液検査でアミラーゼとリパーゼの上昇，腹部骨盤造影CTで膵実質の造影不良と周囲組織への炎症波及を認めたことからアルコール性急性膵炎と診断した（ミニレク 急性膵炎に対する造影CT実施のタイミング，⇒コアレクチャー）．

厚生労働省急性膵炎重症度判断基準では，予後因子3点（BUN≧40：1点，CRP≧15：

1点，SIRS該当項目≧3：1点，p218**表3**参照），造影CT grade 2点（腎下極以遠への波及：2点，各区域に限局した造影不良：0点）でいずれも重症基準を満たした（⇒コアレクチャー）．予後不良が予測されたため，全身管理目的でICU入室となった．

ICU入室後は右内頸静脈に中心静脈路を確保し，生理食塩水を1,500 mLボーラス投与後に450 mL/時（約5 mg/kg/時）で継続投与した．治療反応性は，4時間ごとのバイタルサインとIn/Outバランス，動脈ガス分析で行った．来院時血液検査で高度炎症反応を認め感染は否定できなかったため，抗菌薬は開始せずに血液培養を2セット採取し，経過観察する方針とした．上腹部痛に対しては，フェンタニルの持続静注を100 μg/時で開始し，疼痛増強時に50 μgを追加ボーラス投与した．

PAWSS（Prediction of Alcohol Withdrawal Severity Scale）を用いたアルコール離脱の発症リスク評価では，2点と低リスクだったため，薬剤介入は開始せずに経過観察の方針をした（**ミニレク** アルコール離脱のスコアリング）．アルコール多飲によるWernicke脳症の予防としては，ビタミンB$_1$（ビタメジン®）を補充した．

ミニレク 急性膵炎に対する造影CT実施のタイミング

本邦ガイドラインのPancreatitis Bundlesでは「初療後3時間以内に造影CTを行い，膵造影不良域や病変の広がりなどを検討し，CT gradeによる評価を行う」[1]ことが推奨されている．実際にCTへのアクセスがよい本邦では86.2％で造影CTが実施されていた[2]．一方で，造影CTの適切な実施タイミングに関する国際的なコンセンサスはない[3]．その要因として壊死形成には時間がかかり，発症48時間以内のCTでは壊死を検出できない可能性もあるためである[4]．そのため，海外のガイドラインでは発症48時間以降72時間以内により高度で膵壊死領域の評価ができる造影CT[5]の実施を推奨している[6]．発症早期の造影CTでは重症度を見誤ることもあるため注意が必要である．

ミニレク アルコール離脱のスコアリング

ひとたびアルコール離脱を発症すると，幻覚，離脱痙攣，振戦せん妄へと移行する[7]．振戦せん妄の死亡率は37％であるが，適切な治療により死亡率は5％以下に改善できるとされており[8]，アルコール離脱の発症リスク，重症度評価において有用なスコアリングを紹介する．

- **PAWSS**：アルコール離脱の**発症リスク**を評価するスコアリングで，10項目中4項目以上該当すると離脱けいれんや振戦せん妄の陽性的中率は100％とされる．該当する場合は予防や治療を検討する[9]．
- **CIWA-Ar**：アルコール離脱の**重症度**を評価するスコアリングで，10項目で合計67点となる．アルコール離脱に対する治療方針の決定に有用で，9点以下が軽症，16点以上が重症である[10]．

3 重症急性膵炎 213

症例のつづき（Day2）

　　輸液負荷を継続したが，その後も時間尿量は5 mLと乏尿が続き，血液検査でも経時的に
HctやBUN値は上昇傾向で血管内脱水が示唆された．ICU入室後の累積輸液量は5,000 mL
を超え，酸素需要の増加から，入室2日目朝に気管挿管し人工呼吸管理とした．この間に腹
部膨満と緊満感も次第に増悪してきた．

② この時点で考えられる病態と，それに対する対応はどうすればよいか？

　　重症急性膵炎に対する大量輸液負荷を契機に生じた腹部膨満と尿量低下，呼吸状態の悪
化から腹部コンパートメント症候群（abdominal compartment syndrome：ACS）が疑わ
れる（⇒コアレクチャー）．膀胱内圧測定による間接的腹腔内圧は，初回12 mmHgだった
が，その後22 mmHgまで上昇し，ACSと診断した（⇒コアレクチャー）．経鼻胃管を挿入
し減圧を図るとともに，経腸栄養の開始をいったん保留した．腹部超音波検査では，腹水
貯留は少量で穿刺は困難だった．腹腔内圧をコントロールするためにロクロニウムの持続
静注を0.5 mg/kg/時で開始したところ，膀胱内圧は12 mmHgまで低下した．その後，尿
量は徐々に増加し，血管内ボリュームを心臓超音波検査でこまめに評価しつつ維持輸液量
を漸減した．第4病日に膀胱内圧が8 mmHgまで低下したため，ロクロニウムを中止し，そ
の後膀胱内圧の再上昇がないことを確認し経腸栄養を10 mL/時で開始した．

> ### 集中治療医の視点
>
> ▶ 重症急性膵炎では膵臓のみならず，隣接・遠隔臓器への炎症波及から多臓器不全をきたし，
> 人工呼吸管理や腎代替療法等が必要となる．そのため，すみやかに重症度を評価し，ICU入
> 室や臓器代替療法の導入を判断する．また，ACS等の合併症に留意しつつ，適切な初期治
> 療（輸液療法，鎮痛薬，栄養療法）を行う．
>
> ▶ 急性膵炎の成因によっては，特殊な治療が必要となる．胆石性膵炎では，胆管炎の合併や胆
> 汁うっ滞所見があれば早期にERCP（endoscopic retrograde cholangio pancreatog-
> raphy：内視鏡的逆行性胆管膵管造影）やEST（endoscopic sphinc terotomy：内視鏡
> 的乳頭切開術）を考慮する．高トリグリセリド性膵炎（高TG性膵炎）であれば，血漿交換
> 療法（図2）や強化インスリン療法，ヘパリン投与を考慮する．いずれも当該科（消化器内
> 科や腎臓内科）との綿密な連携が必要である．

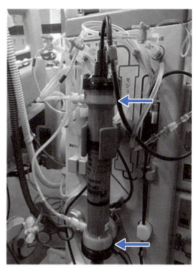

図2　高TG性膵炎に対する血漿交換後の回路
40代男性の高TG性重症急性膵炎に対し初回の血漿交換施行後，回路内がカイロミクロンにより変色している（➡）．
(p11 Color Atras 9 参照)

本症例におけるポイント

- ☑ 本症例は，アルコール多飲を背景に発症した重症急性浮腫性膵炎の一例である
- ☑ 急性膵炎は重症化すると予後不良となるため，すみやかな成因および重症度評価が重要である
- ☑ 特殊な成因（胆石性，アルコール性，高TG性，自己免疫性など）を除くと，急性膵炎に対する治療は輸液療法，鎮痛薬，栄養療法などの支持療法が主体である．
本症例ではアルコール離脱評価の後，上記の支持療法を行った
- ☑ 重症急性膵炎では多臓器障害のリスクが高く，腹腔内圧をこまめにモニタリングするとともに，呼吸・循環不全に対する早急かつ積極的な治療介入が必要である

重症急性膵炎

コアレクチャー

Summary

- 重症急性膵炎では，成因や重症度とともに間質性浮腫性膵炎か壊死性膵炎かを早期に見極めることが重要である

- 急性膵炎に対する治療は，成因に対する特異的治療を除けば，輸液療法，鎮痛薬，栄養療法など支持療法が主体となる

- 急性重症膵炎における二大合併症は，腹部コンパートメント症候群と感染性膵壊死で治療経過をみつつ段階的な治療戦略を検討する

1 病態生理と疫学

　急性膵炎は，膵臓からの過剰な外分泌作用をはじめエンテロキナーゼを含む十二指腸液の逆流，膵管の閉塞や炎症などで膵内トリプシノーゲンがトリプシンへ活性化されて，連鎖的に他の消化酵素前駆体が活性化され，膵の自己消化が生じる病態である．重症膵炎では，膵臓だけではなく隣接する臓器や遠隔臓器へも炎症が波及し，多臓器不全を生じる[11]．

　本邦における急性膵炎の患者数は増加しており，男女比は2：1と男性に多い．急性膵炎による死亡率は，重症例を含め低下傾向にあるものの，厚生労働省急性膵炎重症度判断基準の予後因子および造影CT gradeでいずれも重症を満たす最重症例では，死亡率19.1％と予後不良な疾患である[2]．また，壊死性膵炎は間質性浮腫性膵炎と比べて予後は不良であるため，見逃さないように注意する．

2 診断と成因評価

　急性膵炎は，① **上腹部痛**，② **血中あるいは尿中膵酵素の上昇**，③ **急性膵炎に伴う異常な画像所見**の3項目中2項目以上を満たし，他の疾患が除外された場合に診断される（**表1**）[1, 12]．急性膵炎でみられる臨床症状は腹痛が最も多く，次いで，嘔吐，発熱，背部痛である[2]．皮膚症状としては，膵臓周囲の血性滲出液が皮下へ移動することで出現するGrey-Turner徴候（側腹壁），Cullen徴候（臍周囲），Fox徴候（鼠径靱帯下部）などが知られているが，その出現頻度は3％と低く[13]，また膵炎に特異的な身体所見ではない[14]．

　急性膵炎の診断で用いられる血中・尿中膵酵素は**アミラーゼ**と**リパーゼ**である．本邦のガイドラインでそのcut-off値は定められていないが，海外のガイドラインでは正常値上限の3倍と定められている[6, 15]．海外のガイドラインを適用した場合，アミラーゼ，リパーゼの

表1　急性膵炎の診断基準

急性膵炎診断基準
①上腹部に急性腹痛発作と圧痛がある
②血中または尿中に膵酵素の上昇がある
③超音波，CTまたはMRIで膵に急性膵炎に伴う異常所見がある

上記3項目の内2項目以上を満たし，ほかの膵疾患および急性腹症を除外したもの
（文献12をもとに作成）

表2　急性膵炎成因別の検査・介入

	検査	介入
アルコール性	病歴聴取（飲酒歴） アルコール離脱リスク評価（PAWSS，CIWA-Ar）	アルコール離脱対策
胆石性	病歴聴取（胆石症の既往） 血液検査（Bil，ALT，AST，ALP上昇） 超音波検査，CT，MRI/MRCP	ERCP EST
高TG性	病歴聴取（脂質異常症の既往） 血液検査（TG＞1,000 mg/dL）	血漿交換 強化インスリン療法 ヘパリン
自己免疫性	血液検査（IgG 4≧135 mg/dL） 超音波検査，MRI／MRCP FDG-PET	ステロイド

FDG-PET（Fluorodeoxyglucose-positron emission tomography）

感度，特異度はほぼ同等（アミラーゼ72％，93％／リパーゼ79％，89％）で，いずれも急性膵炎のうち20〜30％の症例では偽陰性となる点に注意が必要である[16]．また，膵酵素の値と重症度は相関せず[17]，後述する重症度スコアの項目にも膵酵素は含まれていない．

　急性膵炎と診断した場合，**まずは成因が何かを評価する**．本邦ではアルコール性と胆石性がおおむね5〜6割を占めている[2]．胆石性膵炎で胆管炎を合併している場合は，早期（ないし入院24時間以内）に内視鏡的逆行性胆管膵管造影（ERCP）や内視鏡的乳頭切開術（EST）を行うことが望ましい[6, 18]．アルコール性膵炎に対する特異的な治療はないが，アルコール離脱症候群への予防対策が必要である．その他の成因としては，高TG性（ミニレク **高TG性膵炎の治療**），自己免疫性，特発性，外傷性等があげられ，各成因に対する評価と介入方法は表2に示す通りである[19]．

ミニレク　高TG性膵炎の治療

　高TG性膵炎の急性膵炎全体に占める割合は2.3％とされ，TGが1,000 mg/dLを超えると15〜20％の割合で急性膵炎を発症するとされている[2]．また，入院後48時間以内の血清TGが500 mg/dL以上だと臓器障害の独立危険因子になることから[20]，TGの治療目標値は500 mg/dL以下へコントロールすることである．治療方法としては，血漿交換や強化インスリン療法，ヘパリン投与がある．過去の研究では，血清TG 500 mg/dL以下を達成するまでの時間は，血漿交換群 vs 強化インスリン療法群 vs 非強化インスリン療法群＝44.0（21.0-68.0）vs 49.0（32.0-120.0）vs 72.0（33.0-120.0）（単位は時間）[P＝0.047]と血漿交換群で有意に短かったが，死亡率や膵局所合併症の発症率は各治療群間で変わらなかった[21]．本邦でも高TG性膵炎に対する血漿交換療法の有用性に関する多施設後ろ向き研究が行われたが，血漿交換の有無によるTG値の低下や死亡率，膵感染率のいずれにおいても有意差を認めなかった[22]．

3　重症度評価

1）本邦のガイドラインの推奨

　本邦のガイドラインでは，急性膵炎の重症度を厚生労働省急性膵炎重症度判断基準で示されている予後因子（3点以上で重症）および造影CT grade（grade2以上で重症）で評価している（表3）．この基準による利点は，入院後早期に判定できること，どちらか一方のみでも重症の判定が可能なことである．評価項目は多く煩雑ではあるが，モバイルアプリを用いると簡便に判定できる．また，改訂アトランタ分類では，Modified Marshall scoring systemで呼吸，腎，循環の3臓器について臓器不全を評価し，各器官系で2点以上だと臓器不全ありと診断し，臓器不全の持続時間とあわせて重症度判定する（表4）[15]．

表3　厚生労働省急性膵炎重症度判断基準予後因子及び造影CT grade

A．予後因子（予後因子は各1点とする）
①Base Excess ≦ − 3 mEq/L，またはショック（収縮期血圧 ≦ 80 mmHg） ②PaO_2 ≦ 60 mmHg（room air），または呼吸不全（人工呼吸管理が必要） ③BUN ≧ 40 mg/dL（or Cr ≧ 2 mg/dL），または乏尿（輸液後も1日尿量が400 mL以下） ④LDH ≧ 基準値上限の2倍 ⑤血小板数 ≦ 10万/mm^3 ⑥総Ca ≦ 7.5 mg/dL ⑦CRP ≧ 15 mg/dL ⑧SIRS 診断基準*における陽性項目数 ≧ 3 ⑨年齢 ≧ 70歳 ＊SIRS 診断基準項目： 　（1）体温 > 38℃または < 36℃，（2）脈拍 > 90回/分，（3）呼吸数 > 20回/分または $PaCO_2$ < 32 torr，（4）白血球数 > 12,000/mm^3 か < 4,000 mm^3 または10%幼若球出現
B．造影CT Grade
①炎症の膵外進展度 　前腎傍腔　　　：0点 　結腸間膜根部：1点 　腎下極以遠　：2点
②膵の造影不良域 　膵を便宜的に3つの区域（膵頭部，膵体部，膵尾部）に分け判定する． 　各区域に限局している場合，または膵の周辺のみの場合：0点 　2つの区域にかかる場合　　　　　　　　　　　　　：1点 　2つの区域全体を占める，またはそれ以上の場合　：2点
①＋② 合計スコア 1点以下：Grade 1 2点　　：Grade 2 3点以上：Grade 3
重症の判定
①予後因子が3点以上，または　②造影CT Grade 2以上の場合は重症とする

（文献12をもとに作成）

2）急性膵炎の重症度スコアリング

　急性膵炎の重症度評価に海外で用いられている指標は，APACHEⅡ score，BISAP score，Randon scoreなどである．各スコアの特徴を表5へ示すが，海外の各診療ガイドラインではどの指標が最も有用であるかはふれられていない[6, 18, 23]．一方，各スコアの診断精度は研究されており，2015年に161名の急性膵炎患者を対象に各スコアリングの重症化予測精度を比較した韓国の研究では，APACHEⅡ 0.78（95 % CI：0.70-0.84），BISAP 0.74（95 % CI：0.66-0.80），Ranson 0.69（95 % CI：0.62-0.76）とAPACHEⅡが最も高精度だった．だたし，他のスコアリングと比較し，APACHEⅡは統計学的に有意な差を認めなかった[24]．

3）画像所見の重要性

　急性膵炎の重症度評価では，膵局所の画像所見も重要である．急性膵炎は形態的に間質の浮腫を特徴とする間質性浮腫性膵炎と，膵内外の広汎な脂肪壊死と実質壊死を伴う壊死性膵炎へと分類される[15]．急性膵炎の75〜80％が間質性浮腫性膵炎であるのに対し，15〜25％は壊死性膵炎といわれている．死亡率は，間質性浮腫性膵炎が3％であるのに対し，壊

表4　急性膵炎の重症度診断基準：改訂アトランタ分類

mild	臓器不全および膵局所合併症なし
moderate	一時的な臓器不全（48時間以内），持続的臓器不全のない膵局所合併症
severe	48時間以上持続持続する単臓器ないし多臓器不全

※膵局所合併症とは急性膵周囲液体貯留，膵仮性嚢胞，急性壊死性貯留，被包化壊死のことである

改訂アトランタ分類における臓器不全の評価：修正Marshall scoring system

器官系	Score				
	0	1	2	3	4
呼吸（PaO2/FiO2）	＞400	301〜400	201〜300	101〜200	＜101
腎（血清Cr，mg/dL）	＜1.4	1.4〜1.8	1.9〜3.6	3.6〜4.9	＞4.9
循環（収縮期血圧，mmHg）	＞90	＜90 輸液反応性あり	＜90 輸液反応性なし	＜90 pH＜7.3	＜90 pH＜7.2

※いずれかの器官系でscore≧2であれば臓器不全ありとみなされる
（文献15を参考に作成）

表5　急性膵炎において海外で用いられる重症度スコアリング

	APACHEⅡ	BISAP	Ranson
特徴	ICU患者の重症度分類として最もよく用いられるスコアの1つ．生理学的パラメータ，年齢，慢性疾患で評価するため評価項目が多くやや煩雑	ベッドサイドで簡単に評価できるよう他と比較すると評価項目は少ないが，SIRS評価が必要であるため実際はやや煩雑	急性膵炎の重症度スコアリングとして最も古くから使用されている．成因により，基準値が異なる
評価項目	14項目	5項目	入院時　　　5項目 48時間以内 6項目
cut-off	7	2	入院時　　　2 48時間以内 4

（文献1，24を参考に作成）

死性膵炎は 17 ％と高く，**壊死性膵炎を見逃さないようにする**[25].

4 治療（輸液，鎮痛，栄養，予防的抗菌薬）

重症急性膵炎に対する治療は，一部の成因に対する特異的治療（p217表2）を除くと，輸液療法，鎮痛薬，栄養療法，予防的抗菌薬といった支持療法が主体となる（表6）.

1）輸液療法

急性膵炎の超急性期には，炎症性サイトカインによる血管内皮障害から血管透過性が亢進し，循環血漿量減少性ショックで臓器障害へ至る[1, 11].　また入院 24 時間後のヘマトクリット値上昇が壊死性膵炎の発症を有意に増加させる研究もあり[26]，過去には積極的な輸液投与が行われてきた.　しかし，近年は過剰輸液による弊害を報告する研究もみられるようになり[27〜29]，急性膵炎の超急性期における適切な輸液量はわかっていない[1, 6, 18, 23].　急性膵炎に対する積極輸液と制限輸液を比較した 2022 年の WATERFALL trial[30] では，急性膵炎の急性期に積極輸液（20 mL/kg ボーラス投与の後，3 mL/kg/時で持続投与）を行った群

表6　各ガイドラインにおける推奨一覧

	輸液療法	鎮痛薬	栄養療法	予防的抗菌薬
急性膵炎診療ガイドライン 2021 第5版 (日本)[7]	初期積極的輸液療法を提案	アセトアミノフェン，NSAIDs，ペンタゾシンなどの非オピオイド，その後疼痛の程度に応じてオピオイドの使用も考慮	入院後 48 時間以内に開始する	軽症では行わないことを推奨. 重症または壊死性膵炎，感染性膵合併症に対する生命予後の改善効果は証明されていない
AGA ガイドライン 2018[23]	具体的な記載なし	具体的な記載なし	耐用性に応じて早期 (24 時間以内) に経口摂取を行うことを推奨.　経口摂取困難の場合は，静脈栄養より経腸栄養を推奨.　経腸栄養が必要な場合は，経胃または経空腸いずれかの投与経路を推奨	重症および壊死性膵炎に対する予防的抗菌薬投与を行わないことを推奨
ACG ガイドライン 2013[6]	心血管，腎臓など併存疾患がなければ，細胞外液 250〜500 mL/時の積極的な投与を推奨. 低血圧，頻脈など重篤な血漿量減少に対してはボーラス投与を検討. 輸液の目標は BUN の低下	具体的な記載なし	感染性合併症を予防するため経腸栄養を推奨. 静脈栄養は経腸栄養が使用できない場合以外は回避. 経胃または経空腸による経腸栄養投与は有効性および安全性において同等	ルーチンでの使用は推奨されない
IAP/APA ガイドライン 2013[18]	蘇生の目標が達成されるまでは 5〜10 mL/kg/時で輸液を投与. 輸液蘇生の目標は 心拍数：120 回/分未満 MAP：65〜85 mmHg， 尿量＞0.5 mg/kg/時， Hct：35〜44 ％	具体的な記載なし	重症では経腸栄養を主として選択. 経腸栄養は経胃または経空腸で投与	推奨されない

220 ▶ 症例からわかる、動ける！ ICU実践コアレクチャー

と制限輸液（循環血漿量減少のある患者のみ 10 mL/kg ボーラス投与の後，1.5 mL/kg/時で持続投与）を行った群において，中等症ないし重症急性膵炎の発症率を比較したところ，積極輸液群で22.1 %，制限輸液群で17.3 %（RR 1.30，95 % CI：0.78-2.18）と両群間に有意差を認めなかった．一方で，体液過剰は，積極輸液群で20.5 %，制限輸液群で6.3 %（RR 2.85，95 % CI：1.36-5.94）と積極輸液群で有意に増加したため，研究は早期中止となった．

急性膵炎に対する輸液に関する過去の研究は，時間あたりの輸液量や総輸液量の比較をしたもので，輸液反応性や輸液必要性を評価した研究は少ない．近年は急性膵炎に対して，輸液必要性を評価したうえで，ミニ輸液チャレンジや受動的下肢挙上試験を用いて輸液反応性があるときのみ輸液量を増やすプロトコルが有効だったとする報告も出てきている[31]．また，ACS合併例では腹腔内圧の上昇による静脈灌流障害のために，動的指標を用いた輸液反応性の評価が不正確になる可能性もあり注意が必要である[32]．

2）鎮痛薬

急性膵炎による疼痛は強く，かつ持続的であるため，積極的な鎮痛管理が重要である．各ガイドラインにおける急性膵炎に対する鎮痛薬の選択や投与方法に関する具体的な推奨はない（表6）．一般的な選択肢としては，アセトアミノフェンやNSAIDs，非オピオイド鎮痛薬，オピオイド鎮痛薬があげられる．各鎮痛薬の特徴を表7[33]へまとめた．2021年に発表されたメタアナリシスでは，オピオイドは非オピオイドと比較し追加投与の必要性を減少させたが（OR 0.25 95 % CI：0.07-0.86），疼痛スコア（Visual analogue scale：VAS）は有意に減らさなかった．また，サブグループ解析でオピオイドとNSAIDsは追加投与の必要性で両群間に有意差は認めなかった（OR 0.56 95 % CI：0.24-1.32）[34]（ミニレク 急性膵炎に対するオピオイド鎮痛薬）．

表7 重症急性膵炎で用いられる鎮痛薬一覧

	アセトアミノフェン	NSAIDs	麻薬拮抗性鎮痛薬	オピオイド
商品例	カロナール® アセリオ®	ロキソプロフェン® セレコックス® ロピオン®	ソセゴン® レペタン®	フェンタニル モルヒネ塩酸塩
薬理作用	中枢性の鎮痛，解熱作用があるが抗炎症作用はごく弱い．消化管，腎機能，血小板機能，心血管系に対する影響が少ない	COX阻害によりPG産生を抑制し抗炎症，鎮痛作用を発揮する．消化管，腎機能，血小板，心血管系障害をきたしうる	オピオイド非存在下では作動薬として作用するが存在下では拮抗する．鎮痛，鎮静，呼吸抑制はオピオイドに類似する	中枢神経系に作用して鎮痛を促すオピオイド受容体と親和性を示す
長所	消化管，腎機能，血小板機能，心血管系に対する影響が少ない	鎮痛，解熱作用に加え，抗炎症作用を発揮する	オピオイド非存在下では鎮痛作用はオピオイドと類似する	即効性が高く，持続静注することで確実で，切れ目のない鎮痛効果が期待できる
短所	抗炎症作用は弱い 過剰投与により肝細胞壊死をきたす	消化管，腎機能，血小板，心血管系障害をきたしうる 妊娠後期では禁忌	呼吸抑制もオピオイドに類似 ソセゴン®にはナロキソン含有されておりオピオイド離脱症状注意	呼吸抑制，血圧低下をきたしうる 悪心，嘔吐，便秘等の消化器症状をきたしうる

COX：cyclooxygenase，PG：prostaglandin
（文献1，33を参考に作成）

> **ミニレク 急性膵炎に対するオピオイド鎮痛薬**
>
> 急性膵炎に対するオピオイド鎮痛薬の懸念点は，Oddi括約筋を収縮させて急性膵炎を悪化させる可能性があることである．これはモルヒネがOddi括約筋圧上昇を引き起こすことを示した研究に基づくが[35]，実際にモルヒネが膵炎を増悪させることを示した研究はなく，急性膵炎に対するオピオイドと非オピオイドの比較でも両群間の有害事象に有意差は認めなかった[36]．

3）栄養療法

重症急性膵炎では高度炎症による代謝異化が亢進しており，代謝異化は健常時の1.5倍程度とされている[37]．急性期は，腹痛や悪心で経口摂取困難なことも多く，その場合，静脈栄養や経腸栄養が選択肢となる．両者の有効性を比較した過去の研究では[38]，経腸栄養は経静脈栄養と比較し，死亡率をはじめ合併症や臓器不全の発生率をいずれも低下させた．

経腸栄養の投与経路は，これまで膵の外分泌刺激を避けるために経腸栄養チューブを透視下あるいは内視鏡誘導下でTreitz靭帯を越えた空腸あるいは十二指腸に留置することが推奨されていた．ところが，重症急性膵炎に対する経腸栄養の投与経路を経胃と経空腸で比較したシステマティックレビューでは，両群間で安全性に有意差はなく[39]，経空腸チューブ留置も難しいことから，近年は胃へ留置した経腸栄養が一般的となっている[1]．

経腸栄養は，入院後48時間以内に開始すると急性膵炎の回復を改善することが報告されており[40, 41]，**重篤な腸管合併症（高度腸閉塞，消化管穿孔，腸管虚血等）を示唆する所見がなければ，入院後48時間以内に経腸栄養を開始することが望ましい**．

4）予防的抗菌薬

急性膵炎の主病態は膵臓の自己消化に伴う炎症で，本来感染は直接関与していないことから抗菌薬は不要である．かつては，重症例でバクテリアルトランスロケーションを懸念し予防的投与が行われていたが，新たな無作為化比較試験[42]を加えたメタ解析で，死亡率（OR 0.60，95％CI：0.33-1.07），感染性合併症発生率（OR 0.61，95％CI：0.37-1.07）ともに予防的抗菌薬投与による有意な改善効果を認めなかった．そのため，2021年の本邦ガイドラインでは，重症急性膵炎に対する予防的抗菌薬の予後改善効果は証明されていないと推奨を変更した[1]．海外のガイドラインでも予防的抗菌薬の投与は非推奨となっており，ルーチンで予防的抗菌薬の投与は推奨されない（表6）．

> **ミニレク 蛋白分解酵素阻害薬の動注療法について**
>
> 本邦では，過去に膵壊死を減らす目的で腹腔動脈内へ動注カテーテルを留置し，タンパク分解酵素阻害薬を5日間程度経動脈的に持続投与する動注療法が行われていた．その後，動注療法の有用性を検討した無作為化比較試験のメタ解析[1]では，動注療法が死亡率（RR 0.72，95％CI：0.16-3.23）も膵壊死形成率（RR 1.63，95％CI：0.67-3.93）も有意に低下せず，逆にカテーテル閉塞，血栓症，皮下血腫などの合併症を増加させたことから[43]，2024年現在，本邦ガイドラインにおいて推奨していない．

5 合併症（ACS，感染性膵壊死）

1）腹部コンパートメント症候群（ACS）

腹部コンパートメント症候群（ACS）とは，何らかの原因で腹腔内圧（intra-abdominal pressure：IAP）が上昇し，その結果，腹腔内臓器をはじめ新たな臓器障害や臓器不全が生じる重篤な病態である．健常成人における腹腔内圧は通常0～5 mmHgとされており，12 mmHg以上では腹腔内高血圧（Intra-abdominal hypertension：IAH），さらに20 mmHg以上ではACSとされている[44]．

急性膵炎でACSを生じる機序としては，膵および膵周囲組織の炎症に加え，血管透過性亢進による血漿成分の血管外漏出，麻痺性イレウス，浮腫による腹壁コンプライアンス低下から後腹膜と腹腔内容量が増加することなどが考えられている[45]．IAP測定は膀胱内圧測定で行い，具体的方法は図3へ示す通りである．

2013年にWSACSが提唱したACS/IAHへの治療アルゴリズムを図4へ示す[46]．IAHでは，IAPを4～6時間ごとに測定しつつ内科的治療を行い，IAP≦15 mmHgを目標に各stepに準じた治療を行う．積極的な内科的治療にもかかわらず，IAP＞20 mmHg かつ新規の臓器障害が発生した場合は外科的減圧術を考慮する．

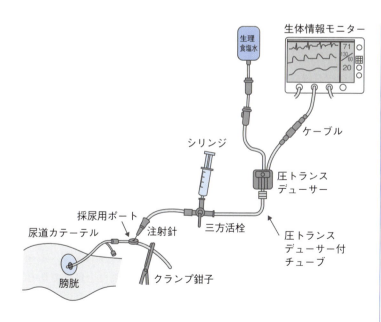

図3　膀胱内圧測定手順
(文献1　第Ⅵ章-BQ19参考資料1より転載)

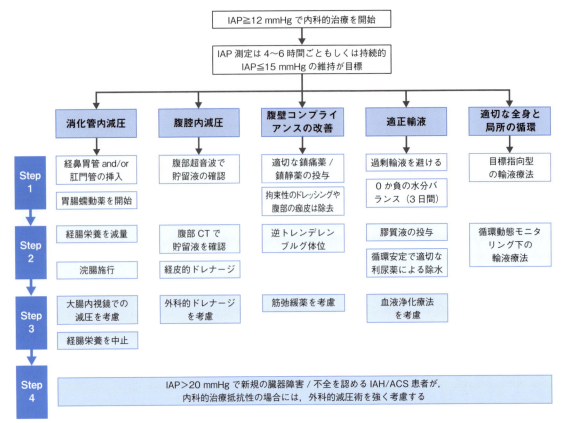

図4 ACS / IAHに対する治療アルゴリズム
(文献46より引用)

2) 感染性膵壊死

急性膵炎は, 前述したように形態的に間質性浮腫性膵炎と壊死性膵炎に分類される.

改訂アトランタ分類では, 間質性浮腫性膵炎後に発生する液体貯留を, 発症後4週間以内の急性膵周囲液体貯留 (acute peripancreatic fluid collection: APFC) と4週以降の膵仮性囊胞 (pancreatic pseudocyst: PPC) に, 壊死性膵炎後に発生する壊死性貯留を, 発症後4週間以内の急性壊死性貯留 (acute necrotic collection: ANC) と4週以降の被包化壊死 (walled-off necrosis: WON) にそれぞれ分類している (表8)[15]. ANCとWONのCT画像を図5へ示す.

感染性膵壊死とは, ANCあるいはWONに細菌ないし真菌の感染が加わったものである. 感染性膵壊死の死亡率は20～30%ともいわれており[47], 急性膵炎の重篤な合併症である. 全身状態が許容すれば, まずは抗菌薬で保存的治療を開始するが, 臓器不全や敗血症が持続するなど臨床的な改善が乏しい場合は壊死組織の除去を目的としたドレナージやネクロセクトミー (経消化管的, 経腹腔鏡的もしくは開腹手術により積極的に壊死物質・貯留物質を搔破・除去する手技[48]) が行われる. 以前は外科的な開腹ネクロセクトミーが主流だっ

表8 膵局所合併症分類

	発症4週以内	発症4週以降
間質性浮腫性膵炎	APFC	PPC
壊死性膵炎	ANC	WON

APFC：急性膵周囲液体貯留，PPC：膵仮性嚢胞，
ANC：急性壊死性貯留，WON：被包化壊死
ANC，WONに感染が加わったものが感染性膵壊死
（文献15を参考に作成）

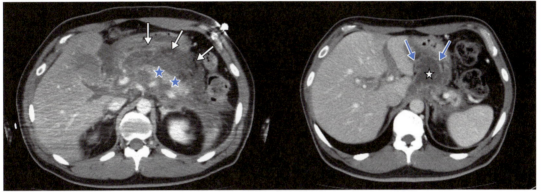

図5　ANCとWON
A：星（★）で示した箇所が膵実質である．矢印（⇨）がANCの境界を示している．
B：矢印（→）がWONの境界を示しているが，ANCと比較しても明瞭化しており，造影効果を示す．また内部の液体貯留に一部低吸収域を認める（☆）．

たが，現在はステップアップ・アプローチが推奨されている[49]．このステップアップ・アプローチとは低侵襲なドレナージを先行し，必要があれば段階的に侵襲度の高いネクロセクトミーへステップアップする治療法である．ネクロセクトミーは内視鏡的ステップアップ・アプローチ（内視鏡的経消化管的ドレナージ，それに引き続く内視鏡的ネクロセクトミー）と外科的ステップアップ・アプローチ（経皮的ドレナージ，それに引き続くvideo-assisted retroperitoneal debridement：VARD）に大別されるが[1]，具体的にどのネクロセクトミーを選択すればよいかは定まっていない．治療デバイスの選択や解剖学的な要因が重要となるため，当該科（消化器内科や消化器外科）と綿密な連携をとりつつ患者個別に戦略を立てることが望ましい．

また，ドレナージ介入時期も重要である．発症から4週間は待機（被包化を待つ）するのが一般的であるが[5,13]，近年は4週間未満での早期介入を勧める研究もある[50〜52]．これらの研究では，待機ドレナージと比較し，早期ドレナージは死亡率や合併症を増悪させないと報告しており，保存的治療で感染コントロールがつかない場合は早期ドレナージも検討する．

6 まとめ

最後に，急性膵炎の診断から治療に至るまでの時間経過を図6へまとめた．くり返しになるが，診断後はすみやかに重症度および成因評価をしつつ，初期治療（輸液療法，鎮痛薬，栄養療法）を開始する．重症例では，臓器代替療法含む全身管理および当該科との連携も必要となるため，重症急性膵炎における集中治療医の役割は重要である．

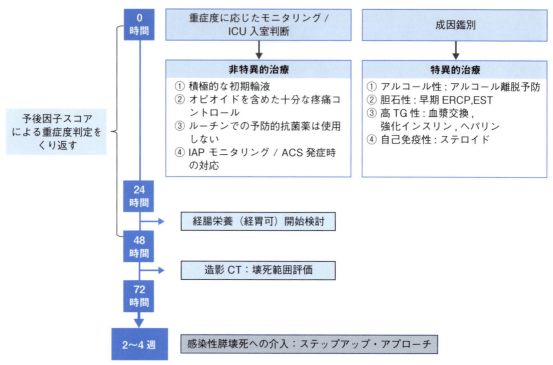

図6　診断～治療タイムコース
（文献1を参考に作成）

参考文献

1) 「急性膵炎診療ガイドライン2021 第5版」（高田忠敬/編），金原出版，2021
2) Masamune A, et al：Clinical practice of acute pancreatitis in Japan: An analysis of nationwide epidemiological survey in 2016. Pancreatology, 20：629-636, 2020（PMID：32409278）
3) Huang H, et al：Optimal timing of contrast-enhanced computed tomography in an evaluation of severe acute pancreatitis-associated complications. Exp Ther Med, 18：1029-1038, 2019（PMID：31363364）
4) Türkvatan A, et al：Imaging of acute pancreatitis and its complications. Part 1: acute pancreatitis. Diagn Interv Imaging, 96：151-160, 2015（PMID：24512896）
5) Balthazar EJ：Acute pancreatitis: assessment of severity with clinical and CT evaluation. Radiology, 223：603-613, 2002（PMID：12034923）
6) Tenner S, et al：American College of Gastroenterology guideline: management of acute pancreatitis. Am J Gastroenterol, 108：1400-15; 1416, 2013（PMID：23896955）
7) Etherington JM：Emergency management of acute alcohol problems. Part 1: Uncomplicated withdrawal. Can Fam Physician, 42：2186-2190, 1996（PMID：8939320）
8) Wadstein J & Skude G：Does hypokalaemia precede delirium tremens? Lancet, 2：549-550, 1978（PMID：79917）

9) Maldonado JR, et al：The "Prediction of Alcohol Withdrawal Severity Scale" (PAWSS): systematic literature review and pilot study of a new scale for the prediction of complicated alcohol withdrawal syndrome. Alcohol, 48：375-390, 2014（PMID：24657098）

10) Mayo-Smith MF：Pharmacological management of alcohol withdrawal. A meta-analysis and evidence-based practice guideline. American Society of Addiction Medicine Working Group on Pharmacological Management of Alcohol Withdrawal. JAMA, 278：144-151, 1997（PMID：9214531）

11)「日本集中治療医学会専門医テキスト 第3版」（日本集中治療医学会教育委員会／編），シービーアール，2019

12) 厚生労働科学研究費補助金難治性疾患克服研究事業 難治性膵疾患に関する調査研究（研究代表者：大槻 眞）：平成19年度 総括・分担研究報告書
https://mhlw-grants.niph.go.jp/project/14376（2024年10月閲覧）

13) Dickson AP & Imrie CW：The incidence and prognosis of body wall ecchymosis in acute pancreatitis. Surg Gynecol Obstet, 159：343-347, 1984（PMID：6237447）

14) Bem J & Bradley EL 3rd：Subcutaneous manifestations of severe acute pancreatitis. Pancreas, 16：551-555, 1998（PMID：9598819）

15) Banks PA, et al：Classification of acute pancreatitis--2012: revision of the Atlanta classification and definitions by international consensus. Gut, 62：102-111, 2013（PMID：23100216）

16) Rompianesi G, et al：Serum amylase and lipase and urinary trypsinogen and amylase for diagnosis of acute pancreatitis. Cochrane Database Syst Rev, 4：CD012010, 2017（PMID：28431198）

17) Banks PA & Freeman ML：Practice guidelines in acute pancreatitis. Am J Gastroenterol, 101：2379-2400, 2006（PMID：17032204）

18) Working Group IAP/APA Acute Pancreatitis Guidelines：IAP/APA evidence-based guidelines for the management of acute pancreatitis. Pancreatology, 13：e1-15, 2013（PMID：24054878）

19)日本膵臓学会・厚生労働省IgG4関連疾患の診断基準並びに治療指針を目指す研究班：自己免疫性膵炎診療ガイドライン2020．膵臓, 35：465-550, 2020

20) Lu Z, et al：Timely Reduction of Triglyceride Levels Is Associated With Decreased Persistent Organ Failure in Hypertriglyceridemic Pancreatitis. Pancreas, 49：105-110, 2020（PMID：31856085）

21) Yu S, et al：Effects of different triglyceride-lowering therapies in patients with hypertriglyceridemia-induced acute pancreatitis. Exp Ther Med, 19：2427-2432, 2020（PMID：32256719）

22) Miyamoto K, et al：Plasmapheresis therapy has no triglyceride-lowering effect in patients with hypertriglyceridemic pancreatitis. Intensive Care Med, 43：949-951, 2017（PMID：28233051）

23) Crockett SD, et al：American Gastroenterological Association Institute Guideline on Initial Management of Acute Pancreatitis. Gastroenterology, 154：1096-1101, 2018（PMID：29409760）

24) Cho JH, et al：Comparison of scoring systems in predicting the severity of acute pancreatitis. World J Gastroenterol, 21：2387-2394, 2015（PMID：25741146）

25) Singh VK, et al：An assessment of the severity of interstitial pancreatitis. Clin Gastroenterol Hepatol, 9：1098-1103, 2011（PMID：21893128）

26) Brown A, et al：Can fluid resuscitation prevent pancreatic necrosis in severe acute pancreatitis? Pancreatology, 2：104-107, 2002（PMID：12123089）

27) Mao EQ, et al：Fluid therapy for severe acute pancreatitis in acute response stage. Chin Med J (Engl), 122：169-173, 2009（PMID：19187641）

28) Mao EQ, et al：Rapid hemodilution is associated with increased sepsis and mortality among patients with severe acute pancreatitis. Chin Med J (Engl), 123：1639-1644, 2010（PMID：20819621）

29) Garg PK & Mahapatra SJ：Optimum Fluid Therapy in Acute Pancreatitis Needs an Alchemist. Gastroenterology, 160：655-659, 2021（PMID：33412126）

30) de-Madaria E, et al：Aggressive or Moderate Fluid Resuscitation in Acute Pancreatitis. N Engl J Med, 387：989-1000, 2022（PMID：36103415）

31) Jin T, et al：Optimising fluid requirements after initial resuscitation: A pilot study evaluating mini-fluid challenge and passive leg raising test in patients with predicted severe acute pancreatitis. Pancreatology, 22：894-901, 2022（PMID：35927151）

32) Tavernier B & Robin E：Assessment of fluid responsiveness during increased intra-abdominal pressure: keep the indices, but change the thresholds. Crit Care, 15：134, 2011（PMID：21457517）

33)「がん疼痛の薬物療法に関するガイドライン 2020年版 第3版」（日本緩和医療学会 ガイドライン統括委員会／編），金原出版，2020

34) Cai W, et al：Pain Management in Acute Pancreatitis: A Systematic Review and Meta-Analysis of Randomised Controlled Trials. Front Med (Lausanne), 8：782151, 2021（PMID：34977084）

35) Helm JF, et al：Effects of morphine on the human sphincter of Oddi. Gut, 29：1402-1407, 1988（PMID：3197985）

36) Basurto Ona X, et al：Opioids for acute pancreatitis pain. Cochrane Database Syst Rev：CD009179, 2013（PMID：23888429）

37) Bouffard YH, et al：Energy expenditure during severe acute pancreatitis. JPEN J Parenter Enteral Nutr, 13：26-29, 1989（PMID：2926975）

3 重症急性膵炎 **227**

38) Li W, et al : Safety and efficacy of total parenteral nutrition versus total enteral nutrition for patients with severe acute pancreatitis: a meta-analysis. J Int Med Res, 46 : 3948-3958, 2018（PMID : 29962261）

39) Dutta AK, et al : Nasogastric versus nasojejunal tube feeding for severe acute pancreatitis. Cochrane Database Syst Rev, 3 : CD010582, 2020（PMID : 32216139）

40) Song J, et al : Enteral nutrition provided within 48 hours after admission in severe acute pancreatitis: A systematic review and meta-analysis. Medicine (Baltimore), 97 : e11871, 2018（PMID : 30142782）

41) Qi D, et al : Meta-Analysis of Early Enteral Nutrition Provided Within 24 Hours of Admission on Clinical Outcomes in Acute Pancreatitis. JPEN J Parenter Enteral Nutr, 42 : 1139-1147, 2018（PMID : 29377204）

42) Poropat G, et al : Prevention of Infectious Complications in Acute Pancreatitis: Results of a Single-Center, Randomized, Controlled Trial. Pancreas, 48 : 1056-1060, 2019（PMID : 31404018）

43) Horibe M, et al : Continuous Regional Arterial Infusion of Protease Inhibitors Has No Efficacy in the Treatment of Severe Acute Pancreatitis: A Retrospective Multicenter Cohort Study. Pancreas, 46 : 510-517, 2017（PMID : 27977624）

44) Malbrain ML, et al : Results from the International Conference of Experts on Intra-abdominal Hypertension and Abdominal Compartment Syndrome. I. Definitions. Intensive Care Med, 32 : 1722-1732, 2006（PMID : 16967294）

45) Leppäniemi A, et al : Abdominal compartment syndrome and acute pancreatitis. Acta Clin Belg, 62 Suppl 1 : 131-135, 2007（PMID : 17469710）

46) Kirkpatrick AW, et al : Intra-abdominal hypertension and the abdominal compartment syndrome: updated consensus definitions and clinical practice guidelines from the World Society of the Abdominal Compartment Syndrome. Intensive Care Med, 39 : 1190-1206, 2013（PMID : 23673399）

47) Trikudanathan G, et al : Current Concepts in Severe Acute and Necrotizing Pancreatitis: An Evidence-Based Approach. Gastroenterology, 156 : 1994-2007.e3, 2019（PMID : 30776347）

48) 佐田尚宏：感染を合併した WON（walled-off necrosis）の治療：外科的アプローチ．膵臓，29：223-228，2014

49) van Santvoort HC, et al : A step-up approach or open necrosectomy for necrotizing pancreatitis. N Engl J Med, 362 : 1491-1502, 2010（PMID : 20410514）

50) Trikudanathan G, et al : Early (<4 Weeks) Versus Standard (≥ 4 Weeks) Endoscopically Centered Step-Up Interventions for Necrotizing Pancreatitis. Am J Gastroenterol, 113 : 1550-1558, 2018（PMID : 30279466）

51) Oblizajek N, et al : Outcomes of early endoscopic intervention for pancreatic necrotic collections: a matched case-control study. Gastrointest Endosc, 91 : 1303-1309, 2020（PMID : 31958461）

52) Boxhoorn L, et al : Immediate versus Postponed Intervention for Infected Necrotizing Pancreatitis. N Engl J Med, 385 : 1372-1381, 2021（PMID : 34614330）

第5章 腎・電解質

1 急性腎障害

岡田和也

症例 70代女性．急性腎盂腎炎の治療経過中に急性腎障害をきたした

コアレクチャー➡ KDIGO基準，腎灌流圧，体液・血圧管理，利尿薬，
腎代替療法（RRT）

症例提示（Day1）

【主訴】右側腹部痛，悪寒戦慄

【現病歴】脂質異常症，胆嚢結石，2型糖尿病などの既往がありADLは自立していた70代女性．入院当日から右側腹部痛，悪寒戦慄を自覚し，当院へ救急搬送された．右腎結石性腎盂腎炎の診断で同日，一般病棟へ入院し経験的治療としてピペラシリン・タゾバクタムを開始された．入院翌日に頻呼吸，血圧低下を認めたため，全身管理目的にICU入室となった．

【アレルギー】なし

【内服薬】ロスバスタチン1回2.5 mg 1日1回，シタグリプチン1回25 mg 1日1回，ゾルピデム1回5 mg 1日1回

【既往歴】脂質異常症，胆嚢結石，2型糖尿病あり．腎障害の既往なし．

【生活歴】飲酒・喫煙なし，長男家族と同居

【ICU入室時バイタルサイン】

身長154 cm，体重60 kg，体温39.4℃，心拍数91回/分，血圧73/49（MAP 58）mmHg，呼吸数28回/分，SpO_2 97 %（10 L リザーバーマスク）

【身体所見】

神経：GCS E3V4M6，神経脱落症状なし

頭部：眼瞼結膜に貧血なし，眼球結膜に黄染なし

頸部：甲状腺腫大なし

胸部：心音整，収縮期駆出性雑音あり，右肺に肺雑音あり

腹部：平坦軟，正常腸蠕動音，圧痛なし，右CVA叩打痛あり

四肢：両下腿に圧痕性浮腫あり

1 急性腎障害 229

【ICU入室時検査】

血算：WBC 9,400/μL（Neut 83.4％，Lym 14.7％），Hb 12.8g/dL，Hct 38.9％，
Plt 104,000/μL

生化学：Na 141 mEq/L，K 5.4 mEq/L，Cl 106 mEq/L，Ca 8.3 mg/dL，P 5.2 mg/dL，
ALB 3.4 mg/dL，BUN 25.6 mg/dL，Cr 1.95 mg/dL，UA 7.9 mg/dL，T-Bil 1.01 mg/dL，
AST 100 U/L，ALT 95 U/L，LDH 278 U/L，ALP 129 U/L，γGTP 207 U/L，
Glu 126 mg/dL，CRP 5.48 mg/dL，プロカルシトニン 117 ng/mL，HbA1c 6.3％

凝固：PT-INR 1.20，APTT 32.1秒，Fib 262 mg/dL，FDP 99.1 μg/mL

尿沈査・尿化学：RBC 30-49/HPF（非変形），WBC＞100/HPF，細菌（3＋），
顆粒円柱 1-4/WF，尿蛋白/尿Cr 0.77 g/gCr，尿Na 26 mEq/L，
尿Cr 134.2 mg/dL（FENa 0.5％）

動脈血ガス：pH 7.34，$PaCO_2$ 23.9 mmHg，PaO_2 88.9 mmHg，HCO_3^- 12.5 mmol/L，
AG 14.6，Lac 8.2 mmol/L

胸部X線・心電図：心拍数107回/分，洞性頻脈，完全右脚ブロック，ST-T変化なし

腹部骨盤単純CT：腎萎縮なし．両側腎結石，右水腎症および右尿管に5 mm大の結石を
認める．腎膿瘍を疑う所見はない．肝胆膵脾，両側副腎に特記所見なし．腹部骨盤リ
ンパ節腫大なし．腹水なし

経胸壁心エコー：左室収縮能は良好，EF 60％，LVOT-VTI 12.3 cm，有意な弁膜症なし，
IVC 21 mm，呼吸性変動あり

① 腎障害の原因は何が考えられ，どのような管理が必要か？

診断：#1. 敗血症　#2. 右結石性腎盂腎炎　#3. 急性腎障害（腎前性＋腎性）

　本症例は結石性腎盂腎炎に伴う敗血症でICUへ入室した症例である．過去に腎障害の既
往がなく，腹部骨盤単純CTで腎萎縮を認めないことから急性腎障害（acute kidney
injury：AKI）と考えられる．

● AKIの原因鑑別を行う

　AKIの原因鑑別を進めていく際には，解剖学的に**腎前性**，**腎性**，**腎後性**の3つに分類し考
える（図1）[1]．本症例では右水腎症を認めたが，片側性の尿管閉塞では腎障害をきたさない
ことが多く，腎後性AKIの可能性は低いと考えられた．心機能は良好だったが，心拍出量
（LVOT-VTI）は低下し，循環血液量減少が示唆されたこと（第3章2.心原性ショック参照），
平均血圧やFENaが低下（0.25％）していることから腎前性AKIが考えられた．同時に尿沈
渣では顆粒円柱を認めたことから腎性AKI，なかでも急性尿細管壊死（acute tubular

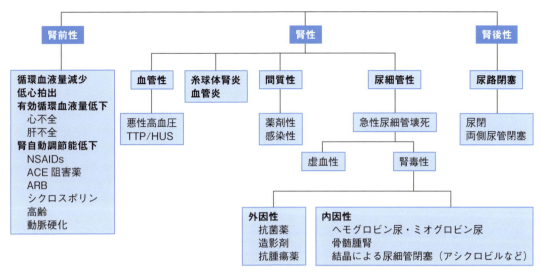

図1 AKIの鑑別：解剖学的な分類
ARB：angiotensin receptor blocker（アンジオテンシンⅡ受容体拮抗薬）
ACE：angiotensin converting enzyme（アンジオテンシン変換酵素）
（文献1を参考に作成）

表1　KDIGO診療ガイドラインの推奨

- 可能な限り腎毒性物質を中止する
- ボリュームステータスと（腎への）灌流圧を担保する
- 血行動態モニタリングを考慮する
- 血清クレアチニン値と尿量をモニターする
- 高血糖を回避する
- 造影剤を用いない代替案を検討する

（文献2を参考に作成）

necrosis：ATN）の可能性が考えられた．尿中赤血球がみられたが非変形であること，尿蛋白も目立たないことから急速進行性糸球体腎炎（rapid progressive glomerular nephritis：RPGN）などの糸球体腎炎は否定的だった．以上から敗血症に伴う腎前性・腎性AKIと判断した（ミニレク 敗血症関連AKIと敗血症誘発性AKI）．

　AKIの管理においてはさまざまな支持療法（体液管理，適正血圧の維持，腎毒性薬物の適切な回避など），いわゆるAKIバンドルを開始することが推奨されている（表1）[2]．なかでも，血行動態モニタリングとボリュームステータス・腎臓の灌流圧の適正化が重要である（⇒コアレクチャー）．これらの支持療法を行ってもAKIが改善せず，腎代替療法（renal replacement therapy：RRT）の絶対適応に該当する場合にRRTを検討する（p247表6参照）．本症例ではICU入室の段階で代謝性アシドーシスを認めたものの，循環不全に伴う乳酸アシドーシスが主体であり，呼吸性の代償ができていたことから緊急RRTの適応ではないと判断した．動脈ラインと今後のRRTに備えて右内頸静脈に透析用トリプルルーメンカテーテルを挿入し，気管挿管・人工呼吸管理とした．ソルアセト®F 30 mL/kg投与後も血行動態の改善は乏しく，平均動脈圧（MAP）≧65 mmHgを目標にノルアドレナリンを0.05 γ

1　急性腎障害　231

で開始した．急性腎盂腎炎に対する抗菌薬は，ESBL産生菌までを含む薬剤耐性菌を念頭に，広域抗菌薬としてメロペネムを選択した．（⇒ミニレク 腎障害時の抗菌薬投与）．

ミニレク 敗血症関連AKIと敗血症誘発性AKI

これまで，敗血症関連AKI（Sepsis Associated AKI：SA-AKI）には明確な定義が存在しなかったが，2023年の第28回ADQIコンセンサス委員会において，その定義が策定された[3]．SA-AKIは，敗血症（Sepsis-3基準）とAKI（KDIGO基準）が同時に存在する病態とされ，敗血症治療に伴う薬剤性腎障害など，敗血症と直接関連のないAKIもこのカテゴリーに含まれる．一方で，敗血症と直接関連のある腎障害は「敗血症誘発性AKI（Sepsis Induced AKI：SI-AKI）」と定義された（図2）．従来，SI-AKIの主な病態は腎低灌流による虚血と考えられていたが，最近の研究により，敗血症においては血管拡張によって血圧が低下するものの，心拍出量は保持されており（高拍出性ショック），GFR（糸球体濾過率）が低下しているにもかかわらず腎血流量は必ずしも減少していない，あるいはむしろ増加しているケースがあることが明らかになりつつある．さらに，SI-AKIの病態には，腎血流量の変化だけでなく，微小循環障害（腎内シャント[※1]や毛細血管密度の低下）や，炎症反応（糸球体で濾過された炎症性メディエーターによる尿細管障害）など，複数の要因が関与していることが示唆されている[4]．これらの知見により，**敗血症誘発性AKIの治療や予防には，単に腎血流を増加させるだけでなく，微小循環や炎症の管理が重要である**ことが理解されてきた．

ミニレク 腎障害時の抗菌薬投与

慢性腎臓病（chronic kidney disease：CKD）患者では，入院前後の血清クレアチニン値に変化がなければeGFR，またはCockroft & Gault式[※2]を用いた予測CCrを使用した抗菌薬投与設計を行う．一方で，AKI患者では血清クレアチニン値の上昇は実際の腎機能と比較しタイムラグが発生する．そのため，血圧や尿量などの全身評価を行いAKIの進行を予測して過剰投与にならないように維持量を減量する必要があり，eGFRや予測CCrではなく蓄尿CCrを使用することが望ましい．また，重症患者では分布容積（Vd）が増大しているため，初回投与は減量しない点にも注意してほしい．

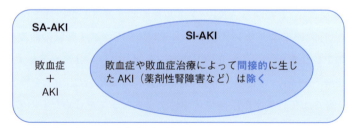

図2 敗血症関連AKIと敗血症誘発性AKI

※1 腎内シャント：輸入細動脈から糸球体濾過を経ずに輸出細動脈に迂回するもの
※2 Cockroft & Gault式：Ccr＝〔｛140−年齢（歳）｝×体重（kg）〕／〔72×血清Cr（mg/dL）（女性の場合：×0.85）mL/分〕

症例のつづき（Day1 つづき）

　その後，ノルアドレナリン0.3γ投与下でもMAPを維持することが困難となり，バソプレシン1.8U/時，ハイドロコルチゾン200 mg/日をそれぞれ追加開始した．経胸壁心エコーでLVOT-VTIをフォローし，輸液反応性を評価しつつ適宜ソルアセト®Fを500 mL/時でボーラス投与した．経過中に代謝性アシドーシスの進行（pH＜7.2）があり8.4％重炭酸ナトリウム（メイロン®）125 mLを投与したが，それでもなお，血管作動薬への反応が悪かったため，アドレナリンを0.01γで開始し，右腎結石性腎盂腎炎に対して尿管ステント留置術を実施した．ICU帰室後pH7.2未満の代謝性アシドーシスが遷延，乏尿，高カリウム血症も認めたためRRTを開始する方針とした．

② どのようなモードでRRTを開始すればよいか？

　純粋な腎不全のみでpH＜7.2を下回るような高度なアシドーシスをきたすことはほぼない．腎不全患者で高度かつ進行性の代謝性アシドーシスがある場合は，循環不全による乳酸アシドーシスを伴っている場合が多い．このような場合は循環不全に対する蘇生が必要で[5]，本症例でも輸液療法，血管作動薬，人工呼吸管理による酸素需給バランスの是正を試みた．しかし，これらの介入にもかかわらず，高度代謝性アシドーシスが遷延した．pH＜7.2を下回るような高度な代謝性アシドーシスでは，カテコラミン不応性や血管拡張が生じうるため，8.4％重炭酸ナトリウム（メイロン®）125 mLを投与したが（**ミニレク** 重炭酸ナトリウム使用のタイミング），高カリウム血症も出現したためRRTを開始する方針とした．

　本症例では循環動態が不安定であることから持続緩徐式血液濾過療法（continuous RRT：CRRT）を選択し，代謝性アシドーシス，高カリウム血症の補正を目的にCHD（continuous hemodialyis）モードで開始した（⇒コアレクチャー）．

ミニレク 重炭酸ナトリウム使用のタイミング

　重炭酸ナトリウム（$NaHCO_3$）は下痢や尿細管性アシドーシスなど高クロール性代謝性アシドーシスの補正を目的として用いられる[6]．特にpH＜7.2を切るような高度な代謝性アシドーシスでは，カテコラミン不応性や血管拡張が生じるため，$NaHCO_3$を投与することで血行動態の安定が得られる可能性がある[7]．一方で，$NaHCO_3$投与は，過剰なCO_2産生による逆説的細胞内アシドーシスや，腎臓からのカルシウム排泄促進に伴う低カルシウム血症から陰性変力作用をきたす可能性がある．そのため，$NaHCO_3$投与の有害事象を回避するために，代謝性アシドーシスをpH＞7.2を目標にゆっくり投与し，適切な換気とカルシウム補充を行う[8]．

　前述した通り，腎不全患者で高度かつ進行性の代謝性アシドーシスがある場合は循環不全に伴う乳酸アシドーシスの合併を強く疑い，循環不全に対する介入が最優先事項である[5]．また，pHが高度に低い場合は呼吸性代償がうまくいっていないことを示唆しており（呼吸性アシドーシスの合併），人工呼吸管理を検討する必要がある．これらの対応でも補正が不十分な場合に$NaHCO_3$投与やRRTを検討する．$NaHCO_3$投与による逆説的細胞内アシドーシスはよく知られているが，実はRRTでも$NaHCO_3$の流入により高二

1　急性腎障害　**233**

酸化炭素血症の増悪を認めることがあり，これはほとんど成書でふれられていない[9]．筆者は，溶質貯留が目立たない場合にはまずNaHCO$_3$投与を，溶質貯留の目立つ場合や容量負荷・ナトリウム負荷を避けたい場合にはRRTを選択している．特にNaHCO$_3$投与を行う場合には適切な換気やカルシウム値のモニタリングを心がけている．

症例の経過

　尿管ステント留置術施行後から徐々に循環動態は改善し，ICU入室1日目にアドレナリンを漸減中止できた．入室2日目にノルアドレナリンを漸減中止，輸液はルート維持や抗菌薬溶媒など必要最低限まで減量した．その後，入院時の血液・尿培養から薬剤感受性の良好な大腸菌が検出されたため，メロペネムをセフトリアキソンへ変更し，計14日間投与する方針とした．入室4日目にバソプレシンを中止し，CRRTは1時間あたり50 mLで除水を開始し血圧・乳酸値などをモニターしながら徐々に除水速度を増量した（ミニレク 除水忍容性）．150 mL/時の除水でも血行動態が安定していたため，入室6日目に間欠的腎代替療法（intermittent RRT：IRRT）へ移行した．入室7日目に抜管に成功し，週3回のIRRTを継続した．その後，尿量は800 mL/日まで増加したため入室10日目にIRRTを離脱し，フロセミドによる利尿へ切り替えた．

ミニレク　除水忍容性

　Vincentら[10]はショックの治療における4つのフェーズ[※3]を示し，各段階での治療目標とモニタリング方法を提案した（第5章2.輸液・水分バランス管理参照）．このうち，回復／利尿期では，利尿薬やRRTを使用して積極的な除水を行い，マイナスバランスを達成することが目標である．腎機能がある程度保たれている場合は，利尿薬単剤または併用療法を最初に試みるが，利尿薬抵抗性の場合はRRTを使用して機械的除水を行う．患者の臨床的な兆候（体重増加，輸液バランス）や検査結果（血液希釈），画像診断（肺うっ血，胸水），心肺機能の変化（輸液反応性の欠如，前負荷の増加，脈圧変動の低下）などをモニターしつつ，除水のタイミングを決定する[11]．RRTを受けている重症患者で，受動的下肢挙上（PLR）テストが除水の忍容性を予測する際に有用であることが報告されており，PLRテストが陰性で前負荷依存性がない場合は，除水忍容性が高いことが示唆される[12]．機械的除水中は除水速度がプラズマリフィリング[※4]の速度を上回ると，低血圧が起こる可能性がある．安定した維持透析患者では，プラズマリフィリング速度は1時間当たり2〜6 mL/kgであるが[13]，重症患者ではプラズマリフィリング速度が時に低下しているため[14]，安定した維持透析患者と同様に考えてはならない．実臨床では50 mL/時など緩徐な除水速度から開始し，患者の血行動態をモニタリングしながら除水速度を上げていくことが多い．また，IRRTの場合は除水による血液濃縮割合をブラッドボリューム（blood volume：BV）計を用いて監視可能な機器も存在する．BV計は血液回路に直接近赤外光を照射して血液量を監視することで過除水を未然に防ぐことができる．ただし，重症患者のモニタリングとしては確立されておらず，当施設でも参考程度にとどめている．

※3　ショックの治療の4つのフェーズ：蘇生期（Resuscitation），最適化期（Optimization），安定化期（Stabilization），回復／利尿期（Evacuation/De-escalation）の頭文字をとってROSEモデルが提唱されている

※4　プラズマリフィリング：血管外コンパートメントから代償的に血管内に水分が移動する現象

集中治療医の視点

▶ AKIはICUでよく遭遇する疾患であり，RRTに関する知識は集中治療医にとって必須である．

▶ ICUで生じるAKIの原因として腎後性は稀であり，腎前性と腎性の鑑別が特に重要である．

▶ AKIの鑑別には病歴や身体所見，超音波検査や血行動態モニタリングなどを用いた血管内容量・心拍出量の評価以外にも，尿検査を活用する．

▶ 腎性AKIのなかにはステロイド治療や血漿交換療法などの特異的治療に反応しうる疾患があり，それらを見逃さずに専門科へコンサルトできる能力も必要である．

▶ CRRTはメリットばかりではない．IRRTへ移行できるタイミングを常に考える．

本症例におけるポイント

☑ 本症例は，急性結石症腎盂腎炎による敗血症に合併した腎前性と腎性の要素を含むAKIである

☑ AKIの管理ではさまざまな支持療法（体液管理，適正血圧の維持，腎毒性薬物の適切な回避など）を開始することが推奨されており，なかでも血行動態モニタリングとボリュームステータス・腎への灌流圧の適正化が重要である

☑ これらの支持療法を行ってもAKIが改善せずRRTの絶対適応に該当する場合にRRTを検討する

☑ RRTにはIRRTとCRRTがあり，血行動態が不安定な場合はCRRTが望ましい

☑ 敗血症関連AKIでは臨床的な兆候（体重増加，輸液バランス）や検査結果（血液希釈），画像診断（肺うっ血，胸水），心肺機能の変化（輸液反応性の欠如，前負荷の増加，脈圧変動の低下）などをモニターしながら，除水のタイミングや除水速度を決定する

☑ 重症患者ではプラズマリフィリング速度が低下していることが多く，実臨床では50 mL/時など緩徐な除水速度から開始し，患者の血行動態をモニタリングしながら除水速度を上げていく

第5章 腎・電解質

1 急性腎障害 235

急性腎障害

コアレクチャー

Summary

- AKIの診断とStage分類はKDIGO基準を用いて行い，解剖学的な分類から原因の鑑別を進める
- 腎臓の血行動態評価では，腎灌流圧，糸球体灌流と自動調節能へ注目する
- AKI管理の基本は，体液と血圧を適正に管理し，腎毒性薬物を回避することである
- 上記の治療を行ってもAKIの改善がみられず，適応を満たす場合には適切なタイミングで腎代替療法（RRT）を開始する

1 急性腎障害（AKI）の診断

　急性腎障害（AKI）とは，数日間から数週間で腎機能が急速に低下する病態の総称である．以前は「急激な腎機能低下の結果，生体の恒常性維持に必要な老廃物および水分排泄ができなくなった状態」である急性腎不全（acute renal failure：ARF）という用語が用いられていた．ところが，統一した診断基準がなく臨床研究の妨げとなっていたこと，近年の研究でわずかな腎機能低下でも生命予後が悪化することがわかってきたことから，早期診断・早期介入のための新たな診断基準としてAKIという概念が提唱された．図3にAKI診断基準の変遷を示す．RIFLE基準とAKIN基準を合わせる形で2012年に発表されたKDIGO（Kidney Disease Improving Global Outcomes）基準は，RIFLE基準やAKIN基準と比較し生命予後予測能の観点から有用である．KDIGO基準におけるStageの決め方については血清クレアチニン基準と尿量基準で重症な方を採用する．例えば，血清クレアチニン基準ではStage 2だが尿量基準がStage 3に該当する場合はAKI stage 3とする．

2 AKIの鑑別

　AKIと診断された場合，次にAKIの原因を鑑別していく．解剖学的には腎前性，腎性，腎後性の3つに分類される[1]（p231 図1）．腎後性AKIの原因としては尿閉や両側尿管閉塞などの尿路閉塞がある．腎前性AKIの原因としては循環血液量減少，低心拍出，腎自動調節能低下などがある．腎性AKIの原因としては血管性病変，糸球体病変，間質性病変，尿細管病変がある．**実際にはこのような解剖学的な方法ではクリアカットに分類しきれない病態も存在するが，概念として今でも重要な分類である**．ICUで生じるAKIの80％は腎性AKIで，そのなかでも急性尿細管壊死（ATN）が多いとされる．残りの20％が腎前性AKIで

RIFLE 基準

	GFR基準	尿量基準
Risk	sCr 1.5倍以上 or GFR低下＞25％	0.5 mL/kg/時未満 6時間以上
Injury	sCr 2倍以上 or GFR低下＞50％	0.5 mL/kg/時未満 12時間以上
Failure	sCr 3倍以上 or GFR低下＞75％ or sCr 0.5 ≧ mg/dLの急性上 昇を伴うsCr ≧ 4 mg/dL	0.3 mL/kg/時未満 24時間以上 or 12時間以上の無尿
Loss	持続するARF（腎機能の完全喪失）4週間以上	
ESKD	末期腎不全（3カ月以上の透析依存）	

AKIN 基準

定義
1. ΔsCr ≧ 0.3 mg/dL（48時間以内） 2. sCrの基礎値から1.5倍上昇（48時間以内） 3. 尿量0.5 mL/kg/時以下が6時間以上持続

	sCr基準	尿量基準
ステージ 1	ΔsCr ≧ 0.3 mg/dL or sCr 1.5～2.0倍上昇	0.5 mL/kg/時未満 6時間以上
ステージ 2	sCr 2.0～3.0倍上昇	0.5 mL/kg/時未満 12時間以上
ステージ 3	sCr 3.0倍～上昇 or sCr ≧ 4.0 mg/dLまでの上昇 or 腎代替療法開始	0.3 mL/kg/時未満 24時間以上 or 12時間以上の無尿

注）定義1～3の1つを満たせばAKIと診断する．尿量のみで診断する
際は，尿路閉塞や容易に回復可能な乏尿は除外され，体液量が適切に是
正された条件で診断基準を用いる．

KDIGO 基準

定義
1. ΔsCr ≧ 0.3 mg/dL（48時間以内） 2. sCrの基礎値から1.5倍上昇（7日以内） 3. 尿量0.5 mL/kg/時以下が6時間以上持続

	sCr基準	尿量基準
ステージ 1	ΔsCr ≧ 0.3 mg/dL or sCr 1.5～1.9倍上昇	0.5 mL/kg/時未満 6時間以上
ステージ 2	sCr 2.0～2.9倍上昇	0.5 mL/kg/時未満 12時間以上
ステージ 3	sCr 3.0倍上昇 or sCr ≧ 4.0 mg/dLまで の上昇 or 腎代替療法開始	0.3 mL/kg/時未満 24時間以上 or 12時間以上の無尿

注）定義1～3の1つを満たせばAKIと診断する．sCrと尿量によ
る重症度分類では重症度の高いほうを作用する．

図3 AKI診断基準の変遷
GFR：糸球体濾過量，sCr：血清クレアチニン，ESKD：End-Stage Kidney Disease
（文献2，15～17を参考に作成）

あり，腎後性AKIはきわめて稀である[18]．したがって，**ICUでは，① 腎前性と腎性の鑑別，② 腎前性の病態把握，③ ステロイド治療や血漿交換療法などの特異的治療に反応しうる腎性AKIを見逃さないことを意識して診療する**（図4）．

1）腎前性と腎性の鑑別

病歴や身体所見，超音波検査や血行動態モニタリング以外にも，尿検査は有用なのでここで概説する．

a）FENaとFEUN

腎前性と腎性の鑑別として古典的には尿中ナトリウム分画排泄率（fractional excretion of sodium：FENa）がある．FENaの概念が提唱されたのは1976年と古くにさかのぼるが，現在でも尿細管でのナトリウム再吸収の指標としてよく使用されている．計算式を表2に示す．一般的にはFENaが1％未満であれば腎前性の可能性が高いとされる．FENaは慢性腎不全患者や利尿薬服用中の患者では不正確な指標となることも指摘されており，そのよう

1 急性腎障害 **237**

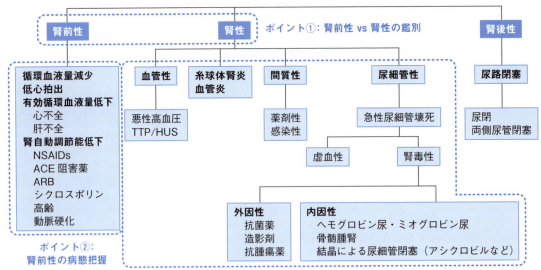

図4 AKI鑑別のポイント
(文献1を参考に作成)

表2 FENaとFEUN

$$FENa = \frac{尿Na \times 血清Cr}{血清Na \times 尿Cr} \times 100$$

$$FEUN = \frac{尿UN \times 血清Cr}{血清UN \times 尿Cr} \times 100$$

	腎前性	腎性
尿浸透圧（mOsm/kg）	＞500	＜350
尿中Na（mEq/L）	＜20	＞40
FENa（%）	＜1	＞2
FEUN（%）	＜30	＞50

(文献1を参考に作成)

な場合には尿素分画排泄量（fractional excretion of urea nitrogen：FEUN）を代用指標として用いる．FEUNが35％未満であれば腎前性の可能性が高い[1]．また，敗血症患者では腎前性AKIでなくてもFENaが1％未満，FEUNが35％未満であることも多く，より低いカットオフ値としてFENa 0.36％，FEUN 31.5％とした場合の陰性的中率が高かったという報告もある[19]．

b）尿沈渣スコア

通常，ATN患者の尿中沈渣では，腎尿細管上皮細胞（renal tubular epithelial cells：RTEC），RTEC円柱，顆粒円柱，褐色泥状（muddy brown）円柱が観察され，腎前性AKI患者の尿沈渣では，硝子円柱が観察される．これを利用してRTECと顆粒円柱から算出した尿沈査スコア（表3）はATNの診断に有用である[20]．ATNの検査前確率が高い患者では，顆粒円柱またはRTEC（スコア2以上）があれば，ATNの陽性的中率が非常に高い（100％）．

c）尿バイオマーカー

AKIの古典的バイオマーカーとしては尿中NAG（N-acetyl-β-D-glucosaminidase，尿

表3 尿沈査スコア

スコア	
1	尿細管上皮細胞0 かつ 顆粒円柱0
2	尿細管上皮細胞0 かつ 顆粒円柱1～5
	または尿細管上皮細胞1～5 かつ 顆粒円柱0
3	尿細管上皮細胞1～5 かつ 顆粒円柱1～5
	または尿細管上皮細胞0 かつ 顆粒円柱6～10
	または尿細管上皮細胞6～20 かつ 顆粒円柱0

尿細管上皮細胞は/HPF（高倍率視野），顆粒円柱は/LPF（低倍率視野）
（文献21を参考に作成）

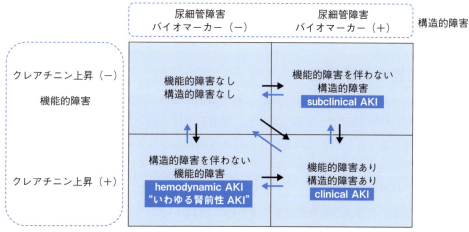

図5 新しいAKIの分類
（文献24より引用）

細管上皮から逸脱）や尿中 $\beta 2MG$（$\beta 2$-microglobulin，尿細管上皮の再吸収障害を反映）があげられる．最近では尿中NGAL（Neutrophil gelatinase associated lipocalin）や尿中LFABP（liver type fatty acid binding protein）などの新たなバイオマーカーが報告されているが，これらはAKIの早期診断としてだけでなく，後述する構造障害のマーカーとしても用いられる[22]．

ミニレク 新しいAKIの分類　アドバンス

近年は機能障害（血清クレアチニンの上昇）と構造障害（尿バイオマーカーの上昇）の有無で分類したAKIのフェノタイプ分類が提唱されている[23]（図5）．血清クレアチニンは上昇していないが構造障害をきたしている場合は，Subclinical AKI（不顕性AKI）と分類される．血清クレアチニンは上昇しているが構造障害をきたしていない場合はhemodynamic AKI（血行力学的なAKI）と分類され，腎前性AKIや肝腎症候群，心腎症候群などが含まれる．血清クレアチニンの上昇も構造障害も認める右下のような場合はclinical AKIと分類され，ATNなどが含まれる．血行力学的なAKIに比べ，subclinical AKIでは血清クレアチニンの上昇がないにもかかわらず死亡率が高く予後が悪いことがわかっている[25]．つまり，機能障害よりも構造障害を認めるほうが予後不良である．これまでのKDIGO基準では不均一なフェノタイプをすべて1つのAKIとして定義していることが問題だったが，AKIの新しい定義として構造障害の組み入れが提案されている[24]（表4）．

表4 新しいAKIの定義案

機能的障害	Stage	構造的障害
腎機能に変化なし または血清クレアチニン上昇＜0.3 mg/dL または尿量基準該当なし	1S	バイオマーカー（＋）
血清クレアチニン上昇≧0.3 mg/dL（48時間以内）， または150％以上上昇（7日以内）	1A	バイオマーカー（－）
または尿量＜0.5 mL/kg/時 6時間以上	1B	バイオマーカー（＋）
血清クレアチニン200％以上上昇	2A	バイオマーカー（－）
または尿量＜0.5 mL/kg/時 12時間以上	2B	バイオマーカー（＋）
血清クレアチニン300％以上上昇 または尿量＜0.3 mL/kg/時 24時間以上	3A	バイオマーカー（－）
または無尿12時間以上 または腎代替療法	3B	バイオマーカー（＋）

（文献26より引用）

2）腎前性の病態把握

　循環血液量減少による腎前性AKIに対する治療は輸液療法である．輸液蘇生を適切に行い2〜3日以内に腎機能が回復した場合，輸液反応性AKIとし，臨床的には腎前性AKIだったと最終判断できるが，この評価方法は体液過剰のリスクを秘めていることに注意が必要である[27]．例えば，低心機能（低心拍出）による腎前性AKIの場合，輸液を行うことでも多少の心拍出増加があるかもしれないが，本来は強心薬が治療の主である．つまり，**腎前性AKIのすべてが循環血液量減少によるものではないということ，腎前性AKI＝輸液反応性AKIではない**ということに留意する．腎前性AKIの病態はさまざまであり，**血管内容量や心拍出量の評価以外にも，腎灌流圧，糸球体灌流，自動調節能など腎臓の血行動態評価へも理解が必要**である．

a）腎灌流圧

　腎灌流圧は平均動脈圧（mean arterial pressure：MAP）と中心静脈圧（central venous pressure：CVP），腹腔内圧（intraabdominal pressure：IAP），経横隔膜圧（Pdi）との差，すなわち**腎灌流圧＝MAP－（CVP or IAP or Pdi）**で求められる（MAPと，CVP・IAP・Pdiのなかで一番高い数値との差）[28]．例えば，MAPが正常に維持されていてもCVPやIAPが高ければ腎灌流圧は低下してしまう．これがうっ血腎（**ミニレク** うっ血腎）や腹部コンパートメント症候群（第4章3.重症急性膵炎 参照）でAKIを生じる機序の1つである．また人工呼吸器管理中の患者では経横隔膜圧が上昇し腎灌流圧が低下することがある．適正な腎灌流を得るには**腎灌流圧が60 mmHg以上であることが必要**とされている[29,30]．

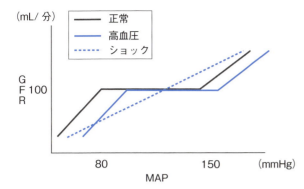

図6 腎臓の自動調節能
高血圧患者では自動調節域が右方へシフトする．
ショックの状態では自動調節能が破綻している．
（文献31より引用）

> **ミニレク うっ血腎（congestive nephropathy）**
> うっ血腎は，腎静脈流出が減少し，腎間質内圧が徐々に上昇し腎機能障害を生じる病態である[21]．例え体液過剰であっても，CVPが上昇し腎灌流圧が低下するため，FENaは腎前性パターンを呈していることも多い．心不全はうっ血腎と関連する最も一般的な疾患であるが，そのほかには何らかの原因による肺高血圧症や三尖弁逆流などがある．利尿薬や心不全・肺高血圧症に対する特異的治療，腹水穿刺などにより腎機能の改善が期待できる．

b）糸球体灌流と自動調節能

腎臓には低灌流を代償する機構として**自動調節能（autoregulation）**が備わっているが，自動調節域（autoregulatory zone）の下限を下回ると臓器虚血をきたす．腎臓の自動調節能には**筋原性反射（myogenic reflex）**，**尿細管糸球体フィードバック（tubuloglomerular feedback：TGF）**という2つのメカニズムが関与している[28]．腎血流が低下しても，自動調節域内では輸入細動脈を拡張し輸出細動脈を収縮させることで糸球体内圧とGFRは正常に維持される（＝myogenic reflex）．また，遠位尿細管の緻密斑が濾液量やクロール濃度の低下を感知するとメザンギウム細胞からシグナルが伝達され，輸入細動脈が拡張しGFRが維持される（＝TGF，**ミニレク 糸球体内圧とGFR**）．

正常ではMAP 80〜160 mmHgの範囲内ではGFRが保たれるため，図6のような曲線を描くが，高齢者や動脈硬化症，慢性高血圧患者ではこの曲線が右方へシフトしており，MAPが80 mmHg程度と高めであっても腎障害をきたすことがある[31]．これを**正常血圧急性虚血性腎障害（normotensive ischemic AKI：NT-AKI）**という[32]．敗血症性ショックなどの病態では自動調節能が破綻し，この曲線が直線的となる．また非ステロイド性抗炎症薬（NSAIDs）やアンジオテンシン変換酵素阻害薬（ACE阻害薬），アンジオテンシンⅡ受容体拮抗薬（ARB）は自動調節能を障害しうる代表的な薬剤であり，AKIをきたしている場合は休薬を検討する．

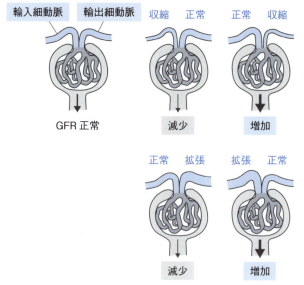

図7 糸球体内圧とGFR

> **ミニレク 糸球体内圧とGFR**
>
> 蛇口にホースを接続して水を流しているとき，ホースの先端を閉じると内部の圧が上昇する様子をイメージすることは容易だろう．同様に，腎臓の糸球体においても，輸入細動脈が拡張したり，輸出細動脈が収縮すると，糸球体内圧が上昇し，それに伴ってGFRが上昇する（図7）．このような機序で腎臓は低灌流を代償する自動調節能が備わっている．一方，ARBは輸出細動脈を拡張させる作用があり，その結果，糸球体内圧が低下する．ARBを導入すると初期にはGFRが一時的に低下することがあるが，長期的には糸球体内圧の低下が腎臓を保護する効果をもたらすとされている．これにより，ARBは慢性腎臓病（chronic kidney disease：CKD）の進行を遅らせることが期待されている．

3）ステロイド治療や血漿交換療法などの特異的治療に反応しうる腎性AKIを見逃さない

ICUで生じるAKIの80％は腎性AKIで，そのなかでもATNが多いとされる．ただし，腎性AKIのなかにはステロイド治療や血漿交換療法などの特異的治療を行うことで予後が改善するものがある[33]．そのため腎性AKI＝ATNと決めつめず，それらを見逃さないよう鑑別を進める必要がある．

a）血管性

血管性は悪性高血圧や血栓性血小板減少性紫斑病（thrombotic thrombocytopenic purpura：TTP），溶血性尿毒症症候群（hemolytic uremic syndrome：HUS）などが代表的である[1]．TTPは全身の微小血管に血小板血栓が形成されることで発症する重篤な疾患である（第7章1.血小板減少症も参照）．TTPはHUSとともに血栓性微小血管症（thrombotic microangiopathy：TMA）に分類され，古典的5徴候（血小板減少，細血管障害性溶血性貧血，腎機能障害，発熱，動揺性精神神経症状）を認める場合にTTPを疑い，確定診断のた

めADAMTS13活性と抗ADAMTS13自己抗体（インヒビター）を提出する．ADAMTS13活性が10％未満に著減しインヒビターが陽性であれば後天性TTPと診断する．後天性TTPでは，ADAMTS13の補充，ADAMTS13インヒビターの除去，ADAMTS13で切断できないUL-VWFM（unusually large von Willebrand factor multimers）の除去を目的とした血漿交換療法が有効である[26]．血漿交換療法の開始が遅れると予後を悪化させるため，後天性TTPを疑った場合はできるだけ早期に血漿交換療法を開始することが推奨されている[34]．ただし，ADAMTS13活性の結果が判明するまでに現状では数日を要するため，その結果を待たずに治療を開始する．また，自己抗体の産生抑制を期待してステロイドやリツキシマブ，カプラシズマブが使用される（第7章1.血小板減少症も参照）．

b）糸球体性

糸球体性の疾患としては，糸球体腎炎や血管炎などが代表的である．急速進行性糸球体腎炎（RPGN）は数日〜数週の経過で進行する腎障害で，血尿（多くは顕微鏡的血尿），蛋白尿，赤血球円柱などの腎炎性尿所見を認める．初期症状としては発熱，倦怠感，体重減少など非特異的なものが多い．ICUでは特に肺腎症候群，喀血を主症状とするAKI患者でRPGNの検索が必要である[33]．血管炎としては，顕微鏡的多発血管炎，多発血管炎性肉芽腫症，抗糸球体基底膜病やループス腎炎，IgA血管炎，溶連菌感染などが主な原因で，抗好中球細胞質抗体（ANCA），抗核抗体（ANA），抗糸球体基底膜抗体（抗GBM），補体（CH50，C3，C4）といった特異的な免疫学的検査を提出する．治療はステロイド，免疫抑制薬，症例に応じて血漿交換療法が行われる．

c）間質性・尿細管性

間質性の原因としては薬剤（NSAIDs，抗菌薬，プロトンポンプ阻害薬など）や感染，膠原病（全身性エリテマトーデス，シェーグレン症候群など）などが代表的である．発熱，発疹，関節痛などの症状に好酸球上昇や白血球尿（無菌性膿尿）などの検査異常を伴うのが典型的である[33]．急性期にはガリウムシンチグラフィで腎へのアイソトープの取り込みが確認できる．治療は原因薬剤の中止と症例によってはステロイドを使用する．

尿細管性は急性尿細管壊死の頻度が多いが，虚血と腎毒性があり，腎毒性のなかには抗菌薬や造影剤，抗腫瘍薬などの外因性によるものと，横紋筋融解症や骨髄腫腎などの内因性によるものがある[1]．骨髄腫腎を疑う場合は血清／尿電気泳動，血清遊離軽鎖（free right chain：FLC）などを提出する[33]．治療は，輸液や昇圧薬による虚血の解除と原因の除去（被疑薬の中止）で支持療法が主体となる．

3 AKIの管理

KDIGO診療ガイドラインは，AKIバンドルとよばれる一連の支持療法の開始を推奨している（p231表1）[2]．このバンドルには，体液管理，適正血圧の維持，腎毒性薬剤の適切な

回避などが含まれており，特に血行動態モニタリングとボリュームステータス・灌流圧の適正化が重要である．

1）ボリュームステータスの適正化

輸液療法はICUにおける最も一般的な治療法の1つで，ショック状態の患者に対して臓器灌流を維持するために実施される．以前は十分な輸液蘇生が強調されていたが，過剰な輸液が引き起こす肺水腫や腎うっ血などの弊害が徐々に認識されるようになり，現在では輸液制限戦略が提唱されている[35, 36]．ただし，過度な輸液制限や利尿による処置は，AKIを含む臓器障害のリスクを伴う可能性もある．ARDS患者[37]や敗血症患者[38〜42]を対象とした研究では，輸液制限戦略の安全性と有効性が検証されてきたが（第5章2.輸液・水分バランス管理も参照），循環血液量減少が明らかでない場合には，積極的な輸液療法（いわゆる"wetな管理"）が腎機能に有益であるという報告は存在しない．また，AKIリスクのある重症患者における輸液制限戦略の有害性を示す明確な証拠も得られていない．2021年，AKI患者を対象に輸液制限の有効性を検証したはじめての多施設非盲検ランダム化比較試験である**REVERSE-AKI試験**[43]が発表された．この試験では，輸液制限によるAKIの期間の短縮は認められなかったが，輸液制限群では腎代替療法（RRT）の施行が少なかった．この結果は，AKI患者で輸液制限戦略がRRTリスクの低下など重要な転帰に関連するという仮説をはじめて支持するものとなった．しかし，あくまでパイロット試験であり，より大規模な臨床試験での検証が望まれる．

2）灌流圧の適正化

a）至適血圧目標

一般的な臓器灌流の目標であるMAP≧65 mmHgが腎臓においても目標とされることが多い．自動調節能を考慮すると目標血圧を高めに設定することで腎血流が増加し，AKIの予防や管理につながる可能性が考えられるが，一方で目標血圧を高く設定しすぎると過剰な血管収縮による臓器虚血等の有害事象も懸念される．

敗血症性ショック患者を対象に高めのMAP目標（High target群：80〜85 mmHg）と低めのMAP目標（Low target群：65〜70 mmHg）で比較した多施設非盲検ランダム化比較試験（**SEPSISPAM試験**）[44]では，28日死亡率，90日死亡率，重篤な有害事象の頻度に有意差はなかった．High target群で心房細動の発生率が有意に高かったが，慢性高血圧患者に限定するとHigh target群はLow target群に比べAKIやRRTの使用が少なかった．

一方で，65歳以上の高齢血管拡張性ショック患者を対象に低血圧を許容したMAP目標（Permissive hypotension群：60〜65 mmHg）と臨床医の裁量により決められた通常MAP目標（通常MAP群）での90日死亡率に与える影響について検証した**65試験**[45]では，両群で90日死亡率に有意差はなく，むしろPermissive hypotension群に割り付けられた慢性高血圧患者では90日死亡率が低く，RRTの頻度も増えなかった．65試験はSEPSISPAM試

験とは対照的な結果となったが，Permissive hypotension群と通常MAP群でMAPの差は
わずか5.9 mmHg程度（66.7 mmHg vs 72.6 mmHg）だったこと，慢性高血圧と言っても
ベースの血圧はさまざまであり，正常血圧と診断された患者のなかにも重症高血圧患者が
紛れている可能性が指摘された．

　以上からは，**高齢者や慢性高血圧患者で一様に高めのMAP目標とすることを積極的に支
持するデータはないが**，自動調節能のシフトを考慮すると，**血圧目標を個別化すること自体
を否定するものではない**と考えられる．観察研究レベルではあるが，敗血症患者や外科手術
麻酔患者などでベースの血圧との差を小さく管理された方がAKIは少なかったという報告
もある[46, 47]．血圧管理の個別化についてはまだわかっていないことも多いのが現状である．

b）血管作動薬

　輸液療法で循環血液量減少が改善された後も不安定な血行動態が続く場合は，血管作動
薬や強心薬の使用を考慮する．腎灌流圧を維持するために最も頻繁に使用される血管作動
薬は**ノルアドレナリン**である．ノルアドレナリンはβ1刺激作用により陽性変力作用と陽性
変時作用を示し，末梢のα受容体にも働き強力な末梢血管収縮作用を示す．**バソプレシン**は
視床下部で産生され，下垂体後葉で貯蔵・放出される非アドレナリン性内因性ペプチドホ
ルモンで，血管平滑筋のV1受容体を介して血管収縮作用を示す．重症敗血症性ショック患
者では高用量のノルアドレナリンを必要とすることも多いが，不整脈への懸念からバソプ
レシンの併用に関心が高まった．

　敗血症性ショック患者を対象にバソプレシンとノルアドレナリンの有効性を比較した
VANISH試験[48]では，バソプレシン群で（ノルアドレナリン群と比較し）腎不全のない日
数や死亡率に有意差はなかったが，バソプレシン群で尿量がわずかに多くRRTの頻度が少
なかった．また心臓血管外科術後の血管麻痺症候群（Vasoplegia syndrome）に対するバソ
プレシンとノルアドレナリンの有効性を比較した**VANCS試験**[49]では，主要評価項目（30
日死亡率またはAKIを含む重度の合併症の複合）はバソプレシン群で有意に少なかった．

　以上のようなバソプレシンの**潜在的な**腎保護効果はV1受容体を介した輸出細動脈収縮と
V2受容体を介した輸入細動脈拡張により相乗的にGFRを増加させるという機序で説明可能
である[50, 51]．現在，国内外の敗血症ガイドラインでは，難治性敗血症性ショック患者にお
いて，バソプレシンはノルアドレナリン増量の代わりに第二選択の血管作動薬として推奨
されている[52, 53]．

ミニレク　腎用量ドパミンはAKI患者に有効か？

　ドパミンはα，βおよびドパミン（DA1）受容体に作用し，投与量に応じて異なった薬理作用，臨床効
果を示す．低用量（2μg/kg/分以下）では，DA1受容体を刺激し，腎動脈拡張作用による腎血流の増加
と腎尿細管への直接作用によりナトリウム利尿を生じる[54]．中等量（2〜10μg/kg/分）では，β1受容
体刺激作用と心臓および末梢血管からのノルアドレナリン放出増加により，陽性変力作用，心拍数増加を
もたらし，α1受容体刺激により血管収縮作用をもたらす．高用量（10〜20μg/kg/分）では，α1刺
激作用が優位となり血管抵抗が上昇する．前述の薬理学的機序から，低用量ドパミンは「腎用量ドパミン

1　急性腎障害　**245**

表5 薬剤性腎障害の原因薬剤

腎障害の種類	薬剤
糸球体圧の低下による腎前性AKIを引き起こす薬剤	NSAIDs，ACE阻害薬，ARB，カルシニューリン阻害薬（シクロスポリン，タクロリムス）
用量依存性に急性尿細管壊死を引き起こす薬剤	アミノグリコシド，バンコマイシン，造影剤，シスプラチン，アムホテリシンB
用量非依存性に急性間質性腎炎を引き起こす薬剤	β-ラクタム系抗生物質，サルファ剤，キノロン系抗菌薬，抗潰瘍薬，抗痙攣薬，利尿薬
腎後性AKIを引き起こす薬剤	アシクロビル，サルファ剤，シプロフロキサシン，メトトレキサート
糸球体疾患を引き起こす薬剤（ANCA関連血管炎に関連）	ヒドララジン，プロピルチオウラシル，アロプリノール，ペニシラミン
血栓性微小血管症を引き起こす薬剤	マイトマイシンC，経口避妊薬，カルシニューリン阻害薬，抗腫瘍薬，チクロピジン，キニーネ

（文献56を参考に作成）

（renal dose ドパミン）」と称され，かつては腎血流量を増加させて腎機能の回復を促進する目的でAKI患者に用いられていたが，その効果は大規模ランダム化比較試験では証明されなかった．その後，早期腎機能障害患者を対象に腎機能に対する低用量ドパミンの効果を比較した多施設ランダム化二重盲検プラセボ対照試験では，腎機能の悪化やRRTを必要とした患者数に有意差がなかったことから，「**低用量ドパミンに有意な腎保護効果は認めない**」と結論づけられた[55]．

3）腎毒性薬剤の回避

　KDIGOガイドラインでは，腎毒性の可能性がある薬剤の早期中止や，造影剤などの腎毒性薬剤の使用を回避すること，さらには薬剤の投与量の適切なモニタリングを強く推奨している[2]．腎毒性のメカニズムは薬剤ごとに異なり，多様な病態を引き起こす（表5）．代表的な腎障害のメカニズムとしては，尿細管障害，間質性腎炎，糸球体障害，閉塞性腎症などの直接的な毒性と，腎血流の低下による間接的な腎毒性があげられる[56]．腎毒性薬剤の使用を適切に管理し，リスクの高い患者に対しては早期に薬剤の調整や中止を行うことが，AKIの予防と管理において重要である．

4 腎代替療法（RRT）

1）適応

　体液管理，適正血圧の維持，腎毒性薬剤の適切な回避などさまざまな支持的措置を行ってもAKIが改善せずRRTの絶対適応（表6）に該当する場合は，renal indication（AKIに対するRRT適応）とよぶ．一方，AKIがなくても急性肝不全，腫瘍崩壊症候群，高カリウム血症以外の重度の電解質異常（ナトリウム，カルシウム，マグネシウム），体温異常，薬物中毒に対してRRTを施行することもあり，AKIに対して行うRRTではないため，non renal indicationとよぶ．このうち，敗血症性ショックに対する炎症性サイトカインの吸着・除去を目的としたnon renal indicationに関しては否定的な見解も多い．

表6　腎代替療法の絶対適応

Acidosis	重度の代謝性アシドーシス
Intoxication	透析性で除去可能な薬物中毒
Uremia	尿毒症（脳症，心膜炎，血小板機能障害など）
Electrolyte	高カリウム血症
Overload	利尿薬抵抗性の溢水

A，I，U，E，Oで覚える

表7　腎代替療法早期開始のメリットとデメリット

メリット	デメリット
● 体液過剰の早期是正 ● 尿毒症の合併症回避，早期是正 ● 酸塩基異常や電解質異常の早期是正 ● 過剰な利尿薬使用の回避 ● 頭蓋内圧の安定化 ● 免疫制御と炎症メディエーターの除去 　（いわゆるnon renal indication）	● 血行動態悪化 ● 抗凝固療法による出血合併症のリスク ● カテーテル挿入による出血，感染のリスク ● 廃用のリスク ● 栄養素や微量元素の除去 ● 治療薬の血中濃度低下 　（抗菌薬，抗てんかん薬など） ● 不要なRRTを行う可能性 ● コスト，医療資源，人的資源

（文献57を参考に作成）

2）開始時期

　RRTの早期開始は，体液過剰・尿毒症・酸塩基電解質異常を早期に是正し，AKIに起因する他の合併症を予防できる可能性がある．しかし，腎機能が回復する可能性のある患者に不要なRRTが行われる可能性もあり，RRTの至適な開始時期について議論が重ねられてきた[57]（表7）.

　AKIに対してRRTを早期に開始するのがよいのか，それとも絶対適応を満たした晩期に開始するのがよいのか，2016年以降複数のランダム化比較試験で検証されてきた（表8）[58～62].
2016年に発表された**ELAIN試験**[58]では，KDIGO stage 2 AKIかつNGAL＞150 ng/mLのICU患者を対象に，早期開始群（8時間以内にRRTを開始）と晩期開始群（KDIGO stage 3またはRRT絶対適応を満たしてから12時間以内にRRTを開始）で90日予後とRRT実施期間について比較された．主要評価項目である90日死亡率は早期開始群で有意に低く，副次評価項目のRRT期間や入院期間も短縮したという結果だった．しかし，2016年以降の
AKIKI試験[59]，**IDEAL-ICU試験**[60]，**STARRT-AKI試験**[61]ではそれぞれ早期開始群，晩期開始群の定義は若干異なるものの，両群間で死亡率に有意差はなく，むしろ早期開始群でカテーテル感染や低血圧，低リン血症などの合併症が多いという結果だった．ELAIN試験は単施設研究であること，サンプル数が少なく外科患者が多かったと指摘されており，以降に発表されたランダム化比較試験の結果を考慮するとRRTの早期開始によるメリットは乏しいと考えられている．

　これらの研究結果から，合併症を増加させることなくRRT開始をどのくらい遅らせることができるのかということへ疑問が向けられるようになった．晩期開始群と超晩期開始群の有効性を比較した**AKIKI-2試験**[62]では，晩期開始基準をBUN＞112 mg/dLまたは72

1　急性腎障害　**247**

表8 AKIに対する腎代替療法開始時期を検証したランダム化比較試験

	ELAIN[58] (2016)	AKIKI[59] (2016)	IDEAL-ICU[60] (2018)	STARRT-AKI[61] (2020)	AKIKI-2[62] (2021)
	超早期 vs 早期～晩期	早期 vs 晩期	早期 vs 晩期	早期 vs 晩期	晩期 vs 超晩期
研究デザイン	単施設RCT ドイツ	多施設RCT フランス	多施設RCT フランス	多国籍RCT	多施設RCT フランス
症例数	231	620	488	2,927	278
対象	KDIGO stage2 AKIかつNGAL＞150 ng/mL	KDIGO stage3 AKI 人工呼吸かつ/または昇圧薬	RIFLE-FAILURE (≒KDIGO stage3) 敗血症性ショック初期	KDIGO stage2～3 重症患者	KDIGO stage3 かつ乏尿＞72時間 またはBUN 112 mg/dL ＞72時間
早期開始基準	8時間以内	6時間以内	12時間以内	12時間以内	12時間以内
晩期開始基準	KDIGO stage3, またはRRT絶対適応を満たしてから12時間以内	RRT絶対適応, または乏尿/無尿＞72時間	絶対適応でなければ, 腎機能の回復がない場合に48時間以降	絶対適応, または遷延AKI≧72時間	絶対適応 またはBUN≧140 mg/dL
死亡率	90日死亡率 39.3 vs 54.7 % (P＝0.003)	60日死亡率 48.5 vs 49.7 % (P＝0.79)	90日死亡率 58 vs 54 % (P＝0.38)	90日死亡率 43.9 vs 43.7 % (P＝0.92)	60日死亡率 44 vs 55 % (P＝0.07)
他のアウトカム	早期群でRRT期間や入院期間短縮	晩期群では利尿薬使用が早い	ICU滞在期間, 入院期間に有意差なし	早期群で90日後透析依存率が高い	28日間でのRRT離脱日数 10 vs 12日 (P＝0.93)
合併症	有意差なし	早期群でカテーテル感染が多い	晩期群で高カリウム血症が多い	早期群で低血圧, 低リン血症などの合併症が多い	有意差なし
弱み	サンプル数, 単施設外科患者多い	50％の患者が間欠透析	非盲検化, 試験早期中止	臨床医の裁量の影響	サンプル数

時間以上の乏尿・無尿であり, 超晩期開始基準を生命の危機に直結する基準（K＞6 mEq/L, 内科的治療にもかかわらずK＞5.5 mEq/Lが持続, pH＜7.15, 治療抵抗性肺水腫）またはBUN＞140 mg/dLと設定した. 結果は両群間でAKIやRRTに伴う合併症に有意差はなかったが, 60日死亡率は超晩期開始群で高く, この理由として本研究の著者らは尿毒素の蓄積をその理由として示唆した.

　以上, これまでの研究結果をまとめると, RRTの至適な開始時期は早すぎても遅すぎてもよくないということができるだろう. 図8にRRT開始アルゴリズムの例を示す[63].

3）モード選択

　RRTには拡散と濾過を組み合わせることでさまざまなモードがある（表9）. 第一に**透析の実施時間から24時間以内に終了するIRRTと24時間以上持続するCRRTに分類され, IRRTとCRRTの中間的な位置づけとしてSLED（slow low efficiency dialysis）というモードがある**. 表10にIRRT, CRRT, SLEDの代表的な設定と透析効率の違いを示した. 過去の研究では, 生命予後はIRRTとCRRTで有意差はなかったものの, 腎予後の面からはCRRTの方がIRRTより優れていたと言う報告[64]もみられた. このメカニズムとしては, IRRTでは透析効率がよい反面血圧低下から尿細管障害を生じて腎機能の回復が遅れること, 一方でCRRTでは体液量のコントロールが容易であることから早期でのうっ血解除が

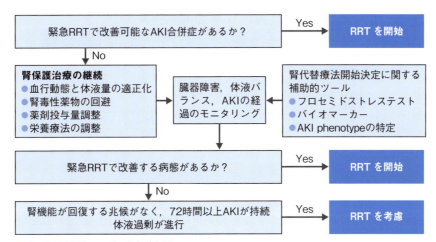

図8 RRT開始のアルゴリズム例
(文献63より引用)
・フロセミドストレステスト：フロセミド1〜1.5 mg/kgを静注し、2時間で尿量が200 mL以上もしくは1 mL/kg得られれば腎機能が保たれていると判断
・バイオマーカーとAKIフェノタイプは本文を参照
・RRT絶対適応は表6参照

表9 RRTのモード

IRRT	CRRT
24時間以内に終了	24時間以上持続
血液透析 (hemodialysis：HD)	持続血液透析 (continuous hemodialysis：CHD)
血液濾過 (hemofiltration：HF)	持続血液濾過 (continuous hemofiltration：CHF)
血液濾過透析 (hemodiafiltration：HDF)	持続血液濾過透析 (continuous hemodiafiltration：CHDF)
限外濾過 (extracorporeal ultrafiltration method：ECUM)	緩徐持続的限外濾過 (slow continuous ultrafiltration：SCUF)
持続低効率透析 (sustained low efficiency dialysis：SLED)	腹膜透析 (peritoneal dialysis：PD)

表10 IRRTとSLED，CRRTの透析効率の比較

	IRRT（HD）	SLED	CRRT（CHD）
血流量	200 mL/分	100〜200 mL/分	100 mL/分
透析液流量	500 mL/分	200〜300 mL/分	600〜800 mL/時
施行時間	4時間	6〜8時間	24時間

可能であること[65]が指摘されている．これらをもとに，本邦ガイドラインでは，循環動態が安定していればIRRT・CRRTいずれを選択してもよく，不安定な症例ではCRRTを専門家意見として推奨している[17]．そのため，少なくとも血行動態が不安定であったり頭蓋内圧が亢進している場合はCRRTが好ましい．ICUでは，循環動態が不安定な症例が多いため，本稿ではCRRTについてのみ述べる．

表11 CRRTの長所と短所

長所	短所
● 低血圧が少ない ● 頭蓋内圧への影響が少ない 　　（例：急性脳損傷，肝性脳症） ● 体液量コントロールがしやすい ● 溶質コントロールがしやすい ● タンパク制限が不要	● 時間あたりの透析効率が悪い ● 抗凝固薬の必要量が多い 　　（出血のリスク） ● 離床制限 ● 人手がかかる ● コストがかかる

（文献66より引用）

　CRRTの長所としては透析効率が低いため低血圧が少ないことや，頭蓋内圧への影響が少ないことなどがあげられる．また24時間連日持続して施行するため一定の除水・溶質除去が行うことが可能な点も臨床現場で使用しやすい．一方でCRRTの短所は時間あたりの透析効率が低いこと，24時間連日抗凝固薬に曝露されるため出血リスクがあること，透析回路が持続的に接続されることによる離床制限や，人的・物的コストがかかることなどである（表11）[66]．

ミニレク　CRRTのモード選択

　RRTは主に拡散（dialysis）と限外濾過（filtration）を組み合わせて施行され，それぞれのモードはこの頭文字であるDとFで表されている．CRRTでは浄化量が同じであれば小分子クリアランスはCHD，CHF，CHDFどのモードでも同等である．一方で膜寿命という点ではCHDはCHFと比較して透析膜にかかる負担が小さく有利である．RRTの絶対適応としては高BUN血症や代謝性アシドーシス，高カリウム血症などの補正が目的となることが多く，除去のターゲットとなる溶質は小分子であり，膜寿命も考慮するとCHDが妥当と思われる．

　しかし2018年に実施された日本急性血液浄化学会のサーベイランスでは，ICUで施行されたCRRTのうち，CHDFが選択されたのが48％であり，CHDが選択されたのはわずか13.1％だった[67]．CRRT≒CHDFという単一な選択ではなく，ターゲットとなる溶質や病態に合わせたモード選択を行えることが望ましい．

4）至適浄化量

　IRRTでは透析液流量の増加に伴い，血流量の2倍に達するまでは，直線的にクリアランスは上昇する．透析液流量300 mL/分では，血流量を増加させると150 mL/分まではクリアランスが改善する．一方でCRRTではそもそも透析液流量が少ないため，血流量をいくら増加させてもクリアランスには寄与しない．そのためCRRTでは血液流量は80～100 mL/分とし，浄化量は透析液や補液流量で調整する．

　これまでにRRTの至適浄化量について複数のランダム化比較試験で検証されてきた（表12）[68～71]．2000年に発表されたRoncoらの試験[68]では35～45 mL/kg/時の高流量CRRTの方が生存率が高いという結果だったが，2008年のATN試験[69]，2009年のRENAL試験[70]以降は高流量CRRTは死亡率を改善させないばかりか，低リン血症などの有害事象が多く，20～25 mL/kg/時程度の浄化量で十分なのではないかと考えられるようになった．また

表12　RRT浄化量に関する過去の研究

	Ronco C, et al (2000)[68]	ATN (2008)[69]	RENAL (2009)[70]	IVOIRE (2013)[71]
研究デザイン	多施設RCT	多施設RCT	多施設RCT	多施設多国籍RCT
症例数	425	1,124	1,508	137
対象	急性腎不全	急性尿細管壊死による AKI（敗血症または 多臓器障害あり）	RRT絶対適応 を満たすAKI	敗血症性ショック を伴うAKI
介入群	① 20 mL/kg/時	35 mL/kg/時	40 mL/kg/時	70 mL/kg/時
比較群	② 35 mL/kg/時 ③ 45 mL/kg/時	20 mL/kg/時	25 mL/kg/時	35 mL/kg/時
主要アウトカム	CRRT終了後15日での 生存率 41 vs 57 vs 58% （①vs②：$P = 0.0007$, ①vs③：$P = 0.0013$）	60日死亡率 53.6 vs 51.5% （$P = 0.47$）	90日死亡率 44.7 vs 44.7% （$P = 0.99$）	28日死亡率 37.9 vs 40.8% （$P = 0.94$）
補足	各群での合併症頻度は同等	RRT期間に有意差なし, 介入群で低リン血症が多い	介入群で低リン血症が多い	RRT期間に有意差なし, 介入群で低リン血症, 低カリウム血症が多い

表13　本邦での標準的なCRRT初期設定（CHDFの場合）

血液ポンプ	80〜100 mL/分
透析液ポンプ	500 mL/時
補液ポンプ	300 mL/時
濾過ポンプ	600 mL/時

※除水なしの場合の初期設定例
※透析液ポンプ流量，補液ポンプ流量の合計がサブラッド®使用量となる
　（本設定では500 mL/時＋300 mL/時＝800 mL/時＝19,200 mL/日
　≒20 L/日）
※体重50 kgの場合，本設定での浄化量は800 mL/時＝16 mL/kg/時

2013年に発表された敗血症関連AKIに対する高流量CRRTの有効性を検証したIVOIRE試験[71]では，70 mL/kg/時の高流量設定では死亡率は改善せず，過去の研究と同様に低リン血症，低カリウム血症などの有害事象が増えるという結果だった．これらの試験結果を踏まえて，**AKIにおけるCRRTでは20〜25 mL/kg/時の浄化量を達成するよう施行することがKDIGOガイドラインで推奨されるに至った**．本邦では保険診療上認められている補充液（サブラッド®）の使用量が15〜20 L/日であることを反映して，欧米に比して浄化量は少なく（体重50 kgの場合，15〜20 L/日＝12.5〜16.7 mL/kg/時，表13），浄化量の平均は14.3 mL/kg/時だったが，KDIGOガイドラインが推奨する浄化量と比較しても院内死亡率に遜色はなかった[72]．

　自施設でも保険診療内の標準的な設定で開始することを基本としているが，例外として高カリウム血症や高度代謝性アシドーシス，腫瘍崩壊症候群，肝不全などでは初期から高流量で行うこともある．CRRT施行経過でCRRTによる弊害（特に電解質異常）が生じる場合は流量を下げ（例：400 mL/時など），溶質貯留が目立たなくなっても除水が必要な場合はECUMに切り替えたり，逆に溶質貯留の改善が乏しい場合は高流量に変更する．例え

ば人工呼吸器管理では初期設定をして血液ガスをフォローし，$PaCO_2$が上昇していれば換気量や換気回数を当たり前のように調整するだろう．CRRTでも同様で，**除去したい物質を明確にし，その物質の除去効率が悪ければ設定を強化する，除去効率がよすぎるようであれば設定を緩和する**，というように初期設定以上にその後の調整が大切である．

5）離脱

　腎機能は尿量と糸球体濾過量によって評価され，濾過需要は重症度，尿素窒素，血清クレアチニン，体液量，酸塩基の状態によって評価される．RRT施行中に濾過能力に対する濾過需要の割合が改善した場合，離脱を検討する．離脱のパターンとしてはCRRTからSLED，IRRTを挟んで離脱するパターンや，CRRTから直接離脱するパターンなどが考えられる（図9）．実臨床では尿量の増加（74％），pHの正常化（70％），ボリュームステータス（55％），および尿素窒素と血清クレアチニン（39％）が急性期RRTからの離脱を開始する一般的な指標として用いられている[73]．RRT離脱の明確な指標は存在しないものの，複数の小規模試験や後方視的観察研究結果[74]から，**利尿薬投与なしで尿量の自然改善（＞400 mL/日）または蓄尿でのクレアチニンクリアランスが15～20 mL/分以上**などが指標として推奨されている[75]．RRT離脱のアルゴリズム例を図10に示す．

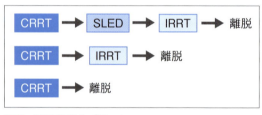

図9　RRT離脱のパターン

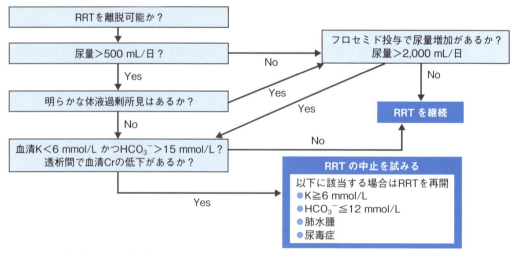

図10　RRT離脱のアルゴリズム例
（文献76より引用）
本引用文献では，尿量＞500 mL/日となっているが，尿量が400 mL/日以上で乏尿から離脱を指標とする意見もある

参考文献

1) Lameire N, et al：Acute renal failure. Lancet, 365：417-430, 2005（PMID：15680458）

2) Kidney Disease: Improving Global Outcomes (KDIGO) Acute Kidney Injury Work Group：KDIGO Clinical Practice Guideline for Acute Kidney Injury. Kidney inter, Suppl. 2：1-138, 2012
https://kdigo.org/wp-content/uploads/2016/10/KDIGO-2012-AKI-Guideline-English.pdf（2024年10月閲覧）

3) Zarbock A, et al：Sepsis-associated acute kidney injury: consensus report of the 28th Acute Disease Quality Initiative workgroup. Nat Rev Nephrol, 19：401-417, 2023（PMID：36823168）

4) Ricci Z, et al：The 10 false beliefs in adult critical care nephrology. Intensive Care Med, 44：1302-1305, 2018（PMID：29196792）

5) 「保存期腎不全の診かた」（柴垣有吾/著），pp75-75，中外医学社，2006

6) Coppola S, et al：Sodium Bicarbonate in Different Critically Ill Conditions: From Physiology to Clinical Practice. Anesthesiology, 134：774-783, 2021（PMID：33721887）

7) Fujii T, et al：Incidence and management of metabolic acidosis with sodium bicarbonate in the ICU: An international observational study. Crit Care, 25：45, 2021（PMID：33531020）

8) Rudnick MR, et al：Lactic Acidosis and the Role of Sodium Bicarbonate: A Narrative Opinion. Shock, 53：528-536, 2020（PMID：31318832）

9) 岡田浩一：透析療法（HDとHDF，CHD，CHDFなど）．日本内科学会雑誌，99：1013-1019，2010

10) Vincent JL & De Backer D：Circulatory shock. N Engl J Med, 369：1726-1734, 2013（PMID：24171518）

11) Malbrain MLNG, et al：Everything you need to know about deresuscitation. Intensive Care Med, 48：1781-1786, 2022（PMID：35932335）

12) Monnet X, et al：The passive leg raising test to guide fluid removal in critically ill patients. Ann Intensive Care, 6：46, 2016（PMID：27207178）

13) Mitsides N, et al：Transcapillary Refilling Rate and Its Determinants during Haemodialysis with Standard and High Ultrafiltration Rates. Am J Nephrol, 50：133-143, 2019（PMID：31288231）

14) Dull RO & Hahn RG：Transcapillary refill: The physiology underlying fluid reabsorption. J Trauma Acute Care Surg, 90：e31-e39, 2021（PMID：33491937）

15) Bellomo R, et al：Acute renal failure - definition, outcome measures, animal models, fluid therapy and information technology needs: the Second International Consensus Conference of the Acute Dialysis Quality Initiative (ADQI) Group. Crit Care, 8：R204-R212, 2004（PMID：15312219）

16) Mehta RL, et al：Acute Kidney Injury Network: report of an initiative to improve outcomes in acute kidney injury. Crit Care, 11：R31, 2007（PMID：17331245）

17) AKI（急性腎障害）診療ガイドライン作成委員会：AKI（急性腎障害）診療ガイドライン2016．日腎会誌，59:419-533, 2017

18) Singri N, et al：Acute renal failure. JAMA, 289：747-751, 2003（PMID：12585954）

19) Vanmassenhove J, et al：Urinary output and fractional excretion of sodium and urea as indicators of transient versus intrinsic acute kidney injury during early sepsis. Crit Care, 17：R234, 2013（PMID：24119730）

20) Perazella MA, et al：Diagnostic value of urine microscopy for differential diagnosis of acute kidney injury in hospitalized patients. Clin J Am Soc Nephrol, 3：1615-1619, 2008（PMID：18784207）

21) Husain-Syed F, et al：Congestive nephropathy: a neglected entity? Proposal for diagnostic criteria and future perspectives. ESC Heart Fail, 8：183-203, 2021（PMID：33258308）

22) Alge JL & Arthur JM：Biomarkers of AKI: a review of mechanistic relevance and potential therapeutic implications. Clin J Am Soc Nephrol, 10：147-155, 2015（PMID：25092601）

23) Birkelo BC, et al：Overview of Diagnostic Criteria and Epidemiology of Acute Kidney Injury and Acute Kidney Disease in the Critically Ill Patient. Clin J Am Soc Nephrol, 17：717-735, 2022（PMID：35292532）

24) Ostermann M, et al：Recommendations on Acute Kidney Injury Biomarkers From the Acute Disease Quality Initiative Consensus Conference: A Consensus Statement. JAMA Netw Open, 3：e2019209, 2020（PMID：33021646）

25) Haase M, et al：The outcome of neutrophil gelatinase-associated lipocalin-positive subclinical acute kidney injury: a multicenter pooled analysis of prospective studies. J Am Coll Cardiol, 57：1752-1761, 2011（PMID：21511111）

26) Sadler JE：Pathophysiology of thrombotic thrombocytopenic purpura. Blood, 130：1181-1188, 2017（PMID：28768626）

27) Bonavia A, et al：Prerenal acute kidney injury-still a relevant term in modern clinical practice? Nephrol Dial Transplant, 36：1570-1577, 2021（PMID：32596733）

28) Busse LW & Ostermann M：Vasopressor Therapy and Blood Pressure Management in the Setting of Acute Kidney Injury. Semin Nephrol, 39：462-472, 2019（PMID：31514910）

29) Ostermann M, et al：Low mean perfusion pressure is a risk factor for progression of acute kidney injury in

critically ill patients – A retrospective analysis. BMC Nephrol, 18：151, 2017（PMID：28468613）

30) Kotani Y, et al：The impact of relative hypotension on acute kidney injury progression after cardiac surgery: a multicenter retrospective cohort study. Ann Intensive Care, 11：178, 2021（PMID：34928430）

31) Suarez J & Busse LW：New strategies to optimize renal haemodynamics. Curr Opin Crit Care, 26：536-542, 2020（PMID：33044238）

32) Abuelo JG：Normotensive ischemic acute renal failure. N Engl J Med, 357：797-805, 2007（PMID：17715412）

33) Darmon M, et al：Diagnostic work-up and specific causes of acute kidney injury. Intensive Care Med, 43：829-840, 2017（PMID：28444409）

34) Pereira A, et al：Thrombotic thrombocytopenic purpura/hemolytic uremic syndrome: a multivariate analysis of factors predicting the response to plasma exchange. Ann Hematol, 70：319-323, 1995（PMID：7632812）

35) Prowle JR, et al：Fluid balance and acute kidney injury. Nat Rev Nephrol, 6：107-115, 2010（PMID：20027192）

36) Grams ME, et al：Fluid balance, diuretic use, and mortality in acute kidney injury. Clin J Am Soc Nephrol, 6：966-973, 2011（PMID：21393482）

37) Wiedemann HP, et al：Comparison of two fluid-management strategies in acute lung injury. N Engl J Med, 354：2564-2575, 2006（PMID：16714767）

38) Macdonald SPJ, et al：Restricted fluid resuscitation in suspected sepsis associated hypotension (REFRESH): a pilot randomised controlled trial. Intensive Care Med, 44：2070-2078, 2018（PMID：30382308）

39) Meyhoff TS, et al：Restriction of Intravenous Fluid in ICU Patients with Septic Shock. N Engl J Med, 386：2459-2470, 2022（PMID：35709019）

40) Shapiro NI, et al：Early Restrictive or Liberal Fluid Management for Sepsis-Induced Hypotension. N Engl J Med, 388：499-510, 2023（PMID：36688507）

41) Douglas IS, et al：Fluid Response Evaluation in Sepsis Hypotension and Shock: A Randomized Clinical Trial. Chest, 158：1431-1445, 2020（PMID：32353418）

42) Silversides JA, et al：Feasibility of conservative fluid administration and deresuscitation compared with usual care in critical illness: the Role of Active Deresuscitation After Resuscitation-2 (RADAR-2) randomised clinical trial. Intensive Care Med, 48：190-200, 2022（PMID：34913089）

43) Vaara ST, et al：Restrictive fluid management versus usual care in acute kidney injury (REVERSE-AKI): a pilot randomized controlled feasibility trial. Intensive Care Med, 47：665-673, 2021（PMID：33961058）

44) Asfar P, et al：High versus low blood-pressure target in patients with septic shock. N Engl J Med, 370：1583-1593, 2014（PMID：24635770）

45) Lamontagne F, et al：Effect of Reduced Exposure to Vasopressors on 90-Day Mortality in Older Critically Ill Patients With Vasodilatory Hypotension: A Randomized Clinical Trial. JAMA, 323：938-949, 2020（PMID：32049269）

46) Moman RN, et al：Impact of individualized target mean arterial pressure for septic shock resuscitation on the incidence of acute kidney injury: a retrospective cohort study. Ann Intensive Care, 8：124, 2018（PMID：30535664）

47) Futier E, et al：Effect of Individualized vs Standard Blood Pressure Management Strategies on Postoperative Organ Dysfunction Among High-Risk Patients Undergoing Major Surgery: A Randomized Clinical Trial. JAMA, 318：1346-1357, 2017（PMID：28973220）

48) Gordon AC, et al：Effect of Early Vasopressin vs Norepinephrine on Kidney Failure in Patients With Septic Shock: The VANISH Randomized Clinical Trial. JAMA, 316：509-518, 2016（PMID：27483065）

49) Hajjar LA, et al：Vasopressin versus Norepinephrine in Patients with Vasoplegic Shock after Cardiac Surgery: The VANCS Randomized Controlled Trial. Anesthesiology, 126：85-93, 2017（PMID：27841822）

50) Edwards RM, et al：Renal microvascular effects of vasopressin and vasopressin antagonists. Am J Physiol, 256：F274-F278, 1989（PMID：2916660）

51) Tamaki T, et al：Vasodilation induced by vasopressin V2 receptor stimulation in afferent arterioles. Kidney Int, 49：722-729, 1996（PMID：8648913）

52) 日本版敗血症診療ガイドライン2024 特別委員会：日本版敗血症診療ガイドライン2024. https://www.jsicm.org/news/news240606-J-SSCG2024.html（2024 年10 月閲覧）

53) Evans L, et al：Surviving sepsis campaign: international guidelines for management of sepsis and septic shock 2021. Intensive Care Med, 47：1181-1247, 2021（PMID：34599691）

54) Marik PE：Low-dose dopamine: a systematic review. Intensive Care Med, 28：877-883, 2002（PMID：12122525）

55) Bellomo R, et al : Low-dose dopamine in patients with early renal dysfunction: a placebo-controlled randomised trial. Australian and New Zealand Intensive Care Society (ANZICS) Clinical Trials Group. Lancet, 356 : 2139-2143, 2000 (PMID : 11191541)

56) Gameiro J, et al : Acute Kidney Injury: From Diagnosis to Prevention and Treatment Strategies. J Clin Med, 9 : 1704, 2020 (PMID : 32498340)

57) An JN, et al : When and why to start continuous renal replacement therapy in critically ill patients with acute kidney injury. Kidney Res Clin Pract, 40 : 566-577, 2021 (PMID : 34781642)

58) Zarbock A, et al : Effect of Early vs Delayed Initiation of Renal Replacement Therapy on Mortality in Critically Ill Patients With Acute Kidney Injury: The ELAIN Randomized Clinical Trial. JAMA, 315 : 2190-2199, 2016 (PMID : 27209269)

59) Gaudry S, et al : Initiation Strategies for Renal-Replacement Therapy in the Intensive Care Unit. N Engl J Med, 375 : 122-133, 2016 (PMID : 27181456)

60) Barbar SD, et al : Timing of Renal-Replacement Therapy in Patients with Acute Kidney Injury and Sepsis. N Engl J Med, 379 : 1431-1442, 2018 (PMID : 30304656)

61) Bagshaw SM, et al : Timing of Initiation of Renal-Replacement Therapy in Acute Kidney Injury. N Engl J Med, 383 : 240-251, 2020 (PMID : 32668114)

62) Gaudry S, et al : Comparison of two delayed strategies for renal replacement therapy initiation for severe acute kidney injury (AKIKI 2): a multicentre, open-label, randomised, controlled trial. Lancet, 397 : 1293-1300, 2021 (PMID : 33812488)

63) Ostermann M, et al : Indications for and Timing of Initiation of KRT. Clin J Am Soc Nephrol, 18 : 113-120, 2023 (PMID : 36100262)

64) Wang AY & Bellomo R : Renal replacement therapy in the ICU: intermittent hemodialysis, sustained low-efficiency dialysis or continuous renal replacement therapy? Curr Opin Crit Care, 24 : 437-442, 2018 (PMID : 30247213)

65) Bonnassieux M, et al : Renal Replacement Therapy Modality in the ICU and Renal Recovery at Hospital Discharge. Crit Care Med, 46 : e102-e110, 2018 (PMID : 29088005)

66) Teixeira JP, et al : Continuous KRT: A Contemporary Review. Clin J Am Soc Nephrol, 18 : 256-269, 2023 (PMID : 35981873)

67) Abe M, et al : Results of the 2018 Japan Society for Blood Purification in Critical Care survey: current status and outcomes. Ren Replace Ther, 8 : 58, 2022 (PMID : 36407492)

68) Ronco C, et al : Effects of different doses in continuous veno-venous haemofiltration on outcomes of acute renal failure: a prospective randomised trial. Lancet, 356 : 26-30, 2000 (PMID : 10892761)

69) Palevsky PM, et al : Intensity of renal support in critically ill patients with acute kidney injury. N Engl J Med, 359 : 7-20, 2008 (PMID : 18492867)

70) Bellomo R, et al : Intensity of continuous renal-replacement therapy in critically ill patients. N Engl J Med, 361 : 1627-1638, 2009 (PMID : 19846848)

71) Joannes-Boyau O, et al : High-volume versus standard-volume haemofiltration for septic shock patients with acute kidney injury (IVOIRE study): a multicentre randomized controlled trial. Intensive Care Med, 39 : 1535-1546, 2013 (PMID : 23740278)

72) Kawarazaki H & Uchino S : Validity of low-efficacy continuous renal replacement therapy in critically ill patients. Anaesthesiol Intensive Ther, 48 : 191-196, 2016 (PMID : 27240969)

73) Jones SL & Devonald MA : How acute kidney injury is investigated and managed in UK intensive care units--a survey of current practice. Nephrol Dial Transplant, 28 : 1186-1190, 2013 (PMID : 23476037)

74) Katulka RJ, et al : Determining the optimal time for liberation from renal replacement therapy in critically ill patients: a systematic review and meta-analysis (DOnE RRT). Crit Care, 24 : 50, 2020 (PMID : 32054522)

75) Mishra RC, et al : ISCCM Guidelines on Acute Kidney Injury and Renal Replacement Therapy. Indian J Crit Care Med, 26 : S13-S42, 2022 (PMID : 36896356)

76) Wald R, et al : Delivering optimal renal replacement therapy to critically ill patients with acute kidney injury. Intensive Care Med, 48 : 1368-1381, 2022 (PMID : 36066597)

第5章 腎・電解質

② 輸液・水分バランス管理

岡田和也

症例 70代男性．重症大動脈弁狭窄症の術後にショックが遷延し，輸液管理に難渋した

コアレクチャー ➡ ROSE，晶質液，バランス輸液，輸液制限，利尿薬

症例提示（Day 1）

【主訴】労作時呼吸困難

【現病歴】高血圧，慢性腎臓病（G3b），重症大動脈弁狭窄症の既往があり，当院循環器内科へ通院中だった70代男性．来院1週間前から徐々に労作時呼吸困難を自覚，来院2日前から安静時にも呼吸困難が出現し，昨夜は仰臥位になれず一睡もできなかった．来院当日，症状の改善がないため本人が救急要請し，当院へ救急搬送となった．

【アレルギー】薬剤・食物ともになし

【既往歴】高血圧，慢性腎臓病（G3b），重症大動脈弁狭窄症

【内服薬】カルベジロール1回10 mg 1日1回，エナラプリル1回5 mg 1日1回，フロセミド1回20 mg 1日1回

【生活歴】喫煙：なし，飲酒：ビール350 mL毎日

【来院時バイタルサイン】血圧180/100 mmHg，脈拍数118回/分，呼吸数28回/分，体温36.2℃，SpO_2 93％（3 L鼻カヌラ）

【身体所見】

一般：身長165 cm，体重50 kg，起坐呼吸

頭頸部：眼瞼結膜蒼白なし，眼球結膜黄染なし，頸静脈怒張あり

胸部：胸骨右縁第2肋間に収縮期雑音（Levine Ⅳ / Ⅵ），両側肺野に湿性ラ音

腹部：腹部平坦で軟，圧痛なし，腸蠕動音正常

四肢：両下腿に圧痕性浮腫あり

神経：意識清明，中枢神経Ⅱ－Ⅻ粗大な異常なし，四肢麻痺なし

【来院時検査】

血算：WBC 8,000/μL（Neut 65％，Lym 1％），Hb 12.3 g/dL，Hct 36.3％，Plt 155,000/μL

生化学：TP 5.8g/dL，Alb 3.0g/dL，Na 134 mEq/L，K 3.4 mEq/L，Cl 98 mEq/L，

BUN 23.2 mg/dL, Cr 1.31 mg/dL（eGFR 40），T-Bil 0.3 mg/dL，AST 25 U/L，ALT 23 U/L，LDH 132 U/L，ALP 225 U/L，CK 140 U/L，CK-MB 10 U/L，Troponin 陰性，BNP 790 pg/mL，CRP 0.3 mg/dL

凝固：PT-INR 1.02，APTT 38.1，FDP 5 μg/mL

尿：pH 6.5，蛋白（1＋），糖（−），潜血（−），細菌（−），比重 1.025

動脈血液ガス（3 L 鼻カヌラ）：pH 7.46，$PaCO_2$ 33.5 mmHg，PaO_2 78 mmHg，HCO_3^- 22.5 mEq/L，Lac 1.8 mmol/L

胸部単純X線：著明な心拡大，CTR 60 %，両側胸水による肺野透過性低下

心電図：心拍数 120 回/分 整，正軸，ST の上昇・低下認めず

経胸壁心エコー：EF 40 %，左室壁運動は全体的に低下，大動脈弁は石灰化で高度狭窄（AVA 0.7 cm², AV max 3.9 m/秒，mean PG 60 mmHg）

① 診断は何か？ 治療方針はどうすればよいか？

診断：#1.急性心不全（HFrEF：CS1） #2.重症大動脈弁狭窄症 #3.高血圧
　　　#4.慢性腎臓病（G3b）

　本症例は，高血圧と慢性腎臓病，既知の重症大動脈弁狭窄症の既往がある高齢男性が，1週間の経過で労作時呼吸困難の増悪と起坐呼吸を主訴に救急搬送された．身体所見で肺うっ血を示唆する頸静脈怒張と肺野に湿性ラ音を認めたこと，血液所見でBNP上昇，胸部単純X線で心拡大と肺水腫を認めたことなどから，大動脈弁狭窄症に起因する急性心不全（CS1，**ミニレク** 急性心不全の分類）と診断した．一般病棟へ入院し，呼吸循環モニターと酸素カヌラを継続しつつ，ニトログリセリンの持続静注で前負荷の軽減（降圧）をした．酸素を漸減中止した後は，心保護目的にもともとの内服薬であるエナラプリルとカルベジロールを再開した（**ミニレク** ファンタスティック4について）．その後，急性心不全精査で，冠動脈造影を実施したところ，冠動脈に有意狭窄は認めなかった．また，経胸壁心エコーでも心機能は左室駆出率（EF）40 %と入院前後で変わらなかった．胸部造影CTでは大動脈の拡張や瘤などは認めず，今回の一連の臨床経過は重症大動脈弁狭窄症による急性心不全と診断した．今後も心不全を再発するリスクが高いことから，重症大動脈弁狭窄症に対する大動脈弁置換術を施行する方針となった（**ミニレク** 重症大動脈弁狭窄症の5-3-2の法則と治療方針）．

> **ミニレク** 急性心不全の分類（クリニカルシナリオによる分類）
>
> 　クリニカルシナリオ（CS）による分類[1] は，2008 年に Mebazaa らによって提案された急性心不全の分類で，表1の通り，収縮期血圧に注目して CS ごとの治療指針を示している．

2　輸液・水分バランス管理　**257**

表1　急性心不全のCS分類と治療法

病期	定義	治療
CS1	収縮期血圧＞140 mmHg，急性発症 びまん性肺水腫，全身性浮腫は軽度 急性の充満圧上昇，左室収縮は維持	● 非侵襲的陽圧換気と硝酸薬投与
CS2	収縮期血圧100〜140 mmHg，緩徐発症 体重増加，全身性浮腫や肺水腫は軽度 慢性の充満圧上昇，その他の臓器障害	● 非侵襲的陽圧換気と硝酸薬投与 ● 全身性浮腫が認められる場合は利尿薬投与
CS3	収縮期血圧＜100 mmHg，急性または緩徐な発症，低灌流が主病態 全身性浮腫や肺水腫は軽度，充満圧の上昇	● 体液貯留がなければ，輸液負荷 ● 強心薬を開始し，改善なければ肺動脈カテーテル使用を検討 ● 血圧＜100 mmHgで低灌流が続く場合は，血管収縮薬投与
CS4	急性冠症候群に伴う急性心不全の症状と徴候	● 非侵襲的陽圧換気と硝酸薬投与 ● 急性冠症候群の治療
CS5	右室機能不全に伴う急性心不全の症状と徴候，急性または緩徐な発症 肺水腫なし，全身性の静脈うっ血	● 輸液負荷は避ける ● 収縮期血圧＞90 mmHgで全身性浮腫がある場合は利尿薬投与 ● 収縮期血圧＜90 mmHgなら強心薬，改善なければ血管収縮薬投与

（文献1を参考に作成）

> **ミニレク　ファンタスティック4について**
>
> 　ファンタスティック4とは，EFの低下（＜40％）した心不全において，予後を改善するだけではなく，心不全による入院回数を減らし，症状を改善させるとされる4つの薬剤の総称である[2]．この4つの薬剤とは，① アンジオテンシン受容体ネプリライシン阻害薬（angiotensin receptor neprilysin inhibitor：ARNI），② β遮断薬，③ ミネラルコルチコイド受容体拮抗薬，④ SGLT2阻害薬で，禁忌でない限り順次開始することが望ましい．

> **ミニレク　重症大動脈弁狭窄症における5-3-2の法則と治療方針**
>
> 　重症大動脈弁狭窄症では，病状が進行するにしたがい狭心症（胸痛），失神発作，心不全をきたし，それぞれの症状が出現してからの予後は5年，3年，2年とされている．有症状ではすみやかな弁置換術の適応となるが，無症状であっても左心室と大動脈の圧較差が高く低左心機能や耐運動能の低下などを伴っている場合も弁置換術を検討する[3, 4]．低圧較差の重症大動脈弁狭窄症の管理については，専門家へ相談する．

症例のつづき（Day5）

　術前精査で大きな問題はなく，重症大動脈弁狭窄症に対して生体弁を用いた大動脈弁置換術が施行された．術中の剥離操作で大動脈に損傷をきたし，血管修復のため補助循環時間は3時間に及んだ．この間，術中輸血は赤血球16単位，新鮮凍結血漿20単位，血小板輸血20単位を要した．術中In/Outバランスは，Inは輸血を含めて7,500 mL，Outは出血と尿量を含めて6,500 mLの合計＋1,000 mLだった．術後は全身管理目的で気管挿管のままICUへ入室となった．ICU入室時のデバイスは，気管チューブのほかに経鼻胃管，右内頸静脈から透析用カテーテルと肺動脈カテーテル，左橈骨動脈から動脈ライン，末梢静脈路が2本，膀胱留置カテーテル，心嚢・前縦隔ドレーン，左胸腔ドレーン，心外膜ペーシング

がそれぞれ留置されており，入室時の胸部単純X線でデバイス位置に異常はなかった．

ICU入室時のバイタルサイン：鎮静・人工呼吸管理下で血圧82/60 mmHg，

心拍数112回/分・整，呼吸回数16回/分（人工呼吸器に依存），SpO_2 98 %（FIO_2 0.5）

人工呼吸器設定PC-ACモード：吸気圧12 cmH_2O，吸気時間1.2秒，PEEP 8 cmH_2O，

換気回数16回/分，FIO_2 0.5

動脈血ガス（FIO_2 0.5）：pH 7.38，$PaCO_2$ 42 mmHg，PaO_2 135 mmHg，HCO_3^- 21.4 mEq/L，

Hb 8.2 g/dL，Lac 3.2 mmol/L

現在の投与薬剤は，持続投与薬として酢酸リンゲル液125 mL/時，ノルアドレナリン0.03γ，ドブタミン3γ，アルプロスタジル0.01γ，間欠投与薬として周術期セファゾリン1 g 8時間ごと，オメプラゾール20 mg 1日1回である．

②　血行動態管理と輸液管理はどうすればよいか？

本症例のICU入室時のバイタルサインはショックだった．ショックの原因としては，術中の出血に伴う循環血液量減少性ショック，重症大動脈弁狭窄症と心不全を背景に術中の心臓操作に伴う心原性ショック，体外循環装置（人工物）の使用に伴う血液分布異常性ショックなど，複数の要因が考えられた．このうち，循環血液量減少性ショックに対しては晶質液もしくは輸血の補充，心原性ショックに対しては強心薬，血液分布異常性ショックに対しては血管作動薬をそれぞれ投与しつつ経時的な評価を行うこととした．これらの介入でも改善が得られないあるいは悪化する場合は，創部の出血コントロール不良による出血性ショック，術中操作に関連した心タンポナーデや緊張性血胸・気胸による閉塞性ショックを疑い，体幹造影CTを行う方針とした．

本症例の血行動態評価は，バイタルサインで平均動脈圧と尿量，血液検査で乳酸値，SvO_2（$ScvO_2$），二酸化炭素分圧動静脈較差（$Pv\text{-}aCO_2$）gapをそれぞれ2時間ごとに評価し，心機能は経胸壁心エコーと肺動脈カテーテルで評価することとした．

輸液管理は，後述するように近年は"Less is more"が推奨されているが，開心術直後は経験的に輸液を多く必要とすること，本症例は慢性腎臓病がある高齢者の開心術後で術後の非閉塞性腸管虚血（non occlusive mesenteric ischemia：NOMI）へのリスクが高いこと（ミニレクNOMIバンドル），から上記バイタルサインと血液検査の正常化を目標として適宜酢酸リンゲル液をボーラス投与し，Hb 8 g/dLを目安に適宜，赤血球輸血をした．

2　輸液・水分バランス管理

> **ミニレク NOMIバンドル**
>
> NOMIとは，腸間膜血管主幹部に器質的閉塞がないにもかかわらず腸間膜虚血や腸管壊死をきたす非閉塞性腸管虚血のことである．NOMIは，腹痛や下血，CKや乳酸値の上昇といった参考となる症状や検査所見はあるものの，いずれも疾患特異的な所見ではないため，重症化してから診断されることも多く，死亡率は56～79％と非常に予後が悪い[5]．そのため，自施設では心臓血管外科の開心術で，① 70歳以上かつ腎障害（GFR＜60 mL/分/1.73 m^2）のある重症大動脈弁狭窄症に対する大動脈弁置換術，② 透析患者に対する開心術，のいずれかを満たす場合はNOMIに対する予防的治療としてプロスタグランジン500 μg＋生理食塩水50 mL（＝10 μg/mL）を0.01～0.03 γで48時間持続静注している．また，この間はNOMIを予防することを目的に，以下の5項目から成るNOMIバンドルを遵守するよう心がけている．
>
> 〈NOMIバンドル〉
>
> ① Hb＞8 g/dL，② 平均動脈血圧＞65 mmHg，③ SvO$_2$＞65％，
> ④ CI（cardiax index）＞2.5 L/分/m^2，⑤乳酸値＜4 mmol/L

症例のつづき（Day5つづき）

ICU入室後は，血行動態に大きな変化はなく経過した．帰室後4時間のバイタルサインは，ノルアドレナリン0.03 γ，ドブタミン3 γ投与下で平均動脈圧55 mmHg，心拍数55回/分・整，尿量は0.2 mL/kg/時，乳酸値は4.5 mmol/L，SvO$_2$ 50％，Pv-aCO$_2$ gap 8 mmHgで，動脈血液ガスの結果は以下の通りだった．

動脈血ガス（FIO$_2$ 0.4）：pH 7.38，PaCO$_2$ 38 mmHg，PaO$_2$ 120 mmHg，HCO$_3^-$ 19.5 mEq/L，Hb 7.2 g/dL，Lac 4.5 mmol/L

経胸壁心エコーでは，両心ともに壁運動は全体的に低下しており，LVOT-VTIは8 cm，心嚢液貯留は少量のみでIVCは虚脱していた．肺動脈カテーテルでは，CI 1.5 L/分/m^2，PCWP 15 mmHgだった．

---

③ **ショックが遷延するなかで，今後輸液を含む治療介入をどうすればよいか？ 輸液を含む今後の治療介入はどうすればよいか？**

ICU入室後4時間時点のバイタルサインは，平均動脈圧は55 mmHg，尿量0.2 mL/kg/時といずれも低下しておりショックが続いている．乳酸値は3.2→4.5 mmol/Lと上昇傾向で，ショックに対する介入の強化が必要である．動脈血ガスで酸素化に問題は見られず，SvO$_2$が50％と低く，Pv-aCO$_2$ gapは8 mmHgと開大していることから，組織への酸素供給不足が考えられる．組織酸素供給量（DO$_2$）は以下の計算式で計算されるので，酸素化，ヘモグロビン値，心拍出量，血管抵抗のうちどの要素が不足しているのかを考えることが重要である．

260 ▶ 症例からわかる、動ける！ICU実践コアレクチャー

$$DO_2 \text{（mL/分）} = CO \text{（L/分）} \times CaO_2 \text{（mL/dL）} \times 10$$

$$CaO_2 \text{（mL/dL）} = [1.34 \times Hb \text{（g/dL）} \times SaO_2 \text{（%）}] + [0.003 \times PaO_2 \text{（mmHg）}]$$

DO_2：組織酸素供給量，CO：心拍出量，CaO_2：動脈血酸素含量

　このうち，酸素化は問題ないことから，次に介入すべき項目はヘモグロビンすなわち貧血と心拍出量である．本症例はNOMIバンドルでもあることから，貧血に対して赤血球輸血を2単位投与することとした．心拍出量については，現在のCOはLVOT-VTI 8 cm，心拍数55回/分から計算すると，以下の通りとなる．

$$CO \text{（L/分）} = \text{一回拍出量（mL）} \times \text{心拍数（回/分）} \times 0.001$$

$$\text{一回拍出量} = LVOT\text{-}VTI \text{（cm）} \times 3.14$$

$$CO = 8 \times 3.14 \times 55 \times 0.001 = 1.38 \text{ L/分}$$

　一般的に，正常成人の一回心拍出量は約70 mL，平均心拍数は70回/分，正常心拍出量は4.9 L/分とされているので[6]，本症例は明らかに低心拍出量である．心拍出量を増やすためには，輸血とともに酢酸リンゲル液を125→200 mL/時へ増やしつつ心拍数は心外膜ペーシングを接続してバックアップレートを80回/分まで増やして対応することとした．

症例のつづき（Day5 つづき）

　赤血球を2単位輸血後にHbは9.3 g/dLまで回復，以後Hb低下はみられず推移した．バイタルサインは，尿量は0.2 mL/kg/時で推移したものの，平均動脈圧は70 mmHgまで回復し，ICU入室後6時間までにノルアドレナリンは漸減中止し得た．乳酸値はICU入室後4時間をピークに，以後低下していき翌朝までに2.1 mmol/Lまで回復した．術後1日目の午前中の経胸壁心エコーでLVOT-VTIは8→14 cm，肺動脈カテーテルでCIは1.5→2.3 L/分/m²まで改善した．術後1日目朝までの時点で周術期のIn/Outバランスは＋4.8L（うち術中＋1 L）で推移し，患者は自発覚醒試験（SAT）と自発呼吸試験（SBT）をクリアしたため抜管した．

4 今後の輸液と水分バランス管理はどのようにすればよいか？

ICU入室1日目から使用されている循環作動薬はドブタミンで，循環補助としては心外膜ペーシングが行われている．すでにショックからは離脱しつつあり，さらなる輸液負荷は現時点で不要そうである．すでに，周術期の体内In/Outバランスは約5Lへ近づいており，このままのペースで輸液を継続すると溢水から呼吸不全あるいは他臓器への障害をきたすリスクがある．そのため，まずこの時点で行うことはこれまで投与していた酢酸リンゲル液をいったん中止し血行動態をモニターすることである．その後，再度循環血液量の減少を示唆する所見，例えば，平均動脈圧の低下や乳酸値の再上昇，LVOT-VTIの低下がみられた場合は，輸液を適宜ボーラス投与する．

開心術後の場合，術中・術後の大きな合併症がない限りは，術後翌日までに輸液の負荷は不要となりその後は術後2〜3日目に溢水による呼吸不全，すなわち"水戻り"の時期を迎える．このタイミングを見極めることが重要であり，**利尿のタイミングが早すぎると前述したNOMIを起こすリスクが高まり，逆に遅すぎると溢水による呼吸不全から再挿管のリスクが高まる**（第6章1.敗血症参照）．

集中治療医の視点

▶ 輸液と利尿薬を使い分けながら行う水分バランス管理は，集中治療医にとっての醍醐味である．患者ごとに背景疾患や処置が異なるため，主治医チームと話し合いながらこまめに輸液バランス管理をすることはとてもやりがいがある．輸液の満ち引きへの見極めは目に見えない匠の技でもあり，これまでの経験を活かしていかに短期間で輸液を終了できるかは集中治療医にとって腕の見せどころである．例えていうならば，波打ち際でいかに波に飲み込まれずにうまく波をさばくか，さながら波打ち際の魔術師サーファーといったところである．とりわけ，心機能の低下した症例やNOMIのリスクが高い症例では水分管理が難しく，これまで幾度も痛い経験を重ねながら次の症例に活かせるよう研鑽に励む毎日である．

本症例におけるポイント

☑ 本症例は，新たに心不全をきたした重症大動脈弁狭窄症に対して大動脈弁置換術を行った一例である

☑ 開心術後の全身管理は，バイタルサインや血行動態モニタリングをもとに，どの要素を強化すべきか〔酸素化，ヘモグロビン値，心拍出量（輸液・強心），血管抵抗〕を評価する

☑ バイタルサインや血行動態モニタリングをもとに輸液の投与量と終了のタイミングを評価し，特に輸液の終了と利尿開始のタイミングやペースを見極めることが重要である

輸液・水分バランス管理

コアレクチャー

Summary

- 輸液の目的は，主に循環血液量減少の補充と，水分・電解質・栄養の補充である
- 循環血液量減少に対しては，晶質液を用いた蘇生と安定化が望ましい
- 晶質液のなかでも血漿成分に近いバランス輸液が注目されているが，予後改善までの効果は証明されていない
- 輸液の適正量は，血行動態や輸液反応性をこまめに見て個別に判断する
- 不要な輸液は早期に漸減・中止し，適宜利尿を図りつつ輸液過剰の弊害を回避することが重要である

はじめに

　ヒトの体内にはどれくらいの循環血液量があるか？　一般成人を例にとってみると，体重の約60％が水，残り約40％が固形物で成り立っている（図1）．このうち，水分の2/3すなわち体重の40％が細胞内液，1/3の20％が細胞外液である．さらに，細胞外液は血液と間質液に分けられ，間質液が15％，血液（血漿成分）が5％を占める．血液中の成分割合は，血漿成分が55％で血球成分が45％とされているので，血漿と血球合わせた計算上の循環血液量はおおよそ9％となるが，一般的な成人の循環血液量は男性で体重の約7〜8％，女性で体重の6〜7％とされている．したがって，健常成人では，循環血液量は約4〜6Lである，がはじめの疑問に対する回答である．

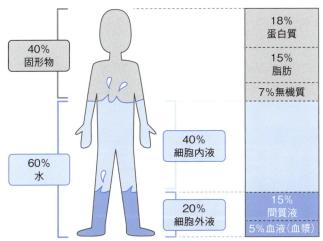

図1　体内の水分量
（文献7より引用）

さて，ICUにおける輸液・水分バランス管理は，主にショック患者への循環血液量や心拍出量の増加，酸素供給や組織酸素化の改善を目的に行われる．ところが，これまで多くの臨床研究がなされてきたにもかかわらず，"どの輸液"を"どれくらいの量"で"どれくらいの期間"投与すべきかは，いまだに多くの疑問が残されている．本稿では，これらの疑問に答えるべく，4つの"D"すなわち①Drug（薬剤），②Duration（投与期間），③Dosing（投与量），④De-escalation（減量または中止）についてそれぞれ概説する[8]．

1　Drug：どの輸液を選択するか？

1）輸液の分類

輸液を選択する際にまず重要なことは，輸液の目的を明確にすることである．輸液は循環血液量減少に対する補充目的で行う場合が最も多く，それ以外の目的としては経口摂取が禁忌あるいは困難な際の水分やブドウ糖，電解質の補充である．輸液の選択は，循環血液量減少で細胞外液のなかでも血管内へ留まる輸液が望ましく，逆に体内の水分やブドウ糖，電解質などが不足している場合は細胞外液・細胞内液をいずれも補充できる輸液が望ましい．これを目的別に輸液を分類すると，表2の通りになる．

2）晶質液と膠質液，どちらが優れているのか？

このうち，細胞外液である晶質液と膠質液を注目して見てみると，両者とも血漿成分と電解質の組成は似かよっている（表3）．さらに，膠質液ではアルブミンやヒドロキシエチルデンプン製剤が加わるため，輸液の浸透圧が高くなり，晶質液より血管内に多く維持できると考えられる．

これを実際に，輸液を1L投与した場合にどれくらいの輸液が血管内へ分布するか具体例で考えてみる（図2）．生理食塩液や乳酸リンゲル液などの晶質液では，細胞外の血管内と間質へ均等に分布する．血管内：間質＝1：3であることから1Lの輸液のうち血管内へ残る量は1,000 × 1/4 = 250 mLとなる．一方，5％アルブミン製剤などの膠質液を投与した場合，細胞外でも特に血管内へ分布するので，1Lの輸液のうち血管内へ残る量は，1,000 mLとなる．

この理論に従えば，循環血液量減少をきたしている症例に対し，膠質液の必要量は1/4程

表2　輸液の分類

名称	成分	分布
晶質液（crystalloids）	細胞外液	細胞外（血管内と間質）へ均等に分布
膠質液（colloids）	晶質液＋高分子物質	細胞外の主に血管内に分布
上記以外	5％ブドウ糖液維持液	細胞内・外に分布

（文献9を参考に作成）

度ですむので循環血液量減少をきたしている症例に対する輸液の第一選択は膠質液になるだろう．ところが，実臨床では，輸液の第一選択は晶質液である．これは，膠質液は晶質液に比べて高価であるにもかかわらず，過去の研究では血液量減少の症例に対する輸液必要量は膠質液：晶質液で1：1.4程度と大きく変わりはなかったためである[10]．

同様に，手術患者へ膠質液（HES 130/0.4 500 mL）と晶質液（乳酸リンゲル液1,000 mL）を3時間で投与した場合の経時的な循環血漿量変化を比較した過去の研究では[8]，経時的に両者群間の差はみられなくなっている（図3）．

表3　晶質液と膠質液の組成

| | | 血漿 | 晶質液 | | | | 膠質液 | | |
			生理食塩液	乳酸リンゲル	酢酸リンゲル	重炭酸リンゲル	4％アルブミン	HES6％ Voluven 130/0.42	HES6％ Hextend 130/0.4（未承認薬）
電解質 (mmol/L)	Na	140	154	131	130	130	140	154	137
	K	5	0	5	4	4	0	0	4
	Cl	100	154	111	109	109	128	154	110
	Ca	2.2	0	2	3	3	0	0	0
	Mg	1	0	1	0	2	0	0	1.5
	HCO_3^-	24	0	0	0	28	0	0	0
	lactate	1	0	29	0	0	0	0	0
	acetate	0	0	0	28	0	0	0	34
	citrate	0	0	0	0	4			
	gluconate	0	0	0	0	0	0	0	0
	octanoate	0	0	0	0	0	6.4	0	0
pH		7.35〜7.45	5.5	6〜7.5	6.5〜7.5	6.8〜7.8	6.7〜7.3	5.5	5.9
浸透圧 (mOsm/L)		285〜295	308	273	270	270	260	310	307
薬価（円）〈500 mLあたり〉			236	231	191	254	4,362	865	—

（2024年10月現在）

A）生理食塩液，乳酸リンゲル液の体内分布

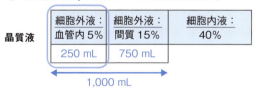

B）5%アルブミン製剤の体内分布

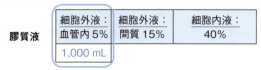

図2　晶質液と膠質液を1 L投与した場合の血管内へ分布する輸液の割合
（文献9より引用）

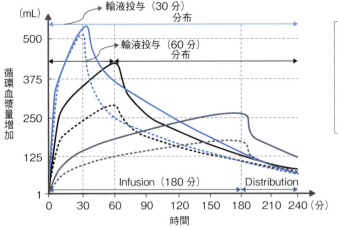

図3 手術患者への輸液と循環血漿量の経時的変化
時間経過（＝輸液を持続）とともに，膠質液と晶質液との間で循環血漿量の増加差はなくなってくる
（文献8より引用）

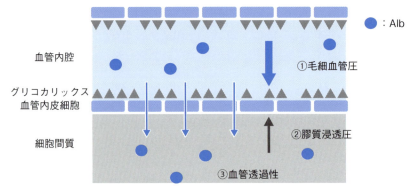

図4 グリコカリックスの障害
（文献11より引用）

　それでは，なぜ膠質液はその効果を示せなかったのか？　その理由として，近年注目されているがグリコカリックスである（図4）．グリコカリックスとは，血管内と細胞間質を隔てるバリアで，健常時はアルブミンを血管内へ吸着させて血管内浸透圧を高く維持する．ところが，手術や敗血症などの体内侵襲が加わった際にはグリコカリックスが障害され，アルブミンを血管内へ維持できなくなってしまう．その結果，血管透過性が亢進し，高分子は細胞間質へ漏出してしまい血管内ボリュームが維持できなくなるのである[12]．
　さらに，膠質液は晶質液と比較しアナフィラキシーが多く，アルブミンは血液製剤がゆえに感染のリスクが指摘されている．そのため，アルブミンが敗血症や非代償性肝硬変などの一部の病態で使用されることはあっても，**膠質液が輸液の第一選択として使用され**ることはほぼない．
　急性期の輸液で維持液あるいは5％ブドウ糖液を使用することはほとんどないが，その理由は先ほどと同じ具体例で考えるとわかりやすい．すなわち，維持液を1L投与した場合，

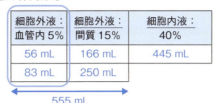
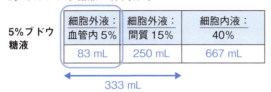

図5 維持液もしくは5％ブドウ糖液を1L投与した場合の血管内へ分布する輸液の割合
急性期の輸液蘇生においては，晶質液や膠質液が優れており，維持液や5％ブドウ糖液は不適
（文献9より引用）

細胞外液の成分は血管内と間質へ均等に分布し，残りのブドウ糖液の成分は細胞外液である血管内と間質，さらには細胞内液へ均等に分布する．結果として，血管内へ残る量は133 mLとなり，これは細胞外液を投与した場合の約1/2程度となる（図5）．同様に，5％ブドウ糖液を1L投与した場合，細胞外液の血管内，間質，細胞内液へ均等に分布するため，血管内へ残る量はさらに少なくなり，1L投与しても血管内へ残る量はわずか83 mL程度になってしまう．

3）晶質液のうち，何を選択するのがよいか？

細胞外液を満たす晶質液のうち，これまでは0.9％生理食塩液が第一選択で使用されることが多かった．これは，今から約100年前の基礎研究で溶血をきたすことが最も少なかった輸液の組成が0.9％生理食塩水だったことに由来する[13]．ところが，近年の研究では，高クロール性代謝性アシドーシスをはじめ腎障害，凝固障害，免疫機能低下など生理食塩液によるさまざまな弊害が明らかとなってきた[14,15]．これらの弊害は，表3でも示した通り生理食塩液の組成が血漿と比較しNa，Cl濃度が高く，高クロール性代謝性アシドーシスをきたすことに加え浸透圧も308 mOsm/Lとかなり高いことが起因していると考えられている．そのため，これらの弊害を減らすべくクロールの代わりに乳酸や酢酸，重炭酸などを緩衝液として使用することで，輸液組成をより血漿成分に近づけたバランス輸液が選択されるようになった（表4）．

では，バランス輸液は生理食塩液と比較して患者予後を改善することができたのかというと，結論としてはまだバランス輸液の有意性は十分に示されていない．表5にバランス輸液と生理食塩液による患者予後を比較した代表的な臨床研究を示すが[16～19]，米国におけ

表4 バランス輸液の種類

	乳酸リンゲル液 （ラクテック®）	酢酸リンゲル液 （ソリューゲン®）	重炭酸リンゲル液 （ビカネイト®）
特徴	緩衝液として乳酸を使用	ショックにかかわらず代謝され，高血糖リスク少ない	緩衝液としてHCO_3^-を使用し，より生理的Mgを含む
注意点	糖新生のために高血糖リスク 乳酸代謝の酸素消費で，組織低酸素を悪化	大量投与で，心機能低下や血圧低下	アシドーシス補正に有効かは不明

表5 バランス輸液と生理食塩水の効果を比較した過去の代表的な研究

	SPLIT (2015)[16]	SMART (2018)[17]	BaSICS trial (2021)[18]	PLUS trial (2022)[19]
対象	ニュージーランドの4施設ICU 2,278名	米国単施設5 ICU 7,942名	ブラジルの75施設ICU 11,052名	豪州とニュージーランドの53施設ICU 5,037名
目的	AKI発生割合を比較	退院時か30日時点の主要腎合併症を複合アウトカムで比較	90日死亡率	90日死亡率
結果	9.6％ vs 9.2％, absolute difference 0.4％（95％CI：−2.1％-2.9％），RR 1.04（95％CI：0.8-1.36, $P=0.77$）	14.3％ vs 15.4％ OR 0.90, 95％CI：0.82-0.99, $P=0.04$	26.4％ vs 27.2％ OR 0.97, 95％CI：0.90-1.05, $P=0.47$	21.8％ vs 22.0％ 95％CI：−3.60-3.30, $P=0.90$
結果の解釈	バランス輸液は，90日以内のAKI発生割合を減らさなかった	バランス輸液は，退院時か30日時点の主要腎合併症を有意に減少	バランス輸液は，90日予後を改善しなかった ただし外傷性脳損傷患者ではバランス輸液で90日死亡率が増加した	バランス輸液は，90日予後を改善しなかった

AKI：acute kidney injury（急性腎障害）

る単施設研究以外はいずれもバランス輸液の有意性は示せなかった．ただし，近年これらの研究を含む6つの無作為化比較試験（n = 34,450）を対象としたメタ解析では[20]，主要アウトカムである90日死亡率はRR 0.96（95％CI：0.91-1.01，$I^2 = 12.1％$）と，バランス輸液が生理食塩液と比較して90日予後を改善する可能性が示唆された．これらの研究結果をまとめると，バランス輸液は生理食塩液と比較し予後を改善する可能性があることから今後，バランス輸液が晶質液として第一選択となると考えられる．ただし，外傷性脳損傷患者ではバランス輸液が90日予後を悪化させることも報告されている（第1章2. 二次性脳損傷の予防参照）．また，バランス輸液に含まれる乳酸リンゲル液，酢酸リンゲル液，重炭酸リンゲル液ののうちいずれが優れているかについてはわかっておらず，臨床現場での使いやすさでよいかと思われる．

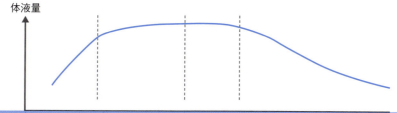

図6 輸液の4つのフェーズROSE
(文献8を参考に作成)

2 Duration：いつまで輸液を継続するか？

　急性期に開始した輸液をどれくらいの投与速度で，どれくらいの期間継続するか？の判断は，とても悩ましい問題である．前述したように近年は"Less is more"の考え方が広がってきており，過剰な輸液投与はさまざまな臓器障害からICU入室期間を長引かせるだけではなく，患者予後を悪化させる可能性が指摘されている[8]（後述）．そのため，輸液の必要な時期とその際に必要な輸液量をしっかりと見極めることが大切である．

1) 4つのフェーズ"ROSE"

　ここでは輸液の4つのフェーズである，"ROSE"を紹介する（第6章1. 敗血症も参照）．ROSEとは，輸液投与における4つのフェーズである**Resuscitation（蘇生期），Optimization（最適化期），Stabilization（安定化期），Evacuatio／De-escalation（回復／利尿期）**のそれぞれの頭文字を合わせた語呂である（図6）．このうち診察から1時間以内のResuscitation期には輸液はボーラスも含め晶質液，ときに膠質液も併用しつつ細胞液をしっかりと補充する．Resuscitation期から続く数時間のOptimization期は，引き続き晶質液を投与するが，この際血行動態をこまめにモニターしつつ輸液のペースは徐々に落としていく．ひとたび血行動態が落ち着いたら，その後数日間はStabilization期へ入る．この時期には，輸液は晶質液から細胞外・細胞内へ均等に行きわたる維持輸液へ変更し，必要最小限の投与量に留める．また，原疾患の回復とともに血行動態が改善してくれば，維持輸液も極力絞っていき，可能であれば中止する．こうして，輸液が不要になった数日〜数週間の時期から最後のEvacuation/De-escalation期へ突入する．体液過剰は臓器障害か

表6　重症もしくはショックに対する早期の輸液負荷・制限に関する過去の臨床研究

研究	対象	介入と目的	結果
FEAST (2011)[21]	小児重症発熱患者 3,141名	輸液負荷による 48時間予後	輸液負荷で予後悪化 (95％CI：1.13-1.86, $P = 0.003$)
ProCESS (2014)[22]	敗血症性ショック 1,351名	早期輸液負荷による 60日予後	早期輸液負荷で予後変化なし（RR 1.04, 95％CI：0.82-1.31, $P = 0.83$)
ARISE (2014)[23]	敗血症 1,600名	早期輸液負荷による 90日予後	早期輸液負荷で予後変化なし
ProMISe (2015)[24]	敗血症性ショック 1,260名	早期輸液負荷による 90日予後	早期輸液負荷で予後変化なし (RR 1.01, 95％CI：0.85-1.2, $P = 0.9$)
ANDROMEDA-SHOCK (2019)[25]	早期敗血症性ショック 424名	CRTで輸液負荷 28日予後	有意差ないがCRTがよさそう (HR 0.75, 95％CI：0.55-1.02, $P = 0.06$)
CLASSIC (2022)[26]	敗血症性ショック 1,554名	輸液制限と 90日予後	輸液制限は予後改善なし (RR 1.00, 95％CI：0.89-1.13)
CLOVERS (2023)[27]	敗血症性ショック 1,563名	輸液制限と 90日予後	輸液制限は予後改善なし 制限群 vs 通常群：14％ vs 14.9％

CRT：capillary refilling time，毛細血管再充満時間（第6章1.敗血症 参照）

ら予後不良因子となるため，Evacuation/De-escalation 期へ差しかかったら自然利尿あるいは利尿薬を用いた強制利尿を，高度腎機能障害がある場合は透析による機械的除水を行い，すみやかな体液量の減量を図る．

2）各フェーズで輸液負荷・制限に有効か？

　それでは，ショックに対する早期すなわち Resuscitation 期と Optimization 期の輸液戦略は予後を改善するのだろうか？ 表6に，重症もしくはショックの症例に対する早期の輸液負荷と輸液制限を行った代表的な臨床研究の結果を提示する．2011年のFEAST研究では，医療資源が不足しているアフリカの主にマラリアの小児を対象に，早期の輸液負荷は予後を改善するどころか逆に悪化させた[21]．その後，敗血症もしくは敗血症性ショックの成人を対象に行われた大規模研究[22〜25]でも，早期の輸液負荷による予後改善は示せなかった．一方で，敗血症性ショックの成人を対象に，早期の輸液制限を行った大規模研究[26, 27]においても，輸液制限による予後改善効果は示せなかった．これらの研究結果から現時点でいえることは，**ショックあるいは循環血液量減少に対する早期の輸液戦略は定まっておらず，あくまで血行動態をモニターしながら，患者ごとに至適と考えられる輸液を投与する**のが望ましいということである．

　また，晩期のStabilization 期とEvacuation ／ De-escalation 期の輸液戦略に関する研究は過去にほとんど報告されていない．急性肺障害で人工呼吸を要した1,000名の成人患者を対象にしたFACTT研究では[28]，輸液制限と60日予後を追跡し，輸液制限群と輸液制限なし群の両群間に60日予後の有意差は認めなかった．その一方，人工呼吸器離脱期間は14.6日 vs 12.1日（$P < 0.001$），ICU離脱日数も13.4日 vs 11.2日（$P < 0.001$）と輸液制限群で有意に延長し，輸液制限の有用性が示唆された．

　これらの考え方を裏付ける研究結果を図7に示す[8]．この結果をみると，**早期に輸液制限**

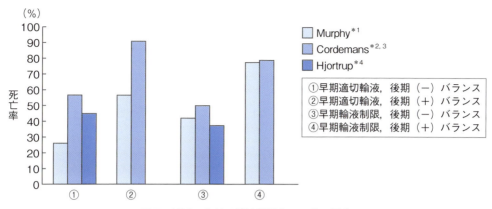

図7　ICUにおける輸液戦略とその後の予後

敗血症性ショックに対する輸液戦略を調べた3研究について，それぞれ早期と後期に分類し，早期は輸液制限をかけない適切輸液群と制限をかける輸液制限群に，後期は体液バランスをプラス群とマイナス群へそれぞれ分類して，それぞれの戦略の予後について検討した．早期の適切な輸液管理と，後期の輸液制限管理が予後を改善（後者がより重要）
※早期：ICU入室12〜24時間．後期：ICU入室1〜7日．
※適切管理：＞50 mL/kg．制限管理：＜25 mL/kg．
※−バランス：In/OutバランスがICU 7日中2日続けてマイナス
＊1 Murphy CV, et al：Chest, 136：102-109, 2009（PMID：19318675）
＊2 Cordemans C, et al：Ann Intensive Care, 2：S1, 2012（PMID：22873410）
＊3 Cordemans C, et al：Ann Intensive Care, 2 Suppl 1：S15, 2012（PMID：22873416）
＊4 Hjortrup PB, et al：Intensive Care Med, 42：1695-1705, 2016（PMID：27686349）
（文献8より引用）

をするよりも適切な輸液を行った方が予後はよく，またICU入室24時間以降の後期にはプラスバランスよりもマイナスバランスへ管理した方が予後はよく，**特に後期のマイナスバランス管理の方がより重要**であることがわかる．このような背景から，輸液管理における"Less is more"の考え方が広まってきた．

3　Dosing：輸液をどれくらい投与するか？　De-escalation：輸液をいつ減量／中止するか？

輸液投与に際しては，輸液による弊害も考慮したうえでその投与目的と目標を明確にする必要がある．輸液の主な目的は，循環血液量減少の補充もしくは水分をはじめ電解質や栄養などの補充である．循環血液量減少に対しては，バランス輸液を第一選択し，その投与量は輸液反応性や血行動態（第6章1．敗血症も参照）をもとに適切な投与量を判断する（表7）[29]．

逆に，輸液過剰で元の体重よりも10％以上増加した場合は，表8に示すように，全身にさまざまな臓器障害を引き起こす[8]．そのため，ひとたび輸液蘇生が完了し経口摂取が可能になれば，すみやかに輸液を漸減中止し利尿薬の投与を検討する．

表7 輸液反応性で用いられる指標

評価項目	正常値	臨床意義	留意点
CVP	5〜10 cmH$_2$O	右房圧，心前負荷を予測	静的指標，他の指標と併用
肺動脈楔入圧	4〜12 cmH$_2$O	左室拡張末期圧を反映	静的指標，他の指標と併用
PPV	10〜15％	人工呼吸（調節換気）患者の脈圧のゆらぎを予測	動的指標で感度・特異度高い 自発呼吸・不整脈・腹腔内圧上昇，右心不全では不正確
SVV	10〜15％	人工呼吸（調節換気）患者の一回心拍出量のゆらぎを予測	同上
呼気終末閉塞テスト	脈圧＞5％	人工呼吸患者の呼気終末に15秒間	動的指標で感度・特異度高い 呼吸努力強いとできない
下肢挙上試験	一回心拍出量＞9％ 脈圧＞10％	坐位から仰臥位かつ下肢を30〜45°挙上し，脈圧や一回心拍出量増加がみられるか評価（300 mLのfluid challengeと同等）	感度・特異度共高い 輸液負荷が不要な点がメリット 脱水・腹腔内圧上昇では偽陰性になる 実施者に影響される
Mini fluid challenge	VTI＞10％	100 mLのfluid bolus（1分間）で心エコーのVTIが増加するか評価	大量輸液負荷や人工呼吸なしに評価可能 有用性は確立されていない
POCUS		VTIで一回心拍出量，左室拡張末期容量を心前負荷，IVC径を輸液反応性，肺実質を肺水腫の指標	輸液反応性だけでなく，輸液過剰も評価可能

CVP：central venous pressure（中心静脈圧）
PPV：positive pressure ventilation（陽圧換気）
SVV：stroke volume variation（一回拍出量変化）
（文献29を参考に作成）

表8 輸液過剰により引き起こされる臓器障害

臓器系統	症状
神経	脳浮腫，認知障害，せん妄，頭蓋内圧亢進，脳灌流低下
呼吸	肺水腫，胸水，酸素化低下，人工呼吸期間延長
循環	心不全，CVPと肺動脈楔入圧上昇，心嚢液貯留
消化器	肝うっ血，胆汁うっ滞，腹水，腸管浮腫，イレウス，腹腔内圧上昇
腎	腎うっ血，腎血流低下，腎機能低下，尿毒症
皮膚	浮腫，創傷治癒遅延，創部感染，褥瘡

4 利尿薬

　最後に，ICUで特に使用頻度の多い利尿薬のフロセミドについて述べる．

　腎臓での尿産生は，まず糸球体で血液が濾過され原尿が100 L/日できる．それが近位尿細管，ヘンレループ，遠位尿細管，集合管という流れで再吸収され最終的に1日1〜1.5 Lの尿ができる．つまり原尿の99％が尿細管で再吸収される．この水の吸収はナトリウム再吸収によるものなので，その程度に応じてどの部位で水の再吸収が多いかがわかる．実際には，糸球体で濾過されたナトリウムは近位尿細管で60％，ヘンレループで25〜30％，遠位尿細管で5〜10％，集合管で3〜5％再吸収される（図8）．近位尿細管作用薬（アセタゾラミド）を投与すると60％のナトリウム再吸収を阻害するため利尿効果が高そうに思えるが，実際にはより遠位の部分でナトリウム再吸収が亢進するため利尿効果は弱い．その

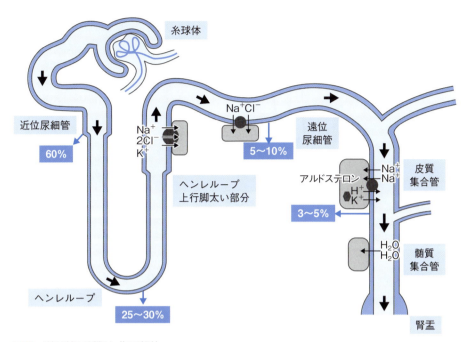

図8　利尿薬の種類と作用部位
糸球体で濾過されたNaは，近位尿細管で60％，ヘンレで25〜30％，遠位尿細管で5〜10％，集合管で3〜5％，再吸収される

ため，ナトリウム利尿効果という点では，その作用の強さは基本的に**ヘンレループ以遠の各部位のナトリウム再吸収の割合に従い，ループ利尿薬が最も強く，次いでサイアザイド系利尿薬，アルドステロン受容体拮抗薬という順番になる**．

　フロセミド抵抗性の場合は投与量を増やす，投与回数を増やす，持続投与を行う，他の利尿薬を併用するなどの対処法が考えられる．例えばフロセミド20 mgを静注して効果がなければ40 mgへ増量，それも効果がなければ80 mg，といったように倍量ずつ薬剤を増量していく．尿量が増える「閾値」までは少なくとも利尿薬を増量する必要がある．閾値を超えると急峻な用量反応曲線を示すが，「天井量」を超えて投与量を増やしても効果は期待できない（図9）[30]．**各疾患におけるフロセミドの単回での天井量について，正常者では単回で40 mgまで，慢性腎臓病（CKD）では天井量が大きく160〜200 mg，心不全では40〜80 mg，ネフローゼ症候群では120 mgとされている**．

　急性心不全患者を対象にフロセミドの間欠投与と持続投与の有効性を検証したランダム化比較試験であるDOSE試験[31]（n = 308）では，間欠投与と持続投与での心不全症状の改善に有意差は見出されなかったが，間欠投与の方がフロセミド投与量は多かったため（間欠投与 vs 持続投与：592 mg vs 480 mg），結果の解釈には注意が必要である．この数年で出ているメタ解析では持続投与の方が体重減少や尿量増加に関しては勝るものの，死亡率の改善やクレアチニン上昇については有意差がないという報告が多い[32,33]．また，フロセミドの重篤な副作用として知られている聴力障害については持続投与の方が少なかったと

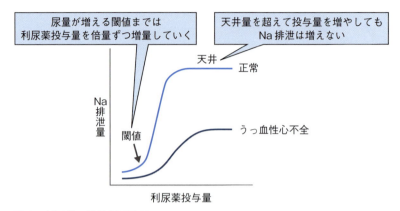

図9 利尿薬の閾値と天井量
（文献 30 を参考に作成）

いう報告もある[34]．以上からは，間欠投与と持続投与のどちらかが明らかに優れているということはないが，高用量で用いる場合には安全性という点で持続静注の方がやや優れているかもしれない．フロセミドを間欠投与すると，利尿効果は2時間以内にピークに達する．一方で持続投与は薬物濃度が徐々に上昇し，数時間後にピークに達し，その後一定の濃度を維持する．そのため持続投与を検討する症例では，まずローディングとしてボーラス投与を行ってから持続投与を行う方が利尿効果は高い[32]．

参考文献

1) Mebazaa A, et al : Practical recommendations for prehospital and early in-hospital management of patients presenting with acute heart failure syndromes. Crit Care Med, 36：S129-S139, 2008（PMID：18158472）
2) Bauersachs J : Heart failure drug treatment: the fantastic four. Eur Heart J, 42：681-683, 2021（PMID：33447845）
3) Otto CM, et al : 2020 ACC/AHA Guideline for the Management of Patients With Valvular Heart Disease: A Report of the American College of Cardiology/American Heart Association Joint Committee on Clinical Practice Guidelines. Circulation, 143：e72-e227, 2021（PMID：33332150）
4) Vahanian A, et al : 2021 ESC/EACTS Guidelines for the management of valvular heart disease. Eur Heart J, 43：561-632, 2022（PMID：34453165）
5) 鈴木修司，他：非閉塞性腸管虚血（non-occlusive mesenteric ischemia: NOMI）の診断と治療．日本腹部救急医学会雑誌，35：177-185，2015
6) Patel HN, et al : Normal Values of Cardiac Output and Stroke Volume According to Measurement Technique, Age, Sex, and Ethnicity: Results of the World Alliance of Societies of Echocardiography Study. J Am Soc Echocardiogr, 34：1077-1085.e1, 2021（PMID：34044105）
7) 飯野靖彦：細胞外液と細胞内液とは？役割と輸液の目的．ナース専科，2016
   https://knowledge.nurse-senka.jp/206835/（2024年10月閲覧）
8) Malbrain MLNG, et al : Principles of fluid management and stewardship in septic shock: it is time to consider the four D's and the four phases of fluid therapy. Ann Intensive Care, 8：66, 2018（PMID：29789983）
9) 大野博司：ICU/CCUでの輸液製剤の使いかた．医学界新聞，2010
   https://www.igaku-shoin.co.jp/paper/archive/y2010/PA02886_11（2024年10月閲覧）
10) Finfer S, et al : Intravenous fluid therapy in critically ill adults. Nat Rev Nephrol, 14：541-557, 2018（PMID：30072710）
11) 醫學事始：膠質液（colloid）まとめ．
    https://igakukotohajime.com/2019/07/08/膠質液colloidまとめ/（2024年10月閲覧）
12) 岡田英志：血管内皮グリコカリックスとは．外科と代謝・栄養，54:97-99, 2020
13) Fernández-Sarmiento J, et al : A brief history of crystalloids: the origin of the controversy. Front Pediatr, 11：1202805, 2023（PMID：37465421）

14) Shaw AD, et al：Major complications, mortality, and resource utilization after open abdominal surgery: 0.9% saline compared to Plasma-Lyte. Ann Surg, 255：821-829, 2012（PMID：22470070）

15) Yunos NM, et al：Association between a chloride-liberal vs chloride-restrictive intravenous fluid administration strategy and kidney injury in critically ill adults. JAMA, 308：1566-1572, 2012（PMID：23073953）

16) Young P, et al：Effect of a Buffered Crystalloid Solution vs Saline on Acute Kidney Injury Among Patients in the Intensive Care Unit: The SPLIT Randomized Clinical Trial. JAMA, 314：1701-1710, 2015（PMID：26444692）

17) Semler MW, et al：Balanced Crystalloids versus Saline in Critically Ill Adults. N Engl J Med, 378：829-839, 2018（PMID：29485925）

18) Zampieri FG, et al：Effect of Intravenous Fluid Treatment With a Balanced Solution vs 0.9% Saline Solution on Mortality in Critically Ill Patients: The BaSICS Randomized Clinical Trial. JAMA, 326：1-12, 2021（PMID：34375394）

19) Finfer S, et al：Balanced Multielectrolyte Solution versus Saline in Critically Ill Adults. N Engl J Med, 386：815-826, 2022（PMID：35041780）

20) Hammond NE, et al：Balanced Crystalloids versus Saline in Critically Ill Adults – A Systematic Review with Meta-Analysis. NEJM Evid, 1：EVIDoa2100010, 2022（PMID：38319180）

21) Maitland K, et al：Mortality after fluid bolus in African children with severe infection. N Engl J Med, 364：2483-2495, 2011（PMID：21615299）

22) Yealy DM, et al：A randomized trial of protocol-based care for early septic shock. N Engl J Med, 370：1683-1693, 2014（PMID：24635773）

23) Peake SL, et al：Goal-directed resuscitation for patients with early septic shock. N Engl J Med, 371：1496-1506, 2014（PMID：25272316）

24) Mouncey PR, et al：Trial of early, goal-directed resuscitation for septic shock. N Engl J Med, 372：1301-1311, 2015（PMID：25776532）

25) Hernández G, et al：Effect of a Resuscitation Strategy Targeting Peripheral Perfusion Status vs Serum Lactate Levels on 28-Day Mortality Among Patients With Septic Shock: The ANDROMEDA-SHOCK Randomized Clinical Trial. JAMA, 321：654-664, 2019（PMID：30772908）

26) Meyhoff TS, et al：Restriction of Intravenous Fluid in ICU Patients with Septic Shock. N Engl J Med, 386：2459-2470, 2022（PMID：35709019）

27) Shapiro NI, et al：Early Restrictive or Liberal Fluid Management for Sepsis-Induced Hypotension. N Engl J Med, 388：499-510, 2023（PMID：36688507）

28) Wiedemann HP, et al：Comparison of two fluid-management strategies in acute lung injury. N Engl J Med, 354：2564-2575, 2006（PMID：16714767）

29) Zampieri FG, et al：Fluid Therapy for Critically Ill Adults With Sepsis: A Review. JAMA, 329：1967-1980, 2023（PMID：37314271）

30) Ellison DH & Felker GM：Diuretic Treatment in Heart Failure. N Engl J Med, 377：1964-1975, 2017（PMID：29141174）

31) Felker GM, et al：Diuretic strategies in patients with acute decompensated heart failure. N Engl J Med, 364：797-805, 2011（PMID：21366472）

32) Ng KT & Yap JLL：Continuous infusion vs. intermittent bolus injection of furosemide in acute decompensated heart failure: systematic review and meta-analysis of randomised controlled trials. Anaesthesia, 73：238-247, 2018（PMID：28940440）

33) Alqahtani F, et al：A meta-analysis of continuous vs intermittent infusion of loop diuretics in hospitalized patients. J Crit Care, 29：10-17, 2014（PMID：23683555）

34) Salvador DR, et al：Continuous infusion versus bolus injection of loop diuretics in congestive heart failure. Cochrane Database Syst Rev, 2005：CD003178, 2005（PMID：16034890）

第6章 感染症

1 敗血症

飯塚祐基, 原田佳奈

症例 80代男性. 発熱と体動困難で救急搬送された

コアレクチャー ➡ 抗菌薬, 感染巣の除去, 血行動態モニタリング, 輸液管理,
血管作動薬

症例提示（Day1）

【主訴】腹痛

【現病歴】高血圧症と慢性閉塞性肺疾患（COPD）の既往がある80代男性. 来院3日前から
食思不振を自覚, 来院当日に発熱と体動困難を訴え, 当院へ救急搬送となった.

【アレルギー】薬剤・食物ともになし

【既往歴】高血圧症, COPD

【内服薬】カルベジロール1回2.5 mg 1日1回, エナラプリル1回5 mg 1日1回

【生活歴】喫煙：30本/日（20歳〜）, 飲酒：機会飲酒

【来院時バイタルサイン】血圧72/40 mmHg, 心拍数120回/分, 呼吸数40回/分,
体温38.4℃, SpO_2 97％（6L フェイスマスク）, 毛細血管再充満時間（CRT）5秒

【身体所見】

一般：身長155 cm, 体重50 kg, 呼吸促迫と全身冷汗が著明

頭頸部：瞳孔3/3 mm, 対光反射両側ともに迅速, 眼瞼結膜蒼白なし, 眼球結膜黄染あり

胸部：心雑音なし, 呼吸音両側ともに清

腹部：腹部平坦で軟, 心窩部の触診で苦悶様顔貌あり, 筋性防御なし

皮膚：黄疸あり, 四肢の冷感あり, 両膝周囲に網状皮斑あり

神経：GCS E2V2M4, 中枢神経Ⅱ‐Ⅻ粗大な異常なし, 四肢麻痺なし

【来院時検査】

血算：WBC 20,000/μL（Neut 97％, Lym 1％）, Hb 10.7 g/dL, Hct 30.3％,
Plt 245,000/μL

生化学：TP 6.2g/dL, Alb 3.1 g/dL, Na 138 mEq/L, K 3.9 mEq/L, Cl 102 mEq/L,
BUN 25.4 mg/dL, Cr 1.72 mg/dL（eGFR 32）, T-Bil 5.27 mg/dL, D-Bil 4.56mg/dL,
CK 2,325 U/L, AST 254 U/L, ALT 187 U/L, LDH 457 U/L, ALP 2,266 U/L,

γ-GTP 1,059 U/L，Amy 35 U/L，CRP 10.8 mg/dL

凝固：PT-INR 1.73，PT 42％，APTT 47.1秒，Fib 280 mg/dL，FDP 20 μg/mL

尿：pH 6.0，蛋白（−），糖（−），潜血（−），細菌（−），比重1.030

動脈血液ガス（6Lフェイスマスク）：pH 7.36，$PaCO_2$ 26.3 mmHg，PaO_2 105 mmHg，HCO_3^- 14.5 mEq/L，Lac 8.5 mmol/L

胸部単純X線：胸郭・縦隔所見なし，CTR 40％，肺野透過性低下・亢進認めず

心電図：心拍数105回/分 整，正軸，STの上昇・低下認めず

腹部骨盤造影CT：総胆管内に直径15 mmの結石あり．肝内胆管から総胆管にかけて最大19 mmの胆管拡張あり．胆嚢も緊満している．

【救急外来での経過】

来院時の血液検査と腹部骨盤造影CT所見から急性閉塞性化膿性胆管炎と診断した．また，quick SOFA（qSOFA）は意識障害（1点），呼吸数40回/分（1点），収縮期血圧72 mmHg（1点）と合計3点だったことから敗血症と診断（**ミニレク** qSOFAの位置づけ），血液培養を2セット採取後に経験的治療としてピペラシリン・タゾバクタム2.25 g 6時間ごとを開始した．低血圧（72/40 mmHg）と末梢循環不全を示唆する身体所見（CRT延長，網状皮斑），高乳酸血症（8.5 mmol/L）を認めたため，酢酸リンゲル液1.5 L（＝30 mL/kg）を3時間で急速投与した．感染巣である急性閉塞性化膿性胆管炎に対しては，緊急内視鏡的逆行性胆管膵管造影（endoscopic retrograde cholangiopancreatography：ERCP）を行い，総胆管結石の排石と胆汁ドレナージを行った．ERCP終了時，血圧は70/40 mmHg（MAP 50 mmHg）と低く，動脈血ガスの再検でも乳酸値が6 mmol/Lと高値だったため，全身管理目的にICUへ入室となった（**集中治療医の視点：ショックの認知**）．

ミニレク qSOFAの位置づけ

Quick Sequential Organ Failure Assessment（qSOFA）は臓器不全の程度や予後を評価するSOFAスコアの簡易版であり，2016年のSepsis-3で提唱された[1]．主に救急外来や一般病棟の患者へ用いられており，意識の変化（意識低下で1点），呼吸数（≧22回/分で1点），収縮期血圧（≦100 mmHgで1点）の3項目で評価し，2点以上だと敗血症リスクが高いと判断する．しかし，その後の研究でqSOFAの有用性は示されず[2, 3]，2021年のSurviving Sepsis Campaign Guidelines（SSCG）2021ではqSOFAを単独で使用しないことを推奨した[4]．

集中治療医の視点 ショックの認知〜何を根拠にショックと判断するか〜

▶ ショックは緊急を要する病態のため，ベッドサイドでは ① バイタルサイン，② 身体診察，③血液ガス検査を組み合わせてすみやかに評価する．

①**バイタルサイン**：血圧低下や脈拍増加はショックを疑う所見であり，shock index（SI，心拍数/収縮期血圧）＞0.7は循環不全を示唆する．また，頻呼吸（25回/分以上）は酸素消費の亢進からショックを疑う所見である．

②**身体診察**：低灌流を疑う所見がないかどうか，神経所見では意識低下，腎所見では尿量低下（0.5 mL/kg/時以下），皮膚所見では冷感，冷汗，網状皮斑（**ミニレク** 網状皮斑とCRT），

CRT延長（3秒以上）から評価する．
③**血液ガス**：乳酸値のほか，高度アシデミア（pH＜7.2），高/低カリウム血症，高/低血糖などを評価する．ショックで代謝性アシドーシスの呼吸性代償が強い場合（呼吸数が多く，$PaCO_2$ が低い場合）は，酸素消費を減らすために気管挿管・人工呼吸器管理を判断するうえでも有用な検査である．

ミニレク 網状皮斑とCRT 〜身体所見でショックをすみやかに認知する〜　　　アドバンス

　ショックの認知や治療必要性の評価において網状皮斑（mottling）は重要である．網状皮斑は膝周囲で認めることが多くMottling scoreで評価する（**図1**）[5]．Mottling scoreは敗血症の予後とも相関しており[6]，過去の観察研究ではmottlingがある，あるいはmottlingが遷延する場合はICU死亡と関連する有意な因子であることがわかった[7]．

　毛細血管再充満時間（capillary refilling time：CRT）は，爪が蒼白になるまで圧迫した後に爪の色がもとに戻るまでの時間である．CRTは年齢や気温，照明など多くの影響を受けるが，正常上限は3秒以内である[8]．CRTは過去の研究において，重症患者に対する24時間の初期蘇生後の臓器不全悪化を予測する指標として乳酸よりも優れることが示唆された[9]．その後，敗血症性ショックに対する蘇生の指標としてCRTと乳酸値を比較したANDROMEDA-SHOCK試験では，28日死亡率は両群間で有意差は認められなかった．ただし，副次評価項目のうち72時間後の臓器障害（SOFAスコア）はCRT群で有意に少なかったことから[10]，CRTはショックの進行・改善を評価する簡便な方法として有用とされている．

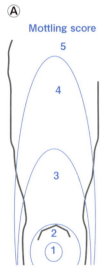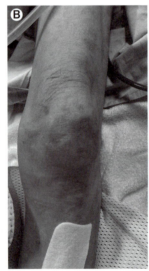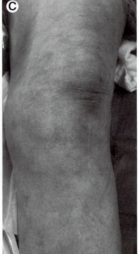

レーザードップラーで網状皮斑の範囲を評価

図1　Mottling score
Mottling scoreは膝の周囲へ広がる網状皮斑の程度を5段階で評価したものである．スコア1は網状皮斑が膝の中心に留まり大きさも硬貨サイズ，スコア2は網状皮斑が膝頭の上端を超えない，スコア3は大腿中央部を超えない，スコア4は鼠径部の股関節を超えない，スコア5は鼠径部の股関節を超えるものとされる．
（Aは文献5より引用．p11 Color Atras⑩参照）

① ICU入室後の初期対応はどのようにすればよいか？

診断：#1. 敗血症性ショック　#2. 急性閉塞性化膿性胆管炎　#3. 急性腎障害（AKI）

　本症例は，高血圧とCOPDが疾患背景にある高齢男性に発症した急性閉塞性化膿性胆管炎による敗血症である．ICUにおける敗血症管理は，**①感染管理：すみやかな抗菌薬投与と感染巣の除去**，**② 血行動態管理：輸液と血管作動薬の投与**，**③ 宿主反応の調節：ステロイドなど免疫応答に作用する薬剤投与**からなる（⇒コアレクチャー）．本症例は，救急外来でピペラシリン・タゾバクタムを経験的治療として開始し，感染巣の除去のために緊急ERCPを行い排液ドレナージした．輸液は，酢酸リンゲル1.5 L（＝30 mL/g）を3時間で急速投与したが低血圧が続き，乳酸値は6 mmol/Lと高値だったため敗血症性ショックと診断した．敗血症性ショックに対しては，ICU入室後直ちに末梢静脈路からノルアドレナリン0.05 γ（μg/kg/分）を開始し，その後，右内頸静脈から中心静脈路を確保した後に，ノルアドレナリンを中心静脈路からの投与へ変更した．同時に，ショックに対する気道確保目的で気管挿管し人工呼吸管理を開始した（第2章1. 急性呼吸不全参照）．

症例のつづき（Day1つづき）

　来院時から細胞外液は3.5 L投与され，ノルアドレナリンは0.1 γまで増量されているが末梢の皮膚は湿潤で冷たく，血圧は74/50 mmHg（MAP 58 mmHg），心拍数110回/分，中心静脈圧（CVP）8 mmHg，尿量はICU入室後2時間で10 mLだった．現在，鎮静薬の投与はなく，フェンタニル50 μg/時が鎮痛薬として持続静注されている．患者は，気管内吸引などの刺激で容易に不穏状態となり人工呼吸への非同調で分時換気量アラームが頻回に鳴っていた．

② 細胞外液投与とノルアドレナリン開始後もショックが改善しない場合，次にどのような評価や治療をすればよいか？

　ショックが改善しない場合，原因を病態生理学的に考える必要がある．ショックは酸素の需給バランスが崩れることで起きるため，それに対する治療は**酸素供給量（DO$_2$）を増やすことと酸素消費量（VO$_2$）を減らすこと**である（第3章 Advanced編ショックの生理学と心力学参照）．DO$_2$を増やすためには心拍出量（cardiac output：CO），Hb値，SpO$_2$を増加させる必要があるが，本症例ではHb値，SpO$_2$は低くないためCOを増やす必要があると考えられた（第5章2. 輸液・水分バランス管理参照）．COが十分かどうかを評価するためには経胸壁心エコーが有用である（**ミニレク** LVOT-VTI）．心収縮力が足りなければ強心薬や循環補助装置を検討し，心機能が正常な場合は輸液でCOが増えるかどうかを検討する．また

1　敗血症　279

本症例は不穏で人工呼吸器への同調性も悪いことから，酸素消費量をおさえる目的で，鎮静薬としてミダゾラム0.05 mg/kg/時の持続静注を開始した（第1章1.PADIS管理参照）．経胸壁心エコーでLVOT-VTIを測定したところ13 cmで，COと全末梢血管抵抗（systemic vascular resistance：SVR）を以下の計算式を用いて算出した．

▶ CO＝π×LOVT-VTI×HR
　　＝π×13×110＝4.49 L/分
▶ SVR＝（MAP－CVP）×80/CO
　　＝（58－8）×80/4.49＝890 dyne・秒/cm⁵

　COの正常値は4〜8 L/分，SVRの正常値は1,000〜1,200 dyne・秒/cm⁵であることから，本症例ではCOとSVRはいずれもやや低い可能性が考えられた．COの低下に対しては，輸液により増えるかどうか（輸液反応性）を評価するため受動的下肢挙上テスト（passive leg raising：PLR）を行った（⇒コアレクチャー）．経胸壁心エコーを用いたCOの評価では，PLR前後でLVOT-VTIは13 cmから16 cmへと23％の上昇（10％以上で有意）を認めた．そのため，輸液反応性があると判断し，さらに500 mLの細胞外液を投与した（ミニレク 輸液反応性がある際の輸液投与）．また，SVRの低下に対してはノルアドレナリンを0.25 γまで増やして経過をみることとした．

> **ミニレク LVOT-VTI〜経胸壁心エコーを用いた心拍出量の評価〜**　（アドバンス）
>
> 　ベッドサイドで簡便に行えるCOの評価方法として経胸壁心エコーによる左室流出路断面積−時間速度積分値（left ventricular outflow tract velocity time integral：LVOT-VTI）がある．LVOT-VTIは5腔像あるいは3腔像を描出し（カラー表示で血液がLVOTを通過している場所を確認し），PW（Pulse Wave）モードでLVOTの場所へカーソルを合わせて計測する．
>
> 　物理学の復習になるが，流量Qは，流積A（血液が流れる面積：血管の面積）と流速uで計算することができQ＝A×uと表わされる．流速が時間により変化する場合（血液は定常流ではなく拍動流である）は流速の積分値を用いて流量を求められる．左室流出路の径（LVOT径）と1回の心拍出における左室流出路における流速の積分値であるLVOT-VTIを用いると，
>
> 　一回拍出量（stroke volume：SV）＝（左室流出路面積）×（左室流出路における速度時間積分値）
> 　　　　　　　　　　　　　　　　＝[π×(LVOT径/2)²]×(LVOT-VTI)
>
> となる．左室流出路狭窄がない患者は通常LVOT径は約2cmであるため，
>
> 　**SV＝π×（LVOT-VTI）** となる．
> 　CO＝SV×心拍数(HR)であるため，
> 　CO＝π×(LVOT-VTI)×HRとなる（図2）．
>
> 　またCOがわかると，SVRも**SVR＝(MAP－CVP)×80/CO**の式で計算することができる．血圧＝CO×SVRであることから，同じ血圧下ではCOが大きいほどSVRが小さく，逆にCOが少ない場合はSVRが高いということになる．図3Aは正常患者の経胸壁心エコーでLVOT VTIは正常範囲内の19 cmである．図3Bは心不全患者の低心拍出量の状態でLVOT-VTIは9 cmしかない．一方，図3CはLVOT-VTIが29 cmもあるが，これは敗血症によりSVRが低下することで相対的にCOが増えていることを表している．
> 　このようにLVOT-VTIはCOのみでなくSVRも推測することが可能であり病態解明に役立つことが多い．

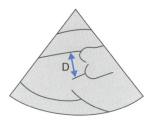
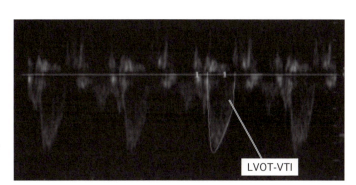
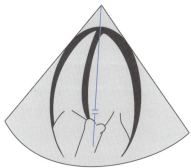

$SV = [\pi \times (D/2)^2] \times (LVOT\text{-}VTI)$
D：LVOT 径
＊D＝2 cm のとき
$SV = \pi \times (LVOT\text{-}VTI)$

図2　LVOT-VTIの計測と心拍出量
（写真は文献11より転載）

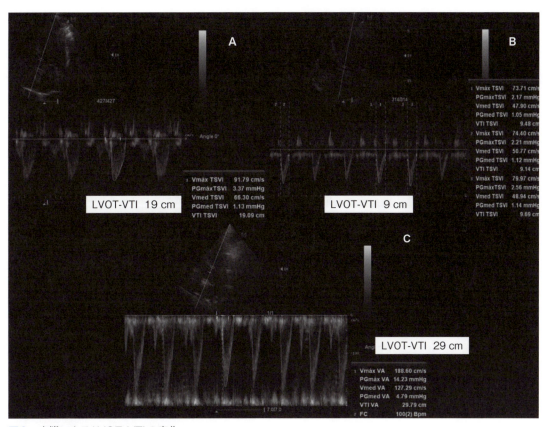

図3　病態によるLVOT-VTIの変化
A）正常患者　B）心不全患者　C）敗血症患者
（文献11より転載）

1　敗血症　281

> **ミニレク** 輸液反応性がある際の輸液投与 〜ボーラス投与？維持輸液？〜　**アドバンス**
>
> 　輸液蘇生の時期には短時間でボーラス投与し，250〜500 mLの輸液負荷ごとに輸液必要性・反応性を再評価し過剰輸液になる前に中止する．輸液蘇生の時期ではなく，イレウスや下痢，開腹管理（open abdomen management）など持続する水分喪失がある場合は，維持輸液を行う．維持輸液のデメリットは輸液必要性・反応性の評価をしないまま漫然と輸液負荷になってしまうことである．維持輸液を行う場合でも定期的に維持輸液の量が水分喪失分と釣り合っているのかを判断し，時に輸液必要性・反応性を評価し維持輸液の必要性を見直すことが大切である．

症例のつづき（Day1 つづき）

　細胞外液500 mLをボーラス投与しノルアドレナリンを0.25 γまで増量したが，依然として血圧76/40 mmHg（MAP 52 mmHg），心拍数100回/分，乳酸値は3.2 mmol/Lで推移している．尿量は20 mL/2時間と改善せず意識状態も大きな変化はみられない．経胸壁心エコーを施行すると，見た目の心収縮力は左室駆出率（EF）30〜40％まで低下しており，LVOT-VTIは12 cmと再度低下していた．新規の弁膜症や心嚢液貯留，右心機能低下は認めなかった．12誘導心電図では明らかなST変化はなく血液検査で心筋酵素の逸脱は認めなかった．

③ 輸液負荷とノルアドレナリンを増量しても反応不良のショックに対し，次にどのような治療が必要か？

　投与された輸液はすでに4 Lを超え，ノルアドレナリンも0.25 γと高用量にもかかわらず血行動態の改善はみられていない．ノルアドレナリンへ反応不良な敗血症性ショックに対しては，血管作動薬のバソプレシン1.8 U/時と，相対的副腎不全に対してヒドロコルチゾン200 mg/日をそれぞれ開始した．また，本症例では経胸壁心エコーで心収縮力が低下していたことから，敗血症性心筋症を考え強心薬としてドブタミン3 γを開始した（**ミニレク** 敗血症性心筋症について）．

> **ミニレク** 敗血症性心筋症について　**アドバンス**
>
> 　敗血症性ショックでは，全身血管抵抗低下の代償で高心拍出量になることが多い．ところが，敗血症性心筋症では，炎症誘導性サイトカインのインターロイキン-1 β（IL-1 β）やインターロイキン-6（IL-6）が心筋へ好中球浸潤を誘導することで心筋細胞の収縮を抑制し心機能低下をきたす[12]．また，産生されたNOがミトコンドリア機能不全を起こして心筋酸素利用を障害すると，βアドレナリン受容体が脱感作されて可逆的な両心障害をきたすことも知られている[13]．

282 ▶ 症例からわかる、動ける！ICU実践コアレクチャー

症例つづき（Day2～4）

　血管作動薬としてノルアドレナリン0.25γ，バソプレシン1.8 U/時，強心薬としてドブタミン3γを開始したところ，その後血行動態は安定しMAPは70 mmHg，尿量も0.5 mL/kg/時以上を維持できるようになった．乳酸値も経時的に低下していき，ノルアドレナリンとドブタミンは漸減しICU入室3日目までにいずれも中止しえた．ICU入室3日目に血液培養と胆汁培養からそれぞれ薬剤感受性良好な大腸菌が検出され，抗菌薬は感受性に準じてピペラシリン・タゾバクタムからセフトリアキソン2 g/日へde-escalationし（第6章2. 院内感染 参照），バソプレシンとヒドロコルチゾンはICU入室4日目までに中止しえた．

4　敗血症性ショックから離脱した後の血行動態管理は，どうすればよいか？

　敗血症性ショックから離脱後の次の目標は，人工呼吸器からの離脱である．今回，ショックに対して5 L以上の輸液が投与され，この間に尿量の少なかったことから体液バランスは大幅に増えていることが予測される．体液バランスは，経過表もしくは体重測定をはじめ，胸部X線で心陰影の拡大や肺門部の血管陰影増強，経胸壁心エコーで三尖弁逆流，肺エコーで両肺野のB line（ 肺エコー）など複数の指標を組み合わせて評価する（表1）．

　人工呼吸器離脱に向けては，いつからどの程度の利尿をかけるか，またいつ抜管するかのタイミングを集中治療医と主治医との話し合いで決定する（集中治療医の視点：どこまで積極的に利尿すべき？）．本症例は低灌流リスクが上がるような低左心機能ではなく（す

表1　ICUにおける体液評価の指標

評価項目	評価内容	補足
病歴	心疾患やCKDの既往	入院前から溢水であった可能性
	入院前の食事量低下や嘔吐下痢，担がんなど	入院前から脱水であった可能性
身体所見	四肢/体幹浮腫	総体液量過剰の指標
	coarse crackles	溢水である可能性
	心雑音	溢水である可能性
ICUでの経過	累積水分バランス	不感蒸泄が多くなければ入室後の総体液量バランスとほぼ等しくなる
	体重	不感蒸泄が多い患者で参考になる（ICU滞在日数が多い患者も考慮）
	多量の下痢やopen abdomen management・減張切開など皮下組織の開放は不感蒸泄が大きくなり総体液量バランスに大きく関与する	
胸部X線	肺門部の血管陰影増強	溢水である可能性
	胸水	総体液量過剰の可能性（血管内容量とは相関しないことも多い）
肺エコー	B line	両肺野における3本以上のB lineは溢水を疑う

（文献14，15を参考に作成）

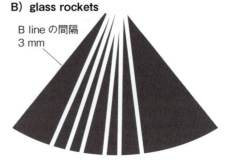

図4 肺エコーによる溢水の指標

でに敗血症性心筋症からも回復），非閉塞性腸管虚血（non-occlusive mesenteric ischemia：NOMI）のリスクもないことから（第5章2．輸液・水分バランス管理も参照），血管作動薬終了後に早期から利尿は可能と判断した．尿量はすでに増加傾向だったためフロセミド20 mgを静脈内投与したところ，10～20分後には希釈尿が増加しはじめ投与後1時間で250 mLと反応良好だった．そのため，翌日抜管する方針として，1日で最低1,500 mL，電解質補正に余裕があるなら2,000 mL利尿する方針とした．

> **ミニレク 肺エコー ～溢水の指標としてのB line～** （アドバンス）
>
> 肺エコーは気胸，胸水貯留の診断や溢水・肺炎の鑑別などに有用なツールである．このうち，溢水の指標となるB lineは心臓を観察するセクタ型のプローベを用いて観察する．B lineは肺に水分貯留が起きたときに観察されcomet-tail artifactとよばれているが，音響インピーダンスの差が大きい空気と水が混在しているときに生じる胸膜下の縦方向の線状アーチファクトで，**1肋間で3本以上のB lineが観察される場合に有意所見**と判断する．
>
> B lineはlung rocketsとglass rocketsの2種類に分けられる[16]．B lineの間隔が7 mmあるものがlung rocketsであり，B lineの間隔が3 mmであるものがglass rocketsである（図4）．
>
> lung rocketsは肺水腫を疑う所見とされるが，肺水腫では小葉間隔壁が浮腫で肥厚するため，小葉の大きさである7 mmの間隔で隔壁肥厚をB lineとして認める．glass rocketsは胸膜下のground-glass lesionを意味し，肺炎やARDSなどを疑う所見とされるが，肺実質も炎症で水分が貯留しているため3 mm程度の小さい間隔のB lineとなる．

> **集中治療医の視点** どこまで積極的に利尿すべき？ ～利尿の益と害～
>
> ▶ 血管作動薬へ需要があった患者への利尿開始のタイミングは明確には定まっていない．過去の研究によると，輸液過剰はICU患者の予後を悪化し[17]，血管作動薬終了後6～12時間以降の利尿開始は予後を悪化させること[18]から，血管作動薬の終了後6時間以内の開始が適切と考えられる．利尿開始時に注意すべきことは，過剰な利尿で低灌流をきたしNOMIを引き起こさないことである．ICU患者のボリューム評価では，大きく「総体液量がどの程度プラスなのか（最終的な利尿目標に関与）」と「血管内容量がどの程度多いのか（利尿の是非や利尿ペースに関与）」の2つの視点から考える．
>
> ▶ 総体液量は最終的に利尿が完了するまでの目標利尿量に関係する．しかし，利尿や除水で除去できる水分は血管内容量である．血管内容量が過剰な（溢水）時は利尿・除水により血管

内の過剰な水分を除去するので利尿・除水しすぎることによる低灌流のリスクはなく，臨床所見の改善につながる（**第3章 Advanced編 ショックの生理学と心力学**も参照）.

▶ ある程度利尿・除水が進むと「総体液量はまだ多いが血管内容量は正常になる」時期がくる. この時期は間質から血管内への水分移動のペースにあわせた利尿・除水が必要になる. 利尿・除水により血管内水分量は減少するが，それに合わせて間質の過剰な水分が血管内に再分布するため，この再分布と同じペースで利尿・除水を行えば，血管内脱水（低灌流）にならずに総体液量を減らしていくことが可能である. 肝硬変や心不全，低栄養患者などはこのパターン（総体液量は多いが血管内容量は少ないパターン）が多い.

▶ このように，利尿のペースや目標は患者ごとに異なるため，普段から患者の丁寧な診察と複数の評価項目を用いた評価が望ましい. 利尿を行うかどうかは全体的な治療プランから，また利尿する場合はどの程度行うかを決めている. 例えば，「明日抜管したいから今日利尿するのは妥当である」「呼吸不全のECMO適応の判断のためには多少臓器障害のリスクがあっても本日はマイナスバランスにする必要がある」などである.

症例の経過（Day5）

フロセミド20 mgを6時間ごとに静注したところ，翌日までに3,000 mLの尿量が得られ入院時からの累積バランスは＋2,000 mLまで改善した. 自発覚醒・呼吸試験をクリアし（**第1章1. PADIS管理**参照），抜管に成功した.

本症例におけるポイント

☑ 本症例は，急性閉塞性化膿性胆管炎から敗血症性ショックへ至り，高用量の輸液と血管作動薬投与，人工呼吸管理を要した一例である.

☑ 敗血症と敗血症性ショックの診断は，qSOFAだけではなくバイタルサインや身体所見（網状皮斑，CRT），血液ガス（乳酸値）を組み合わせて診断する

☑ 敗血症に対する基本方針は，① 感染管理（抗菌薬，感染巣の除去），② 血行動態管理（輸液，血管作動薬），③ 宿主反応の調節（ステロイド）からなる

☑ 敗血症に対する初期蘇生は，心エコーで経時的に血行動態を評価しつつ適切な輸液投与量を定め，同時に血管作動薬開始のタイミングを見極める

☑ 薬剤耐性菌の抑制と抗菌薬適正使用の観点から，経験的治療として開始された広域抗菌薬は可能な範囲でde-escalationを心がける

☑ 敗血症性ショックを離脱したら，複数の情報・診察をもとに患者の体液バランスを評価し，呼吸器離脱やICU退室を見据えて利尿・除水のプランを立て実行する

敗血症

コアレクチャー

Summary

● 敗血症に対する治療方針は，感染管理，血行動態管理，宿主反応の調節からなる

● 感染管理では，抗菌薬の経験的治療と感染巣の除去をすみやかに行うことが重要である

● 血行動態管理では，適切なモニタリングを用いてROSEに基づく適切な輸液管理を行う

● 輸液反応性がみられないショックに対しては，すみやかに血管作動薬を導入する

● 血管作動薬に反応がみられないショックに対しては，ステロイドを使用する

1 敗血症の定義

　　敗血症とは，感染症に対する生体反応が調節不能な状態となり，重篤な臓器障害が引き起こされる状態と定義される[19, 20]．ICUでは，"感染症もしくは感染症の疑いがあり，SOFAスコアの合計がベースラインから2点以上の急上昇を認めた"場合に敗血症と診断する（ミニレク SOFAスコアとEWS）．さらに，"敗血症のうちMAP 65 mmHg以上を保つために，輸液療法に加えて血管収縮薬を必要とし，かつ血中乳酸値2 mmol/Lを超えるような場合"を敗血症性ショックと診断する．敗血症の定義は1992年に発表されたSepsis-1[21]を皮切りに，2001年のSepsis-2[22]，2016年のSepsis-3[23]へと変遷し，この間の大きな定義上の変化はSepsis-3で臓器障害のある全身の炎症を伴う感染が重症敗血症から敗血症へと再定義され，従来の敗血症が感染へと変わったことである．

ミニレク SOFAスコアとEWS （アドバンス）

　SOFAスコアとEWS（Early Warning Score）は，いずれも患者の重症度を迅速に評価するための指標である．このうち，SOFAスコアは6つの臓器系統（呼吸，循環，肝臓，凝固，腎臓，神経）を0〜4点で計算し，合計スコアによって各臓器系統の臓器不全の進行度や予後を評価することが可能である．一方，EWSは血圧，心拍数，呼吸数，体温，意識レベル，酸素飽和度などの生理的パラメータをもとに合計スコアを算出し，点数が高い場合は急変確率が高く，早期発見と対応が可能となる．

---

2 敗血症の疫学と発症機序

　　現在，世界では年間5,000万人が敗血症を罹患し，このうち1,100万人（約22％）が死亡するとされている[24]．また，敗血症はICUにおける死亡原因としても最多とされており[25]，世界規模での対策が求められている．ここで興味深いことは，後ほどもふれるが入院3日以内の早期死亡は感染に伴う多臓器不全が多いのに対し，入院3日以降の晩期死亡は敗血症に

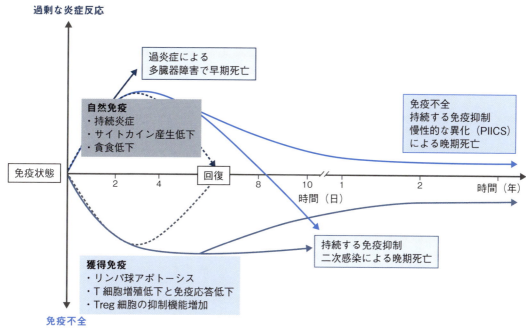

図5 敗血症における免疫応答の経時的変化
(文献27を参考に作成)

よる死亡者の約2/3を占め，その原因は院内（日和見）感染が多いことである[26]．この要因として体内における免疫応答の経時的な変化が考えられており[27]，発症早期には細胞性免疫（Th1）による過度な炎症作用から組織障害をきたし，発症晩期には体液性免疫（Th2）による免疫応答低下や機能低下から持続する免疫抑制をきたし，二次感染を引き起こすためとされている（図5）．

3 ICUにおける敗血症管理

ICUにおける敗血症管理は，大きく①感染管理（抗菌薬，感染巣の除去），②血行動態管理（輸液，血管作動薬），③宿主反応の調節（ステロイド）からなる．以下では，各項目について概説していく．

1）感染管理

敗血症に対しては，抗菌薬の経験的治療をすみやかに開始するとともに，感染巣となる人工物の抜去や，膿瘍ドレナージ，汚染部位の修復や洗浄することが重要である．特に，感染巣の除去は菌量をすみやかに減らし，抗菌薬の効果を高めることが期待される．敗血症が疑われる場合は，診察から1時間以内にHour-1バンドル（表2）を行うことが望ましいが[28]，バンドル自体の有用性は確立されていない．また，最新の国内外の敗血症ガイドラインでは[19,20]，抗菌薬の開始タイミングについて敗血症の可能性が高くなく，ショックが

表2 Hour-1 バンドル

- 乳酸値測定（＞2 mmol/L なら再検）
- 血液培養を2セット採取
- 広域抗菌薬の開始
- 低血圧や高乳酸血症（＞4 mmol/L）では
  30 mL/kg の晶質液を急速投与
- 輸液蘇生中・後に低血圧の場合はMAP ≧ 65 mmHg
  維持できるように昇圧薬の投与を開始

（文献28より引用）

表3 主な院内感染・起炎菌と抗菌薬

感染巣	起炎菌	抗菌薬（例）
院内肺炎	黄色ブドウ球菌 緑膿菌，腸内細菌， ブドウ糖非発酵菌	ピペラシリン・タゾバクタム メロペネム，セフェピム， バンコマイシン（MRSA 想定）
複雑性尿路感染	腸内細菌，緑膿菌， 腸球菌	ピペラシリン・タゾバクタム セフェピム，セフタジジム メロペネム（ESBL 想定）
腹膜炎	腸内細菌，腸球菌， Streptococcus	セフトリアキソン，セフォタキシム アンピシリン・スルバクタム， シプロフロキサシン， ピペラシリン・タゾバクタム セフェピム，メロペネム
皮膚軟部組織感染	Streptococcus， 黄色ブドウ球菌	ピペラシリン・タゾバクタム バンコマイシン
カテーテル関連 血流感染	ブドウ球菌，腸球菌， グラム陰性桿菌， カンジダ	バンコマイシン， セフェピム， ミカファンギン

（文献29を参考に作成）

ない場合に限って原因精査を行い感染の可能性があれば3時間以内に投与することとし，従来よりも開始タイミングの推奨を緩めている．

　抗菌薬の経験的治療を開始する場合は，想定する感染巣と起炎菌を定めたうえで感染巣への組織移行性が良好な抗菌薬を選択する（表3）[29]．その際に，診療録で過去の入院歴や細菌検査歴から薬剤耐性菌の検出歴や可能性が疑われる場合は，薬剤耐性菌に対する抗菌薬のカバーを検討する（表4）[30]．

　ひとたび，敗血症が制御されて細菌培養検査の薬剤感受性が判明したら，経験的治療の狭域化すなわちde-escalationを検討する．広域抗菌薬の不要な曝露は，薬剤耐性菌の発生リスクを1日あたり8％上昇させるという報告[31, 32]もあり，海外のガイドラインでも重症患者における抗菌薬のde-escalationは安全に行えると述べている[33]．その一方で，28カ国152施設ICUの1,495名を対象としたDIANA研究では，経験的治療開始から3日以内にde-escalationをされた割合はわずか16％に留まった[34]．これは，de-escalationの有効性に関する十分なエビデンスが確立されておらずde-escalationによる原病悪化が懸念されていること，de-escalationに関する具体的なタイミングや方法が定まっておらず施設間でバラツキが大きいことなどがあげられている[35]．

288 ▶ 症例からわかる、動ける！ICU実践コアレクチャー

表4 薬剤耐性菌に対する抗菌薬選択

細菌	薬剤
MRSA	バンコマイシン, テイコプラニン, ダプトマイシン, リネゾリド
VRE	リネゾリド, ダプトマイシン
AmpC	セフェピム, メロペネム, レボフロキサシン
ESBL	メロペネム, セフメタゾール
メタロβラクタマーゼ (NDM, VIM, IMP)	セフタジジム・アビバクタム＋アズトレオナム, セフィデロコル
CRE	セフタジジム・アビバクタム, レレバクタム・イミペネム・シラスタチン, セフィデロコル

(文献30を参考に作成)

表5 血液ガスによる末梢組織への酸素供給バランスの評価

項目	正常値	説明
Lactate	＜2 mmol/L	＞2 mmol/L で組織酸素供給不足や多臓器不全を示唆
SvO_2	60～80%	肺動脈カテーテルから採取した肺動脈の混合静脈酸素飽和度 ＜60%：心拍出量低下, 酸素供給低下, 酸素需要増加 ＞80%：酸素消費低下, 過剰な酸素供給
$ScvO_2$	70～75%	中心静脈カテーテルから採取した血液の酸素飽和度 ＜70%：酸素供給低下, 酸素需要増加 ＞75%：酸素表皮低下, 過剰な酸素供給
$Pv\text{-}aCO_2$	4～6 mmHg	動脈血（$PaCO_2$）と混合静脈血（$PvCO_2$）の二酸化炭素分圧の差で, 全身の酸素供給・需要バランスを反映 ＞6 mmHg：組織への酸素供給不足

2）血行動態管理

血行動態管理として，①血行モニタリング，②輸液療法，③血管作動薬について述べる．

a）血行動態モニタリング

適切な血行動態管理を行うためには，血行動態を正確に反映した指標が必要である．近年過剰な輸液投与は予後を悪化させることが明らかとなり，適切な輸液投与量の見極めと血管作動薬のすみやかな導入が重要である．血行動態の指標としては，前述したバイタルサイン（血圧，心拍数，呼吸数，意識レベル，尿量），身体所見（網状皮斑，CRT），血液ガス（乳酸），経胸壁心エコー（LVOT-VTIを用いたCO，SVR）に加え，血液ガス，心機能モニタリング，輸液反応性の評価が有用とされている．

①血液ガス

前述した乳酸値だけではなく，肺動脈カテーテルから採取した混合静脈酸素飽和度（SvO_2），中心静脈カテーテルから採取した混合静脈酸素飽和度（$ScvO_2$），動脈血の$PaCO_2$と中心静脈血の$PvCO_2$分圧の差をみた$Pv\text{-}aCO_2$も末梢組織への酸素供給バランスなどで評価する[36]（表5）．血行動態の改善とともに各指標が正常化するまでに要する時間は，乳酸値が24時間であるのに対し$ScvO_2$，CRT，$Pv\text{-}aCO_2$は6～8時間とされており，後者はより迅速な指標として活用できる．

1 敗血症 289

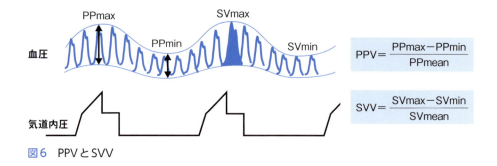

図6 PPVとSVV

②心機能モニタリング

心機能モニタリングには経胸壁心エコーのほか，肺動脈カテーテル，pulse pressure variation（PPV）やstroke volume variation（SVV）がある．経胸壁心エコーは，心機能や血管内ボリュームを可視化できるところが利点であるが，測定結果が実施者の技量に左右されることが欠点である．肺動脈カテーテルは，心拍出量をはじめ肺動脈楔入圧や肺動脈圧，右房圧など両心機能を評価できるところが利点である一方，静的指標であることとその感度・特異度が低いところが欠点とされている．PPVとSVVは心肺相互作用（heart-lung interaction, ミニレク 心肺相互作用）を応用した動的指標である（図6）．

SVVは実際に心拍出量を測定したもので，PPVは脈圧の最大値と最小値の和をその平均で除したものである．PPVはカットオフ値をPPV＞13％とした場合の輸液反応性の予測能は感度94％，特異度96％と良好で[36]，逆にPPV＜9％だった場合は輸液反応に乏しかった[37]．このため，**PPVとSVVでは13％を超える場合に輸液反応性がある可能性が高いが，輸液過剰の指標としては使用できないことへ留意する**．また，動的指標の欠点として，吸気と呼気の胸腔内圧が一定でなくてはならないため，一回換気量が不安定になる自発呼吸，静脈還流量が変動してしまう不整脈，胸腔内圧に干渉してしまう腹腔内圧上昇がある場合には指標としては信頼できない．

> **ミニレク 心肺相互作用** アドバンス
>
> 心肺相互作用とは，人工呼吸器管理の陽圧換気が静脈灌流量に与える影響で，強制換気の送気（吸気）中は胸腔内圧が呼気中よりも陽圧になるため静脈灌流量が低下する．静脈灌流量の低下は心拍出量の低下につながるが，右心への静脈灌流量低下が左心からの心拍出量低下として現れるには数心拍を要するため，吸気中の静脈灌流量低下は呼気中の心拍出量低下として現れる．そのため吸気と呼気の心拍出量には差が生じ，これを心肺相互作用とよぶ．静脈灌流量は平均体血管充満圧と右房圧の差に依存するため（ガイトンの循環平衡），前負荷が少ないほど胸腔内圧が上がったときに静脈灌流量が少なくなりやすい，つまり，吸気と呼気の心拍出量の差が大きくなる．この吸気と呼気の心拍出量の差を代用したものがPPVとSVVである．

③輸液反応性

輸液により心拍出量が10％以上増加することで評価する[38]．輸液反応性は，超音波検査の下大静脈径や中心静脈圧，肺動脈楔入圧などの静的指標，もしくは先述したSVVやPVV

表6 輸液反応性の評価方法

指標	方法	閾値
SVV (stroke volume variation)	Vigileoモニターを用いて，一回心拍出量の変動（最高値と最低値の差）を平均一回心拍出量で割ったもの，大きい場合は輸液反応性が高い	≧12%
PLR （下肢挙上）	受動的に下肢を挙上することで，300〜500 mLの前負荷を増やし，輸液反応性があるかどうかを予測するために用いる手法	心拍出量 ≧12%
IVC径変動	強制換気の際のIVCの変動（最高値と最低値の差）を平均IVCで割ったもの，大きい場合は輸液反応性が高い	≧12%
ミニ輸液チャレンジ	短時間（1〜5分）に少量（100〜250 mL）の晶質液を投与し，輸液反応性があるかどうかを予測する手法	心拍出量 ≧10%

（文献39を参考に作成）

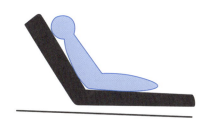
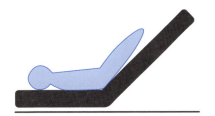

①ベッドを45°にする この状態のCOを記録（LVOT-VTIを計測）する

②上半身をフラットにし下肢を挙上する 下肢挙上1分後のCOを記録（LVOT-VTIを計測）する

③体位を①の初期状態に戻し，COが元に戻っていることを確認する

図7 下肢挙上テスト
CO：心拍出量

などの動的指標を用いて実施する（表6）[39]．

④ **下肢挙上（passive leg raise：PLR）**

両下肢を他動的に挙上させ静脈還流量を一過性に増やす方法で，PLRにより増える静脈環流量は約300〜500 mLとされる．下肢挙上後約1分で心拍出量は最大となり数分でもとに戻るため，PLRは数分以内に輸液反応性が評価できる簡便な方法である．PLRは過剰輸液の弊害がない点が利点であるが，下肢欠損や頭蓋内圧亢進が懸念される場合は行えないのが欠点である．PLR前後の評価は，経胸壁心エコーやSVV，PPVなどを用いて行う（図7）．

⑤ **輸液チャレンジ**

250〜500 mLの輸液の負荷前後で心拍出量が10％以上増加するか試す方法である．過剰輸液になってしまう可能性があることが欠点で，過剰輸液のリスクを少なくするためミニ輸液チャレンジとして短時間（1〜5分）で少量（100〜250 mL）の晶質液を投与し心拍出量が前後で10％以上増加するかを評価する方法もあるが，輸液投与量が少ないため判断しづらいとされている．

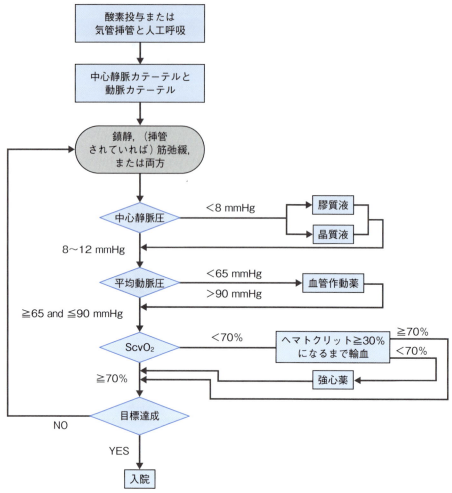

図8 EGDTのフローチャート
(文献40より引用)

b) 輸液療法

　敗血症に対する輸液療法において，かつてEGDT（Early Goal-Directed Therapy）という考え方が推奨されていた．これは，2001年にRiversら[40]が発表した研究で，敗血症（性ショック）の患者に対し発症6時間以内に，① 輸液負荷しCVPを最適化（8～12 mmHg），② 血管作動薬を用いてMAP（65～90 mmHg）を維持，③ $ScvO_2$≧70%を維持するためHct≧30%を目標に赤血球輸血し，それでも$ScvO_2$が低ければ強心薬を開始，④ 上記で目標達成できなければ，酸素消費量を減らすために気管挿管のうえで鎮静薬や筋弛緩薬を開始するプロトコル（図8）を導入したところ患者予後が有意に改善したことから，その後EGDTの有効性が検証された[41〜43]（表7）．

　敗血症性ショックの患者を対象にEGDTを用いて長期予後が改善するかどうかを調べた複数の大規模研究では，いずれもEGDTの有効性を証明できなかった．それでは，過去に

表7 EGDTに関する代表的な臨床研究

	Rivers, et al.[40] (EGDT)		ProCESS[41]		ARISE[42]		ProMISe[43]	
国	アメリカの単施設		アメリカの31施設		オーストラリア・ニュージーランドの51施設		イギリスの56施設	
期間	1997〜2000年		2008〜2013年		2008〜2014年		2011〜2014年	
デザイン	二重盲検RCT		二重盲検RCT		二重盲検RCT		二重盲検RCT	
患者数（人）	263		1,351		1,600		1,260	
Primary outcome	院内死亡率		60日死亡率		90日死亡率		90日死亡率	
	標準治療 N=133	EGDT N=130	標準治療 N=456	EGDT N=439	標準治療 N=798	EGDT N=793	標準治療 N=458	EGDT N=445
年齢（歳）	64.4	67.1	62.0	60.0	63.1	62.7	64.3	66.4
APACHE（点）	20.4	21.4	20.7	20.8	15.8	15.4	18.0	18.7
6時間輸液量（L）	**3.5**	**5.0**	2.3	2.8	**1.7**	**2.0**	1.8	2.0
院内死亡率（%）	**6.5**	**30.5**	—	—	—	—	24.6	25.6
60日死亡率（%）	**56.9**	**44.3**	18.9	21.0	15.7	14.5	—	—
90日死亡率（%）	—	—	33.7	31.9	18.8	18.6	29.2	29.5

※**太字**は群間で有意差あり

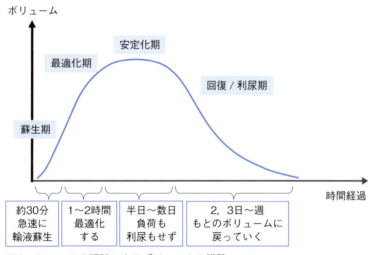

図9 ショックの経時によるボリュームの推移

　有効とされたEGDTが，なぜその後の試験で有効性を示せなかったのか．その理由の1つとして考えられているのが，EGDTの根底にある臓器灌流を保つ全身管理が一般的となり，敗血症に対する治療水準が向上したことである．これらの研究結果をふまえ，敗血症に対する輸液戦略は好きなだけ投与するのではなく必要なだけに留めるいわゆる"Less is more"の考え方が一般的になってきた．これら一連のショックに対する輸液戦略は以下で述べるROSEとして知られている（図9）．

●ショックに対する輸液戦略（ROSE）

　ショックに対する輸液戦略は，Resuscitation/Rescue（蘇生）期，Optimization（最適化）期，Stabilization（安定化）期，Evacuation/De-escalation（回復/利尿）期の4つのフェー

表8　ICUで用いられる主な血管作動薬の分類

分類	薬品名	投与量・半減期	留意点
Vasopressors 血管収縮	バソプレシン	0.02〜0.04U/分 半減期：10〜20分	末梢虚血リスク
	フェニレフリン	0.1〜10 γ	反応性徐脈
Inopressors 強心 ＋ 血管収縮	ノルエピネフリン	0.05〜0.4 γ 半減期：2〜3分	不整脈
	エピネフリン	0.01〜0.5 γ	不整脈，高乳酸血症
	ドパミン	0.5〜20 γ	不整脈
Inodilators 強心 ＋ 血管拡張	ドブタミン	2.5〜20 γ 半減期：2分	不整脈，頻脈，低血圧
	ミルリノン	0.125〜0.75 γ 半減期：2.5時間	不整脈，低血圧，腎障害で蓄積

（文献44を参考に作成）

ズを意識して行う．ショックと判断した場合，初期輸液として30 mL/kgを1時間，もしくは4 mL/kgを5〜10分で投与する（蘇生期）．初期蘇生の後は臓器障害やショックが治まるまで引き続き輸液投与を継続する（最適化期）．その後，半日から数日間は輸液負荷を要さず維持輸液を続ける安定期に入る．この間，病態の改善とともに間質に貯留していた水分は徐々に血管内へと戻ってくる．この安定化期の後期から回復 / 利尿期の前期になる頃から徐々に利尿を開始しマイナスバランスにしていく．そして健常時まで体液バランスをマイナスに戻していく回復 / 利尿期のフェーズとなる．この時期は低灌流の所見がないか評価しつつ利尿を進めていき，血圧低下や臓器低灌流の所見を認めた際は利尿を中止ないし減速する．このように，ショックを治療するときは「**輸液蘇生（R）→輸液制限（O）→利尿開始（S）→健常時への復帰（E/D）**」のどこのフェーズに相当するのかを常に意識しながら**輸液戦略を実践する**ことが重要である[15]（第5章2. 輸液・水分バランス管理も参照）．

c）血管作動薬

　敗血症性ショックでは，頻回の血行動態モニタリングを行いつつ適切なタイミングで血管作動薬を開始する．ICUで用いられる主な血管作動薬を**表8**へ示す[44]．

　血管作動薬は，血管への作用（収縮 / 拡張）と強心作用の有無から**表8**に示す種類へと分類される．昇圧作用のみを期待する場合はバソプレシンもしくはフェニレフリン，強心作用も期待する場合はノルエピネフリン，エピネフリンもしくはドパミン，強心作用のみを期待する場合はドブタミンやミルリノンをそれぞれ選択する．このうち，ドブタミンとミルリノンは血管拡張作用から低血圧をきたし，ミルリノンは半減期が長く腎障害では体内へ蓄積し作用が遷延することに留意する．上記の薬剤においては，半減期が短く使いやすさの面から，**昇圧目的ではノルエピネフリンを，強心目的ではドブタミンを第一に選択する**．敗血症性ショックに対する血管作動薬に関する過去の研究については，**表9**へ示す[45〜48]．

　SOAP II試験はショックに対するドパミンとノルエピネフリンを比較した研究（約60%が敗血症，約15%が心原性）で[45]，両群間で予後に有意差を認めなかったがドパミン群で

294　▶ 症例からわかる、動ける！ICU実践コアレクチャー

表9 敗血症性ショックに対する血管作動薬

研究名	発表年	説明
SOAPII[45] (n = 1,679)	2010	ショックに対する第一選択薬としてドパミン vs ノルエピネフリンで 28 日予後を比較 ⇒両群間で予後に有意差なかったが，ドパミンで不整脈が多かった
De Backer[46] (n = 2,768)	2012	敗血症性ショックにたいするドパミン vs ノルエピネフリンの有効性を 5 観察研究，6RCT でメタ解析 ⇒ドパミン群で有意に予後不良で不整脈が多かった
VASST[47] (n = 778)	2008	敗血症性ショックに対するノルエピネフリン vs バソプレシンで 28 日予後を比較 ⇒両群間に予後の有意差を認めず
VANISH[48] (n = 409)	2016	腎障害のある敗血症性ショックに対するノルエピネフリン vs バソプレシンで 28 日予後を比較 ⇒両群間に予後の有意差はなかったが，バソプレシン群で RRT が少なかった

不整脈が多かった．その後に出された敗血症性ショックに対するドパミンとノルエピネフリンを比較したメタ解析でも[46]，ドパミン群で有意に予後不良かつ不整脈も多かったことから，ノルエピネフリンが敗血症性ショックに対する血管作動薬の第一選択として定着した．バソプレシンは視床下部で産生され下垂体後葉から放出される内因性ホルモンであり，血管平滑筋のV1受容体と結合して血管収縮作用を示す．敗血症性ショックの初期には血中バソプレシン濃度が上昇するが，ショックが遷延すると24～48時間の間に大部分の患者で正常範囲まで低下する[47, 48]．敗血症性ショックに対するノルエピネフリンとバソプレシンを比較した臨床研究では，いずれも予後に有意差はなくバソプレシンを併用することでノルエピネフリンの投与量を減らせることが示された[49, 50]．なお，敗血症性ショックに対するノルエピネフリンとバソプレシンを併用している際には，ノルアドレナリンから減量・中止することが多い．これは，バソプレシンが生理的な内因性ホルモンで，先に減量するとバソプレシン欠乏から循環を不安定にする可能性があるからとされている[51]．現在，国内外の敗血症ガイドラインではノルエピネフリンが第一選択，ノルエピネフリンに反応不良（0.25 γ を超える）な場合にバソプレシンが第二選択として推奨されている[19, 20]．

最新の国内外のガイドラインでは，血管作動薬の投与経路についても記載されている．これまで，末梢静脈路からの血管作動薬投与は組織壊死のリスクから避けることが推奨されていた．

一方で，敗血症性ショックではすみやかな血管作動薬の開始が望ましく，過去の研究結果では末梢静脈路からの血管作動薬投与による血管外漏出リスクは5％未満と比較的少なかった．また，血管作動薬の血管外漏出も85％の症例が肘関節より遠位での末梢静脈路で発生していることから，肘関節での末梢静脈路で**長期間に及ばなければ**末梢静脈路からの血管作動薬の投与も許容されるようになった[20, 52, 53]．

1 敗血症 **295**

表10 敗血症に対するステロイド治療に関する研究

	Annane D[55]	CORTICUS[56]	COIITSS[57]	HYPRESS5[58]	APROCCHSS[59]	ADRENAL[60]
発行年	2002	2008	2010	2016	2018	2008
対象	フランス19施設敗血症性ショックで300名	52 ICU, 敗血症性ショックの499名	フランス11 ICU, 敗血症性ショックの255名	ドイツ34 ICU, 重症敗血症380名	フランス34 ICU, 敗血症性ショック1,241名	豪州, ニュージーランド, 敗血症性ショックで人工呼吸管理の1,800
目的	7日間の低用量ヒドロコルチゾン+フルドロコルチゾンによる28日予後を検証	12日間の低用量ヒドロコルチゾンによる28日予後を検証	7日間の持注インスリン, 通常インスリン, ヒドロコルチゾン, ヒドロコルチゾン+フルドロコルチゾンを2×2で院内死亡率を比較	11日間の低用量ヒドロコルチゾンが14日以内に敗血症性ショックをきたすか検証	低用量ヒドロコルチゾン, フルドロコルチゾン, ドロトレジンαが90日死亡率を改善するか検証	7日間の低用量ヒドロコルチゾンが90日予後を改善するか検証
結果	介入群で有意に改善 (HR 0.67, 95% CI: 1.29-2.84, $P=0.001$)	介入群で予後を改善せず	持注インスリン, フルドロコルチゾンは予後改善せず	低用量ヒドロコルチゾンは14日以内の敗血症性ショックを減らさず予後も変えず	ヒドロコルチゾン+フルドロコルチゾン群 vs 対照群 43% vs49.1% ($P=0.03$) と治療群で有意に改善	予後改善せず

3) 宿主反応の調節

　敗血症は，"感染症に対する生体反応が調節不能な状態となり，重篤な臓器障害が引き起こされる状態"である．これは，宿主の免疫応答の異常とも言い換えることができる．前述した通り，敗血症では発症早期には細胞性免疫（Th1）による過度な炎症作用から組織障害をきたし，発症晩期には体液性免疫（Th2）による免疫応答低下や機能低下から持続する免疫抑制，さらには二次感染を引き起こす．そのため，発症早期にはステロイドをはじめTNF α 製剤，抗サイトカイン療法など炎症を抑制する薬剤が，発症晩期にはIL-7をはじめ免疫チェックポイント阻害薬（PD-1抗体，PDL-1抗体），IFN γ，GM-CSF，免疫グロブリンなど免疫を賦活する薬剤が治療薬として研究されてきた[54]．これらの薬剤は，いずれも理論上は有効であるものの，これまでにその有効性は十分に証明されていない．また，免疫異常を簡便にモニタリングする指標もないため，最新の敗血症ガイドラインにおいても免疫グロブリンは使用しないことが推奨されているほか記載はされていない[19, 20]．

　その一方で，敗血症に対するステロイド治療は，過去に多くの研究が発表されている（表10）[55~60]．敗血症性ショックでは，視床下部−下垂体−副腎系（hypothalamic-pituitary-adrenal：HPA）を介したコルチゾールの分泌が低下し，カテコラミンやアンジオテンシン刺激による血管収縮作用が障害されるcritical illness-related corticosteroid insufficiency（CIRCI）が生じる[61]．これまでに，表10に示す通り多くの研究が行われてきたものの，現在までに予後改善効果は確立されていない．そのため，ステロイドの至適投与量や開始のタイミング，投与期間，それにヒドロコルチゾンにフルドロコルチゾンを追加した場合の有効性についてもわかっていない．そのため，最新のガイドラインでも敗血症性ショックに対する血管作動薬の治療反応性が悪い症例にのみヒドロコルチゾンの使用を弱く推奨す

るのみである[20].

　敗血症の予後は依然として不良である．その主な理由は，敗血症がさまざまな感染症や重症度を含む広い概念であることがあげられる．そのような背景から，他疾患でみられるように近年は敗血症でも予後予測をするバイオマーカーやフェノタイプの同定に関するビッグデータやAIを用いた研究が進んできている[62]．今後は，このような研究のなかから同じ敗血症でも患者ごとに個別化した治療が行われることになると考えられる．

参考文献

1) Seymour CW, et al：Assessment of Clinical Criteria for Sepsis: For the Third International Consensus Definitions for Sepsis and Septic Shock (Sepsis-3). JAMA, 315：762-774, 2016（PMID：26903335）
2) Herwanto V, et al：Accuracy of Quick Sequential Organ Failure Assessment Score to Predict Sepsis Mortality in 121 Studies Including 1,716,017 Individuals: A Systematic Review and Meta-Analysis. Crit Care Explor, 1：e0043, 2019（PMID：32166285）
3) Maitra S, et al：Accuracy of quick Sequential Organ Failure Assessment (qSOFA) score and systemic inflammatory response syndrome (SIRS) criteria for predicting mortality in hospitalized patients with suspected infection: a meta-analysis of observational studies. Clin Microbiol Infect, 24：1123-1129, 2018（PMID：29605565）
4) Evans L, et al：Surviving sepsis campaign: international guidelines for management of sepsis and septic shock 2021. Intensive Care Med, 47：1181-1247, 2021（PMID：34599691）
5) Ait-Oufella H, et al：Alteration of skin perfusion in mottling area during septic shock. Ann Intensive Care, 3：31, 2013（PMID：24040941）
6) Dumas G, et al：Mottling score is a strong predictor of 14-day mortality in septic patients whatever vasopressor doses and other tissue perfusion parameters. Crit Care, 23：211, 2019（PMID：31182133）
7) Coudroy R, et al：Incidence and impact of skin mottling over the knee and its duration on outcome in critically ill patients. Intensive Care Med, 41：452-459, 2015（PMID：25516087）
8) Schriger DL & Baraff L：Defining normal capillary refill: variation with age, sex, and temperature. Ann Emerg Med, 17：932-935, 1988（PMID：3415066）
9) Lima A, et al：The prognostic value of the subjective assessment of peripheral perfusion in critically ill patients. Crit Care Med, 37：934-938, 2009（PMID：19237899）
10) Hernández G, et al：Effect of a Resuscitation Strategy Targeting Peripheral Perfusion Status vs Serum Lactate Levels on 28-Day Mortality Among Patients With Septic Shock: The ANDROMEDA-SHOCK Randomized Clinical Trial. JAMA, 321：654-664, 2019（PMID：30772908）
11) Blanco P, et al：Rapid Ultrasound in Shock (RUSH) Velocity-Time Integral: A Proposal to Expand the RUSH Protocol. J Ultrasound Med, 34：1691-1700, 2015（PMID：26283755）
12) Liu YC, et al：Sepsis-Induced Cardiomyopathy: Mechanisms and Treatments. Front Immunol, 8：1021, 2017（PMID：28970829）
13) Dal-Secco D, et al：Cardiac hyporesponsiveness in severe sepsis is associated with nitric oxide-dependent activation of G protein receptor kinase. Am J Physiol Heart Circ Physiol, 313：H149-H163, 2017（PMID：28526706）
14) Claure-Del Granado R & Mehta RL：Fluid overload in the ICU: evaluation and management. BMC Nephrol, 17：109, 2016（PMID：27484681）
15) Malbrain MLNG, et al：Everything you need to know about deresuscitation. Intensive Care Med, 48：1781-1786, 2022（PMID：35932335）
16) Lichtenstein DA：Lung ultrasound in the critically ill. Ann Intensive Care, 4：1, 2014（PMID：24401163）
17) Messmer AS, et al：Fluid Overload and Mortality in Adult Critical Care Patients-A Systematic Review and Meta-Analysis of Observational Studies. Crit Care Med, 48：1862-1870, 2020（PMID：33009098）
18) Shahn Z, et al：Delaying initiation of diuretics in critically ill patients with recent vasopressor use and high positive fluid balance. Br J Anaesth, 127：569-576, 2021（PMID：34256925）
19) 日本版敗血症診療ガイドライン2024特別委員会：日本版敗血症診療ガイドライン2024.
https://www.jstage.jst.go.jp/article/jsicm/31/Supplement/31_2400001/_article/-char/ja/（2024年12月閲覧）
20) Evans L, et al：Surviving Sepsis Campaign: International Guidelines for Management of Sepsis and Septic Shock 2021. Crit Care Med, 49：e1063-e1143, 2021（PMID：34605781）

21) Bone RC, et al : Definitions for sepsis and organ failure and guidelines for the use of innovative therapies in sepsis. The ACCP/SCCM Consensus Conference Committee. American College of Chest Physicians/ Society of Critical Care Medicine. Chest, 101 : 1644-1655, 1992 (PMID : 1303622)

22) Levy MM, et al : 2001 SCCM/ESICM/ACCP/ATS/SIS International Sepsis Definitions Conference. Crit Care Med, 31 : 1250-1256, 2003 (PMID : 12682500)

23) Singer M, et al : The Third International Consensus Definitions for Sepsis and Septic Shock (Sepsis-3). JAMA, 315 : 801-810, 2016 (PMID : 26903338)

24) Global Sepsis-Alliance : Definition of Sepsis
https://globalsepsisalliance.org/sepsis (2024年10月閲覧)

25) Rudd KE, et al : Global, regional, and national sepsis incidence and mortality, 1990-2017: analysis for the Global Burden of Disease Study. Lancet, 395 : 200-211, 2020 (PMID : 31954465)

26) Daviaud F, et al : Timing and causes of death in septic shock. Ann Intensive Care, 5 : 16, 2015 (PMID : 26092499)

27) Cao C, et al : Pathological alteration and therapeutic implications of sepsis-induced immune cell apoptosis. Cell Death Dis, 10 : 782, 2019 (PMID : 31611560)

28) Levy MM, et al : The Surviving Sepsis Campaign Bundle: 2018 update. Intensive Care Med, 44 : 925-928, 2018 (PMID : 29675566)

29) 「JAID/JSC感染症治療ガイド2023」(JAID/JSC感染症治療ガイド・ガイドライン作成委員会/編), 日本感染症学会・日本化学療法学会, 2023

30) 厚生労働省健康・生活衛生局感染症対策部 感染症対策課 : 抗微生物薬適正使用の手引き 第三版 別冊. 2023
https://www.mhlw.go.jp/content/10900000/001169114.pdf (2024年10月閲覧)

31) Bhalodi AA, et al : Impact of antimicrobial therapy on the gut microbiome. J Antimicrob Chemother, 74 : i6-i15, 2019 (PMID : 30690540)

32) Teshome BF, et al : Duration of Exposure to Antpseudomonal β-Lactam Antibiotics in the Critically Ill and Development of New Resistance. Pharmacotherapy, 39 : 261-270, 2019 (PMID : 30506852)

33) Tabah A, et al : Antimicrobial de-escalation in critically ill patients: a position statement from a task force of the European Society of Intensive Care Medicine (ESICM) and European Society of Clinical Microbiology and Infectious Diseases (ESCMID) Critically Ill Patients Study Group (ESGCIP). Intensive Care Med, 46 : 245-265, 2020 (PMID : 31781835)

34) De Bus L, et al : Antimicrobial de-escalation in the critically ill patient and assessment of clinical cure: the DIANA study. Intensive Care Med, 46 : 1404-1417, 2020 (PMID : 32519003)

35) De Backer D, et al : A plea for personalization of the hemodynamic management of septic shock. Crit Care, 26 : 372, 2022 (PMID : 36457089)

36) Michard F, et al : Relation between respiratory changes in arterial pulse pressure and fluid responsiveness in septic patients with acute circulatory failure. Am J Respir Crit Care Med, 162 : 134-138, 2000 (PMID : 10903232)

37) Cannesson M, et al : Assessing the diagnostic accuracy of pulse pressure variations for the prediction of fluid responsiveness: a "gray zone" approach. Anesthesiology, 115 : 231-241, 2011 (PMID : 21705869)

38) Marik PE : Fluid Responsiveness and the Six Guiding Principles of Fluid Resuscitation. Crit Care Med, 44 : 1920-1922, 2016 (PMID : 26571187)

39) Suh GJ, et al : Hemodynamic management of septic shock: beyond the Surviving Sepsis Campaign guidelines. Clin Exp Emerg Med, 10 : 255-264, 2023 (PMID : 37439141)

40) Rivers E, et al : Early goal-directed therapy in the treatment of severe sepsis and septic shock. N Engl J Med, 345 : 1368-1377, 2001 (PMID : 11794169)

41) Yealy DM, et al : A randomized trial of protocol-based care for early septic shock. N Engl J Med, 370 : 1683-1693, 2014 (PMID : 24635773)

42) Peake SL, et al : Goal-directed resuscitation for patients with early septic shock. N Engl J Med, 371 : 1496-1506, 2014 (PMID : 25272316)

43) Mouncey PR, et al : Trial of early, goal-directed resuscitation for septic shock. N Engl J Med, 372 : 1301-1311, 2015 (PMID : 25776532)

44) Shankar A, et al : A Clinical Update on Vasoactive Medication in the Management of Cardiogenic Shock. Clin Med Insights Cardiol, 16 : 11795468221075064, 2022 (PMID : 35153521)

45) De Backer D, et al : Comparison of dopamine and norepinephrine in the treatment of shock. N Engl J Med, 362 : 779-789, 2010 (PMID : 20200382)

46) De Backer D, et al : Dopamine versus norepinephrine in the treatment of septic shock: a meta-analysis*. Crit Care Med, 40 : 725-730, 2012 (PMID : 22036860)

47) Holmes CL, et al : Physiology of vasopressin relevant to management of septic shock. Chest, 120 : 989-1002, 2001 (PMID : 11555538)

48) Landry DW, et al : Vasopressin deficiency contributes to the vasodilation of septic shock. Circulation, 95 : 1122-1125, 1997（PMID : 9054839）

49) Russell JA, et al : Vasopressin versus norepinephrine infusion in patients with septic shock. N Engl J Med, 358 : 877-887, 2008（PMID : 18305265）

50) Gordon AC, et al : Effect of Early Vasopressin vs Norepinephrine on Kidney Failure in Patients With Septic Shock: The VANISH Randomized Clinical Trial. JAMA, 316 : 509-518, 2016（PMID : 27483065）

51) Russell JA : Vasopressor therapy in critically ill patients with shock. Intensive Care Med, 45 : 1503-1517, 2019（PMID : 31646370）

52) Kamath S, et al : Management of Sepsis and Septic Shock: What Have We Learned in the Last Two Decades? Microorganisms, 11 : 2231, 2023（PMID : 37764075）

53) Loubani OM & Green RS : A systematic review of extravasation and local tissue injury from administration of vasopressors through peripheral intravenous catheters and central venous catheters. J Crit Care, 30 : 653.e9-653.17, 2015（PMID : 25669592）

54) Leentjens J, et al : Immunotherapy for the adjunctive treatment of sepsis: from immunosuppression to immunostimulation. Time for a paradigm change? Am J Respir Crit Care Med, 187 : 1287-1293, 2013（PMID : 23590272）

55) Annane D, et al : Effect of treatment with low doses of hydrocortisone and fludrocortisone on mortality in patients with septic shock. JAMA, 288 : 862-871, 2002（PMID : 12186604）

56) Sprung CL, et al : Hydrocortisone therapy for patients with septic shock. N Engl J Med, 358 : 111-124, 2008（PMID : 18184957）

57) Annane D, et al : Corticosteroid treatment and intensive insulin therapy for septic shock in adults: a randomized controlled trial. JAMA, 303 : 341-348, 2010（PMID : 20103758）

58) Keh D, et al : Effect of Hydrocortisone on Development of Shock Among Patients With Severe Sepsis: The HYPRESS Randomized Clinical Trial. JAMA, 316 : 1775-1785, 2016（PMID : 27695824）

59) Annane D, et al : Hydrocortisone plus Fludrocortisone for Adults with Septic Shock. N Engl J Med, 378 : 809-818, 2018（PMID : 29490185）

60) Venkatesh B, et al : Adjunctive Glucocorticoid Therapy in Patients with Septic Shock. N Engl J Med, 378 : 797-808, 2018（PMID : 29347874）

61) Annane D : The Role of ACTH and Corticosteroids for Sepsis and Septic Shock: An Update. Front Endocrinol (Lausanne), 7 : 70, 2016（PMID : 27379022）

62) Jarczak D, et al : Sepsis-Pathophysiology and Therapeutic Concepts. Front Med (Lausanne), 8 : 628302, 2021（PMID : 34055825）

第 **6** 章　感染症

② 院内感染

牧野　淳

> **症例** **70代男性．膵臓がん術後に病棟で発熱，ショック，意識低下で発見されICU入室となった**
>
> コアレクチャー ➡ 薬剤耐性（AMR）対策，PK/PD，院内感染，標準予防策，感染経路別予防策，感染予防バンドル

症例提示

【主訴】意識低下

【現病歴】特記すべき既往歴のない70代男性．皮膚の黄染を主訴に1カ月前に前医を受診，閉塞性黄疸と総胆管拡張を指摘され当院へ紹介となった．膵頭部腫瘍の診断で，手術目的に入院，入院第2病日に膵頭十二指腸切除術が行われた．術中大きなトラブルはなく経過し，術後1日目にハイケアユニットから一般病棟へ退室した．入院第5病日（術後3日）から39℃台の発熱が出現，入院第6病日（術後4日）から血圧低下と頻脈を認め，入院第7病日（術後5日）に意識が低下しているところを訪室した担当看護師が発見した．院内迅速対応チームを要請し，その後，全身管理目的でICUへ入室となった．

【アレルギー】薬剤・食物ともになし

【内服薬】なし

【既往歴】なし

【生活歴】喫煙：20本/日・50年，飲酒：ビール500 mLとウイスキー100 mLを毎日

【来院時バイタルサイン】身長165 cm，体重50 kg，体温39.2℃，血圧76/60 mmHg，脈拍数132回/分，呼吸数32回/分，SpO$_2$ 96％（大気下）

【身体所見】顔色不良，皮膚乾燥，眼瞼結膜貧血なし，眼球結膜黄疸あり，頸静脈怒張なし，心雑音なし，両肺野聴診 清，腹部触診で圧痛なし，筋性防御なし，腸蠕動音は低下，腹部切開創皮膚の発赤や熱感・膿汁なし，膵管・膵上下縁・胆管空腸吻合背側ドレーン，腸瘻の排液量や色調変化なし

右内頸中心静脈カテーテル刺入部の皮膚発赤あり

意識レベルはJCS Ⅱ-10程度，四肢の明らかな麻痺なし

【ICU入室時検査】

血算：WBC 21,000/μL（Neut 89％，Lym 11％），Hb 9.5g/dL，Hct 29.8％，Plt 512,000/μL

300 ▶ 症例からわかる、動ける！ ICU実践コアレクチャー

生化学：Na 133 mEq/L，K 3.2 mEq/L，Cl 99 mEq/L，P 2.6 mg/dL，BUN 42 mg/dL，Cr 2.1mg/dL，Glu 196 mg/dL，TP 4.6 g/dL，Alb 2.1 g/dL，T-Bil 2.4 g/dL，D-Bil 1.5 g/dL，AST 125 U/L，ALT 344 U/L，LDH 420 U/L，ALP 870 U/L，CK 320 U/L，Amy 520 U/L，CRP 40.5 mg/dL，HbA1c 6.2 %

凝固：PT-INR 1.8，APTT 52秒，Fib 330 mg/dL

尿：比重1.022，pH 5.0，蛋白（1＋），糖（1＋），ケトン体（＋），潜血（－），白血球（－）

膵上下縁ドレーン：性状は淡黄色，Amy 100 U/L

動脈血ガス（大気下）：pH 7.35，$PaCO_2$ 35 mmHg，PaO_2 80 mmHg，HCO_3^- 18 mEq/L，Lac 1.7 mmol/L，SaO_2 96 %

胸部単純X線：右内頸中心静脈カテーテルの位置は正常，肺野に明らかな浸潤影なし

腹部単純X線：ドレーンの逸脱や位置変化なし，異常ガスなし

心電図：洞性頻脈，ST変化なし

1 診断は何か？初期診療をどのように行えばよいか？

診断：＃1.敗血症疑い

　　　＃2.血管内カテーテル関連血流感染（CRBSI）もしくは手術部位感染（SSI）

　　　＃3.急性腎障害（AKI）　＃4.肝障害　＃5.意識障害　＃6.高アミラーゼ血症

　　　＃7.高血糖　＃8.電解質異常（低ナトリウム血症，低カリウム血症）

　　　＃9.膵頭部腫瘍　膵頭十二指腸切除後（術後5日目）

　本症例は，既往歴のない高齢男性が膵頭十二指腸切除術後に高熱と頻脈，低血圧，意識低下をきたし術後5日目にICU入室となった．ドレーン排液のアミラーゼ上昇は有意ではなく（術後3日目以降にドレーン排液中のアミラーゼが正常血清アミラーゼの3倍以上だと有意）[1]，膵液漏の可能性はやや低いと考えられた．SOFAスコアで多臓器障害（凝固障害，肝機能障害，ショック，意識障害，急性腎障害）を認め，高熱と高度炎症（WBC 21,000/μL，CRP 40.5 mg/dL），それに右内頸中心静脈カテーテル刺入部に発赤を認めたことから，敗血症性（血液分布異常性）ショックを疑った．敗血症はICUで多く遭遇する疾患の1つで，予後不良のため，敗血症を疑った場合は迅速な介入が必要である（第6章1.敗血症参照）．

　本症例は，院内発症であること，大手術後で血管内カテーテルやドレーンが留置されていること，ICU入室時の検査で肺炎や尿路感染の可能性は低いことからカテーテル関連血流感染（catheter-related blood stream infection：CRBSI）もしくは手術部位感染（surgical site infection：SSI）を最も疑った．ICU入室時はショック状態で緊急介入が必要なことから，血液・尿・喀痰・ドレーン排液の培養を提出した後，ピペラシリン・タゾバクタ

2 院内感染　301

ム 2.25 g 8時間ごととバンコマイシン 1 g（以降は薬物血中濃度で投与量と投与間隔を決定）を経験的治療として開始した（⇒コアレクチャー）. ショックに対しては, 初期蘇生輸液として酢酸リンゲル液 1,500 mL を急速投与しつつ, 中心静脈カテーテルからノルアドレナリン 0.05 γ を開始した（第6章1. 敗血症参照）. 意識障害（JCS Ⅱ-10）はあったものの気道と呼吸は確保できていたため, 酸素マスク 5 L 投与で経過観察とした. CRBSI 疑いに対しては, 新たに左内頸静脈から中心静脈カテーテルを挿入し, 既存の右内頸中心静脈カテーテルは抜去した. 血液培養は, 新規の中心静脈カテーテル挿入時に1セット, 既存の右内頸中心静脈カテーテルから1セット, カテーテル先端培養（以下カテ先培養）をそれぞれ提出した（ミニレク CRBSIの診断にカテーテル先端培養は必要か）. 腹部身体所見とドレーンの排液からSSIを積極的に示唆する所見に乏しく, 外科とも相談し緊急CTは不要と判断した.

> ### ミニレク CRBSIの診断にカテーテル先端培養は必要か
>
> CRBSIに関する2009年の米国感染症学会（IDSA）ガイドライン[2]では, CRBSIの診断基準の1つとして血液培養とカテ先培養から検出された微生物の一致があげられている. 近年, カテ先培養の陽性的中率が23％と低かったという報告[3]や, カテ先培養と血液培養の一致率が69％に留まり抗菌薬の選択において影響を与えなかったという報告[4]から, カテ先培養の意義を疑問視する声があがっている. 筆者の私見にはなるが, カテ先培養が陽性であっても抗菌薬が変更されることは少ないこと, カテ先培養結果で逆に不要な抗菌薬の使用へつながる可能性があることなどからルーチンでのカテ先培養は勧めない. また, 余談となるが, 筆者が米国で研修していた2010年代は, CRBSIを含む院内感染症が明らかになった場合, 治療費用が病院負担となることから, カテ先培養の安易な提出は控えるよう指導されていた.

症例のつづき

抗菌薬と輸液蘇生に反応し, ICU入室翌日までにノルアドレナリンは中止でき, 頻脈は落ち着き意識も清明となった. ICU入室3日目, ICU入室時の血液培養2/2セット（好気・嫌気ボトル4/4本）とカテ先培養から緑膿菌が検出された. ピペラシリン・タゾバクタムは, 緑膿菌の薬剤感受性をもとにセフタジジムへde-escalationし, バンコマイシンは中止した（ミニレク 抗菌薬のde-escalationと中止）. ハイケアユニットへ転棟予定だったが, ICU入室4日目から再び39℃台発熱と110～130回台/分の頻脈, 70～80 mmHg台の低血圧が出現し, 少量から中等量の非血性水様下痢が頻回（7～8回/日程度）となった.

② 全身状態の悪化の原因は何か？どのように対処するか？

抗菌薬治療中の新たな下痢でまず考慮すべき合併症は, 偽膜性大腸炎（Clostridioides infection：CDI）である（⇒コアレクチャー）. 過去24時間以内にBristol scale 5以上の水様下痢が3回以上あり, 下剤の使用や経管栄養による浸透圧性下痢が否定された場合はCDIの診断検査を実施する. スクリーニング検査でCDトキシン・抗原の検出を行い, 判断に難

302 ▶ 症例からわかる、動ける！ICU実践コアレクチャー

渋する場合は遺伝子検査（NAAT）あるいは分離培養を追加する.

　本症例は，CDトキシン・抗原ともに陽性でショックを認めたことから重症CDIと診断した．個室管理，接触予防策を講じたうえで抗菌薬治療を開始した．本部の重症CDIに対する第一選択薬は，バンコマイシン1回125mgを1日4回経口投与であるが，本症例は経腸投与への懸念からメトロニダゾール500mg 8時間ごとの点滴投与を10日間予定で開始した．その後，水様下痢の回数は徐々に治まり，解熱し頻脈も落ち着いたため，ICU入室7日目にハイケアユニットへ退室となった.

ミニレク　抗菌薬のde-escalationと中止

　抗菌薬のde-escalationは，抗菌薬の適正使用において重要な役割が期待されているが，その有用性はまだ十分確立されていない[5]．抗菌薬の中止は，各疾患で推奨されている投与期間に加え，熱型や感染臓器症状が改善あるいは消失していること，血液検査で白血球数，CRP，プロカルシトニンなどの炎症所見が改善あるいは正常化していること，培養結果が陰性化していること，画像所見で感染巣が改善あるいは消失していることから総合的に判断する.

集中治療医の視点

▶ ICUへ入室する敗血症は重症であり，誤った抗菌薬選択は致死的となる．その一方で，安易な広域抗菌薬の継続は新たな薬剤耐性菌を生むリスクがある．そのため，広域抗菌薬を開始してから48〜72時間後に治療反応と培養結果を再評価し，狭域抗菌薬への変更（de-escalation）や不要な抗菌薬の中止を心がける.

▶ 術後の予防的抗菌薬あるいは各感染症に対する抗菌薬の適正使用（選択，投与量，投与間隔，投与期間）を薬剤師とともに各科の主治医へ提案し，薬剤耐性菌を生じさせないことも 集中治療医の重要な役割である.

▶ ICU患者間での感染伝搬を防ぐため，ICU医療従事者は日頃から標準予防策や疾患経路別感染予防策を励行する.

▶ ICUでの人工呼吸器関連肺炎（ventilator associated pneumonia：VAP）をはじめ，カテーテル関連尿路感染症（catheter-associated urinary tract infections：CAUTI），CRBSI，SSIを減らすためには，不要な人工物はすみやかに抜去することが重要で，各感染予防バンドルを用いた日々のアセスメントを心がける（⇒コアレクチャー）.

本症例におけるポイント

☑ 本症例はICUで新たに発症した敗血症の一例である．敗血症は予後不良の病態であり，感染巣の検索と迅速な抗菌薬開始，輸液蘇生を行う

☑ ICUで新たに敗血症を発症した場合，VAP，CRBSI，CAUTI，SSI，CDIを念頭に，原因精査と経験的抗菌薬を選択する

☑ 薬剤耐性菌の発生を減らすために，臨床医は患者の臨床経過と培養結果から可能な範囲でde-escalationするとともに，適切な投与期間を心がける

☑ 標準予防策と感染経路別予防策を徹底し，医療者による院内感染伝搬を防ぐ

2　院内感染　303

院内感染

コアレクチャー

Summary

● 抗菌薬消費量の増加と抗菌薬開発の停滞から薬剤耐性（AMR）対策は世界的にとり組むべき重要な課題である.

● 抗菌薬は，作用機序やPK/PDを理解し，起炎菌と適応疾患を定めて適正使用を心がける

● 主な院内感染としては，人工呼吸器関連肺炎，カテーテル関連血流感染症，カテーテル関連尿路感染症，手術部位感染，偽膜性大腸炎などがあげられる

● ICUにおける感染予防対策には，標準予防策と感染経路別予防策があり，感染予防バンドルも併用し，患者間あるいは医療者と患者での感染伝搬を抑えることが大切である

1 薬剤耐性（AMR）対策

1）AMR対策推進の背景

抗菌薬の消費量は世界的に増加を続けており，それに伴い微生物への薬剤耐性化も拡大している[6, 7]．その一方で，抗菌薬の開発は進んでおらず，特にグラム陰性桿菌に対する抗菌薬の選択肢は限られている[8]．この背景には，抗菌薬の収益性が低いこと，臨床試験が難しく薬事承認までのドラッグ・ラグがあることなどが指摘されている.

世界保健機関（WHO）は，このような現状から2015年に薬剤耐性（antimicrobial resistance：AMR）微生物に対する国家行動計画の策定・実行を求めるAMR対策アクションプランを採択した．本邦でも2016年に①普及啓発・教育，②動向調査・監視，③感染予防・管理，④抗微生物薬の適正使用，⑤研究開発・創薬，⑥国際協力，の6分野からなる独自のAMR対策を策定した．2023年にはその改訂が行われ[9]，強化項目はそのままとし，以下の項目を追加した．すなわち，ヒトの健康を守るためには動物や環境へのとり組みも重要であるというワンヘルスの概念と，メチシリン耐性ブドウ球菌（MRSA）を50％（2020年）から20％以下（2027年）へ，フルオロキノロン耐性大腸菌を35％（2020年）から30％以下（2027年）へ，カルバペネム耐性緑膿菌を11％（2020年）から3％以下（2027年）へそれぞれ低下させるという具体的な成果指標を掲げた.

2）集中治療領域における現状

集中治療領域では，感染症に関する多施設国際共同研究が過去に複数行われてきた.

● EUROBACT研究（2012年）[10]：24カ国，162施設ICUの1,156名を対象に，院内発症の血流感染症でICUへ入室した症例を調査した前向きコホート研究である．院内発症血流感染症の76％はICUで感染し，診断までの平均日数は入院後14日（ICU入室後8日），28日死亡率は36％だった．起炎菌の内訳は，グラム陰性桿菌が58.3％，グラム陽性球菌が

304 ▶ 症例からわかる、動ける！ ICU実践コアレクチャー

32.8％，真菌が7.8％で，このうち多剤耐性菌は47.8％を占めた．

● EUROBACT-2研究（2023年）[11]：52カ国，333施設ICUの2,600名を対象に，院内発症の血流感染に対してICUで治療を受けた患者の疫学と予後を前向きに調べたコホート研究である．78％がICUで感染し，死亡率は37.1％，28日時点で生存退院できたのはわずか16.1％に留まった．感染巣は肺炎（26.7％）と血管内カテーテル感染（26.4％）が最も多く，起炎菌としてはグラム陰性桿菌が59％を占め，このうち抗菌薬耐性が23.5％，汎抗菌薬耐性が1.5％を占めた．

● EPIC Ⅲ研究（2020年）[12]：88カ国，1,150施設ICUの15,202名を対象に，抗菌薬の使用実態を調べた横断研究（2017年9月13日に実施）である．ICUで抗菌薬を投与されていた患者は70％へ上ったが，実際に感染が確定もしくは疑いだった症例は54％だった．また，全体の院内死亡率は30％で，ICU感染は市中感染と比較し予後不良だった（OR 1.32, 95％CI：1.1-1.6, $P = 0.003$）．

● DIANA研究（2020年）[13]：28カ国，152施設ICUの1,495名を対象に狭域抗菌薬への変更（de-escalation）の実態を調べた前向き観察研究である．驚くべきことに，ICUで経験的抗菌薬が開始されてから3日以内にde-escalationが行われたのはわずか16％であり，de-escalationがなされた症例ではいずれも症状増悪を認めなかった．

このように，集中治療領域でも世界的な抗菌薬への耐性化は明らかであるが，残念ながら抗菌薬の適正使用が十分に実践できているとはいえない（**ミニレク** 抗菌薬適正使用支援チーム）．今後2050年には，薬剤耐性菌感染症が悪性疾患を抜いて世界の死亡原因で第1位になるという試算もされており[14]，AMR対策は今後喫緊の課題である．

> **ミニレク** 抗菌薬適正使用支援チーム（AST）
>
> 抗菌薬適正使用支援チーム（aimicrobial stewardship team：AST）は，個々の患者に対して最大限の抗菌薬効果を導くと同時に，有害事象を最小限にとどめ，感染症治療を最適化する目的で，感染症専門の医師や薬剤師，臨床検査技師，看護師が主治医の支援を行うチームならびに活動である．2014～2017年に行われた147研究のシステマティックレビューでは，AST介入により85％の研究で入院期間は短縮，92％の研究で抗菌薬による出費が減少した[15]．米国に限ると，1人あたり732ドルの医療費削減がみられたことから，今後もAST介入による医学的・経済的効果が期待されている．

2 抗菌薬の基本

1）抗菌薬の分類

抗菌薬は，作用機序により大きく殺菌性と静菌性へと分類される（表1）．殺菌性の抗菌薬は，細菌の細胞壁合成や重要な代謝機能を阻害して殺菌効果を発揮する薬剤で，深在臓器感染や血流感染などの重症感染症に対して有効である．静菌性抗菌薬は，細菌の発育や複製を緩める薬剤で，直接の殺菌効果は宿主免疫に依存することがポイントである．そのため，宿主免疫不全患者の多いICUにおける重症感染症では，殺菌性抗菌薬を選択するの

2 院内感染　305

表1 作用機序による抗菌薬の分類

殺菌性	静菌性
細菌の細胞壁合成や重要な代謝機能を阻害し殺菌	細菌の発育や複製を緩める
深在臓器感染や血流感染に適応	抗菌作用を得るためには宿主免疫の機能が必要
● ペニシリン，セファロスポリン ● キノロン，アミノグリコシド ● バンコマイシン ● ダプトマイシン ● メトロニダゾール ● リファンピシン	● マクロライド ● テトラサイクリン ● リネゾリド ● クリンダマイシン

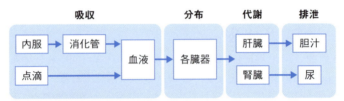

図1　薬物動態（PK）の4つのフェーズ
薬物が投与され，排泄されるまでの血中濃度の変化を経時的にみたもの

が一般的であるが，近年の研究では殺菌性抗菌薬が静菌性抗菌薬よりも優れているという結果は示せなかった[16]．むしろ，抗菌薬の効果という点でいえば，重症感染症において薬剤投与量や薬物動態（pharmacokinetics：PK），組織への薬剤移行性の方が殺菌性よりもより重要だった．

2）薬物動態（PK）/薬力学（PD）

a）薬物動態（PK）

　PKは，薬物が患者へ投与されて体外へ排泄されるまでの薬物の血中濃度を経時的にみたものである．PKは**吸収，分布，代謝，排泄**の4つのフェーズから成り立っている（図1）．「吸収」では，投与された薬剤が血液中へ到達した割合を示すbioavailability（生物学的利用率）に注目する．点滴薬は血液中への吸収が100％であるのに対し，経口薬は消化管からの吸収効率，肝・消化管での初回濾過効果（代謝）で規定される．経口抗菌薬のうちbioavailabilityがよいとされるのは，ニューキノロン，メトロニダゾール，ST合剤，テトラサイクリン，リネゾリド，クリンダマイシンである．これらの抗菌薬では，点滴と内服の投与量が同量でよいとされている．

　「分布」は薬剤の初期投与量を決めるうえで重要であるのに対し，「代謝」「排泄」は薬剤の維持投与量を決めるうえで重要である．代謝・排泄を決める因子は，肝・腎・心機能に加えて栄養状態や血管透過性などである．このうち若年男性，外科手術後，敗血症，外傷後などで，腎の過剰反応（CCr＞130 mL/分/1.73 m^2）から抗菌薬が予想以上に排泄されてしまい，血中薬物濃度が低下する事象をaugmented renal clearance（ARC）とよぶ．

ARCは抗菌薬療法の失敗へつながるリスクとなり[17, 18]，**推奨されている抗菌薬レジメンにもかかわらず期待された効果がみられない場合はARCの可能性を疑う．**

b）薬力学（PD）

薬力学（pharmacodynamics：PD）は，薬物の作用部位における薬物濃度と薬理効果を定量的に扱う学問である（図2）．抗菌薬を薬力学的に分類すると，① C_{max}/MIC，② AUC/MIC，③ Time above MIC のそれぞれに規定されるものの3つに分けられる（表2）[19, 20]．

① C_{max}/MICで規定される抗菌薬にはニューキノロン，アミノグリコシド，ダプトマイシンなどがあげられる．これらの抗菌薬は最高血中濃度（C_{max}）が薬剤の効果に影響を与える重要な因子となるため，1回投与量を多くして1日投与回数を少なくする．

② AUC/MICで規定される抗菌薬はバンコマイシンをはじめリネゾリド，ニューキノロン，テトラサイクリン，マクロライドなどである．これらの抗菌薬は，血中濃度時間曲線下面積（area under the curve：AUC）と最小発育阻止濃度（minimum inhibitory concentration：MIC）で囲まれた面積（＝体内へとり込まれた薬剤の総量）が重要な因子で，治療薬物モニタリング（therapeutic drug monitoring：TDM）結果で投与量を調整する．

③ Time above MICで規定される抗菌薬には，βラクタム（ペニシリン，セファロスポリン，モノバクタム，カルバペネム）をはじめ，マクロライド，クリンダマイシンなどが

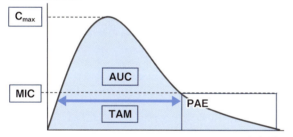

図2　薬力学で用いられるキーワード

表2　薬力学的にみた抗菌薬の分類

	C_{max}/MIC	AUC/MIC	Time above MIC	PAE
ポイント	C_{max}を高くする 1回投与量を多く，1日投与回数を少なくする	AUCとMICで囲まれた面積を維持 TDMを用いて計算	血中濃度がMICを超えている時間を長くする 頻回・長時間投与を原則として，1日の40〜60%以上を目標	血中濃度がMIC以下になっても，一定期間細菌増殖を抑制できる効果
代表的な抗菌薬	ニューキノロン アミノグリコシド ダプトマイシン	バンコマイシン リネゾリド ニューキノロン テトラサイクリン マクロライド	βラクタム（ペニシリン，セファロスポリン，モノバクタム，カルバペネム） マクロライド クリンダマイシン	ニューキノロン アミノグリコシド ダプトマイシン クリンダマイシン メトロニダゾール

（文献19，20を参考に作成）

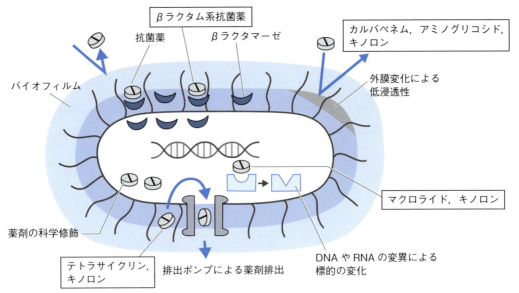

図3 抗菌薬耐性のメカニズム
（文献22を参考に作成）

ある．薬物血中濃度がMICを超えている時間をできるだけ長く（目標は1日のうち40〜60％以上）するため，薬剤を頻回かつ長時間投与する．

なお，PAE（post antibiotic effect）は，血中濃度がMIC以下になっても一定期間細菌増殖を抑制できる効果で，ニューキノロン，アミノグリコシド，ダプトマイシン，クリンダマイシン，メトロニダゾールなどの抗菌薬でPAEをもつことが知られている．

3）抗菌薬の長時間投与

βラクタム系抗菌薬の薬力学的特性から，抗菌薬の長時間投与が注目されている．敗血症に対するβラクタム系抗菌薬の長時間投与による効果を通常投与と比較したメタアナリシスでは，長時間投与群で（通常投与と比較し），有意に目標血中濃度を達成し臨床的治癒を改善した．その一方，抗菌薬による副作用や薬剤耐性菌の発生率，入院死亡率では通常投与群と比較して有意差はみられなかった[21]．抗菌薬の長時間投与のために点滴アクセスが必要なこと，抗菌薬の薬剤安定性，薬剤TDMにかかる人為的労力などの問題から抗菌薬の長時間投与の有効性は，今後さらなる検討が必要である．

4）抗菌薬耐性のメカニズム

抗菌薬耐性のメカニズムは，バイオフィルムの形成やβラクタマーゼをはじめ，外膜変化による低浸透性，DNAやRNAの変異による標的の変化，排出ポンプによる薬剤排出，薬剤の化学修飾などさまざまである（図3）[22, 23]．

バイオフィルムは，細菌から産生される粘着性の高い物質（主に多糖類やタンパク質）のことで，バリアを形成し抗菌薬やストレス環境から守る．βラクタマーゼは，細菌から産

表3 ICUでみられる耐性菌に対する抗菌薬

細菌	薬剤
MRSA	バンコマイシン，テイコプラニン，ダプトマイシン，リネゾリド
VRE	リネゾリド，ダプトマイシン
AmpC産生菌	セフェピム
ESBL産生菌	カルバペネム，セフメタゾール
CRE（Non-CPE）	セフタジジム・アビバクタム，レカルブリオ セフィデロコル （非重症）キノロン，ST合剤，MEPM
CRE（CPE）	KPC ：セフタジジム・アビバクタム，レカルブリオ， 　　　　セフィデロコル OXA-48：セフタジジム・アビバクタム，セフィデロコル MBL ：セフタジジム・アビバクタム＋アズトレオナム， 　　　　セフィデロコル

MRSA：methicillin-resistant Staphylococcus Aureus（メチシリン耐性黄色ブドウ球菌）
VRE：vancomycin resistant Enterococci（バンコマイシン耐性腸球菌）
AmpC：AmpC β-lactamase（AmpC型βラクタマーゼ）
ESBL：extended spectrum β-lactamase（基質特異性拡張型βラクタマーゼ）
CRE：carbapenem-resistant Enterobacterales（カルバペネム耐性腸内細菌目細菌）
CPE：carbapenemase-producing Enterobacteriaceae（カルバペネマーゼ産生腸内細菌科細菌）

生される酵素がβラクタム系抗菌薬のβラクタム環を加水分解することで抗菌薬活性を消失させる．外膜変化は，細菌の外膜にある孔（ポーリン）が変化することで抗菌薬が通過できずに薬剤耐性化するもので，カルバペネム，アミノグリコシド，キノロンへの耐性がこれに相当する．DNA/RNAの変異は，抗菌薬の標的とする構造を変化させることで薬剤耐性化するもので，代表的抗菌薬としてマクロライド，キノロンがある．排出ポンプは，菌体に取り込まれた抗菌薬を効率よく排出し，抗菌薬濃度を低下させて薬剤耐性化するもので，テトラサイクリン，キノロンがこれに相当する．誌面の都合上詳細な説明は割愛するが，主な薬剤耐性菌に対する抗菌薬の選択を表3へ示す．

3 ICUにおける院内感染と抗菌薬の適正使用

　ICUで新たに発症する代表的な院内感染としては，人工呼吸器関連肺炎（VAP）をはじめ，カテーテル関連血流感染症（CRBSI），カテーテル関連尿路感染症（CAUTI），手術部位感染（SSI），偽膜性大腸炎（CDI）があげられる．

1）VAP

a）診断基準

　人工呼吸器関連肺炎（VAP）は，院内肺炎のうち気管挿管下の人工呼吸患者に，人工呼吸開始48時間以上経過してから発症する肺炎である（表4）[24, 25]．① 炎症反応（発熱，CRPやPCTの上昇），② 酸素化低下，③ X線・CTで異常影出現と持続，④ 膿性気道分泌物の4項目のうち複数項目を満たしたときに臨床的VAPとして微生物学的検索を行い，経験的

表4 VAP の定義と診断基準

定義
院内肺炎のうち，人工呼吸中の患者で気管挿管から48時間以上経過して発症する肺炎

診断基準
1．臨床所見：以下の複数項目が該当したら臨床的VAP⇒2.へ
①炎症反応（発熱，CRPやPCT上昇） ②酸素化低下 ③X線・CTで異常影出現と持続 ④膿性気道分泌物
2．微生物学的診断：以下の1項目を満たしたらVAPの診断
①下気道の直接吸引で病原微生物が陽性 　（定性培養3＋以上か定量培養10^6 CFU/mL以上） ②BALで定性培養2＋以上か定量培養10^4 CFU/mL以上 ③血液か胸水培養が陽性で，下気道からの病原微生物が一致

（文献25より引用）

治療の開始を検討する．臨床的VAPのうち ① 下気道の直接吸引で病原微生物が陽性（定性培養3＋以上か定量培養10^6 CFU/mL以上），② BALで定性培養2＋以上か定量培養10^4 CFU/mL以上，③ 血液か胸水培養が陽性で，下気道からの病原微生物が一致，のうち1項目でも満たしたときは微生物学的VAPと診断し，培養結果に準じた抗菌薬へ変更する．

b）起因菌と抗菌薬治療

VAPの起炎菌として多いのは緑膿菌（15.5％），ステノトロフォモナス・マルトフィリア（10.3％），MRSA（8.3％），MSSA（7.4％），肺炎桿菌（6.8％）である（表5)[26, 27]．

抗菌薬の初期選択は，背景疾患や医療曝露歴から緑膿菌やMRSAなどの耐性菌カバーをするかどうかで判断し（表6)[25]，**治療開始後は呼吸器培養の結果と治療反応からde-escalationを検討する**．過去の5研究，1,069名を対象にVAPに対する抗菌薬の投与期間を調べたメタアナリシス[28]では，短期間群（≦8日）vs 長期間群（10〜15日）で，再発率，28日死亡率，人工呼吸期間やICU滞在期間は両群間に有意差を認めなかった．この結果は，起炎菌が非発酵グラム陰性桿菌でも同様だった．そのため，VAPに対する抗菌薬の投与期間は基本的に7日間でよいと考えられるが，2022年に発表された別の研究[29]では，緑膿菌によるVAPにおいて抗菌薬投与期間8日（短期間群）vs 15日（長期間群）で，90日以内のICUでの死亡率と再発率を複合アウトカムとして比較したところ，複合アウトカムは35.2％vs 25.5％と短期間群に多かった．そのため，必ずしもすべてのVAPに対して抗菌薬投与期間を短縮できるかどうかは今後も議論が必要である．

2）CRBSI

a）診断基準

カテーテル関連血流感染症（CRBSI）は，中心静脈カテーテルをはじめあらゆる血管内カテーテルに関連して発生した血流感染である[30]．このうち，サーベイランスを目的として，

表5　VAP起炎菌と抗菌薬治療

起炎菌
①*P. aeruginosa*（緑膿菌）：15.5％
②*S. maltophilia*（ステノトロフォモナス・マルトフィリア）：10.3％
③*S. aureus*（MRSA，メチシリン耐性黄色ブドウ球菌）：8.3％
④*S. aureus*（MSSA，メチシリン感受性黄色ブドウ球菌）：7.4％
⑤*K. pneumoniae*（肺炎桿菌）：6.8％

重症例に対する経験的抗菌薬
耐性菌リスクなし
● アンピシリン・スルバクタム点滴静注 1回3g 1日3〜4回
● セフォタキシム点滴静注 1回1〜2g 1日3回
● セフトリアキソン点滴静注 1回2g 1日1回
耐性菌リスクあり
● ピペラシリン・タゾバクタム点滴静注 1回4.5g 1日3〜4回
● イミペネム・シラスタチン点滴静注 1回0.5g 1日4回 または，1回1g 1日3回
● メロペネム点滴静注 1回1g 1日3回
＋以下のいずれかを併用
● シプロフロキサシン点滴静注 1回300〜400mg 1日2回
● レボフロキサシン点滴静注 1回500mg 1日1回
● パズフロキサシン点滴静注 1回500〜1,000mg 1日2回

（文献 26，27 を参考に作成）

表6　VAPの薬剤耐性リスク因子

項目	リスク因子
多剤耐性菌	過去90日以内に静注抗菌薬を使用 VAP診断時に敗血症性ショックがある VAPに先行してARDSがある VAP発症前に5日以上の入院歴がある VAP発症前に緊急腎代替療法を実施
MRSA	過去90日以内に静注抗菌薬を使用
多剤耐性緑膿菌	過去90日以内に静注抗菌薬を使用

（文献 25 より引用）

中心静脈カテーテルに限定して起こる血流感染を，中心静脈カテーテル関連血流感染（central line associated blood stream infections：CLABSI）とよぶ[30]．CRBSIは，① 経皮的に採取した血液培養の少なくとも1セットとカテ先培養から同じ微生物が検出された場合，② 2セットの血液培養（末梢静脈とカテーテル1セットずつ）の定量培養で，カテーテルのコロニー数が（末梢静脈の）3倍以上，または培養で陽性化するまでの時間が末梢静脈よりもカテーテルの方が2時間以上早い場合，のいずれかを満たした場合に診断される（表7）．

b）侵入経路

CRBSIの侵入門戸は，大きくカテーテル外とカテーテル内に分類される（図4）．カテーテル外としては，カテーテル刺入部周囲の皮膚や別の病巣からの血行性播種があり，原因の60％を占める．カテーテル内としては，カテーテルやハブの汚染あるいは点滴製剤の汚染などがあり，原因の12％を占める．残り28％の症例は侵入門戸が不明であり，侵入門戸が明らかではない場合もCRBSIは否定できないことへ留意する[2, 31, 32]．血管内カテーテル

2　院内感染　311

表7 CRBSI

定義
血管内カテーテルに関連し発生したカテーテル関連血流感染
診断基準
①経皮的に採取した血液培養の少なくとも1セットとカテ先培養から同じ微生物が検出 ②2セットの血液培養（末梢静脈とカテーテル1セットずつ）で，定量培養でカテーテルのコロニー数が（末梢静脈の）3倍以上または陽性化までの時間がカテーテルで末梢静脈より2時間以上早い 上記の1あるいは2を満たした場合に診断

※ CLABSI（中心静脈カテーテル関連血流感染）は，CRBSIとは異なりサーベイランス目的で中心静脈カテーテルに限定した血流感染
※ ここでは短期留置カテーテルについてのみ示す（長期留置カテーテルはIDSAガイドライン参照）
（文献2を参考に作成）

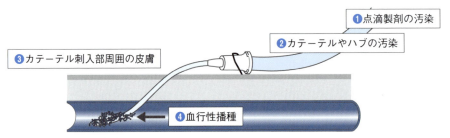

図4 CRBSIの侵入経路

別に見たCRBSIのリスクは，肺動脈カテーテルが最も高く（3.7/1,000カテーテル日※），以下，中心静脈カテーテル（2.7/1,000カテーテル日），動脈カテーテル（1.7/1,000カテーテル日），PICC（1.1/1,000カテーテル日）の順に高い[33]．

c）起因菌と抗菌薬治療

　CRBSIの主な起炎菌は，表皮ブドウ球菌（19.0%），MRSA（8.5%），MSSA（8.1%），コアグラーゼ陰性ブドウ球菌（6.1%），緑膿菌（6.1%）の順に多い．CRBSIが判明した（あるいは疑われる）場合は，**すみやかに広域抗菌薬（抗MRSA薬＋抗緑膿菌薬）を開始し，培養結果から起炎菌を標的とした抗菌薬へと変更する**（表8）[26, 27]．また，敗血症や複雑性CRBSI，病原性の強い起炎菌（黄色ブドウ球菌，緑膿菌，多剤耐性グラム陰性桿菌，カンジダ）が予測される場合は，血管内カテーテルの抜去が望ましい[2]．

　菌血症全般に対する抗菌薬の投与期間は，血液培養が陰性化してから14日間であるが，血管内カテーテル抜去後に症状がすみやかに改善したCRBSIでは，7〜10日間への短縮も考慮する[2]．ただし，ブドウ球菌菌血症によるCRBSIでは，以下のバンドルを遵守した管

※ カテーテル感染率を評価する単位としては，一般的に1,000カテーテル日あたりの感染率が用いられる．これは，カテーテルが挿入されていた総日数（＝カテーテル日数）を基準に，その期間に発生した感染の頻度を表したもので，例えば100人の患者がそれぞれ10日間カテーテルを使用し，その期間中に8件の感染が認められた場合は，1,000カテーテル日あたりの感染率は，8／1,000　カテーテル日となる．

表8　CRBSI起炎菌と抗菌薬選択

起炎菌
① *S. epidermidis*（表皮ブドウ球菌）：19.0%
② *S. aureus*（MRSA，メチシリン耐性黄色ブドウ球菌）：8.5%
③ *S. aureus*（MSSA，メチシリン感受性黄色ブドウ球菌）：8.1%
④ Coagulase Negative Staphylococci（CNS，コアグラーゼ陰性ブドウ球菌）：6.1%
⑤ *P. aeruginosa*（緑膿菌）：6.1%
推奨される経験的抗菌薬
CNS，MRSA，腸球菌：バンコマイシン
グラム陰性桿菌　　　：セフェピム
カンジダ　　　　　　：ミカファンギン

（文献26，27を参考に作成）

理で患者予後が改善するとされている[34]．

① 抗菌薬開始から48〜96時間後に血液培養を再検すること

② CRBSIが疑われるあるいは確定した場合は血管内カテーテルを抜去し，膿瘍に対しては72時間以内にドレナージすること

③ 複雑性CRBSIもしくは感染性心内膜炎のリスクがある患者には，心エコーを実施すること

④ MSSAが判明したら，抗MSSA薬（日本ではセファゾリン）を24時間以内に開始すること

⑤ バンコマイシンで3日間以上治療中の場合は，血中トラフレベル15〜20を目標に投与量を調整すること

⑥ 非複雑性CRBSIでは最低14日間，複雑性CRBSIでは最低28日間の抗菌薬投与が必要であり，症例によってはフルオロキノロン＋リファンピシン，ST合剤，リネゾリドなどの経口薬への変更を検討すること

3）SSI

　手術部位感染（SSI）は，手術に直接関連し術後30日（埋入物がある場合は1年）以内に発生する術野の感染である[35, 36]．SSIは，感染部位の深さから**表層切開創SSI，深部切開創SSI，臓器/体腔SSI**に分類される．

　SSIは，患者皮膚からの汚染，汚染された人工物・手術器具，手術部位以外の感染からの血行感染，医療者の皮膚・粘膜・衣服からの汚染などを介して感染し，① 創部から膿性排液がみられる，② 感染徴候（疼痛，圧痛，限局的腫脹，発赤，熱感のいずれか）がみられる，③ 無菌的に採取した液体・組織から病原体が分離される，④ 術者もしくは主治医が診断，のいずれかを満たした場合にSSIと定義される．国内のSSIデータ[37]では，SSIが発生する部位を臓器別にみると消化器系が最も多く（表9），なかでも食道が15％と最も多く，以下肝・胆・膵13％，大腸8.5％，胃7.3％の順に多かった．SSIの発生率は手術患者全体の4.2％で，主な起炎菌は表10に示す通りである．

表9 国内SSIの発生頻度	
手術手技	SSI発生率（%）
食道	15.20%
胃	7.60%
肝・胆・膵	13.70%
大腸	8.10%
CABG（グラフト採取あり・なし）	3.4% / 2.4%
心臓弁置換	1.20%
胸部大動脈（開胸）	2.50%
腹部大動脈（開腹）	1.30%
開頭	1.50%
頚部	2.80%
胸部（心血管以外）	0.80%
手術患者全体	4.20%

2022年 JANIS SSI データ
（文献36を参考に作成）

表10 国内SSIの起炎菌

全体
①*E.faecalis*（エンテロコッカス フェカーリス）：1,536
②*P.aeruginosa*（緑膿菌）：955
③*E.cloacae complex*（エンテロバクター クロアカエ複合体）：926
④*S.aureus*（黄色ブドウ球菌）：906
⑤*E.coli*（大腸菌）：828

表層／深部切開創
①*E.faecalis*（エンテロコッカス フェカーリス）：779
②*S.aureus*（黄色ブドウ球菌：602
③*P.aeruginosa*（緑膿菌）：568
④*E.cloacae complex*（エンテロバクター クロアカエ複合体）：473
⑤*B.fragilis*（バクテロイデス フラジリス）：355

数値は2022年1月～12月の発生件数
2022年 JANIS SSIデータ
（文献37，38を参考に作成）

4) CDI

a) 診断基準とリスク因子

　偽膜性大腸炎（CDI）は，抗菌薬の使用をきっかけに消化管微生物叢が乱れ，*Clostridioides difficile*により引き起こされる消化管感染症である[39]．24時間以内に下痢（Bristol Stool Scale 5以上，すなわち5.軟便，6.泥状便，7.水様便に該当）が3回以上あり，かつ①便中のCDトキシン陽性，②CDトキシン産生性の*C.difficile*を分離，③下部消化管内視鏡や大腸病理組織で偽膜性腸炎を呈する，のいずれかを満たした場合に診断される．

　CDIは本邦で感染症法の指定疾患には含まれておらず，正確な罹患率や有病率は分かっていない．CDIの主なリスク因子としては，高齢者，抗菌薬の使用歴（クリンダマイシン，カルバペネム，フルオロキノロン，セファロスポリン），過去の入院歴，消化管手術歴，CKDや炎症性腸疾患，経腸栄養，プロトンポンプ阻害薬，抗ヒスタミンH_2受容体拮抗薬の使用歴が知られている．

b) 診断の実際

　CDIの診断は，病歴から下剤の使用や経腸栄養による浸透圧性下痢の可能性を否定したうえで，Bristol scale 5以上の糞便を用いた抗原・トキシン検査を行うのが一般的である（表11）．抗原・トキシンともに陽性であればCDIと診断し，抗原・トキシンともに陰性であればCDIは否定される．抗原陽性でトキシン陰性の場合は，トキシンを産生しないCDIかトキシン産生性であるもののトキシン産生量がごく少量のCDIである可能性が考えられる．その場合，同一検体を用いてトキシンの遺伝子（NAAT）検査を行い，NAATが陽性であれば治療開始を検討し，NAATが陰性であれば治療開始はせずに経過観察とする．NAATが実施できない場合は，分離培養でトキシン産生性菌であるかどうかを調べる．た

表11 CDIの診断

糞便（Bristol scale 5以上）を用いた抗原・トキシン検査

		トキシン	
		陽性	陰性
GDH（抗原）	陽性	真の感染	感染の可能性あり →遺伝子（NAAT）検査実施※ 陽性：治療検討 陰性：治療はしない
	陰性	判定不能 →再検	感染は否定

※NAAT（遺伝子）検査が施行できない場合は，分離培養しトキシン産生性を評価
（文献39を参考に作成）

表12 CDIに対する治療方針

	非重症（軽・中等症）	重症	再発例	難治例
第一選択	● メトロニダゾール 1回500mg 1日3回 10日間 経口または点滴 静注	● バンコマイシン 1回125mg 1日4回 10日間経口 or ● フィダキソマイシン 1回200mg 1日2回 10日間	● フィダキソマイシン 1回200mg 1日2回 10日間	● フィダキソマイシン 1回200mg 1日2回 10日間
第二選択	● バンコマイシン 1回125mg 1日4回 10日間 経口 or ● フィダキソマイシン 1回200mg 1日2回 10日間	● バンコマイシン 1回125mg 1日4回 10日間 経口と メトロニダゾール 1回500mg 1日3回 10日間 経口または点滴 静注 or ● バンコマイシン 1回500mg 1日4回 経口・経鼻胃管・経腸	● バンコマイシン 1回500mg 1日4回 経口・経鼻胃管・注腸で 10～14日間 or ● バンコマイシン パルス・漸減療法※	● バンコマイシン 1回125mg 1日4回＋ メトロニダゾール 1回500mg 1日3回 or ● バンコマイシン高用量 1回500mg 1日4回 or ● バンコマイシンパルス・ 漸減療法※ ＊ガイドラインに投与期間の記 載なし

重症　：どの定義分類を用いるのがよいか本邦ガイドラインで推奨なし
再発例：適切なCDI治療後8週間以内に再度発症したもの
難治例：初回治療以降，2回以上の再発例，もしくはバンコマイシン内服治療，フィダキソマイシン内服治療にもかかわらず，治療終了時までの
　　　　下痢の改善を認めない，もしくはショック，腸閉塞，巨大結腸症，腸穿孔を認め，CDIが原因と考えられる例
※バンコマイシンパルス漸減療法：1回125mg 1日4回 10～14日間→1回125mg 1日2回 1週間→1回125mg 1日1回 1週間→1回
125mg 2～3日に1回 2～8週間
（文献39を参考に作成）

だし，結果判明までに10日近くかかることから，臨床経過や発症リスクでCDI治療開始の有無を判断する．

c）治療選択

　CDIに対する本邦ガイドラインの第一選択薬は，**非重症（軽～中等症）ではメトロニダゾール，重症や再発例ではバンコマイシンあるいはフィダキソマイシンで，それぞれ10日間の投与期間が推奨**されている（表12）[39]．2回以上の再発をはじめ，バンコマイシンやフィダキソマイシンに対する臨床効果がみられない，CDIによるショックや腸閉塞・巨大結腸症・腸穿孔を認めるなどの難治例に対しては，フィダキソマイシンに加えて，「バンコマイシン

内服＋メトロニダゾール点滴」，「バンコマイシンの高用量内服あるいは経鼻胃管・経腸からの投与」や「バンコマイシン内服パルス漸減療法」などが選択肢となる.

糞便移植は，海外で再発例に対する再発予防効果が報告されているものの，有効性や安全性に関するエビデンスが不十分であり，現時点で本邦では推奨されていない.

そのほか，薬剤の腸管投与が難しい症例では，メトロニダゾールの点滴，さらにCDIの重篤な合併症である中毒性巨大結腸症に対しては，結腸亜全摘もしくはループ式回腸瘻造設 ＋ 大腸洗浄などが治療選択肢となる[40].

4 ICUにおける感染予防管理

ICUにおける感染予防管理は，大きく標準予防策と感染経路別予防策へと分けられる.

1）標準予防策

標準予防策は，すべての患者の血液・汗を除く体液・分泌物・排泄物・健常でない皮膚・粘膜には感染性があるものとして対応する考え方で，① 手指衛生，② 個人防護具（personal protective equipment：PPE）の適正使用，③ 呼吸器衛生・咳エチケット，④ 適切な患者の配置，⑤ 患者に使用した器材の取り扱い，⑥ 環境の維持管理，⑦ リネン類の取り扱い，⑧ 安全な注射手技，⑨ 腰椎穿刺における感染防御手技，⑩ 労働者の安全の10項目からなる[41].

a）手指衛生

手指衛生では，① 患者へ触れる前，② 清潔・無菌操作の前，③ 体液に暴露された可能性がある場合，④ 患者に触れた後，⑤ 患者周辺の物品に触れた後，の5つのタイミングで手指消毒を行うことが推奨されている[41]．手指消毒の際には，最も汚染しやすい指先から優先して洗い，70％以上のアルコール製剤，例えばウエルパス®（80％），ラビジェル®（77〜81％），ベルコム ローション（80％）などを用いたアルコール擦式消毒を行う．手指が明らかに汚染している場合やCDIの芽胞などアルコールの消毒効果が期待できない場合は，石鹸と流水を用いて最低15秒間手指消毒する.

b）PPEの適正使用

個人防護具（PPE）は，患者の血液・体液・分泌物・排泄物などで汚染されるあるいは汚染される可能性がある場合に，手袋，マスク，ガウン，フェイスシールド，キャップを装着する[42].

c）適切な患者の配置

適切な患者の配置では，ゾーニングとコホーティングをしっかりと定めることが重要である[43].

ゾーニングは，感染領域と非感染領域を明確に区分けすることである（図5）[44]．ポス

ター，ビニールテープ，パーテーションなどの目印を使ってエリア分けを明確にする．一般的に，ナースステーションは非感染エリア，PPE着脱は準汚染エリアにそれぞれ設定し，動線を意識したゾーニング策定を心がける．

コホーティングは，入院患者を感染者・濃厚接触者・それ以外の病室（あるいは病棟）へ分けることで，入院患者間での感染を抑えることが目的である（図6）[45]．具体的には，感染者・濃厚接触者に対しては，各病室に専用物品（体温計，血圧計，パルスオキシメータなど）を配置し，固定された医療従事者が感染者をケアするといった工夫をする．

d）環境の維持管理

環境消毒は，患者周囲環境で汚染されやすい部位に対して行う清拭・消毒で，ルビスタ®ワイプ（0.1％），ハイター®（6％），ピューラックス®（6％）など，0.1％（1,000 ppm）以上の次亜塩素酸ナトリウムを用いて勤務時間内に複数回実施する．患者側で汚染されやすい場所は，モニター，ベッド柵，トイレ便座，水道・ドアノブ，ゴミ箱などで，医療者側で汚染されやすい場所は，体温計・血圧計・聴診器，輸液・シリンジポンプ，心電計，超音波機器，人工呼吸器・ECMO，キーボード・マウス，バーコードリーダーなどである．

2）感染経路別予防策

感染経路別予防策は，標準予防策以上の予防策が必要な病原体に感染している（あるいは疑いのある）患者へ実施する予防策で，空気予防策，飛沫予防策，接触予防策が相当する．

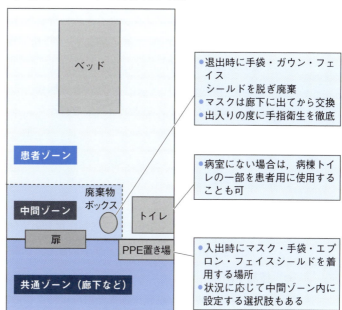

図5　ゾーニングの一例（病室）
（文献44を参考に作成）

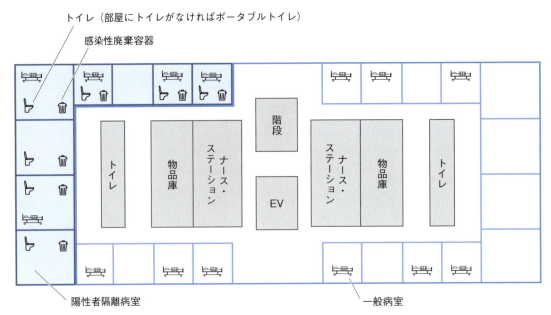

図6 コホーティングの一例（病棟）
（文献45を参考に作成）

a）空気予防策

空気感染は，病原体を含む小さな粒子（5μm以下の飛沫核）が拡散され，これを吸い込むことで発生する感染経路のことで，主な対象疾患は結核，麻疹，水痘である[43,46]．空気予防策では，陰圧個室管理を行い，医療者はN95マスクを着用（事前にフィットテストとユーザーシールチェック）し，個室外へ出る際に患者はサージカルマスクを着用する．COVID-19では，エアロゾル（ウイルスを含む飛沫核）が大量に発生すると予測される処置〔① 気管挿管，② 抜管，③ 心肺蘇生，④ 用手換気，⑤ 気道吸引，⑥ ネブライザー，⑦ 非侵襲的陽圧換気（non-invasive ventilation：NIV）やハイフローネーザルカヌラ（high-flow nasal cannula：HFNC），⑧ 気管支鏡検査，⑨ 気管切開，⑩ 用手換気，⑪ 上部消化管内視鏡，⑫ 誘発採痰〕で空気予防策を行う[47]．

b）飛沫予防策

飛沫感染は，病原体を含む大きな粒子（5μm以上）が咳やくしゃみ，会話で拡散されて口鼻腔粘膜や結膜へ付着し感染する経路で，主な対象疾患は百日咳，ジフテリア，髄膜炎菌感染症，マイコプラズマ感染症，インフルエンザ，風疹である[43,46]．飛沫予防策では，基本は個室管理として難しい場合は同一感染症患者の集団隔離（コホーティング）や患者同士のベッド間隔を1m以上確保してカーテン隔離し，医療者はサージカルマスクを着用する．

c）接触予防策

接触感染は，皮膚，粘膜や創部との直接的な接触あるいは中間に介在する医療者や環境を介して間接的な接触し感染する経路であり，主な対象疾患はMRSA感染症，VRE感染症，

ESBL感染症, CDI, 疥癬である[43, 46]. 接触予防策では, 原則は個室管理として難しい場合は同一感染症患者による集団隔離を行い, 医療者はガウンや手袋を着用し手指衛生の徹底や医療機材の患者専用化などを行う.

5 ICUにおける感染予防バンドル

ICUにおける感染予防管理で, 感染予防バンドルの実践も大切である. バンドルとは, エビデンスに基づいた3～5つの介入を同時に (＝束：bundleで) 行うことで, 単独で行うよりも高い効果を得ようとする手法である. ICUで行われる感染予防バンドルには, VAPバンドル, CRBSIバンドル, SSIバンドルなどがある.

1) VAPバンドル

VAPバンドルでは, ① 手指衛生の確実な実施, ② 人工呼吸器回路を頻回に交換しない, ③ 適切な鎮静・鎮痛 (過剰に鎮静しない), ④ 人工呼吸器からの離脱ができるか, 毎日評価する, ⑤ 仰臥位で管理しない (頭部挙上30～45°) が推奨されている[48].

2) CRBSIバンドル

CRBSIバンドルでは, ① 手指衛生, ② カテーテル挿入時のマキシマルバリアプリコーション, ③ 皮膚消毒で0.5％以上のクロルヘキシジンアルコール使用, ④ 適切なカテーテル挿入部位の選択 (大腿静脈の回避), ⑤ カテーテル挿入部位を透明フィルムで保護, ⑥ カテーテル留置の必要性を毎日評価し, 不要なカテーテルはすみやかに抜去が推奨されている[49].

3) SSIバンドル

SSIバンドルでは, 術前・術中・術後の3つのフェーズに分けて対処する[35].

術前は, ① 電気クリッパーを用いた除毛 (手術直前), ② 消毒薬か石鹸を用いた術前のシャワー・入浴, ③ 血糖管理, ④ 術前30日間の禁煙, ⑤ 手術直前の皮膚消毒はアルコール含有製剤を用いることが推奨されている.

術中は, ① 予防的抗菌薬投与, ② 手術室の陽圧管理, ③ 滅菌・無菌操作の徹底, ④ 閉鎖式ドレーンの使用, ⑤ 周術期の正常体温管理が推奨されている.

術後は, ① 一時閉鎖された切開創を術後24～48時間滅菌被覆材で保護, ② ドレーンの早期抜去が推奨されている. このうち, 周術期の予防的抗菌薬は, 外科的切開前の60分以内 (投与に60分以上必要なバンコマイシン, キノロンは2時間以内) に投与し, 薬剤半減期の2倍の時間 (セファゾリン：4時間ごと, クリンダマイシン：6時間ごと) を経過したら再投与する (表13)[50, 51]. 予防的抗菌薬の投与期間は, 単回もしくは24時間以内が基本であり, 心臓血管術後は専門家意見として術後48時間までの投与が許容されるとする専門家意見もある[52].

表13　周術期の予防的抗菌薬の使用法

抗菌薬	半減期（時間）（正常腎機能）	再投与間隔（時間）eGFR（mL/分/1.73㎡）			投与量	
		≧50	20〜50	<20	通常	≧80kg
セファリゾン	1.2〜2.2	3〜4	8	16	1g	2g
セフメタゾール	1〜1.3	2〜3	6	12	1g	2g
アンピシリン・スルバクタム	0.8〜1.3	2〜3	6	12	1.5〜3g	3g
クリンダマイシン	2〜4	6			記載なし	
バンコマイシン	4〜8	8	16	適応外	実測体重15mg/kg（最大2gまで）	

（文献51を参考に作成）

参考文献

1) Bassi C, et al：Postoperative pancreatic fistula: an international study group (ISGPF) definition. Surgery, 138：8-13, 2005（PMID：16003309）

2) Mermel LA, et al：Clinical practice guidelines for the diagnosis and management of intravascular catheter-related infection: 2009 Update by the Infectious Diseases Society of America. Clin Infect Dis, 49：1-45, 2009（PMID：19489710）

3) Lai YL, et al：Dwindling Utilization of Central Venous Catheter Tip Cultures: An Analysis of Sampling Trends and Clinical Utility at 128 US Hospitals, 2009-2014. Clin Infect Dis, 69：1797-1800, 2019（PMID：30882880）

4) Ulrich P, et al：Diagnostic and Therapeutic Utility of Positive Intravascular Catheter Tip Cultures. Microbiol Spectr, 10：e0402222, 2022（PMID：36354344）

5) Ohji G, et al：Is de-escalation of antimicrobials effective? A systematic review and meta-analysis. Int J Infect Dis, 49：71-79, 2016（PMID：27292606）

6) 具 芳明，大曲貴夫：海外における薬剤耐性と抗菌薬使用の現状．日本化学療法学会雑誌，67：13-22，2019

7) Klein EY, et al：Global increase and geographic convergence in antibiotic consumption between 2000 and 2015. Proc Natl Acad Sci U S A, 115：E3463-E3470, 2018（PMID：29581252）

8) 湯淺 晃，他：日本と欧米の抗菌薬開発の状況と課題．医薬産業政策研究所政策研ニュース，65：1-11，2022

9) 首相官邸：国際的に脅威となる感染症対策の強化のための国際連携等関係閣僚会議 https://www.kantei.go.jp/jp/singi/kokusai_kansen/index.html

10) Tabah A, et al：Characteristics and determinants of outcome of hospital-acquired bloodstream infections in intensive care units: the EUROBACT International Cohort Study. Intensive Care Med, 38：1930-1945, 2012（PMID：23011531）

11) Tabah A, et al：Epidemiology and outcomes of hospital-acquired bloodstream infections in intensive care unit patients: the EUROBACT-2 international cohort study. Intensive Care Med, 49：178-190, 2023（PMID：36764959）

12) Vincent JL, et al：Prevalence and Outcomes of Infection Among Patients in Intensive Care Units in 2017. JAMA, 323：1478-1487, 2020（PMID：32207816）

13) De Bus L, et al：Antimicrobial de-escalation in the critically ill patient and assessment of clinical cure: the DIANA study. Intensive Care Med, 46：1404-1417, 2020（PMID：32519003）

14) O'Neill J：Tackling drug-resistant infections globally: final report and recommendations. 2016 https://amr-review.org/sites/default/files/160518_Final%20paper_with%20cover.pdf（2024年10月閲覧）

15) Nathwani D, et al：Value of hospital antimicrobial stewardship programs [ASPs]: a systematic review. Antimicrob Resist Infect Control, 8：35, 2019（PMID：30805182）

16) Wald-Dickler N, et al：Busting the Myth of "Static vs Cidal": A Systemic Literature Review. Clin Infect Dis, 66：1470-1474, 2018（PMID：29293890）

17) Mahmoud SH & Shen C：Augmented Renal Clearance in Critical Illness: An Important Consideration in Drug Dosing. Pharmaceutics, 9：36, 2017（PMID：28926966）

18) Sime FB, et al：Augmented renal clearance in critically ill patients: etiology, definition and implications for beta-lactam dose optimization. Curr Opin Pharmacol, 24：1-6, 2015（PMID：26119486）

19) Chant C, et al：Optimal dosing of antibiotics in critically ill patients by using continuous/extended infusions: a systematic review and meta-analysis. Crit Care, 17：R279, 2013（PMID：24289230）

20) Van Herendael B, et al : Continuous infusion of antibiotics in the critically ill: The new holy grail for beta-lactams and vancomycin? Ann Intensive Care, 2 : 22, 2012（PMID : 22747633）

21) Kondo Y, et al : Prolonged versus intermittent β-lactam antibiotics intravenous infusion strategy in sepsis or septic shock patients: a systematic review with meta-analysis and trial sequential analysis of randomized trials. J Intensive Care, 8 : 77, 2020（PMID : 33042550）

22) 国立国際医療研究センター：耐性化のメカニズム．2017
https://amr.ncgm.go.jp/medics/2-1-2.html（2024年10月閲覧）

23) 日本ベクトン・ディッキンソン株式会社：I's eye：多剤耐性緑膿菌 MDRP（Multi Drug Resistant Pseudomonas aeruginosa）．2011
https://www.bdj.co.jp/safety/articles/ignazzo/hkdqj200000gg5qh.html（2024年10月閲覧）

24) 「成人肺炎診療ガイドライン2024」（日本呼吸器学会成人肺炎診療ガイドライン2024作成委員会／編），日本呼吸器学会，2024

25) Kalil AC, et al : Management of Adults With Hospital-acquired and Ventilator-associated Pneumonia: 2016 Clinical Practice Guidelines by the Infectious Diseases Society of America and the American Thoracic Society. Clin Infect Dis, 63 : e61-e111, 2016（PMID : 27418577）

26) JANIS：2022年1月～12月年報 院内感染対策サーベイランス 集中治療室部門．
https://janis.mhlw.go.jp/report/open_report/2022/3/3/ICU_Open_Report_202200.pdf（2024年10月閲覧）

27) 日本感染症学会，日本化学療法学会 JAID/JSC感染症治療ガイド・ガイドライン作成委員会 呼吸器感染症WG：JAID/JSC 感染症治療ガイドライン─呼吸器感染症─．2014
https://www.kansensho.or.jp/uploads/files/guidelines/guideline_jaid_jsc.pdf（2024年10月閲覧）

28) Daghmouri MA, et al : Comparison of a short versus long-course antibiotic therapy for ventilator-associated pneumonia: a systematic review and meta-analysis of randomized controlled trials. EClinicalMedicine, 58 : 101880, 2023（PMID : 36911269）

29) Bouglé A, et al : Comparison of 8 versus 15 days of antibiotic therapy for Pseudomonas aeruginosa ventilator-associated pneumonia in adults: a randomized, controlled, open-label trial. Intensive Care Med, 48 : 841-849, 2022（PMID : 35552788）

30) 厚生労働省：院内感染サーベイランス（デバイス関連感染・症候群）．
https://www.mhlw.go.jp/content/10800000/001053439.pdf（2024年10月閲覧）

31) Safdar N & Maki DG : The pathogenesis of catheter-related bloodstream infection with noncuffed short-term central venous catheters. Intensive Care Med, 30 : 62-67, 2004（PMID : 14647886）

32) Mermel LA : What is the predominant source of intravascular catheter infections? Clin Infect Dis, 52 : 211-212, 2011（PMID : 21288845）

33) Maki DG, et al : The risk of bloodstream infection in adults with different intravascular devices: a systematic review of 200 published prospective studies. Mayo Clin Proc, 81 : 1159-1171, 2006（PMID : 16970212）

34) López-Cortés LE, et al : Impact of an evidence-based bundle intervention in the quality-of-care management and outcome of Staphylococcus aureus bacteremia. Clin Infect Dis, 57 : 1225-1233, 2013（PMID : 23929889）

35) 日本環境感染学会：手術部位感染予防．
http://www.kankyokansen.org/other/edu_pdf/3-3_05.pdf（2024年10月閲覧）

36) JANIS：2022年1～12月年報 院内感染対策サーベイランス手術部位感染（SSI）部門．
https://janis.mhlw.go.jp/section/standard/standard_ssi_ver1.2_20150707.pdf

37) JANIS：2022年1月～6月半期報 院内感染対策サーベイランス手術部位感染（SSI）部門．
https://janis.mhlw.go.jp/report/open_report/2022/2/5/SSI_Open_Report_202201.xls

38) JANIS：2022年7月～12月半期報 院内感染対策サーベイランス手術部位感染（SSI）部門．
https://janis.mhlw.go.jp/report/open_report/2022/2/5/SSI_Open_Report_202202.xls

39) 日本化学療法学会・一般社団法人日本感染症学会 CDI診療ガイドライン作成委員会：Clostridioides difficile 感染症診療ガイドライン2022．2023
https://www.kansensho.or.jp/uploads/files/guidelines/guideline_cdi_230125.pdf（2024年10月閲覧）

40) Forrester JD, et al : Surgical Infection Society Guidelines for Total Abdominal Colectomy versus Diverting Loop Ileostomy with Antegrade Intra-Colonic Lavage for the Surgical Management of Severe or Fulminant, Non-Perforated Clostridioides difficile Colitis. Surg Infect (Larchmt), 23 : 97-104, 2022（PMID : 34619068）

41) 日本環境感染学会：標準予防策（Standard precautions）．
http://www.kankyokansen.org/other/edu_pdf/3-3_02.pdf（2024年10月閲覧）

42) 厚生労働省：医療機関における新型コロナウイルス感染症発生に備えた体制整備及び発生時の初期対応について（助言）．
https://www.mhlw.go.jp/content/000627464.pdf（2024年10月閲覧）

43) 厚生労働省 新型インフルエンザ専門家会議：医療施設等における感染対策ガイドライン．2007
https://www.mhlw.go.jp/bunya/kenkou/kekkaku-kansenshou04/pdf/09-07.pdf（2024年10月閲覧）

44) 厚生労働省：効果的かつ負担の少ない医療現場における感染対策について．2022
https://www.mhlw.go.jp/content/000953531.pdf（2024年10月閲覧）

45) 大石貴幸，國島広之：医療機関における新型コロナウイルスにおけるゾーニングの考え方．令和2年度厚生労働行政推進調査事業費補助金（厚生労働科学研究事業），新型コロナウイルス感染症 領域別感染予防策，2021
http://www.tohoku-icnet.ac/covid-19/mhlw-wg/images/division/medical_institution/d01_pdf03.pdf（2024年10月閲覧）

46) 日本環境感染学会：感染経路別予防策．
http://www.kankyokansen.org/other/edu_pdf/3-3_03.pdf（2024年10月閲覧）

47) 日本環境感染学会：医療機関における新型コロナウイルス感染症への対応ガイド 第5版．2023
http://www.kankyokansen.org/uploads/uploads/files/jsipc/COVID-19_taioguide5.pdf（2024年10月閲覧）

48) 日本集中治療医学会 ICU機能評価委員会：人工呼吸関連肺炎予防バンドル 2010改訂版．
https://www.jsicm.org/pdf/2010VAP.pdf（2024年10月閲覧）

49) O'Grady NP, et al：Guidelines for the prevention of intravascular catheter-related infections. Clin Infect Dis, 52：e162-e193, 2011（PMID：21460264）

50) Bratzler DW, et al：Clinical practice guidelines for antimicrobial prophylaxis in surgery. Surg Infect (Larchmt), 14：73-156, 2013（PMID：23461695）

51) 日本化学療法学会/日本外科感染症学会 術後感染予防抗菌薬適正使用に関するガイドライン作成委員会：術後感染予防抗菌薬適正使用のための実践ガイドライン．
https://www.chemotherapy.or.jp/uploads/files/guideline/jyutsugo_shiyou_jissen.pdf（2024年10月閲覧）

52) Berríos-Torres SI, et al：Centers for Disease Control and Prevention Guideline for the Prevention of Surgical Site Infection, 2017. JAMA Surg, 152：784-791, 2017（PMID：28467526）

第**7**章 血液

1 血小板減少症

畑中康人

症例 **50代女性. 肉眼的血尿と皮膚黄染を主訴に救急外来を受診した**

コアレクチャー➡ 偽性血小板減少症，凝固異常，骨髄機能，血小板破壊亢進，
原因疾患に対する治療

症例提示（Day1）

【主訴】血尿

【現病歴】喫煙歴以外に特記すべき既往のない50代女性．1カ月前の健康診断では特に異常
を指摘されなかった．来院2日前から肉眼的血尿，全身倦怠感，乾性咳嗽を自覚，来院1
日前に，同僚から皮膚の黄染を指摘されたため，独歩で当院救急外来を受診した．

【アレルギー】薬剤・食物ともになし

【常用薬】特になし

【既往歴】特になし

【生活歴】喫煙：20歳から20本/日，飲酒：機会飲酒．夫と娘と3人暮らし．職業：専業主婦

【来院時バイタルサイン】身長145 cm，体重70 kg，体温37.6℃，脈拍数82回/分，
血圧117/72 mmHg，呼吸数24回/分，SpO$_2$ 98％（大気下）

【身体所見】

全般：意識清明

頭頸部：眼瞼結膜貧蒼白あり，眼球結膜黄染あり，頸部リンパ節腫大なし，
口腔内出血なし

胸部：両側肺野呼吸音 清，心雑音なし

腹部：平坦・軟，圧痛なし，腸蠕動異常なし

四肢：両下腿の浮腫なし，両側大腿内側に点状皮下出血多数あり

神経：中枢神経異常なし，筋力・感覚異常なし

【来院時血液検査】

血算：WBC 5,700 /μL（Neut 66.3％，Lym 28.7％，Mo 3.6％，Eo 0.8％，Ba 0.6％），
Hb 7.7 g/dL，Hct 21.3％，MCV 85.5 fl，MCHC 36.0 g/dL，Plt 7,000 /μL，網状赤血
球6.6％，破砕赤血球3％

1 血小板減少症 **323**

生化学：TP 6.0 g/dL，Alb 2.8 g/dL，UN 25.2 mg/dL，Cr 0.68 mg/dL，
eGFR 69.6 mL/min/1.73 m²，UA 5.0 mg/dL，T-Bil 3.54 mg/dL，D-Bil 0.82 mg/dL，
I-Bil 2.72 mg/dL，Na 139 mmol/L，Cl 108 mmol/L，K 3.7 mmol/L，CK 147 U/L，
AST 107 U/L，ALT 53 U/L，LDH 2,853 U/L，ALP 63 U/L，γGTP 71 U/L，
CRP 6.67 mg/dL

凝固：PT％ 96.9，PT-INR 1.02，APTT 31.7秒，Fib 454 mg/dL，D-dimer 6.2 μg/mL，
FDP 17.4 μg/mL，AT-Ⅲ 98.5％

クームス試験：直接・間接ともに陰性

尿：褐色，混濁（＋），pH 6.5，蛋白3（＋），糖（－），ケトン（－），潜血（3＋），
ウロビリノーゲン（±），ビリルビン（1＋），亜硝酸（－），赤血球＞100/HPF，
白血球10〜19/HPF，扁平上皮10〜19/HPF，細菌（－）

胸部単純X線・心電図：正常

頭部CT：明らかな出血なし

胸腹部骨盤単純CT：肺炎なし，脾腫なし，各リンパ節腫大なし，
その他に明らかな臓器異常なし

① 所見から考えられる疾患は何か？ 初期対応はどうするべきか？

診断：＃1.血栓性血小板減少性紫斑病（TTP）の疑い　＃2.肥満　＃3.喫煙歴

1）TTPの診断：予測指標と確定診断

　本症例は，背景疾患のない中年肥満女性が急性の経過で乾性咳嗽と肉眼的血尿を自覚し，発熱に加え，破砕赤血球を伴う溶血性貧血と高度血小板減少を認めたことから血栓性血小板減少性紫斑病（thrombotic thrombocytopenic purpura：TTP）が最も疑われる．TTPの臨床徴候を表1に示す．これまでTTPは，古典的に5徴候の有無〔① 血小板減少，② 細血管障害性溶血性貧血（microangiopathic hemolytic anemia：MAHA），③ 腎機能障害，④ 発熱，⑤ 動揺性精神神経症状，②の溶血性貧血は必須条件〕をもとに診断していた．ところが，この古典的5徴候を全て満たす症例は全体の7％に過ぎず，またその後の研究で，血中の止血因子であるvon Willebrand因子（VWF）を特異的に切断する酵素であるADAMTS13活性の低下がTTPの原因であることが明らかとなった．そのため，現在はADAMTS13活性の著明な低下をもとにTTPを診断するようになった[1]．

　このTTPとは，溶血性尿毒症症候群（hemolytic cremic syndrome：HUS）とともに全身の微小血管へ血小板血栓が形成され，発症する重篤な疾患で，血栓性微小血管症（thrombotic microangiopathy：TMA）に分類される疾患である．このうち，**ADAMTS13活性**

表1 TTP臨床徴候とその割合

臨床徴候	頻度（%）
細血管障害性溶血性貧血（MAHA）	100
動揺性精神神経症状	39〜80
発熱	10〜72
腎障害	10〜75
消化器症状	35〜39
5徴候※をすべて満たす	7

※ TTP5徴候
① 血小板減少
② 細血管障害性溶血性貧血（MAHA）
③ 腎機能障害
④ 発熱
⑤ 動揺性精神神経症状
MAHA：microangiopathic hemolytic anemia
（文献1より引用）

表2 TTPの予測指標（French score，PLASMIC score）

	French score	PLASMIC score
血小板数	＜3万/μL（+1）	＜3万/μL（+1）
血清クレアチニン（mg/dL）	＜2.25 mg/dL（+1）	＜2 mg/dL（+1）
溶血パラメーター	−	網状赤血球数＞2.5％／ハプトグロビン検出以下／間接ビリルビン＞2 mg/dL　1つ以上で（+1）
活動がんの罹患歴	−	なし（+1）
臓器移植歴／造血幹細胞移植歴	−	なし（+1）
MCV	−	＜90 fL（+1）
PT-INR	−	＜1.5（+1）

	French score	TTP予測	PLASMIC score	TTP予測
低リスク	0点	2％	0〜4点	0〜4％
中間リスク	1点	70％	5点	5〜24％
高リスク	2点	94％	6〜7点	62〜82％

（文献2より引用）
※発表当初のFrenchスコアは抗核抗体の有無が含まれていた[3]が，現在はなし.

が10％未満に低下している場合にTTPと診断し，特に抗ADAMTS13自己抗体が陽性の場合に後天性TTPと診断する. 後天性TTPでは，基礎疾患などを認めない原発性と，全身性エリテマトーデスなど自己免疫疾患や薬剤に関連して抗体が産生される二次性へと分けられる. TTPは緊急治療を要する致死的な疾患であるにもかかわらず，ADAMTS13の結果が判明するまでに数日要するため，結果が出るまでのTTPの予測指標としてFrench scoreやPLASMIC score（表2）を用いる. 本症例でもPLASMIC scoreは7点すべてを満たし，TTPの事前予測が60％を超えていたため，TTPを強く疑い血漿交換目的でICUへ入室となった.

2) TTPの治療開始

　TTPは致死的な疾患であるため，**確定診断を待たずに治療を開始する必要がある**．TTP に対する治療法として確立されているのは血漿交換療法で，本邦のガイドライン[4]でも推奨度1Aとされている．血漿交換療法の主な治療機序は，① ADAMTS13の補充，② ADAMTS13インヒビターの除去，③ ADAMTS13で切断できない高分子量VWF重合体の除去である[4]．

　本症例では，ICU入室後に右内頸静脈から透析用血管内カテーテルを挿入し（**ミニレク** 血小板減少時のベッドサイド処置），血漿交換療法とメチルプレドニゾロン1,000 mg/日を3日間投与するステロイドパルス療法をそれぞれ開始した．

集中治療医の視点

▶ 重症血小板減少の原因としては，播種性血管内凝固（disseminated intravascular coagulation：DIC），ヘパリン起因性血小板減少症（heparin-induced thrombocytopenia：HIT），TTP，特発性（免疫性）血小板減少性紫斑病（idiopathic thrombocytopenic purpura：ITP），肝硬変，薬剤性などがある．上記の鑑別のためには，血小板減少に加えて，他の検査異常（溶血所見，凝固異常，肝酵素上昇など）を加味して行う．

▶ 血小板減少症の患者に対する血小板輸血は，処置や疾患ごとにトリガー値が異なる．血小板1万/μL以下では輸血が必要になることが多いが，ITP，TTP，HITでは予防的輸血は推奨されていない．原因疾患と出血リスクを考慮して輸血の必要量を判断する．

▶ 血小板輸血はあくまで血小板減少に対する対症療法であり，根本的治療ではない．血小板減少の原因が，感染や薬剤性であれば原疾患に対する治療や薬剤の中止が必要になる．TTPが疑われる場合は，診断前に血漿交換療法を開始する．ITPや再生不良性貧血が疑われる場合にはステロイド治療を選択する．

ミニレク 血小板減少時のベッドサイド処置

　血小板減少時の中心静脈カテーテル挿入の際には，血小板数が2万以下で輸血を行うことがガイドラインで推奨されている[5]．また血小板減少時の中心静脈カテーテル挿入部位において鎖骨下静脈からの挿入は圧迫止血が困難なため，避ける方が望ましい[6]．その一方で，挿入部位ごとに出血リスクを比較した報告はないため，出血合併症も確認しつつ，エコーガイド下で穿刺を行うのが安全である．

ミニレク 破砕赤血球　　　　　　　　　　　　　　　　　　　　　　　　　　（アドバンス）

　「破砕赤血球＝TTP」と思われがちであるが，必ずしもそうではない．代表的なものとしては人工弁置換術後や，解離性大動脈瘤では物理的な赤血球の破砕が，TTPで代表されるTMAや，DICでは血栓による赤血球の破砕がみられる．ただし，破砕赤血球は目視で測定しているため，血液検査技師の技量によっても左右される可能性がある．また破砕赤血球は，敗血症や慢性腎不全，転移性がんや鉄欠乏性貧血でもみられるとする報告[7]もあり，疾患特性は高くない．そのため，血液検査で破砕赤血球のコメントがある場合は，緊急治療を要するTMAを除外するために，まずは検査科へ破砕赤血球の割合を確認する．破砕赤血球の割合が2％以上であれば有意所見と判断し，溶血性貧血の有無をLDHや間接ビリルビンの上昇，ハプトグロビンの低下から評価する．さらにCTや超音波検査で前述した物理的破砕をきたすような病態，例えば脾腫や悪性腫瘍，大動脈瘤，腎臓病などを評価する．

症例のつづき

　ICU入室日から連日血漿交換を継続していたが，血漿交換開始後は毎回全身に掻痒を伴う発赤が出現したため，抗ヒスタミン薬を併用して血漿交換を行った（**ミニレク 輸血に伴うアレルギー反応**）．その後，入院時の追加検査結果から，溶血を示唆するハプトグロビンの低下（5 mg/dL）と，ADMATS13活性の高度低下（8%），抗ADAMTS13抗体陽性が判明し，後天性TTPと確定診断した．3回の血漿交換後も血小板数の回復は5万/μL程度までにとどまっていたため，血漿交換療法のみでの治療効果は不十分と判断した．

ミニレク 輸血に伴うアレルギー反応

　輸血に伴うアレルギー反応は，輸血後の副反応の一種であり，副反応のなかでも頻度は比較的高い．いかなる輸血製剤でも起きる可能性はあるが，血小板で特に多いといわれている[8]．アナフィラキシーであればアドレナリン0.01 mg/kg（最大量：成人0.5 mg，小児0.3 mg）の筋肉注射，アレルギー反応では輸血前に抗ヒスタミン薬（d-クロルフェニラミン注射液5 mg 静脈注射），重篤な反応に対してはステロイド（ヒドロコルチゾン100～500 mg 静脈注射）の使用が推奨されている[9]．

　血小板輸血による2回以上のアレルギー反応，もしくは1回以上のアナフィラキシーでは洗浄血小板製剤の輸血が推奨されている[10]．

---

② 血漿交換療法へ治療反応不良なTTPに対して，次にどのような治療方法を考慮するか？

　血漿交換療法以外のTTPに対する治療法としては，カプラシズマブの投与を考慮する．カプラシズマブは，2022年9月に国内承認された新規TTP治療薬で，超高分子量VWFで露出される血小板結合部位のA1ドメインに結合し，血小板の接着・凝集を抑制することで血栓の形成を妨げる抗体医薬である．血漿交換期間中と血漿交換終了後30日間までの使用と皮下注射もできるため，外来治療も可能である．また，国際血栓止血学会のTTPガイドラインでもFrench scoreやPLASMIC scoreなどを利用してADAMTS13活性著減の可能性が高い場合には初期治療としてカプラシズマブを併用した血漿交換療法を推奨している[11]．また，宗教上の理由で血漿交換ができないエホバの証人の患者でカプラシズマブの投与が有効だった報告もある[12]．本症例のように血漿交換によるアレルギー症状が重篤化していく場合は，血漿交換を行わずにカプラシズマブと免疫抑制療法の併用療法も治療の選択肢となりうる．ただし，カプラシズマブの一番の問題点は，1コース約1,500万円の薬価（2024年10月現在）と高価なことである．本症例では，ICU入室後4日目からカプラシズマブを導入した（本来は血漿交換開始時からの使用が望ましいが，本薬剤の使用経験に乏しいこともあり，診断確定後からの開始とした）．その後，ICU入室後6，7日目と2日間続けて血小板は15万/μL以上を維持できたため，血漿交換療法を終了し，一般病棟へ退室となった．

1 血小板減少症　327

本症例におけるポイント

☑ TTPに対し血漿交換療法を行ったが，輸血によるアレルギー反応と血小板回復が緩徐だったため，カプラシズマブを追加したところ改善が得られた．

☑ 血小板減少の評価の際には，緊急治療を要するTMAを見逃さないことが重要である

☑ 血小板減少に対する治療は，原因疾患に対する根本的治療と血小板輸血である

☑ 血小板輸血の際には，閾値と目標値，アレルギー反応をモニターする

血小板減少症

コアレクチャー

Summary

- ICUにおける血小板減少症は予後不良因子であり，迅速な精査と適切な対処が必要である

- 血小板減少症をみたら，まず偽性血小板減少症を除外する

- 血小板減少に凝固障害を合併しているか否かを評価する

- 血小板減少の機序について産生低下なのか，破壊亢進なのか，分布異常なのかを画像，骨髄検査で評価する

- 血小板減少症に対しては，原因疾患への治療が基本であり，血小板輸血はあくまで対症療法に過ぎないことを理解する

　血小板数の正常値は15.8～34.8万/μL[13] で，それ以下が血小板減少である．一般的に血小板減少症として注意をする必要があるのは10万/μL以下の場合である．成人患者でICU入室時に血小板減少を有する割合は8.3～67.6％，ICU入室中に新たに血小板減少を生じる割合は14～44％とされている[14]．ICUにおける血小板減少症の原因は多岐にわたるが，頻度の高い背景疾患は敗血症である（表3）[15]．また，ICUにおける血小板減少症は独立した死亡予測因子となるだけではなく[16]，人工呼吸器装着期間，ICU滞在期間，出血イベントとも関連している[17]．そのため，血小板減少症の原因疾患を特定し，早期に介入し，管理することが大切である．

表3　ICUにおける血小板減少症の原因疾患

鑑別診断	頻度（%）	診断の手がかり
敗血症	52	培養検査陽性，敗血症診断基準を満たす，血球貪食像（骨髄検査）
播種性血管内凝固（DIC）	25	PT/APTT延長，FDP/D-dimer上昇，抗凝固因子（アンチトロンビン，プロテインC）低下
希釈性血小板減少症	8	大出血，Hb低下，PT/APTT延長
血栓性微小血管症（TMA）	1	血液塗抹検査での破砕赤血球，クームス試験陰性，発熱，神経症状，腎障害
ヘパリン起因性血小板減少症（HIT）	1	ヘパリン使用歴，ヘパリン中止後の血小板回復，動静脈血栓症，抗ヘパリン-PF4抗体陽性
特発性血小板減少症（ITP）	3	抗血小板抗体，骨髄中巨核球数が正常～増加，トロンボポエチン低下
薬剤性血小板減少症	10	骨髄中巨核球の減少または薬剤誘発性抗血小板抗体の検出，薬剤中止後の血小板回復

（文献15より引用）
＊TMAの診断の手がかりとしては，LDH上昇やハプトグロビン低下もおさえておくとよい

1　血小板減少症　　**329**

表4 血小板減少症をきたすとされる薬剤

薬剤カテゴリー	薬品名
ヘパリン	ヘパリン，低分子ヘパリン
抗菌薬	リネゾリド，リファンピシン，サルファ剤，バンコマイシン
鎮静薬，抗痙攣薬	カルバマゼピン，フェニトイン，バルプロ酸，ジアゼパム
抗ヒスタミン薬	シメチジン，ラニチジン
鎮痛薬	アセトアミノフェン，ジクロフェナク，ナプロキセン，イブプロフェン
利尿薬	クロロサイアザイド
GPⅡb/Ⅲa阻害薬	アブシキシマブ，エプチフィバチド，チロフィバン
キナアルカロイド	キニン，キニジン
抗リウマチ薬	金，D-ペニシラミン
免疫抑制薬，化学療法薬	フルダラビン，オキサプラチン，シクロスポリン，リタキシマブ

（文献18を参考に作成）

> **ミニレク 薬剤性血小板減少症の被疑薬**
>
> ICUで新たに血小板減少症を認めた場合，医原性としてHITを含む薬剤性の可能性をまずは考える．薬剤性血小板減少症の被疑薬を表4にあげる．HITについては後述．

1 血小板減少症の鑑別

血小板減少症において鑑別すべき疾患の種類は多く，既往がなければ即日の診断は困難である．

まず鑑別するのは，真の血小板減少なのか，つまり偽性血小板減少症ではないかどうかである．身体所見で紫斑や点状出血などの明らかな出血傾向がないにもかかわらず血小板のみが低値である場合には，まず偽性血小板減少症を疑い，通常の採血管（EDTA）ではなくクエン酸やヘパリンを用いた採血管で再検する．偽性血小板減少症はEDTA依存性自己抗体の作用によって血小板が凝集することで起こるもので，クエン酸やヘパリンを用いた採血管で，血小板が正常化している場合には偽性血小板減少症と考えられる．偽性血小板減少症はEDTA依存性自己抗体の作用によって血小板が凝集することで起こる．偽性血小板減少症を新たに発症した場合には，その背景に自己抗体ができる原因があるため，原因疾患の精査が必要である．原因としては，感染症，腫瘍，自己免疫疾患などが知られているが詳しい機序についてはわかっていない[19]．

偽性血小板減少症を否定できたら，次に，① **凝固異常の有無**，② **発症機序**，③ **特徴**で血小板減少を鑑別していく．

1）凝固異常の有無による鑑別

凝固異常の有無は，主にPTとAPTTで大まかに鑑別する（**図1**）．**PT，APTTが異常であればDICもしくは肝障害**が鑑別疾患となる．**肝酵素異常とフィブリノゲン低値であれば**

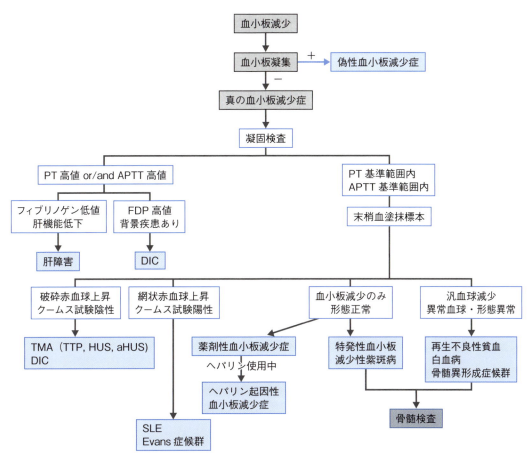

図1 血小板減少の鑑別（凝固異常の有無）

肝障害，FDP高値かつ背景疾患を認めればDICを疑う．凝固検査に異常がなければ次に末梢血塗抹標本を評価し，血小板のみの異常なのか，それとも他系統（白血球，赤血球）の異常も伴うのか鑑別する．末梢血塗抹検査で，血液腫瘍性疾患が疑われる場合は骨髄検査が必須である．

> **ミニレク DICについて**
>
> 播種性血管内凝固症候群（disseminated intravascular coagulation：DIC）とは，感染症，自己免疫疾患，悪性腫瘍，妊娠合併症などを契機に凝固系の亢進から血栓による多臓器障害と血小板や凝固因子の消耗による出血傾向をきたす一連の症候群である．後述するが，DICは致命的な疾患である一方，特異的治療法が存在しないため，原因疾患に対する治療を優先する．

> **ミニレク ヘパリン起因性血小板減少症（HIT）**
>
> ヘパリン起因性血小板減少症（heparin-induced thrombocytopenia：HIT）は，ヘパリン投与に起因し，投与開始から平均5～10日後に血小板減少と症例によっては血栓症状をきたす疾患である．その発症機序は，体内でヘパリンとPF4（血小板第4因子）とよばれる物質が結合し自己抗体となることからはじまる．この自己抗体が血小板へ付着し血小板凝集することで異常な血栓形成をきたすとともに血小板消費から血小板減少をきたす．HITはこの免疫学的機序が関与しているか否かでⅠ型とⅡ型へ分類され，免

1 血小板減少症 **331**

表5 血小板減少症の鑑別（発症機序）

原因	鑑別疾患
産生低下	発作性夜間血色素尿症（PNH） 再生不良性貧血 骨髄異形成症候群 腫瘍の骨髄浸潤（固形がん，白血病など） ビタミン欠乏 中毒・薬物・放射線 重症感染症（サイトメガロウイルス，EBウイルスなど）など
分布異常	肝硬変 門脈圧亢進症 自己免疫疾患 血液悪性腫瘍 感染症（マラリア，結核）など
破壊亢進	薬物（キニジン，ST合剤など） 自己免疫疾患 特発性血小板減少性紫斑病（ITP） 播種性血管内凝固（DIC） 血栓性血小板減少性紫斑病（TTP） 溶血性尿毒症症候群（HUS） 敗血症 人工物（機械弁，肺動脈カテーテル）など

（文献20，21を参考に作成）

疫学的機序が関与するII型はより重症化するため治療介入が必要である．治療は，ヘパリンの中止とともに抗凝固薬が必要な病態ではアルガトロバンやビバリルジンを選択する．

2）発症機序による鑑別

　血小板減少症の発症機序は分布異常，産生低下，破壊亢進の3つに分けられる（表5）．まず，分布異常は主に肝硬変をはじめ，自己免疫疾患や血液悪性腫瘍，感染症などで脾機能が亢進し血小板を含む血球が過剰に破壊されるものである．この場合，脾腫となっていることが多い．分布異常が否定されたら，次に産生低下を評価する．

　血小板の産生低下を評価するうえで，最も確実な検査は骨髄検査である．ICUに入室した血小板減少症患者の22％で骨髄検査が有用だったとする報告もあるが[22]，血液内科専門医でないと結果の解釈が難しい検査である．その他の評価指標としては幼弱血小板比率％（immature platelet fraction：IPF）がある．**IPFは骨髄での血小板産生の状態を反映した指標であり，健常成人で基準値は3％で，ITPのように血小板破壊が亢進している疾患では上昇，再生不良性貧血のように産生低下している疾患では正常〜減少する**[23]．ただし，IPFの欠点としては特定の検査機器でしか測定できないことである．一般的な評価指標としては平均血小板容積（mean platelet volume：MPV），血小板分布幅（platelet distribution width：PDW）がある．これらの値は血算で血小板数とともに算出されており，MPVは血小板の平均容積，PDWは血小板の大きさの分布幅である．基準値はMPV 10.2〜13.2 fL，PDW 9.8〜16.2％で，血小板はつくられてから成熟するにつれて徐々に小さくなっていく．MPVとPDWがともに大きい場合には幼弱な血小板が多いということを示し，血小板産生

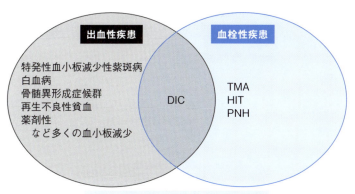

図2 血小板減少症の鑑別（特徴）

が亢進していることを示している．逆にMPVとPDWがともに小さい場合には成熟した血小板が多いことを示しており，血小板産生が低下していることを示唆している．ただし，肝硬変や重度の血小板減少症では正確性が欠けるなど，MPVとPDWだけでは正確に評価するのは難しい．以上の検査結果から血小板減少症の原因として，分布異常や産生低下が否定的な場合には表5に示すような自己免疫疾患あるいは機械的な機序による血小板の破壊亢進を疑う．

3）特徴による鑑別

血小板減少症を特徴で分けると大きく出血性か血栓性かに分けられる（図2）．出血性疾患は，特発性血小板減少性紫斑病（ITP），白血病，骨髄異形成症候群，再生不良性貧血，薬剤性など多くの血小板減少症が該当し，初診時に止血困難を主訴に受診していることが多いと思われる．一方で，DICをはじめTMAやHITなどの血栓性疾患は血栓ができることで血小板数が減っているため，出血傾向はあるものの止血困難を主訴に受診することは多くはない．また**血栓性疾患の場合には血小板輸血が疾患の増悪に寄与するため，出血性疾患か血栓性疾患なのかを鑑別することは非常に重要**である．DICでは，出血傾向と血栓傾向のいずれの側面もあるが，主な治療は原疾患に対する治療である．血小板減少を安易にDICとせずに，鑑別していくことが重要となる．

2　血小板輸血

1）適応

輸血は，他者の細胞成分を用いる同種移植の1つである．そのため健常ドナーからの献血に依存している製剤である点が特徴である．また輸血療法はあくまで対症療法で，根本的な治療ではないことを意識しなければならない．さらに血液製剤は有害事象（副反応）や供給の面からも適正使用が必要である．

表6 血小板減少症に対する輸血トリガー値

輸血のトリガー値	疾患
10万/μL	外傷性頭蓋内出血
5万/μL	活動性出血 外科手術 腰椎穿刺
2万/μL	中心静脈カテーテル挿入時 急性前骨髄球性白血病
1万/μL	急性白血病（急性前骨髄球性白血病を除く） 化学療法 造血幹細胞移植
0.5万/μL	再生不良性貧血 骨髄異形成症候群
予防投与は行わない （出血時には最低限の血小板輸血）	特発性血小板減少性紫斑病（ITP） 血栓性血小板減少性紫斑病（TTP） ヘパリン起因性血小板減少症（HIT）

（文献5を参考に作成）

一般的に血小板1万/μL以下では重篤な出血を認めるため，血小板輸血の適応となる．本邦の血小板輸血ガイドライン[5]でも血小板製剤の輸血トリガー値が設定されている（表6）．また，血小板輸血を行う際には，輸血後の血小板数増加を評価することが必須である．

a) 予測血小板増加数

血小板輸血の際には必要最低限の輸血量を設定する必要があり，以下の式から予測血小板増加数を求める．

$$予測血小板増加数（/μL）= \frac{輸血血小板総数^{※1}}{循環血液量（mL）^{※2} \times 10^3} \times \frac{2}{3}^{※3}$$

- ※1 輸血血小板総数
  - 1単位 ：0.2×10^{11} 個以上
  - 5単位 ：1×10^{11} 個以上
  - 10単位：2×10^{11} 個以上
  - 15単位：3×10^{11} 個以上
  - 20単位：4×10^{11} 個以上
- ※2 循環血液量（mL）≒体重（kg）× 70（mL/kg）
- ※3 輸血された血小板が脾臓に捕捉されるため，補正係数として2/3を乗じる

また，過去の報告[24]によれば，1回の血小板輸血量が増えると輸血関連副作用の増加と総血小板輸血量の増加を認め，出血率に有意差はなかったとされている．そのため，基本的に成人であれば1回あたり10〜15単位の血小板輸血が望ましい．

b）補正血小板増加数（CCI）

　血小板が投与されたあとは血小板数が正しく増加しているかを確認する必要がある．血小板数の増加を評価するには以下の式で計算する．

$$CCI = \frac{（輸血血小板増加数（/\mu L）\times 体表面積（m^2））}{輸血血小板総数（\times 10^{11}）}$$

CCI：corrected count increment（補正血小板増加数）

● 血小板輸血終了後1時間値と24時間値のCCIを計算する．

● 1時間値では7,500 /μL以上，24時間値で4,500 /μL以上が輸血成功値とされる．

● 血小板輸血にもかかわらず予測される血小板数の増加がみられない場合は，HLA（human leukocyte antigen：ヒト白血球抗原）抗体やHPA（huma platelet antigen：ヒト血小板抗原）抗体の可能性を疑う．HLA抗体やHPA抗体は，輸血や妊娠を契機に産生される抗体で，血小板に対する免疫反応により血小板が破壊される病態である．陽性であればHLA適合血小板が必要になる．HLA抗体やHPA抗体が関与しない血小板輸血不応としてはITPや，TMA，HIT，DIC，出血などが，鑑別となる．

2）種類

a）洗浄血小板

　血小板輸血によるアナフィラキシーなどの副反応を防止する目的で，血小板を洗浄し血漿を除去して投与することがある．本邦のガイドライン[10]における洗浄血小板輸血の適応は血小板輸血による副反応が2回以上もしくは重篤な副反応が1回でも観察された場合，ABO異型HLA適合血小板を輸血する場合とされている．輸血後のアレルギー反応としては血小板での頻度が最も多い[8]とされている．日本赤十字社から供給される洗浄血小板製剤では血漿タンパク除去率は95％以上であり，その輸血副反応の予防効果が報告されている[25]．しかし，処理を行う行程が追加されるため3日ほど前に事前に依頼する必要がある．

b）HLA適合血小板

　上記のCCIから血小板輸血不応と判断された場合は次にHLA抗体を検索する．HLA抗体が陽性で，ほかに明らかな輸血不応の原因がなければHLA適合血小板製剤の投与が必要となる．HLA適合血小板供給までの過程や有効性に関しては本邦のガイドラインを参照されたい[26]．

　HLA適合血小板製剤は特定のHLAをもつ製剤をとり寄せることになるため1週間ほど前に依頼する必要がある．緊急時はすでに日本赤十字社でストックされている製剤から選ぶことにはなるため，患者の抗体と合致しない可能性が高く，常にHLA適合血小板製剤を確保できるわけではない．また，HLA適合ドナーは限られてしまうためABO不一致の製剤が供給されることがある．ただし，ABO不一致製剤であっても，過去の報告でその有効性

は確認されていること[27]は知っておくとよいだろう.

3) 輸血検査

　輸血の副反応で最も重症なものは異型輸血による溶血性副作用である.急性溶血性輸血副作用はそのほとんどがABO血液型不適合輸血によるものである.そのため,まず患者のABO血液型を確定する.患者取り違えを防止するために同一患者から異なるタイミングの採血検体を2回提出し,可能であれば患者に血液型を確認することが望ましい.不規則抗体は,ABO血液型に対する抗体とは異なるものの総称である.このようにして,患者の血液型と抗体の有無を評価して血液製剤が供給される.

　実際に血液製剤が投与される前には交差適合試験(クロスマッチ)を行う.患者の血清と血液製剤の赤血球,血液製剤の血清と患者の赤血球をそれぞれ反応させて安全に輸血ができるのかを評価する.一般的に新鮮凍結血漿や血小板製剤は赤血球をほぼ含まないため,ABO血液型同型輸血の場合には交差適合試験は省略してよいことになっている[28].

　血小板減少症に対する輸血以外の治療法について誌面の関係から本稿では割愛するが,代表的な疾患と治療法について表7に示す.

表7　血小板減少症に対する輸血以外の治療

輸血以外の治療	疾患
ステロイド	特発性血小板減少症(推奨度2B) 血栓性血小板減少症(推奨度1B) 非典型溶血性尿毒症症候群
IVIg	特発性血小板減少症(推奨度1B) ヘパリン起因性血小板減少症(重篤な場合,ガイドライン推奨度2C)
血漿交換	血栓性血小板減少症(推奨度1A) 非典型溶血性尿毒症症候群 ヘパリン起因性血小板減少症(緊急手術など,ガイドライン推奨度2C)
抗C5抗体薬 (エクリズマブ,ラブリズマブ)	非典型溶血性尿毒症症候群(推奨度1C)
トロンボポエチン受容体作動薬 (ロミプロスチム,エルトロンボパグ)	特発性血小板減少症(推奨度1A)
脾臓摘出術	特発性血小板減少症(推奨度1B)
リツキシマブ	特発性血小板減少症(推奨度2B) 血栓性血小板減少症(再発難治に対してガイドライン推奨度1B)
カプラシズマブ	血栓性血小板減少症(急性期に対して推奨度1A)
シクロホスファミド	血栓性血小板減少症(推奨度2B) 特発性血小板減少症(推奨度2C)
ピロリ菌除菌療法	特発性血小板減少症(ガイドライン推奨度1B)

※推奨度は各ガイドライン(文献4,29〜31)によるもの

参考文献

1) Chiasakul T & Cuker A:Clinical and laboratory diagnosis of TTP: an integrated approach. Hematology Am Soc Hematol Educ Program, 2018:530-538, 2018(PMID:30504354)

2) Coppo P, et al:Thrombotic thrombocytopenic purpura: Toward targeted therapy and precision medicine. Res Pract Thromb Haemost, 3:26-37, 2019(PMID:30656273)

3) Coppo P, et al : Predictive features of severe acquired ADAMTS13 deficiency in idiopathic thrombotic microangiopathies: the French TMA reference center experience. PLoS One, 5 : e10208, 2010（PMID : 20436664）

4) 厚生労働科学研究費補助金 難治性疾患政策研究事業「血液凝固異常症等に関する研究班」TTPグループ：血栓性血小板減少性紫斑病診療ガイド2023. 臨床血液, 64 : 445-460, 2023

5) 高見昭良, 他：科学的根拠に基づいた血小板製剤の使用ガイドライン：2019年改訂版. 日本輸血細胞治療学会誌, 65 : 544-561, 2019

6) McGee DC & Gould MK : Preventing complications of central venous catheterization. N Engl J Med, 348 : 1123-1133, 2003（PMID : 12646670）

7) Huh HJ, et al : Microscopic schistocyte determination according to International Council for Standardization in Hematology recommendations in various diseases. Int J Lab Hematol, 35 : 542-547, 2013（PMID : 23480787）

8) Kato H, et al : Incidence of transfusion-related adverse reactions per patient reflects the potential risk of transfusion therapy in Japan. Am J Clin Pathol, 140 : 219-224, 2013（PMID : 23897258）

9) 岡崎 仁, 他：科学的根拠に基づいた輸血有害事象対応ガイドライン. 日本輸血細胞治療学会誌, 65 : 1-9, 2019

10) 日本輸血・細胞治療学会 製剤委員会 血小板小委員会：洗浄血小板の使用ガイド 第6版（2021年改訂）. 日本輸血細胞治療学会誌, 67 : 509-515, 2021

11) Zheng XL, et al : ISTH guidelines for treatment of thrombotic thrombocytopenic purpura. J Thromb Haemost, 18 : 2496-2502, 2020（PMID : 32914526）

12) Chander DP, et al : Caplacizumab Therapy without Plasma Exchange for Acquired Thrombotic Thrombocytopenic Purpura. N Engl J Med, 381 : 92-94, 2019（PMID : 31269374）

13) 日本臨床検査標準協議会 基準範囲共用化委員会：日本における主要な臨床検査項目の共用基準範囲 −解説と利用の手引き−. 2022 https://www.jccls.org/wp-content/uploads/2022/10/kijyunhani20221031.pdf（2024年10月閲覧）

14) Zarychanski R & Houston DS : Assessing thrombocytopenia in the intensive care unit: the past, present, and future. Hematology Am Soc Hematol Educ Program, 2017 : 660-666, 2017（PMID : 29222318）

15) Levi M & Opal SM : Coagulation abnormalities in critically ill patients. Crit Care, 10 : 222, 2006（PMID : 16879728）

16) Hui P, et al : The frequency and clinical significance of thrombocytopenia complicating critical illness: a systematic review. Chest, 139 : 271-278, 2011（PMID : 21071526）

17) Menard CE, et al : Evolution and Impact of Thrombocytopenia in Septic Shock: A Retrospective Cohort Study. Crit Care Med, 47 : 558-565, 2019（PMID : 30855327）

18) Aster RH & Bougie DW : Drug-induced immune thrombocytopenia. N Engl J Med, 357 : 580-587, 2007（PMID : 17687133）

19) Lardinois B, et al : Pseudothrombocytopenia-A Review on Causes, Occurrence and Clinical Implications. J Clin Med, 10 : 594, 2021（PMID : 33557431）

20) Gauer RL & Braun MM : Thrombocytopenia. Am Fam Physician, 85 : 612-622, 2012（PMID : 22534274）

21) 冨山佳昭：血小板数, MPV, PDW.「臨床に直結する血栓止血学 改訂2版」（朝倉英策／編著）, pp.119-121, 中外医学社, 2018

22) Thiolliere F, et al : Epidemiology and outcome of thrombocytopenic patients in the intensive care unit: results of a prospective multicenter study. Intensive Care Med, 39 : 1460-1468, 2013（PMID : 23740274）

23) Kurata Y, et al : Diagnostic value of tests for reticulated platelets, plasma glycocalicin, and thrombopoietin levels for discriminating between hyperdestructive and hypoplastic thrombocytopenia. Am J Clin Pathol, 115 : 656-664, 2001（PMID : 11345828）

24) Slichter SJ, et al : Dose of prophylactic platelet transfusions and prevention of hemorrhage. N Engl J Med, 362 : 600-613, 2010（PMID : 20164484）

25) Tobian AA, et al : Prevention of allergic transfusion reactions to platelets and red blood cells through plasma reduction. Transfusion, 51 : 1676-1683, 2011（PMID : 21214585）

26) 日本輸血・細胞治療学会 製剤委員会 血小板小委員会：HLA適合血小板の使用ガイド. 日本輸血細胞治療学会誌, 67 : 573-588, 2021

27) Kreuger AL, et al : HLA-matched platelet transfusions are effective only in refractory patients with positive HLA antibody screening. Transfusion, 59 : 3303-3307, 2019（PMID : 31602653）

28) 昆 雅士：輸血療法（血液型判定、クロスマッチ、輸血準備）. 診断と治療, 109 : 291-296, 2021

29) 厚生労働省難治性疾患政策研究事業 血液凝固異常症等に関する研究班「ITP治療の参照ガイド」作成委員会：成人特発性血小板減少性紫斑病治療の参照ガイド 2019 改訂版. 臨床血液, 60:877-896, 2019

30) ヘパリン起因性血小板減少症の診断・治療ガイドライン作成委員会：ヘパリン起因性血小板減少症の診断・治療ガイドライン. 日本血栓止血学会誌, 32:737-782, 2021

31) 発作性夜間ヘモグロビン尿症（PNH）の診断基準と診療の参照ガイド改訂版作成のためのワーキンググループ：発作性夜間ヘモグロビン尿症診療の参照ガイド 令和4年度改訂版 http://zoketsushogaihan.umin.jp/file/2022/Paroxysmal_nocturnal_hemoglobinuria2022.pdf（2024年12月閲覧）

1 血小板減少症 **337**

第8章 内分泌・代謝

1 糖尿病性ケトアシドーシス

牧野 淳

症例 60代男性．頻回の嘔吐をくり返し救急搬送された

コアレクチャー ➡ 糖尿病性ケトアシドーシス（DKA），
高血糖性高浸透圧性症候群（HHS），
βヒドロキシ酪酸，細胞外液，インスリン

症例提示（Day 1）

【主訴】吐き気が止まらない

【現病歴】高血圧，糖尿病，慢性腎臓病（G3a）の既往がある60代男性．数日前から徐々に全身倦怠感と嘔気が出現，昨晩から非血性嘔吐をくり返し今朝からは水分摂取も困難となり，当院へ救急搬送された．本人によれば，約2週間前に自転車で走行中に誤って転倒し左足関節を打撲受傷．その後受傷部が徐々に発赤腫脹し数日前から黄白色の膿性分泌物が排泄されるようになったとのことだった．

【アレルギー】薬剤・食物ともになし

【内服薬】アムロジピン1回10 mg 1日1回，カンデサルタン1回4 mg 1日1回，
リナグリプチン1回5 mg 1日1回

【既往歴】高血圧，糖尿病，慢性腎臓病（G3a）

【生活歴】喫煙：20本/日・40年，飲酒：日本酒2合を毎日．独身

【来院時バイタルサイン】身長165 cm，体重80 kg，体温37.0℃，血圧118/90 mmHg，
脈拍124回/分，呼吸数28回/分，SpO$_2$ 97 %（大気下）

【身体所見】意識清明，顔色不良，皮膚乾燥，眼瞼結膜貧血なし，眼球結膜黄疸なし，頸静脈怒張なし，心雑音なし，両肺野聴診清，心窩部に中等度圧痛あり，筋性防御なし，腸蠕動音は低下，左足関節は著明に腫脹・発赤し熱感あり，左足関節外側の皮膚は一部潰瘍を形成し膿性の黄白色分泌あり

【入院時血液検査】

血算：WBC 36,000 /μL（Neut 92 %，Lym 8 %），Hb 11.5 g/dL，Hct 33.8 %，
Plt 462,000 /μL

生化学：Na 125 mEq/L，K 2.8 mEq/L，Cl 92 mEq/L，P 2.1 mg/dL，BUN 62 mg/dL，
Cr 2.3 mg/dL，Glu 575 mg/dL，T-Bil 0.7 mg/dL，AST 35 U/L，ALT 52 U/L，LDH

150 U/L，ALP 230 U/L，CK 800 U/L，Amy 830 U/L，CRP 23.5 mg/dL，

HbA1c 8.5 %

凝固：PT-INR 1.02，APTT 3秒，Fib 570 mg/dL

尿：比重＞1.030，pH 3.0，蛋白（2＋），糖（4＋），ケトン体（＋），潜血（－），

白血球（－）

動脈血ガス（大気下）：pH 7.25，$PaCO_2$ 23 mmHg，PaO_2 90 mmHg，HCO_3^- 16 mEq/L，

Lac 1.7 mmol/L，anion gap 17 mmol/L，SaO_2 97 %，

胸部X線・心電図：正常

腹部骨盤単純CT：肝・胆道系・膵・消化管・腎に明らかな異常所見なし

1 　診断は何か？　初期診療をどのように行えばよいか？

診断：＃1.糖尿病性ケトアシドーシス，＃2.慢性腎障害，＃3.左下肢皮膚軟部組織感染

　　　＃4.電解質異常（低ナトリウム血症，低カリウム血症，低リン血症）

　本症例は，コントロール不良の糖尿病（HbA1c 8.5 %）の患者が，左下肢の皮膚軟部組織感染を契機に糖尿病性ケトアシドーシス（diabetic ketoacidosis：DKA）を発症したと考えられる．DKAは，高血糖性高浸透圧症候群（hyperglycemic hyperosmolar syndrome：HHS）とともに高血糖緊急症（⇒コアレクチャー）の1つであり，致死的となるためすみやかな治療介入が必要である．ICUへ入室後は2時間ごとのバイタルサインとin/outバランス，動脈血ガスで血糖，電解質，pH，HCO_3^-，アニオンギャップをモニターした．

1）脱水・電解質異常への対応

　中心静脈路を確保し生理食塩液500 mLを1時間で投与後に500 mL/時で継続投与した．低カリウム血症に対しては，中心静脈路からK 20 mEqを1時間で投与し，K 3.5 mEq/Lまで上昇したことを確認，以後はK 4.0〜5.0 mEq/LとなるようKCl（塩化カリウム）を適宜投与した．

> **ミニレク　低カリウム血症に対するK補充**
>
> 　体内にあるカリウムの総量は約3,000〜4,000 mEqで，このうち約98 %が細胞内，残り2 %が血液や細胞外液に存在する．低カリウム血症では，カリウムが1 mEq/L下がるごとに体内のカリウム貯蔵量が200〜400 mEq不足するとされる．緊急性がなく，経口投与が禁忌でなければ，カリウム値をモニターしながら，塩化カリウム徐放錠（1錠600 mg K 8 mEq），もしくはグルコン酸カリウム（1錠5 mEq）を1日あたり20〜80 mEqずつ数日かけて補充する．一方，低カリウム血症で不整脈や筋力低下をきたし緊急性を要する場合は，KCL20mEqを点滴投与するが，末梢静脈路から投与する際には末梢静脈への炎症を防ぐため，点滴の濃度は40 mEq/L以下，投与速度も10 mEq/時以下にとどめる．中心静脈路から投与する場合は，40 mEq/時までの投与が可能であり，自施設では中心静脈路からKCL 20 mEq＋生食100 mLを1時間かけて投与し，開始とその後のカリウム濃度のモニターは医師が全責任をもって実施している．

1　糖尿病性ケトアシドーシス　**339**

2) 高血糖への対応

　K > 3.3 mEq/Lになったことを確認した後に，短時間作用型インスリン（ヒューマリン®R）を8 U（＝0.1 U/kg）単回静注後に8 U（＝0.1 U）/kg/時で持続静注を開始し，以後は血糖低下速度が50～70 mg/dL/時となるように投与速度を調整した．血糖が200 mg/dLまで低下したら，ブドウ糖を含む低張液であるソルデム®1へ変更し，初期目標のHCO_3^- ≧ 15 mEq/L，pH > 7.3，アニオンギャップ ≦ 12となるまで現行治療を継続した．初期目標を達成したICU入室2日目夕方からは経口摂取を再開し，インスリン持続静注を皮下注射へ変更した．インスリン投与量は，過去24～48時間に持続静注で投与された総量もしくは0.5～0.8 U/kg/日で試算し，本症例では後者から40～64 U/日が至適投与量と判断した．総量の50％となる24 Uを長時間作用型のインスリングラルギン（ランタス®）で就眠前に投与し，残り50％の24 Uを各食前に8 Uずつ短時間作用型（ヒューマリン®R）で投与した．インスリン持続静注を皮下注射へ変更する際は，高血糖やDKAの再増悪を抑えるため皮下注射後1～2時間経過するまでは持続静注を継続する．また，輸液は経口摂取や脱水の程度を評価し漸減中止する．本症例では，症状の増悪がないことを確認してICU入室3日目に一般病棟へ退室した．

3) 感染への対応

　左下肢の皮膚軟部組織感染に対しては，ICU入室時に血液・創部培養を提出し，経験的治療として，ピペラシリン・タゾバクタムとバンコマイシンを開始した（第6章2.院内感染も参照）．同時に，皮膚科がベッドサイドで切開排膿処置を行い，黄白色の液体を中等量排膿した．

症例の経過

　一般病棟では，糖尿病チームによる血糖コントロール治療と抗菌薬治療の継続，皮膚科による創部処置が継続された．病棟スタッフが行った患者からの病歴聴取では，患者は独居で目が悪く，自分で料理もできずにコンビニエンスストアで購入したお酒とつまみだけを連日摂取し，薬剤内服コンプライアンスも不良だったことが判明した．比較的若年者で，今後糖尿病のコントロール悪化から血液透析導入の可能性もあり，退院後は厳重な血糖管理が必要と考え生活保護申請と役所とのサポートを依頼した．

集中治療医の視点

▶ 高血糖緊急症では，再発予防の観点から発症へ至った原因まで追求することが重要である．例えば，インスリンのコンプライアンス不良が原因だった場合は，糖尿病性網膜症で自己注射ができていなかった，薬局でインスリンを受けとる交通手段がなかった，独居で生活サポートが受けられていなかった，など社会的問題が入院後に明らかとなることもある．感染についても同様で，社会的孤立がゆえに感染が重症化するまで医療機関へ受診できなかったケースも多い．入院中から退院後の生活を見据えた社会的なサポート体制の整備が重要なゆえんである．

▶ ICU入室患者における目標血糖値は144～180 mg/dLである[1, 2]．これは，過去の研究でICUにおける目標血糖値を強化群（81～108 mg/dL）と標準群（180 mg/dL以下）で比較し，強化群の方が有意に低血糖のイベントが多く，予後を悪化させたからである[3]．また，血糖値の変動幅が大きいと予後を悪化させることも報告されており[4]，ICUでは一定の血糖値を維持するためにインスリンを第一選択としている．これは，循環動態が不安定で経口糖尿病薬の腸管からの薬物吸収が保証できないこと，臓器障害のために薬物効果が増強される可能性があること，多くの薬剤を投与する急性期には薬剤の相互作用から新たな合併症をきたす可能性があること，などが理由である．厳格な血糖コントロールが必要な場合は，皮下注と比較しすみやかな血糖降下が得られるインスリン持続静注を用いることが多い．

▶ 上記血糖値の変動幅に加え，近年入院時血糖値とHbA1cから予測される血糖値の差が≧80 mg/LだとICU予後を悪化させるというglycemic gapとよばれる指標が注目されている[5]．

本症例におけるポイント

☑ 本症例は，コントロール不良の糖尿病で易感染状態にあり，感染を契機にDKAへ至った

☑ 高血糖緊急症に対しては，生理食塩液による輸液，電解質補正，インスリン持続静注をすみやかに開始する

☑ DKAに対しては，血液ガスを2～4時間ごとにモニターし，血糖値≦200 mg/dL，K 4～5 mEq/L，pH＞7.30，HCO_3^-≧15 mEq/L，アニオンギャップ≦12 mEq/Lを目標に治療する

☑ インスリンの持続静注を皮下注射へ変更する際は，過去24～48時間の総投与量あるいは0.5～0.8 U/kg/日からインスリン必要量を試算し，50％を長時間作用型インスリンで，残り50％を短時間作用型インスリンで各食前に分割投与する

第8章 内分泌・代謝

1 糖尿病性ケトアシドーシス **341**

糖尿病性ケトアシドーシス

コアレクチャー

Summary

- DKAとHHSは高血糖緊急症で，予後不良な疾患群である
- DKAとHHSに対しては，すみやかな輸液・血糖管理とともに原因精査も行う
- 初期は細胞外液を選択し，血管内脱水が補正されたら自由水欠乏量から維持輸液へ変更する
- 血糖管理は，血糖降下速度50〜70 mg/dL/時を目標にインスリン投与を行う
- 血糖管理における電解質異常は積極的に補正する

1 DKAの病態と全身管理

糖尿病性ケトアシドーシス（DKA）と高浸透圧性高血糖症候群（HHS）は，コントロール不良の糖尿病から高血糖・脱水・電解質異常・アシデミアなどをきたし，致死的となりうる代謝性疾患である[6]．高血糖緊急症は，1921年にインスリンが発見されるまでは致死率90％を超えるきわめて予後の悪い疾患群だったが，インスリン導入によってその予後は劇的に改善し，致死率は比較的若年者にみられるDKAで2％未満，高齢者に多いHHSで5〜16％と報告されている[7]．

1）病態生理

高血糖緊急症の病態生理を図1へ示す[7, 8]．DKAの主病態は，インスリンの絶対的不足から代替エネルギーとして脂肪の分解が促進され，分解された脂肪酸とグリセオールのうち，遊離脂肪酸が肝へ運搬されてケトン体として合成（β酸化）されるために生じる．同時に，インスリン拮抗ホルモンであるグルカゴン，コルチゾール，成長ホルモン，カテコラミンが増加し，タンパク質分解が進むことで肝における糖新生が増加し，逆に末梢組織での糖利用が低下するために高血糖となる．HHSでは，インスリンの相対的不足（＝作用不足）から肝や筋肉でのグリコーゲン分解が増加して高血糖となる．DKA・HHSのいずれにおいても，高血糖から浸透圧利尿をきたし，脱水や電解質異常，血漿高浸透圧や腎機能障害などを生じる．

2）リスク因子

高血糖緊急症のリスク因子を表1へ示す．総じてインスリン中断や感染が多いが，なかには心血管・脳血管イベントや手術，外傷などのストレス，薬剤性なども隠れていることがあり，見逃さないように気をつける．

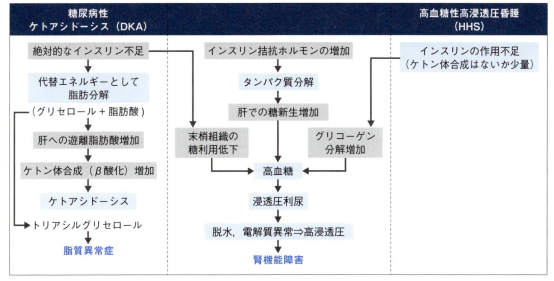

図1　高血糖緊急症の病態
（文献7，8を参考に作成）

表1　DKAのリスク因子

コンプライアンス不良	インスリン中断
ストレス	感染，膵炎，急性腹症，外傷，甲状腺中毒症
心血管イベント	心筋梗塞，脳卒中
薬剤性	ステロイド，サイアザイド，カテコラミン，ペンタミジン，非定型抗精神病薬，タクロリムス免疫チェックポイント阻害薬，SGLT-2阻害薬

上記を8つの"I"として記憶する方法もある．すなわち，
①Infection（感染），②Infarction（心筋梗塞），③Infraction（治療コンプライアンス不良），
④Infant（妊娠），⑤Ischemic（脳卒中），⑥Illegal（違法薬剤），
⑦Iatrogenic（薬剤副作用・相互作用），⑧Idiopathic（特発性：1型DM発症など）

3）症状

　高血糖緊急症に共通する症状は，高血糖による口渇や多飲多尿，全身倦怠感，体重減少である．さらに，DKAではKussmaul呼吸（ ミニレク DKAでみられるKussmaul呼吸とは），悪心・嘔吐や腹痛（ ミニレク DKAでみられる腹痛の機序）といった消化器症状を呈する一方，HHSでは頭痛や意識障害（ ミニレク HHSでみられる意識障害）などの神経症状を呈することが知られている[9]．

> **ミニレク　DKAでみられるKussmaul呼吸とは**　　　アドバンス
> DKAや腎不全などの代謝性アシドーシスに対する代償機構として，呼吸中枢が刺激されて出現する深く速い呼吸のことである．YouTubeなどの動画サイトで検索すると実際の呼吸の様子がわかる動画もあり，参考にするとよい．

> **ミニレク　DKAでみられる腹痛の機序**　　アドバンス
>
> DKAでは40〜75％の症例で腹痛がみられるとされている．その機序は，代謝性アシドーシスや電解質異常による腸管蠕動低下から胃排出遅延やイレウス，脱水による腸間膜血流の低下，肝被膜の拡張などが考えられている[10]．

> **ミニレク　HHSでみられる意識障害**　　アドバンス
>
> HHSでは，高度脱水による脳血流の低下から傾眠，神経局所症状，痙攣をきたすとされている．なかには脳梗塞をきたしている症例もあり，症状が遷延する場合は精査を検討する[11]．

4）注意点

DKAの血糖値は250 mg/dL以上であることが多いが，SGLT2阻害薬によるDKA（**ミニレク** SGLT2阻害薬と正常血糖ケトアシドーシス）では正常血糖値を呈することがある．また，DKAではβ-ヒドロキシ酪酸の増加による代謝性アシドーシスから，血液ガスでpH≦7.30，HCO_3^-≦18 mEq/Lになることが多い．

> **ミニレク　SGLT2阻害薬と正常血糖ケトアシドーシス**　　アドバンス
>
> SGLT2阻害薬は，近位尿細管でNa依存性Glu共輸送体2（SGLT2）を阻害し尿中へ糖を排泄するする経口血糖降下薬である．代表的薬剤としてダパグリフロジン（フォシーガ®），エンパグリフロジン（ジャディアンス®），カナグリフロジン（カナグル®）などがある．過去にカナダと英国で行われたコホート研究では，SGLT2阻害薬によるDKAは2.03/1,000名・年の割合で発症し，このうちカナグリフロジン（カナグル®）が最も高頻度だった[12]．その発症機序は，SGLT2阻害薬の血糖降下作用でインスリン分泌が低下し，脂肪分解が促進されて遊離脂肪酸産生が増加し，肝でのケトン体合成（β酸化）が増加するためである．同時に，インスリン拮抗ホルモンであるグルカゴンが増加しカルニチン・パルミトイルトランスフェラーゼを増加させ，肝でのケトン体合成を促進することも別の要因である（図2）[13]．

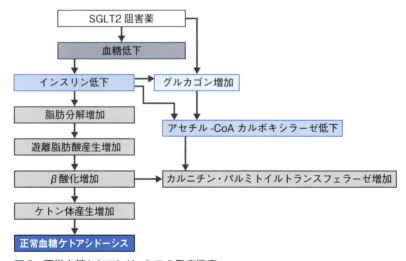

図2　正常血糖ケトアシドーシスの発症機序
（文献13より引用）

2 DKAの鑑別診断

　DKAの鑑別診断は，高血糖，代謝性アシドーシス，ケトーシスをきたす疾患群である（図3）[14]．高血糖の鑑別疾患は，コントロール不良の糖尿病をはじめ，HHS，急性心筋梗塞や脳卒中，手術，外傷といったストレスに伴う高血糖，薬剤性高血糖（表1も参照）などがあげられる．HHSでは，インスリンの作用不足から著明な高血糖と浸透圧利尿による脱水，320 mOsm/kg以上の高血漿浸透圧をきたすことが多く，代謝性アシドーシスは軽度（動脈血pH≧7.30，HCO_3^-≧18 mEq/L）であることが多い[9]（表2）．また，HHSは高齢の2型糖尿病患者に多く，発症まで数日～数週間と発症が緩徐であること，頭痛や意識障害をきたす点がDKAと異なる点である．代謝性アシドーシスの鑑別は，$Na^+ - (Cl^- + HCO_3^-)$

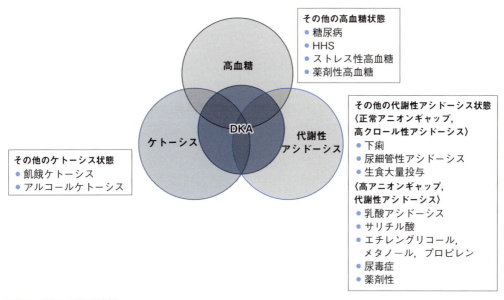

図3　DKAの鑑別診断
（文献14より引用）

表2　DKAとHHSの比較

	DKA	HHS
特徴	1型糖尿病に多い	2型糖尿病に多い
血糖値	> 250 mg/dL	> 600 mg/dL
発症様式	短期間（数時間）	数日～数週間
特徴的な症状	腹痛，悪心・嘔吐	頭痛，意識障害
pH	≦7.3	> 7.3
AG	上昇	多様
ケトン体	陽性	陰性または少量
血清浸透圧	正常	上昇（≧320 mOsm/kg）
死亡率	< 1%	5～20%

で求めるアニオンギャップで鑑別し，アニオンギャップが正常（10〜14 mEq/L）の場合
は，尿細管性アシドーシス（糖尿病では主にⅣ型）や生理食塩液の大量投与による高クロー
ル性代謝性アシドーシスを鑑別にあげる．アニオンギャップが開大（≧14 mEq/L）してい
る場合は，尿毒症をはじめ，敗血症，薬物中毒（サリチル酸，メタノール，アルコール，エ
チレングリコール），乳酸アシドーシスなどを鑑別としてあげる（ **ミニレク** ビグアナイドと乳酸
アシドーシス）．ケトーシスの鑑別にはアルコール依存や飢餓がある（本稿で詳細は割愛す
る）．

> **ミニレク ビグアナイドと乳酸アシドーシス** 　　　　　　　　　　　　　　　　**アドバンス**
>
> 　ビグアナイド（メトホルミン）は，肝での糖新生抑制，末梢組織での血糖取り込み増加，脂肪酸酸化の
> 抑制，腸管での糖消費を促進させる経口糖尿病薬である[15]．ビグアナイドは，好気性代謝による糖新生を
> 抑制する代わりに嫌気性代謝を行い腎での乳酸排泄を抑えるため，乳酸アシドーシスになるとされている．
> その発症頻度は0.03〜0.06/1,000患者・年ときわめて低いものの，肝腎機能の低下による血中濃度の
> 上昇，循環不全による乳酸産生が発症リスクとされている．そのため，肝不全や腎不全，超高齢者，うっ
> 血性心不全，造影剤使用（48時間）では使用禁忌とされている[16]．2021年9月に国内で承認されたイメ
> グリミン（ツイミーグ®）は，メトホルミンと異なり血糖依存性にインスリン分泌を促進するため低血糖
> を起こしにくいこと，乳酸アシドーシスを起こしづらいこと，から期待されている[17]．

3 高血糖緊急症の診断・検査

　高血糖緊急症に対する検査は，診断・モニター目的で行う血液・尿検査と原因精査で行
う各種培養や画像検査（胸部X線・心電図・CT）へと分けられる（表3）．

　高血糖ではDKAとHHSが主な鑑別となるが，**血液ガスでアニオンギャップ開大性の代謝
性アシドーシスを認め，尿中ケトン体が陽性だとDKAの可能性が高くなる**．ただし，ケトン
体の結果解釈には注意が必要である．ケトン体は，アセト酢酸，β–ヒドロキシ酪酸，アセ
トンの3種類からなり，血液あるいは尿で測定する．測定方法には，血中あるいは尿中のア
セト酢酸を測定するニトロプルシド法と血中β–ヒドロキシ酪酸濃度を直接測定する方法が
あり，前者は尿量や尿中排泄閾値に個人差があり不正確になりやすいこと，またDKAの代
謝性アシドーシスで主要因となっているのはアセト酢酸ではなくβ–ヒドロキシ酪酸であ

表3　高血糖緊急症の診断・検査

診断・モニター目的	● 血液：血算，生化学（血糖，肝・腎機能，電解質），HbA1c，脂質血清浸透圧，血中ケトン体（β–ヒドロキシ酪酸，アセト酢酸） ● 動脈血ガス ● 尿：定性，ケトン
原因精査	● 心電図 ● 胸部X線 ● 各種培養：血液・尿・喀痰など ● 必要があれば追加で画像検査（CTなど）原因精査

る．そのため，DKAの正確な診断や治療効果の際には，**ケトメーターを用いて血中β－ヒドロキシ酪酸を測定する**ことが望ましい[14]．

　DKAでは低ナトリウム血症をきたしていることが多いが，高血糖と血中ケトン体による血漿浸透圧上昇（**ミニレク** 血漿浸透圧と低ナトリウム血症）から水分が細胞内から血管内へ移動することがその機序とされている[18]．また，血漿浸透圧が上昇すると抗利尿ホルモンの分泌が刺激され，口渇と水分再吸収を促進し低ナトリウム血症が助長される．

ミニレク 血漿浸透圧と低ナトリウム血症　　　　　　　　　　　　　　　（アドバンス）

血漿浸透圧は，
　　血漿浸透圧（mOsm/L）＝〔2×Na〕＋〔Glu（mg/dL）/18〕＋〔BUN（mg/dL）/2.8〕
で計算され，正常血漿浸透圧は280～290 mOsm/Lである．HHSでは，高血糖から血漿浸透圧が上昇していることが多い．高血糖時の補正Naは，血糖が100 mg/dL上昇するごとに1.6 mEq/L低下するとされている[14]．

4　感染症合併の有無の確認

　高血糖緊急症では，しばしば白血球増多をきたしており，感染症合併の有無が議論となる．白血球増加の主な機序は，インスリン不足から拮抗ホルモンのコルチゾールやカテコラミンが増加することや，脱水で白血球が相対的に増加すること，アシデミアの進行で白血球増多することなどが想起されている[14]．ただし，感染症を合併していることもあり，白血球数が25,000/μLを超える場合には，感染巣精査を行うことが望ましい[19]．同様に，高血糖緊急症では腹部症状がないにもかかわらずアミラーゼやリパーゼが上昇することがある．DKAの16～25％の症例でアミラーゼやリパーゼが上昇するという報告もあり[20,21]，この機序としてアシデミアや血漿浸透圧の上昇が提起され，必ずしも急性膵炎を示唆するものではない．

5　高血糖緊急症の治療

1）診断方針と目標

　高血糖緊急症に対する診療方針と目標を**表4, 5**へ示す．頻回のバイタルサインやIn/Outバランス，血液検査を要するため，可能であれば診療初期はHCUやICUで全身管理を行うことが望ましい．症例に応じて動脈ラインや中心静脈を確保し，血糖値，電解質，酸塩基平衡をモニターしつつ輸液，インスリン，電解質補正を行う．また，高血糖をきたした原因に対しても精査加療を同時並行で行う[8]．

　DKAでは6 L，HHSでは9 L程度の脱水をきたしているとされており[14]，初期輸液としては生理食塩液を選択する（**ミニレク** 高血糖緊急症に対する輸液選択）．輸液管理については，

1　糖尿病性ケトアシドーシス　**347**

表4　高血糖緊急症の診療方針

モニター項目	● バイタルサイン ● In/Out バランス ● 血液検査（2〜4時間ごと）：血糖，電解質，静脈pH，HCO_3^-， 　　　　　　　　　　　　　　　　アニオンギャップ（$Na^+ - Cl^- - HCO_3^-$）
治療戦略	● 脱水　　　　　　　⇒ 輸液 ● 高血糖・高浸透圧　⇒ 輸液，インスリン ● 電解質異常　　　　⇒ 電解質補正 ● ケトアシドーシス　⇒ 輸液，インスリン ● 原因　　　　　　　⇒ 原疾患の治療

（文献8を参考に作成）

表5　モニター項目の目標

	DKA	HHS
血糖値	< 200 mg/dL（150〜200）	< 300 mg/dL（250〜300）
HCO_3^-	≧ 15 mEq/L	—
静脈pH（動脈は+0.03）	>7.3	—
AG	≦ 12 mEq/L	—
臨床症状	—	意識改善
血清浸透圧	—	< 320 mOsm/kg
改善までの平均時間	10〜18時間	9〜11時間

（文献8を参考に作成）

血管内脱水がある場合は（Na値に関係なく），生理食塩液もしくは細胞外液のボーラス投与を行いすみやかに補正し，血管内脱水が補正された後は残りの自由水欠乏量の是正をNa補正に適した組成の維持液で行う．投与例として心機能に問題がなければ，はじめの1時間に500〜1,000 mL/時で投与し，その後2〜4時間は250〜500 mL/時で投与する．ひとたび血糖値が200 mg/dL（HHSでは300 mg/dL）以下になったら，ブドウ糖を含む低張輸液（ソルデム®1など）へ変更する．

ミニレク　高血糖緊急症に対する輸液選択　　　　　　　　　　　　　　　　　　　アドバンス

　国内外のガイドラインでは，高血糖緊急症に対する初期輸液として生理食塩液が推奨されている[8, 9]．しかし，生理食塩液を多量投与すると高クロール性代謝性アシドーシスをきたすことから，生理食塩液の代わりに乳酸リンゲル液などのバランス輸液の有効性が期待されている．DKAに対する生理食塩液と乳酸リンゲル液の効果を比較した2012年の単施設RCTでは，DKAの正常化までの時間は両群間で変わらず，血糖値の正常化はむしろ乳酸リンゲル群で有意に遅れた[22]．その後，10年を経て発表された複数のメタアナリシスでは，いずれもバランス輸液〔乳酸リンゲル液，Plasma-Lyte A（国内未承認）〕の方が生理食塩液よりもDKAと血糖値の正常化までの時間が有意に短縮することが示された[23, 24]．現在，バランス輸液の効果を実証するためのRCTが進行中であり，今後高血糖緊急症に対する初期輸液の第一選択が変わるかもしれない．

2）初期のインスリン療法

　高血糖緊急症に対する初期のインスリン療法は，短時間作用型インスリン（ヒューマリン®R）を選択し，0.1 U/kg/時 持続静注を開始する．これは，国内外のガイドラインで推奨されている投与量だが[8, 9]，筆者の過去の経験ではこれよりもはるかに少ない量ですむことが多い．インスリン投与時に注意すべきことを以下にあげる．

- ●インスリンはグルコースとともに血中カリウムを細胞内へ移動させ，低カリウム血症から不整脈をきたす可能性がある．そのため，**インスリン投与開始前にカリウム濃度を3.3 mEq/L以上へ補正**することが望ましい．また，急激な血糖低下は低血糖や脳浮腫をきたす恐れがあるため，**血糖値の降下速度は50～70 mg/dL/時を維持する**．

- ●目標血糖値（DKAでは200 mg/dL，HHSでは300 mg/dL）へ達したら，ブドウ糖を含む低張輸液へ変更し，インスリン投与量を0.05 U/kg/時へ減量する．

- ●DKAでは，血糖値≦200 mg/dLかつHCO_3^-≧15 mEq/L，pH＞7.3，アニオンギャップ≦12 mEq/Lのうち2項目を達成したらDKAの軽快と判断し，インスリン持続静注を皮下注へ変更し経口摂取を再開する．

- ●インスリン皮下注の投与量は，過去24～48時間のインスリン持続静注時の総投与量もしくは0.5～0.8 U/kg/日で試算し，総投与量の50％を眠前の長時間作用型インスリン（グラルギン），残り50％を短時間作用型インスリン（ヒューマリン®R）で各食前に3分割し投与し，以後は血糖値の推移をみながら140～180 mg/dLとなるように調節する．

- ●持続静注から皮下注へ変更する際には，**一時的に高血糖やケトアシドーシスが再増悪することがあり，インスリンの持続静注は皮下注を実施し1～2時間経過するまでは継続する**ことが望ましい．

3）電解質・酸塩基異常に対する治療

　高血糖緊急症による電解質・酸塩基異常に対しては，低ナトリウム血症では補正Naを計算しても低ければ，急激なNa補正（10 mEq/L/日以上）を避けつつ生理食塩液で補正し，低カリウム血症に対しては，適宜KClでK 4～5 mEq/Lとなるように補正する．低リン血症では，1 mg/dL以上となるように補正する．代謝性アシドーシスは，主にケトン体によるものであることから，輸液とインスリンによる治療を優先するが，pH＜7.0の場合は$NaHCO_3^-$ 50～100 mEqを1～2時間で投与する．

ミニレク　代謝性アシドーシスに対するメイロン®　　アドバンス

　代謝性アシドーシスにおける炭酸水素ナトリウム（メイロン®）の投与量はbase deficit（塩基欠乏）をもとに，下記の式で求められ，メイロン®投与時にはカリウム低下をきたすためKCl 20 mEqとともに投与する[13]．

　メイロン®静注8.4％（1 mEq/mL）投与量＝Base deficit（mEq/L）×0.2×体重（kg）

1　糖尿病性ケトアシドーシス

参考文献

1) Rhodes A, et al：Surviving Sepsis Campaign: International Guidelines for Management of Sepsis and Septic Shock: 2016. Intensive Care Med, 43：304-377, 2017（PMID：28101605）

2) 日本集中治療医学会・日本救急医学会合同 日本版敗血症診療ガイドライン2020特別委員会：日本版敗血症診療ガイドライン2020. 日本集中治療医学会雑誌, 28（Suppl）：S1-S411, 2021

3) Finfer S, et al：Intensive versus conventional glucose control in critically ill patients. N Engl J Med, 360：1283-1297, 2009（PMID：19318384）

4) Egi M, et al：Glycemic control in the ICU. Chest, 140：212-220, 2011（PMID：21729892）

5) Liao WI, et al：Usefulness of Glycemic Gap to Predict ICU Mortality in Critically Ill Patients With Diabetes. Medicine (Baltimore), 94：e1525, 2015（PMID：26356728）

6) Van Ness-Otunnu R & Hack JB：Hyperglycemic crisis. J Emerg Med, 45：797-805, 2013（PMID：23786780）

7) Fayfman M, et al：Management of Hyperglycemic Crises: Diabetic Ketoacidosis and Hyperglycemic Hyperosmolar State. Med Clin North Am, 101：587-606, 2017（PMID：28372715）

8) Kitabchi AE, et al：Hyperglycemic crises in adult patients with diabetes. Diabetes Care, 32：1335-1343, 2009（PMID：19564476）

9) 糖尿病における急性代謝失調・シックデイ（感染症を含む）.「糖尿病診療ガイドライン2024」（日本糖尿病学会／編著）, pp447-465, 南江堂, 2024

10) Bello CT, et al：Abdominal Pain in Diabetic Ketoacidosis: Beyond the Obvious. Journal of Endocrinology and Metabolism, 8：43-46, 2018

11)「Hyperosmolar Hyperglycemic Syndrome」(Adeyinka A & Kondamudi NP, eds), StatPearls, 2023

12) Douros A, et al：Sodium-Glucose Cotransporter-2 Inhibitors and the Risk for Diabetic Ketoacidosis : A Multicenter Cohort Study. Ann Intern Med, 173：417-425, 2020（PMID：32716707）

13) Ogawa W & Sakaguchi K：Euglycemic diabetic ketoacidosis induced by SGLT2 inhibitors: possible mechanism and contributing factors. J Diabetes Investig, 7：135-138, 2016（PMID：27042263）

14)「Hyperglycemic Crises: Diabetic Ketoacidosis and Hyperglycemic Hyperosmolar State」(Gosmanov AR, et al, eds), Endotext, 2021

15) DeFronzo R, et al：Metformin-associated lactic acidosis: Current perspectives on causes and risk. Metabolism, 65：20-29, 2016（PMID：26773926）

16) Blough B, et al：Metformin-induced lactic acidosis with emphasis on the anion gap. Proc (Bayl Univ Med Cent), 28：31-33, 2015（PMID：25552792）

17) 医薬通信社：2型糖尿病治療におけるツイミーグへの期待 植木浩二郎氏（国立国際医療研究センター研究所・糖尿病研究センター長）に聞く. 2021
https://iyakutsushinsha.com/2021/07/30（2024年10月閲覧）

18) Mein SA, et al：Sugar, Sodium, and Water: A Recipe for Disaster. Ann Am Thorac Soc, 17：1016-1020, 2020（PMID：32735168）

19) Firooz M, et al：Leukocytosis in Diabetic Ketoacidosis; Whether the Time Has Come to Start Antibiotics? A Short Literature Review. Patient Safety & Quality Improvement Journal, 7：27-28, 2019

20) Yadav D, et al：Nonspecific hyperamylasemia and hyperlipasemia in diabetic ketoacidosis: incidence and correlation with biochemical abnormalities. Am J Gastroenterol, 95：3123-3128, 2000（PMID：11095328）

21) Manikkan AT：Hyperlipasemia in Diabetic Ketoacidosis. Clinical Diabetes, 31：31-32, 2013

22) Van Zyl DG, et al：Fluid management in diabetic-acidosis--Ringer's lactate versus normal saline: a randomized controlled trial. QJM, 105：337-343, 2012（PMID：22109683）

23) Self WH, et al：Clinical Effects of Balanced Crystalloids vs Saline in Adults With Diabetic Ketoacidosis: A Subgroup Analysis of Cluster Randomized Clinical Trials. JAMA Netw Open, 3：e2024596, 2020（PMID：33196806）

24) Catahay JA, et al：Balanced electrolyte solutions versus isotonic saline in adult patients with diabetic ketoacidosis: A systematic review and meta-analysis. Heart Lung, 54：74-79, 2022（PMID：35358905）

第 9 章　その他

1　急性疾患に対する終末期医療

三井　恵

> **症例** 60代女性．急性疾患による終末期で人工呼吸器からの離脱が困難となった
>
> **コアレクチャー→** トラジェクトリー・カーブ，共同意思決定（SDM），
> time limited trial（TLT），医学的無益，
> Jonsenの臨床倫理4分割表

症例提示（Day1，2）

【**主訴**】下腹部痛

【**現病歴**】脂質異常症，胃がんで5年前に胃部分切除後の既往がある60代女性．外科外来へ通院中に行った腹部骨盤単純CTで偶発的に卵巣腫瘤が見つかり，手術目的に入院となった．入院後は腹式子宮単純全摘術および両側付属器摘出術が実施され，術中所見と病理結果から進行卵巣がん（IVB期）と診断された．周術期は大きなトラブルなく経過し，術後1日目にハイケアユニットから一般病棟へ転棟した．

術後3日目（ICU入室当日）：朝から下腹部に強い痛みが出現，血圧65/40（普段は140台/80台）mmHg，心拍数140回/分とショックバイタルだったため，全身管理目的でICUへ入室となった．ICU入室後は，緊急気管挿管と右内頸中心静脈カテーテル挿入を行い，すみやかに輸液蘇生を開始した．その後の腹部骨盤造影CTで下部消化管穿孔が明らかとなり，同日緊急開腹手術となった．術中所見は下部小腸の穿孔と便汁で汚染された腹水を中等量認めた．腹腔内洗浄ドレナージ，小腸穿孔部の切除と端々吻合，人工肛門造設術を行った．術後はICUへ挿管帰室し，汎発性腹膜炎による敗血症性ショックに対して抗菌薬，輸液，循環作動薬を継続した．術後の循環動態は不安定で，縫合不全が疑われたが術中死亡のリスクが高く，主科の意向で保存的加療の方針となった．

術後4日目（再手術後1日，ICU入室翌日）：夜間帯から不穏状態となり，活動性せん妄と診断された．翌日意思疎通が可能になった際に患者本人へ意思を確認したところ，患者は"気管挿管されている状態が苦痛であり，気管挿管されているぐらいなら死んだ方がましだ"と回答した．そのため，リエゾンチームへ希死念慮についてコンサルテーションしたところ，抜管されれば希死念慮は消失するだろうとの回答だった．一方で，ICUスタッフは患者の咳嗽と自己喀出はきわめて弱く，短期間での抜管は難しいと考えていた．

① 挿管管理に伴う苦痛から希死念慮を抱く患者へ どのように診療方針を決めればよいか？

　本症例は，進行卵巣がんの術後に併発した小腸穿孔性腹膜炎と敗血症コントロールが不良のため人工呼吸器からの離脱が困難となっている．本来は，感染源である縫合不全の修復が根本的治療となるが，全身状態が不良なため手術ができていない．そのため，感染コントロールは不十分のままICU獲得性筋力低下（ICU acquired weakness：ICU-AW）が進行し，咳嗽努力と自己喀出能力の低下からいっそう抜管困難な状況となっている．

　このような場合，感染コントロールがつかないまま徐々に全身状態が悪化してゆくケースが多い．患者や家族は，こうした臨床経過を理解できていないあるいは受け入れられないケースもしばしばある．そのため，医療者は彼らへ適切なタイミングで適切に病状経過を説明し理解してもらう必要がある[1]．これを逃すと，患者や家族に残された時間的猶予は少なくなり，後々彼らへ慚愧の念を抱かせることになる．医療者も同様で，患者や家族への対応へ後悔して不全感を残すことがある．話し合いを行うタイミングの基準を表1に示す．こうした患者・家族と医療者間での乖離を減らすためには，平時から疾患の自然経過を図式化したトラジェクトリー・カーブ（ミニレク トラジェクトリー・カーブ）を共有し，両者で今後の治療についての事前の話し合い（advance care planning：ACP）を行うことが望ましい[2]．

ミニレク トラジェクトリー・カーブ

　医療で用いられるトラジェクトリー・カーブとは，疾患の自然経過を図式化したもので，どのように終末期（最期）を迎えるかが視覚的に理解可能である[3]．一般的には，① 突然死，② がん死，③ 心臓病や肝臓病などの慢性疾患，④ 認知症や老衰の4つのパターンが知られており（図1），救急・集中治療領域でみられるパターンは主に突然死パターンである．

表1　ICUで診療方針について話し合うきっかけ

予後をきっかけとした基準	処置をきっかけとした基準
● ICU予定滞在期間が5日以上 ● ICU入室が入院から10日以上経過 ● 外科系ICUへの再入室 ● 死亡リスクが25％以上 ● 機能・認知状態の著しい低下が予想される ● 80歳以上 ● 寿命を短くする併存疾患が2つ以上 　（末期腎不全，COPD，うっ血性心不全，Stage Ⅳ悪性疾患，心肺停止蘇生後，人工呼吸を要する脳内出血後） ● もしこの患者が1年以内に死ぬとしたら驚きますか？という質問に対し医師が"いいえ"と答える	● 家族からの依頼 ● 気管切開を検討している ● 経管栄養を検討している ● 腎代替療法を検討している ● 左心補助装置，大動脈バルーンパンピングの挿入を検討している ● 重症患者で外科的介入を検討している

（文献1より引用）

ただ救急・集中治療領域では，これまで健常だった患者が急性疾患あるいは事故など予期せぬ形で比較的短期間のうちに終末期を迎えることがあり，患者本人は意思表示できず，医療者や代理意思決定者と事前にACPを行っていないことも多い．

そのため，残された医療者と代理意思決定者は，限られた時間のなかで今後の治療方針を決めなければならない．このような場合，医療者が診療情報を十分に伝えず代理裁量を任せると，代理意思決定者は意思決定プロセスへ精神的負担を抱えることとなる[4]．逆に，医療者が患者背景を十分に理解せずに自分の価値観で意思決定をすると，代理意思決定者は意思決定に疎外感を感じてしまう可能性がある[5]．米国集中治療医学会（Society of Critical Care Medicine：SCCM）と米国胸部疾患学会（American Thoracic Society：ATS）は，患者や代理意思決定者と医師が可能な限り話し合い，両者の合意で診療方針を決定する共同意思決定（shared decision making：SDM）のプロセスを推奨している（⇒コアレクチャー）．本症例では，すでにICU滞在期間が5日以上経過し，今後気管切開の可能性があることから，医師と代理意思決定者によるSDMプロセス開始の適応と考えられる．

医療スタッフからの情報によれば，代理意思決定者は近所に住む長男で，これまで患者と治療意思について話し合ったことはなく，事前指示書もないとのことだった．患者本人はせん妄で現時点において意思決定能力はないと判断し，ICU入室第7日（術後10日）目に主治医と代理意思決定者との間で今後の治療方針を話し合うこととなった．

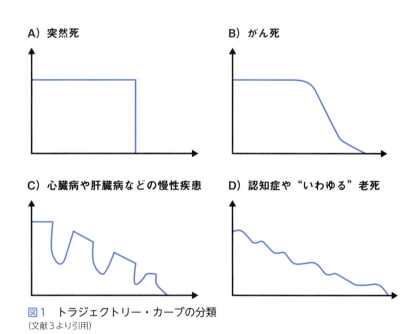

図1　トラジェクトリー・カーブの分類
(文献3より引用)

症例のつづき（Day7）

　話し合いでは，はじめに主治医からこれまでの病状経過が説明された．現在の問題点として，進行卵巣がん（IVB期）に対する術後に小腸穿孔性腹膜炎を併発し小腸切除と人工肛門造設を行ったが縫合不全のために感染コントロールが不良であること，そのため血管作動薬や人工呼吸器からの離脱が困難であること，再開腹術は全身状態不良で術中死のリスクが高いこと，今後患者の予後規定因子となるのは，卵巣がんではなく腹腔内感染であること，がそれぞれ伝えられた．そのうえで今後予測されるシナリオは，**最悪のケース**だと感染コントロールがつかずにこの数週間以内で亡くなること，逆に**最善のケース**だと抗菌薬治療のみで感染がコントロールされて昇圧薬が中止できて抜管にも成功すること，**最も考えられるケース**は感染コントロールは小康状態で昇圧薬は継続のまま抜管できずに気管切開となることが示された．

　これに対し，長男（代理意思決定者）からは，これまでの患者本人の生い立ちや価値観が紹介された．患者は当院の近くが地元で，高校卒業後に同級生だった夫と結婚し1児（長男）を儲けた．夫が亡くなる3年前までは先代から引き継いだ食堂を夫婦で経営し，その後食堂は閉めて近所に住む孫2人の世話や飼い犬の世話をして毎日を過ごしていた．もともと下町気質の明るく活発な性格で，何事に対しても前向きで，大事なことはすべて自分で決める人だった．今回，このような状況になるまで治療の希望について話し合ったことはなく，胃がんのときも自分で手術を希望し乗り越えたので，今回も1人で乗り越えられると考えていたに違いない．そのため，母親に残された時間が少ないことを今日はじめて聞き，愕然としている．自分は代理意思決定者だが，残された時間が少ないと知った場合に母親がどのようにしてほしいか，現時点で自分には判断できないとのことだった．

② 短期間で医療者と代理意思決定者がSDMを行う際，どのように進めればよいか？

　この場面では，医療者と代理意思決定者がSDMにおける3つのプロセス（① 情報交換，② 審議，③ 診療方針の決定）のうち，「① 情報交換」を行っている．SDMのプロセスでは，患者の治療意思を最大限反映できるように，まずは患者の意思決定能力（**ミニレク** 患者の意思決定能力参照）を判断する．

> **ミニレク** 患者の意思決定能力
>
> 　患者の意思決定能力は，① 理解，② 認識，③ 論理的思考，④ 表明の4要素から構成される（表2）[6]．これら4要素がすべて揃っていなくても，求められるレベルは状況や内容によって異なるため，意思決定能力がないと安易に決めつけないことが重要である．医療者に求められることは，評価の際の病状説明の工夫をはじめ，安心できる場の設定，症状の緩和，心理的サポートなど，「意思決定する力」を高められるよう心がけることである．

表2　意思決定能力の4要素

要素	内容	評価方法
理解	意思決定のために必要な事項を正しく把握している	ご自身の病状についてご自身の言葉で教えていただけますか？
認識	病気の存在，治療や意思決定の必要性を，自分の問題として自覚している	どうすることがご自身にとって最もよい方針ですか？
論理的思考	選択肢を比較検討し，自分の価値観に基づいて考えている	提示された選択肢の中から特定のものを選んでいる または他者に選択を依頼している
表明	自分の考えや結論を伝える	どのような説明を受けましたか？

（文献6を参考に作成）

表3　SPIKES

Set up	会話に備える（情報，場所，人）
Perception	患者の理解を把握する
Invitation	本題に入る前に患者の許可を得る
Knowledge	簡単にわかりやすく伝える
Emotion	患者の感情に対応する
Summarize	話し合った内容をまとめ，今後の方針を説明する

（文献8を参考に作成）

表4　NURSE

Naming	感情を言葉で示す
Understanding	理解を示す
Respecting	敬意を示す
Supporting	支持を示す
Exploring	さらに掘り下げて聞く

（文献9を参考に作成）

　治療意思を決定する患者もしくは代理意思決定者が決まったら，医療者はわかりやすい言葉でこれまでの病状経過を説明し，現在問題となっていることを明確に伝える．この際に重要なことは，患者あるいは代理意思決定者が病状経過を理解し受け入れるだけの十分な精神的な能力があるかどうかを見極めることである．患者や代理意思決定者へ悪い知らせを伝えることは医療者にとっても患者や代理意思決定者と同様に大きな負担である．ここでは，患者・家族とのよい関係性を継続してゆくうえで，知っておくとよい医療者のコミュニケーションスキルとして，"SPIKES"と"NURSE"を紹介する[7]（ミニレク SPIKESとNURSE）．

> ### ミニレク　SPIKESとNURSE
>
> 　SPIKESは，医療者が患者・家族へ悪い知らせを伝えるために遵守すべき6つのステップの頭文字をとったもので（表3），それぞれ，Set up（会話に備えた情報，場所，人の準備），Perception（患者の理解の把握），Invitation（本題に入る前に患者から許可を得る），Knowledge（簡単かつわかりやすく伝える），Emotion（患者の感情へ対応する），Summarize（話し合った内容をまとめ，今後の方針を説明する）を表している[8].
>
> 　一方，NURSEは患者や家族が表出した感情への対応の際に有用なツールで，Naming（感情を言葉で表す），Understanding（理解を示す），Respecting（敬意を示す），Supporting（支持を示す），Exploring（さらに掘り下げて聞く）の頭文字をとっており（表4）[9]，その名の通り看護師に活用されている．

　また，医師からの病状説明で治療選択肢とその治療による最善・最悪・最も可能性の高いシナリオを可視化し患者や家族へ理解しやすくしたbest case/worse caseの手法（図2）が

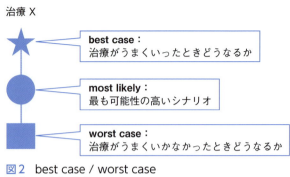

図2 best case / worst case
（文献10を参考に作成）

表5 Surprise Question responseの有用性

質問	正確性
1．この患者はICUを生存退室すると思いますか？	93％
2．この患者は生存退院すると思いますか？	89％
3．この患者は1年後に生存していると思いますか？	81％

（文献11を参考に作成）

用いられている[10]．これ以外にも，ICU患者の中長期予後を予測するスクリーニング検査として患者に対する予後に関する質問を集中治療医へ行い，その回答が"いいえ"の場合に予後不良を示唆するSurprise Question responseが知られているが[11]，その有用性は十分に確立されていない（表5）．

本症例では，医療者から代理意思決定者へ上記説明がなされたものの，代理意思決定者の病状把握や受け入れは不十分のようである．このように，医療者と患者あるいは代理意思決定者に診療方針の乖離がみられる，もしくは患者の予後予測が難しい場合は，現行療法を一定期間行った後に再評価するtime limited trial（ミニレク time limited trial）が有用である．

> **ミニレク time limited trial（TLT：お試し期間）**
>
> TLTとは，ある治療を一定期間行い，臨床転帰の改善がみられるかどうかを見極めるために医師と患者（家族）との間で交わされた同意を得た期間である[12]．TLTは，患者や家族の治療意思が定まっていない，患者予後が不確かである，医療者と患者家族との間で合意形成ができていないなどの場合に行われる．ICUでは，人工呼吸管理，血液透析，昇圧薬，ECMOなど積極的治療を試験的に開始し，改善すれば継続し，不変・悪化すれば治療を中止し緩和ケアへのシフトを検討するといった形で行うケースが多い．TLTでは，患者・家族が効果を実感できる具体的指標をあらかじめ設定し，最低24〜72時間，多くは1週間前後実施するのが一般的である〔例：血管作動薬の投与量変化，人工呼吸器設定の変化，重症度（SOFAスコア）の変化〕．
>
> TLTの利点は，診療方針決定までの時間的猶予が生まれ，医師と代理意思決定者の話し合いの機会が増え合意形成が得られやすくなること，代理意思決定者が病状や治療限界をより理解しやすくなり，ICU入室期間や医療費削減へつながる可能性があることなどである．逆に，TLTが長期化し患者へさらなる身体的・精神的苦痛をもたらす可能性やTLT中止をした場合に患者家族へ精神的ストレスとなりうることなどがTLTの欠点である．

本症例では，主治医はICU入室第7日目（術後10日）で感染コントロールの成否を最終評価するのは時期尚早であり，代理意思決定者も患者本人の最善意思を現時点で導き出すのは難しいと考えた．そのため，TLTとして現行療法を7日間継続し，1週間後に人工呼吸器からの離脱や抜管，血管作動薬の投与量を再評価し，今後の方針をもう一度話し合う方針となった．

症例のつづき（Day14）

ICU入室第14日目（初回術後17日）に，再度主治医と代理意思決定者で話し合いが行われた．この間に患者の容体は変わりなく，血管作動薬の投与量もほとんど変化していない．人工呼吸器設定は自発呼吸モードまでウィーニングされてはいるものの，人工呼吸器離脱までは至っていない．代理意思決定者はTLT期間中にベッドサイドで患者本人と対話を重ね，過去に父親が肺がんで亡くなった際に気管切開と人工呼吸管理，経鼻胃管からの経腸栄養だったことを振り返り，患者・代理意思決定者ともに気管切開や人工呼吸管理，人工的な栄養管理（経腸栄養や経静脈栄養）は望んでいないと述べた．また，患者はどのような形でもよいので，自宅で最期を迎えたいという意思を代理意思決定者へ伝えた．

3 治療ゴールをどのように定め，診療を進めていくか？

1) 侵襲的，積極的治療をいつまで続けるか？

一週間のTLTでは，医療者・代理意思決定者が望んでいたような臨床経過の改善はみられなかった．この間に，患者と代理意思決定者はともに侵襲的あるいは人工的な処置を望まず，患者は自宅で最期を迎えたいという意思が明らかとなった．

ここで次に直面するのは，現在の侵襲的あるいは人工的な治療をいつまで続けるのか？あるいは治療をどこまで差し控える（withhold）もしくは撤退する（withdrawal）べきか？という疑問である．この問題を解決するうえでまず考えるべきことは，この症例が医学的無益※に該当するかどうかである．医学的無益とは，**"患者にとって益が著しく低く，例え患者や代理意思決定者が希望したとしても施すべきではないと医療者が考える治療のこと"**である[13]．そして，重要なのは医学的無益あるいは医学的な適応を判断するのはあくまで**医学専門家であり，非医療者ではないこと**である．この医学的無益にはさまざまあり（表6），本症例を医療者視点で判断すると，治療により患者が許容可能なquality of life（QOL）を達成できないもしくは集中治療依存から抜け出せない**質的無益**に相当すると考えられる．

※ 医学的無益（medical futility）という言葉には論争が起こり，近年は「医学的に妥当ではない（medically inappropriate）」という言葉へ変わりつつある[13]．

1 急性疾患に対する終末期医療 **357**

表6　医学的無益の分類

生理学的無益	治療により目標を達成できない（医学的に意味がない）[*1]
量的無益	治療の成功率が1％未満で，救命できる可能性がたとえ10％あったとしても，その10％のために治療の負担を患者が許容できない状態[*2]
質的無益	治療により患者が許容可能なQOLを達成できない[*3] 治療により意識がない状態が続くもしくは集中治療依存から抜け出せない[*2]
差し迫った死の無益	治療介入によらず患者は近い将来亡くなる[*3]
致死的な状況の無益	患者は介入により影響されない基礎疾患があり，数週間もしくは数カ月以内に亡くなる[*3]

[*1] Youngner SJ：JAMA, 260：2094-2095, 1988（PMID：3418875）
[*2] Schneiderman LJ, et al：Ann Intern Med, 112：949-954, 1990（PMID：2187394）
[*3] Brody BA & Halevy A：J Med Philos, 20：123-144, 1995（PMID：7636419）
（文献13より引用）

2）緩和的治療へのシフトはどのように進めるか？

　医学的無益に相当した場合，これまでの積極的治療から緩和的治療へシフトすることになるが，その選択肢は選択的な治療の差し控えからすべての治療からの撤退まで実に幅広い．そのため，医療者と患者もしくは代理意思決定者との間で，患者の価値観に沿った治療目標を立てることが大切である．ここで述べる患者の価値観とは，どのような状態になったとき延命を望まないか，あるいは治療を頑張った先に何があるかである．ここで医療者にできることは，予後あるいは患者が受け入れられるQOLまで回復する可能性を患者や代理意思決定者と十分に話し合い，患者の望むQOLまで回復できない場合は，「よい死の過程」の提供へ尽力することである（⇒コアレクチャー）．このプロセスで有用とされるプロトコルが，Stage 1：病状の説明，Stage 2：治療ゴールの設定，Stage 3：治療オプションの相談，からなる3ステージプロトコル（図3）である[14]．このプロセスで大切なことは，医療行為ごと（procedure oriented）に治療目標を立てるのではなく，**患者の価値観に合わせて治療目標を定め（goal oriented），それに応じて医療従事者が具体的診療行為の可否を行うことである**[15]．言い換えると，患者のQOLを最大限向上させるためにできること，その実現のために"誰が""いつまでに""何をするのか"を明確に決めることである．

　本症例では，主治医から代理意思決定者へ病状経過が報告され，1週間のTLTを実施したが期待した治療効果は得られず人工呼吸器依存になっていること，そのため患者や代理意思決定者が許容可能とするQOLを達成できていないことが伝えられた．これらをふまえ，主治医から今後これまでの積極的治療から緩和的治療へ転換してゆくことが提案された．代理意思決定者からは，目立った治療効果が得られなかったことは患者ともに理解しており，患者はこれ以上の人工呼吸管理は辛くて，例え死んでもいいから抜管してほしいこと，早く自宅へ帰りたいという気持ちが改めて伝えられた．それに対し，主治医からは現時点の人工呼吸器設定は，自発呼吸モードで抜管可能なレベルではあるが，咳嗽反射は依然として弱く，喀痰の自己喀出ができなかった場合は窒息や肺炎を起こす可能性が高いと伝えられた．

ステージ1 **病状の説明**	病状の説明，予後（時間的予後もしくは機能的予後）
ステージ2 **治療ゴールの設定**	「今お話ししたことをふまえたうえで…」 「今一番気がかりなことはなんですか？」 「本人はどんなことを大切にする人ですか？」 「本人にとって一番大事なものはなんですか？」「本人の生きがいはなんですか？」 「〇〇さんがどんな人なのか教えてもらえますか？」 「〇〇さんはどんな性格ですか？」 「このように具合が悪くなったときのことを，本人と相談したことはありましたか？」 「なるほど，〇〇さんは，×× な人だったんですね．それでは，とにかく現在の 　治療は全力で継続しますが，同時にいたずらに苦痛を引き延ばさないようにする， 　というのはいかがでしょうか？」
ステージ3 **治療オプションの相談**	それぞれの治療が何に寄与しているかを注意深く考える ゴールに沿った治療をこちらから提案する 一つ一つの治療について相手に許可を求めない

図3　患者価値観を引き出す3ステージプロトコル
（文献14を参考に作成）

　　上記の情報交換を行った後に，リスクは高いが患者の価値観を優先しまずは抜管を試み，抜管後に窒息をした場合でも再挿管はせずに苦痛緩和に努め，肺炎をきたした場合は再挿管せずハイフローネーザルカヌラまでに留め，最終目標を自宅退院とすること，が両者の間で同意された．

症例のつづき（Day15）

　　話し合いの翌日ICU入室第15日目（術後18日）に，多職種倫理カンファレンスが開催された．主治医，集中治療科医師，ICU看護師，薬剤師，理学療法士，臨床工学技士，緩和ケアチーム，ソーシャルワーカーが参加し，今後の治療目標が話し合われた．

4　緩和治療へシフトする際に，今後の治療目標をどのように決めるか？

　　本症例のように，診療方針に倫理的問題を抱える場合は，Jonsenの臨床倫理4分割表[16]を用いた多職種倫理カンファレンスが有用である．ここでは，本症例における具体例を紹介する．

1　急性疾患に対する終末期医療　**359**

表7 Jonsenの臨床倫理4分割表

医学的適応	患者の意向
①患者の医学的な問題は何か？ 　その問題は急性か？慢性か？ 　重篤か？可逆的か？ 　救急か？ターミナルか？ ②治療の目標は何か？ ③どのような状況では，治療が中止されるか？ ④治療のオプションにはどのようなものがあるか？ ⑤まとめると，医学的および看護的ケアからどのくらいの利益を得られるか？ 　どのようにしたら害を避けることができるか？	①診断と治療のリスクと利益を十分知り，理解したうえで同意しているか？ ②患者は精神的，法的に判断能力があるか？ 　または判断能力がない証拠があるか？ ③判断能力がある場合患者はどのような状態を望むか？ ④判断能力がない場合，事前の意思表示があるか？誰が代理意思決定者か？代理意思決定者は意思決定に関して適切な基準を用いているか？ ⑤患者は治療に非協力的また協力できない状況か？そうだとしたら，なぜそうなのか？
QOL	周囲の状況
①治療の有無により，日常生活へ戻れる可能性はどれくらいあるか？治療が成功した場合，身体，精神，社会的に失うものはあるか？ ②判断や表現をできない時，誰がどのような根拠で患者にとってあるQOLが望ましくないと判断するか？ ③QOLの評価にバイアスがかかっていないか？ ④患者のQOLの改善に関して，倫理的問題はないか？ ⑤延命治療の中止など，治療の方針を変更するとき，QOLの評価は正しいか？ ⑥延命治療を中止した後，苦痛を取り除き，安楽を提供するプランはあるか？ ⑦倫理的，法的に許容されるか？ ⑧自殺の倫理的，法的立ち位置は？	①影響を与えると医療者側の要因や利益相反があるか？ ②影響を与える家族がいるか？ ③守秘義務による制限があるか？ ④経済的な問題があるか？ ⑤医療資源の問題があるか？ ⑥宗教の問題があるか？ ⑦法的な問題があるか？ ⑧臨床研究や教育に問題があるか？ ⑨公衆衛生や安全の問題があるか？ ⑩施設側で利害対立はあるか？

（文献16より引用）

ミニレク　Jonsenの臨床倫理4分割表とは

Jonsenにより提唱され，倫理的判断が難しい症例へ直面した際に，① 医学的適応，② 患者の意向，③ 周囲の状況，④ QOLの4つのフレームワークを用いて解決する手法である（表7）．医学的適応では善行と無危害の原則，患者の意向では自律性尊重の原則，周囲の状況では忠実義務と公正の原則，QOLでは善行と無危害と自律性尊重の原則，を意識する．

1）医学的適応

　はじめに主治医からこれまでの入院経過が紹介された．術後の腹腔内感染がコントロールできず内科的治療の限界を迎えていること，術中死亡リスクが高く再手術の適応とならないこと，進行卵巣がんを罹患しているが予後規定因子は腹腔内感染であることが患者・代理意思決定者へ伝えられた．それに対し，患者・代理意思決定者は人工呼吸管理に苦痛を感じ，自宅退院を希望していることから現行治療は医学的無益（質的無益）に相当すること，両者の話し合いで今後の治療目標が人工呼吸器離脱と自宅退院となったことが参加者間で共有された．人工呼吸器離脱については自己喀出が弱く窒息や肺炎で再挿管のリスクが高いが再挿管は望んでいないこと，自宅退院にあたっては中心静脈栄養と血管作動薬が投与されているが血管作動薬の在宅での継続は現実的ではないことが問題点としてあげられた．

2）患者の意向

　患者・代理意思決定者ともに十分な判断能力を備え腹腔内感染のコントロールが難しく治療限界を迎えていることを理解しており，そのうえで患者は"これ以上の人工呼吸管理は辛く，例え死んでもいいから抜管してほしい，早く自宅へ帰りたい"と，人工呼吸器からの離脱と自宅退院の意思を明確に示している．

3）周囲の状況

　抜管を行った場合，窒息や肺炎のリスクは高く，再挿管が必要な場合は目の前で苦しむ患者を前に医療者は挿管をしないことが許されるかが協議された．今後患者の予後はおそらく月単位であり，頑張った先に何があるのかを考慮したときに"患者は死んでもいいから抜管してほしい"と述べられており，再挿管の適応があったとしてもその適応とはならない．むしろ苦痛緩和をする方がこの患者にとってより重要であることが参加者間で同意された．

　自宅退院については，中心静脈栄養・点滴抗菌薬・血管作動薬をどのように管理してゆくか協議された．訪問診療となった際に，中心静脈栄養は一般的に行われるが，血管作動薬はボーラス投与された場合の患者リスクから継続は難しく，点滴抗菌薬も頻回投与だと人的資源的に難しい可能性が指摘された．このうち，点滴抗菌薬は投与回数が少ない薬剤へ変更することで実現可能であることが薬剤師からコメントされた．

4）QOL

　患者・代理意思決定者ともに窒息・肺炎のリスクは高いものの，抜管・人工呼吸器からの離脱を望んでいる．今後の予後予測が月単位であること，患者本人は人工呼吸管理が辛いと述べていることから再挿管せずに苦痛緩和へ務めることは倫理的に許容され，また自己判断能力がなくなった場合は，代理意思決定者である長男が判断することが妥当である（集中治療医の視点：緩和的抜管について参照）．また，患者本人が最期を自宅で迎えたいという治療目標を達成するために，自宅での急変リスクを理解したうえでの退院ならびに訪問診療の介入は倫理的にも妥当である．

　上記の倫理カンファレンスから，まずは抜管と人工呼吸器からの離脱をめざし，さらに血管作動薬は極力減量してゆきながら，自宅退院への準備を進めてゆく方針が改めて確認された．

1　急性疾患に対する終末期医療　361

症例の経過

多職種倫理カンファレンスから数日後，抜管に成功し，その後数日かけて酸素は減量中止できた．血管作動薬についても漸減していき，血圧は低めで推移したものの明らかな臓器障害の悪化がないことを確認して最終的に中止とした．この間に訪問診療を調整し，投与頻度の少ない抗菌薬への変更を行い，家族への排痰ケア指導も行ったうえで，ICU入室後第40日目に自宅退院となった．

集中治療医の視点　緩和的抜管について

▶ 本邦における緩和的抜管（あるいは終末期抜管ともいう）は，海外と比べていまだに敷居が高いのが現状である．これは，過去に終末期に関する議論や整備が十分なされないまま医師の判断で抜管されたケースが後に刑事罰へ処せられたことが起因となっていると考えられる[17]．その後，国内の3学会から出された終末期医療に関するガイドライン[18]で終末期の定義と延命措置に関するプロセスが明らかにされ（⇒コアレクチャー），緩和的抜管は以前と比較しそのハードルは下がった．ところが，実際に緩和的抜管がなかなか進まないのは，本邦におけるACPの普及やSDMのプロセスがまだ発展途上にあること，医療者としては抜管後に家族とのトラブルに巻き込まれたくないという抑止力が働いている可能性がある．自施設でも緩和的抜管がなされたケースは過去数例に留まっており，それらのケースでは代理意思決定者との話し合いで緩和的抜管が選択された後，院内倫理委員会で緩和的抜管が問題ないことを判断された後に実施されている．今後は，ACPとSDMのプロセスがより一般的となり，患者の病勢にあったタイムリーな対応ができるようになることが望まれる．

本症例におけるポイント

☑ 本症例は比較的短期間のうちに予期せぬ形で終末期を迎える可能性があり，ICU入室早期から患者・代理意思決定者との共同意思決定プロセス（SDM）を開始した

☑ SDMでは，患者の意思決定能力を判断したうえで医療者と患者もしくは代理意思決定者との間で ① 情報交換，② 審議，③ 診療方針の決定を行う

☑ SDMで両者の合意が得られないあるいは予後予測が困難な場合は，TLTを行いつつ医学的無益について再評価し，3ステージプロトコルを用いて患者の価値観に基づく治療目標を定める

☑ 治療目標の設定において医療者と患者・家族の間で倫理的葛藤を生じた際には，Jonsenの臨床倫理4分割表を用いた多職種倫理カンファレンスで合意を得ることも大切である

急性疾患に対する終末期医療

コアレクチャー

Summary

● 救急・集中治療領域における終末期の特徴は，治療方針決定までの時間的猶予が少なく，予後予測も困難なことである

● 患者・代理意思決定者と医療者間での共同意思決定（SDM）では，信頼関係の構築，病状と予後の説明，患者の価値観と治療目標の確認を行ったうえで治療方針を決定する

● SDMがうまくいかない，あるいは予後予測が困難な場合は，TLTやJonsenの臨床倫理4分割表を活用しながら，医学的無益について再評価する

1 集中治療における終末期の定義

　　ICUでは，救命目的に最善の治療や措置を施しても亡くなってしまう患者は一定数存在する．米国では全死亡者の20％がICU入室中あるいは退室後に死亡すると報告されており[19]，このなかにはトラジェクトリー・カーブでいわゆる突然死に該当する症例が存在する．これまで，"終末期医療＝悪性腫瘍の進行期"というイメージが強かったが，ICUで突然死に相当する症例が一定数存在する現状をふまえ，本邦の3学会（日本集中治療医学会，日本救急医学会，日本循環器学会）は2014年に「救急・集中治療における終末期医療に関するガイドライン」（以下，本ガイドラインと表記する）を発表した[18]．本ガイドラインでは，救急・集中治療領域における終末期の定義とその判断，終末期と判断した場合にその後の延命措置の決定プロセスと選択肢について述べられている．このうち，**救急・集中治療における終末期とは，"集中治療室などで治療されている急性重症患者に対し適切な治療を尽くしても救命の見込みがないと判断される時期"と定義**され，表8に示す4つのいずれかに相当する場合とされる．

表8　救急・集中治療領域における終末期

医療チームが慎重かつ客観的に判断を行った結果として，以下の1～4のいずれかに相当	
1	不可逆的な全脳機能不全（脳死診断後や脳血流停止の確認後などを含む）であると十分な時間をかけて診断された場合
2	生命が人工的な装置に依存し，生命維持に必須な複数の臓器が不可逆的機能不全となり，移植などの代替手段もない
3	その時点で行われている治療に加えて，さらに行うべき治療方法がなく，現状の治療を継続しても近いうちに死亡することが予測される場合
4	回復不可能な疾病の末期，例えば悪性腫瘍の末期であることが積極的治療の開始後に判明した場合

（文献18より引用）

1　急性疾患に対する終末期医療　363

表9　救急・集中治療領域における終末期の特徴

患者家族の問題
● 突然の事態で現実を受容できない
● 患者は積極的治療を望んでいなかったが，患者家族は諦めきれない
● 救命して欲しいが，患者を苦しめたくない

医療者の問題
● 急性経過で，患者家族と信頼関係を構築する時間が十分にとれない
● 積極的治療を開始したが，その後の話し合いで緩和治療へシフトし，その決断が正しいかどうか確信できない
● 予後予測が困難で改善・悪化いずれの可能性もある

2　患者意志決定支援

1）集中治療における SDM の流れ

　本ガイドラインで救急・集中治療領域における終末期の定義が明確となり，医療者の急性疾患における終末期への意識も高まってきたことは大きな進歩である．その一方で，表9へ示すような救急・集中治療領域における終末期を巡る特有の問題もしだいに明らかとなってきた．

　これらの問題に対して Kerckhoffs ら[20] は，患者意思決定支援プロセスとして SDM を経時的・項目別にそれぞれ対象や目標を設定し進めてゆくことを提案した（表10）．この SDMとは，最善のエビデンスや患者の価値観，目標，好みに基づき，患者あるいは代理意思決定者と医療者が協働して診療方針を決定していく過程のことである[21]．SDM は，①情報交換，②審議，③診療方針の決定の3つのフェーズに分類される．まずはじめに，医療者から患者の病状，治療選択肢とその効果や副作用，患者・代理意思決定者からは患者の価値観や診療に対する希望を伝えてお互いに情報交換をする．次に，両者で出した情報をもとに，患者にとって最善の診療が何かを審議する．最後に，両者が納得・同意したうえで診療方針を決定する．具体的には，はじめの数日以内に患者の蘇生意思あるいは事前指示書を確認し，次の5〜7日間で患者・家族と医療者が話し合いを行い，治療目標の設定あるいは治療制限の確認をする．その後は毎週1回程度患者・家族と医療者が話し合いを行い治療目標や治療制限の再評価をする．

2）SDM と緊急 ACP

　患者の蘇生意思は "人生の最終段階における医療・ケアの決定プロセスに関するガイドライン（厚生労働省）[22]" の普及もあり，患者本人から蘇生意思を聴取できるケースが増えてきている．その一方で，事前指示書や ACP はいまだ十分普及してはおらず，救急・集中治療領域では SDM を行いつつ緊急 ACP を作成するケースが多い．

　ACP は今後の治療・療養について患者・家族と医療従事者があらかじめ話し合う自発的なプロセスのことで，健常者ではライフイベントにあわせて毎年，罹患者では予後1年を目

表10 救急・集中治療領域における患者意思決定支援プロセスの流れ

	ICU 入室時	ICU フォローアップ	ケア目標の話し合い	タイムアウトミーティング
ICU 入室時からの時間	<24 時間	<2～3日	<5～7日 （以降週に1回）	5～7日以降 （治療目標にあわせ週1回）
参加者	集中治療医 ICU 看護師 患者／家族	集中治療医 ICU 看護師 患者／家族	集中治療医 ICU 看護師 患者／家族	集中治療医 ICU 看護師 各専門家（診療科，多職種）
伝える情報	● 現在の疾患／傷の状態 ● 治療計画と介入 ● 予測される結果や予後 ● ICU に関する情報	● 現在の疾患／傷の状態 ● 治療計画と介入 ● 予測される結果や予後	● 現在の状況 ● 治療計画 ● 予後と予測される結果	● 現在の臨床状態 ● 現在の治療効果と症状のコントロール
同定すること	● 代理意思決定者もしくは法定代理人 ● 事前治療意思書類の確認	● 病前の身体機能と精神機能：専門家への問い合わせ，カルテ，ベッドサイドでの情報 ● 自立度と ADL ● 認知，活動，不快感，脆弱性 ● 飲酒／薬物／喫煙 ● 不安とうつ症状 ● 宗教・文化的背景	● 治療効果判定の指標 ● 家族の要望やサポートに必要なもの	● 病前の健康と QOL ● 患者の好み ● 予後と予測される結果
強調すること	● 蘇生意思確認と決定	● 事前指示書による患者の希望があったか確認 ● 蘇生意思の確認	● ケア目標の計画 ● 治療の制限（あれば）	● 治療目標と指標を定める治療の制限を設ける ● 蘇生意思のレビューと確立

（文献20を参考に作成）

処に開始するのが一般的とされている[22]．一方で，集中治療領域における終末期医療は，ある日ある時突然訪れることが多く，患者や家族，医療者は不確定要素が多くあるなかで患者にとって最善の診療方針を模索しなければならない．このように，あらかじめ用意するACPではなく，今まさに求められるACPこそが緊急ACPである．ICUにおける集中治療医は，過去の臨床経験から疾患ごとのトラジェクトリーカーブすなわち**臨床経過や予後を推測することができる最善のナビゲーターであり，患者がICU入室後に侵襲的な治療あるいは厳しい予後が予測される場合には，患者が意思表示をできる間に可能な限り緊急ACPを聴取する**．参考までに，自施設で緊急ACPの際に確認している内容を以下に列記する．

① 本人の価値観：ヒトとなり
② 治療ゴール
③ 許容できない状況
④ 代理意思決定者

a）患者・代理意思決定者との信頼関係の確立

医療者はまず，患者・代理意思決定者との信頼関係を確立することが重要である．病状が突然かつダイナミックに推移するため彼らの精神状態は不安定なことも多い．そのような場合，彼らが病状をどのように理解し受け止めているか聞き取ることが大切である．同時に，彼らの抱える不安や絶望に対する精神的サポートをしつつ，今後の治療について早期から医療者と話し合いができるような環境を整える．

1 急性疾患に対する終末期医療 365

b）病状と予後の説明

上記が確認できたら，次に医療者は患者・代理意思決定者に対して病状と予後の説明を行う．このとき，患者・代理意思決定者からは患者の価値観や好み・目標について情報共有してもらい，医療者は患者の治療意思や治療ゴールに応じた複数の治療選択肢を提示する．

c）治療方針の決定

最後に両者で話し合い患者にとって最善の治療を決定するが，決定事項は必ずしも最終決定とはならない．患者の病態は経時的に変化するため，入院が長期化する場合は定期的に患者・代理意思決定者と医療者の間で話し合いの場を設け，治療ゴールの再確認をすることが望ましい．

その際に重要なことは，患者の価値観を知ること，すなわちどのような状態になったときに延命を望まないか，あるいは治療を頑張った先に何があるかを理解することである．患者は，頑張った先に求めるものがあれば頑張れるが，頑張った先に何もないのであれば治療を頑張る必要はないかもしれない．その場合，医療者はこれまでの"いかに患者を救命するか"という方針から，**"いかに患者が最善の死を迎えられるか"** という方針へ舵を切る決断が重要となる．逆に，医療者は適応がないと考えているが，患者・家族が治療の継続を希望する場合もある．その場合，先述した通り医療資源は決して無尽蔵ではなく，医学的無益の可能性がある場合は，TLTや多職種倫理カンファレンスを行い，治療のタイムリミットを設けることも重要である．

3 緩和ケアチームの介入

最後に，救急・集中治療領域における緩和ケアチームの役割について述べる．患者・家族あるいは医療者は自分たちが決定した診療方針に対して，後日，正しかったのかどうか慚愧の念や不全感に苛まれることがある．このような場合，第三者として緩和ケアチームが急性期から介入することは患者・家族の満足度をあげると報告されている[23]．

緩和ケアとは，**生命を脅かす疾患に起因した諸問題に直面している患者と家族の生活の質（QOL）を改善するためのアプローチ**と定義される[24]．近年は，担がん患者だけではなく慢性疾患（心不全，腎不全，肝不全，呼吸不全，認知症）を含む非担がん患者へも広く適用されるようになってきた．救急・集中治療領域では，本来治療ゴールの設定を含む患者意思決定のプロセスには緩和ケアチームの介入が望ましいが，医療者の人的資源不足あるいは患者・家族の緩和ケアに対する負のイメージから，十分に介入できていない可能性がある．緩和ケアチームの介入が望ましいかどうかを判断するスクリーニング検査としては，先述したSurprise question responseのほか，Supportive & Palliative Care Indicators Tool（SPICT，表11）[25] が知られている．健康状態の悪化を示す全般的な指標のうち2つ以上が該当し，進行した状態を示す臨床指標が1つ以上該当する場合は緩和ケアチームの介入依頼を検討する．

表11 Supportive and Palliative Care Indicator Tool 日本語版（SPICT–JP）：Mar 2017 version

Supportive and Palliative Care Indicator Tool (SPICT–JP)

SPICTは健康状態が悪化している方を同定するものです．同定された方々の支持療法・緩和ケアにおける満たされていないニーズを評価し，ケア計画を立ててください．

健康状態の悪化を示す全般的な指標を確認する

1回以上の予定外入院があった	
パフォーマンス・ステータス（PS）が低いか低下しつつあり，改善の見込みが限られている．日中の半分以上の時間を臥位または座位で過ごしている	
身体的・精神的問題が悪化しているために，日常生活動作のほとんどを他人のケアに頼っている 介護者のサポートを強化する必要がある	
過去3〜6カ月間に顕著な体重減少がある，または，低体重状態が持続している	
原疾患の適切な治療にも関わらず，苦痛となる症状が続いている	
患者（または家族）が，支持・緩和ケアを求めている，または原疾患の治療中止や治療の一部中止を求めている，QOLが優先されている	

健康状態の悪化を示す臨床指標が1つ以上あるか確認する

がん疾患

進行性がんによる生活・身体機能の低下がある	
体力低下のため抗がん治療（化学療法および放射線治療）ができない，または症状緩和のための抗がん治療を受けている	

認知症／フレイル（虚弱）

介助なしには着替え，歩行や食事ができない	
経口摂取量の低下，嚥下困難がある	
尿失禁や便失禁がある	
発語によるコミュニケーションができない，社会的交流がほとんどない	
大腿骨骨折や複数回の転倒を経験している	
反復する発熱のエピソードや感染症（誤嚥性肺炎など）がある	

神経疾患

適切な治療にも関わらず進行する身体機能や認知機能の悪化がある	
発語の問題に伴いコミュニケーションが困難になってきている，あるいは，進行性の嚥下困難がある	
反復する誤嚥性肺炎，息切れ，呼吸困難感または呼吸不全がある	
脳卒中後の麻痺が持続し，生活・身体機能が大きく低下し，継続してケアが必要である	

その他

不可逆な疾患や合併症があり，全身状態が悪化し，死のリスクがあり，どんな治療もよい結果をもたらさないことが予想される	

呼吸器疾患

重症慢性肺疾患があり，かつ，急性増悪でないときにも安静時またはわずかな労作で呼吸困難感を生じる	
持続する低酸素血症があり，在宅酸素療法を含む長期の酸素療法を必要とする	
呼吸不全のために人工呼吸器管理が必要だったことがある，または人工呼吸器管理が予後およびQOLを改善しないため適応にならない	

腎疾患

慢性腎臓病（CKD）のStage 4または5（推算糸球体濾過量（eGFR）<30 mL/分）で健康状態の悪化を伴う	
腎不全によって，他の予後規定疾患や治療が複雑になっている	
透析を中止したか中止が検討されている，または透析の適応基準を満たすが開始していない	

肝疾患

進行性肝硬変があり，以下の1つ以上を1年以内に併発している ● 利尿薬に反応しない腹水 ● 肝性脳症 ● 肝腎症候群 ● 細菌性腹膜炎 ● 反復する静脈瘤出血	
肝移植が不可能である	

心疾患・血管疾患

心不全，または広範囲にわたる治療不可能の冠動脈疾患があり，安静時もしくは軽度の労作で呼吸困難や胸痛が生じる	
重症で手術不能な末梢血管疾患がある	

現在のケアとケア計画を見直す

患者が適切な治療を受けられるように現在の治療と投薬内容を見直し，ポリファーマシーを防ぐ
症状またはニーズが複雑でマネジメントが困難な場合には専門家への紹介を検討する
現在および将来のケアのゴールやケアの計画について，患者や家族と合意する　家族介護者をサポートする
患者が意思決定能力を喪失するリスクがある場合には，前もって計画するようにする
プランを記録し，共有し，ケアをコーディネートする

SPICT日本語版 based on SPICT™, Mar 2017

（日本語訳は文献26より転載）

※最新版はSPICT™ webサイト：https://www.spict.org.uk/the-spict/ を参照

1　急性疾患に対する終末期医療　**367**

急性疾患における終末期医療は，突然あるいは比較的短期間のうちに訪れ，かつ時間的猶予も残されていないため，患者・家族・医療者は大きな不安を抱えながらのスタートとなる．そのなかで，患者・家族と医療者が話し合いをくり返しつつ患者にとって最善の治療を模索する患者意思決定支援プロセスはとても大切な作業である．多職種を交えた医療者の多元的アプローチが患者・家族の満足度を上げることが期待される．

参考文献

1) Berlin A：Goals of Care and End of Life in the ICU. Surg Clin North Am, 97：1275-1290, 2017（PMID：29132509）
2) NHS End of life Care Programme：Advance care planning: a guide for health and social care staff. 2007 http://www.ncpc.org.uk/sites/default/files/AdvanceCarePlanning.pdf（2024年10月閲覧）
3) Lunney JR, et al：Profiles of older medicare decedents. J Am Geriatr Soc, 50：1108-1112, 2002（PMID：12110073）
4) Gries CJ, et al：Predictors of symptoms of posttraumatic stress and depression in family members after patient death in the ICU. Chest, 137：280-287, 2010（PMID：19762549）
5) Carlet J, et al：Challenges in end-of-life care in the ICU. Statement of the 5th International Consensus Conference in Critical Care: Brussels, Belgium, April 2003. Intensive Care Med, 30：770-784, 2004（PMID：15098087）
6)「Assessing Competence to Consent to Treatment: A Guide for Physicians and Other Health Professionals」(Grisso T & Applebaum PS, eds), Oxford University Press, 1998
7)「新訂版 緊急ACP」（伊藤 香，大内 啓／著），医学書院，2022
8) Baile WF, et al：SPIKES-A six-step protocol for delivering bad news: application to the patient with cancer. Oncologist, 5：302-311, 2000（PMID：10964998）
9) Back AL, et al：Approaching difficult communication tasks in oncology. CA Cancer J Clin, 55：164-177, 2005（PMID：15890639）
10) Kruser JM, et al："Best Case/Worst Case": Qualitative Evaluation of a Novel Communication Tool for Difficult in-the-Moment Surgical Decisions. J Am Geriatr Soc, 63：1805-1811, 2015（PMID：26280462）
11) Hadique S, et al：Derivation and Validation of a Prognostic Model to Predict 6-Month Mortality in an Intensive Care Unit Population. Ann Am Thorac Soc, 14：1556-1561, 2017（PMID：28598196）
12) Lonergan B, et al：Time-limited trials: A qualitative study exploring the role of time in decision-making on the Intensive Care Unit. Clinical Ethics, 15：11-16, 2020
13) Wilkinson DJ & Savulescu J：Knowing when to stop: futility in the ICU. Curr Opin Anaesthesiol, 24：160-165, 2011（PMID：21293267）
14) Lu E & Nakagawa S：A "Three-Stage Protocol" for Serious Illness Conversations: Reframing Communication in Real Time. Mayo Clin Proc, 95：1589-1593, 2020（PMID：32278484）
15) 日本集中治療医学会倫理委員会：方針決定が困難な症例にどのように対応していくか？ 日本集中治療医学会雑誌, 26：205-216, 2019
16)「Clinical Ethics: A Practical Approach to Ethical Decisions in Clinical Medicine, 9th ed.」(Jonsen AR, et al, eds), McGraw-Hill Education, 2021
17) Makino J, et al：End-of-life considerations in the ICU in Japan: ethical and legal perspectives. J Intensive Care, 2：9, 2014（PMID：25520825）
18) 日本救急医学会，日本集中治療医学会，日本循環器学会：救急・集中治療における終末期医療に関するガイドライン ～3学会からの提言～. 2014 https://www.jsicm.org/pdf/1guidelines1410.pdf （2024年10月閲覧）
19) Angus DC, et al：Use of intensive care at the end of life in the United States: an epidemiologic study. Crit Care Med, 32：638-643, 2004（PMID：15090940）
20) Kerckhoffs MC, et al：Framework to Support the Process of Decision-Making on Life-Sustaining Treatments in the ICU: Results of a Delphi Study. Crit Care Med, 48：645-653, 2020（PMID：32310619）
21) Kon AA, et al：Shared Decision Making in ICUs: An American College of Critical Care Medicine and American Thoracic Society Policy Statement. Crit Care Med, 44：188-201, 2016（PMID：26509317）
22) 厚生労働省：人生の最終段階における医療・ケアの決定プロセスに関するガイドライン. 2018 https://www.mhlw.go.jp/file/06-Seisakujouhou-10800000-Iseikyoku/0000197721.pdf（2024年10月閲覧）
23) Mercadante S, et al：Palliative care in intensive care units: why, where, what, who, when, how. BMC Anesthesiol, 18：106, 2018（PMID：30111299）
24) World Health Organization (WHO)：Palliative care. https://www.who.int/news-room/fact-sheets/detail/palliative-care（2024年10月閲覧）
25) SPICT™ webサイト：https://www.spict.org.uk/the-spict/.pdf（2024年10月閲覧）
26)「新版 がん緩和ケアガイドブック」（日本医師会／監），p108, 青海社，2017

索引

数字・ギリシャ文字

5-3-2の法則 ··························258
$\beta 2MG$ （$\beta 2$-microglobulin） ·····239
β 遮断薬 ··························258
β – ヒドロキシ酪酸 ··············346
β ラクタマーゼ ··················308
β ラクタム系抗菌薬 ··············308

欧 文

A

A-aDO$_2$ ····························57
ABCDEFGHバンドル ···············29
ACLF （acute on chronic liver failure） ·····················175, 182
ACP （advance care planning） ························ 62, 352, 364
ACS （abdominal compartment syndrome） ·················214, 223
A-DROP ····························53
Agitation ···························32
AKI （acute kidney injury） ····························209, 230
AKIN基準 ························236
AKIバンドル ················231, 243
AMR （antimicrobial resistance） ··································304
AMR対策 ························304
ANC （acute necrotic collection） ··································224
angiotensin receptor neprilysin inhibitor ·······················258
APACHE II score ················219
APFC （acute peripancreatic fluid collection） ·····················224
ARC （augmented renal clearance） ··································306
ARDS （acute respiratory distress syndrome） ·················72, 78
ARNI （angiotensin receptor neprilysin inhibitor） ·············258
ASPENガイドライン ·············203

AST （aimicrobial stewardship team） ··································305
ATN （acute tubular necrosis） ··························230, 236
AUC （area under the curve） ····307
autoregulation ···············241

B

baby lung ·························82
best case/worse case ··········355
BIS ······························25
BISAP score ·····················219
Bispectral Index ················25
B line ····························284
BPS （Behavioral Pain Scale） ·····15
BSAS （Bedside Shivering Assessment Scale） ············130

C

CAG （coronary angiography） ························123, 127
CAM-ICU ·························26
CaO$_2$ ····························261
CAPD （continuous ambulatory peritoneal dialysis） ···········176
cardiac power output ···········139
CAUTI （catheter-associated urinary tract infections） ···········303
CBF （cerebral blood flow） ········46
CBV （cerebral blood volume） ·····46
CCI （corrected count increment） ··································335
CDI （Clostridioides infection） ····302
CDトキシン ·····················314
central shift ·····················164
cirrhotic cardiomyopathy ········189
CIWA-Ar （Clinical Institute Withdrawal Assessment scale for Alcohol, revised） ···········176
CLABSI （central line associated blood stream infections） ············311
CLIF-C OF （organ failure） score ··································183

CLIF-SOFA score ···············179
clinical AKI ······················239
Clostridioides difficile ············314
Cmax ····························307
CO ·······························261
CO$_2$ナルコーシス ··················63
COVID-19 ·························71
CPO ·····························139
CPOT （Critical-care Pain Observation Tool） ···············15
CPP （cerebral perfusion pressure） ··································45
CRBSI （catheter-related blood stream infection） ·········301, 310
CRBSIの主な起炎菌 ···············312
CRBSIバンドル ··················319
CRT （capillary refilling time） ····278
CS （cardiogenic shock） ····136, 142
CTP （Child-Turcotte-Pugh） score ··································178

D・E・F

Delirium ·························34
DIC （disseminated intravascular coagulation） ·······326, 330, 331
DKA （diabetic ketoacidosis） ··························339, 342
DO$_2$ ····························261
DOPE ····························23
DP （driving pressure） ·············83
ECMO （extracorporeal membrane oxygenation） ················148
Ecpella （ECPELLA） ·······151, 154
EC法 ·····························97
EGDT （Early Goal-Directed Therapy） ·····················292
EIT （electrical impedance tomography） ·················84
ENIOスコア ·····················43
Evacuatio／De-escalation ········269
EWS （Early Warning Score） ····286
FENa （fractional excretion of sodium） ·····················237

索引 369

FEUN（fractional excretion of urea nitrogen）········238

Forrester 分類 ········143

French score ········325

G・H・I

GFR ········242

glass rockets ········284

GLIM（Global Leadership Initiative on Malnutrition）診断基準 ········197

Global 定義 ········72, 79

Haldane 効果 ········63

hemodynamic AKI ········239

HFNC（high-flow nasal cannula）········54, 65, 67, 81

HHS（hyperglycemic hyperosmolar syndrome）········339, 342

HIT（heparin-induced thrombocytopenia）········326, 331

HLA 抗体 ········335

HLA 適合血小板 ········335

Hour-1 バンドル ········287

HPA 抗体 ········335

HRS ········189

HUS（hemolytic cremic syndrome）········324

IABP（intra aortic balloon pumping）········146

ICDSC ········26

ICP ········45

ICU-AW（ICU acquired weakness）········352

ICU 獲得性筋力低下 ········352

Immobility ········35

Impella ········136, 150

iNO 療法 ········75, 87

ITP（idiopathic thrombocytopenic purpura）········326

J・K・L

Jonsen の臨床倫理 4 分割表 ········359

KDIGO（Kidney Disease Improving Global Outcomes）基準 ········236

Killip 分類 ········142

Kussmaul 呼吸 ········343

LEMON ········103, 109

Less is more ········271, 293

LFABP（liver type fatty acid binding protein）········239

Lille score ········179

LOS（low cardiac output syndrome）········167

lung rockets ········284

lung sliding sign ········135

LVOT-VTI（left ventricular outflow tract velocity time integral）········280

M

Maddrey score ········178, 179

Mallampati 分類 ········95

MAP チャレンジ ········47

MCL（modified chin lift technique）法 ········97

medical futility ········357

medically inappropriate ········357

MELD（Model for End-stage Liver Disease）score ········178

MIC（minimum inhibitory concentration）········307

MOANS ········95, 106

Modified Marshall scoring system ········218

Monro-Kellie の仮説 ········45

Mottling score ········278

MRSA ········310, 312

mRS（Modified Rankin Scale）········42

MSSA ········310, 312

myogenic reflex ········241

N

NAG（N-acetyl-β-D-glucosaminidase）········238

NGAL（Neutrophil gelatinase associated lipocalin）········239

NIHSS（National Institutes of Health Stroke Scale）········39

NIPPV（non-invasive positive pressure ventilation）········54, 65

NIV（non-invasive ventilation）········54

Nohria-Stevenson 分類 ········165

NOMI ········260

non occlusive mesenteric ischemia ········259

non renal indication ········246

NPPV ········166

NRS-2002 ········197, 198

NSAIDs ········17, 221

NT-AKI（normotensive ischemic AKI）········241

NURSE ········355

NUTRIC ········198

NUTRIC score ········197

O・P

O_2 ER（O_2 extraction ratio）········162

optimization ········269

overfeeding ········206

PADIS ········31

PADIS ガイドライン ········15

pain ········31

Pancreatitis Bundles ········213

PAPI（pulmonary artery pulsatility index）········139

partial support ········153

PAWSS（Prediction of Alcohol Withdrawal Severity Scale）········213

PCAS（post cardiac arrest syndrome）········119, 126

PD（pharmacodynamics）········307

PEEP（personal protective equipment）········84

Pendelluft 現象 ········81

personalized medicine ········90

PICS（post intensive care syndrome）········29

PK（pharmacokinetics） ·········· *306*

PLASMIC score ················· *325*

PLR（passive leg raise） ········· *291*

PPC（pancreatic pseudocyst） ···*224*

PPE ······························· *316*

PPV（pulse pressure variation） ·*290*

precision medicine ··············· *90*

pre-oxygenation ················· *55*

pressure volume area ··········· *153*

PRIS（propofol infusion syndrome）
·························· *25, 48*

P-SILI ····························· *81*

pulmonary artery pulsatility index
······························· *139*

PVA ······························· *153*

PV loop ·························· *171*

Q・R

qSOFA（Quick Sequential Organ
Failure Assessment） ········· *277*

Randon score ··················· *219*

RASS（Richmond Agitation-Sedation
Scale） ······················· *19*

Refeeding症候群 ··········· *199, 200*

renal indication ················ *246*

Resuscitation ···················· *269*

RIFLE基準 ······················ *236*

ROSE ······················ *269, 293*

ROTEM（rotational
thromboelastometry） ········· *177*

ROX index ··············· *54, 72, 82*

RPGN（rapid progressive glomerular
nephritis） ················ *231, 243*

RRT（renal replacement therapy）
······················ *231, 233, 246*

RSI（rapid sequence intubation） *103*

RTEC（renal tubular epithelial cells）
······························· *238*

RUSH protocol ················· *159*

S

SA-AKI（Sepsis Associated AKI）
································ *232*

SAS ······························· *19*

SAT（spontaneous awakening trial）
································ *24*

SBP（spontaneous bacterial
peritonitis） ·············· *176, 187*

SBT（spontaneous breathing trial）
································ *24*

SCAI-CS分類（SCAIショックステー
ジ分類） ················· *135, 143*

SDM（shared decision making）
·························· *353, 364*

Sedation-Agitation Scale ··········· *20*

Sepsis-3 ·························· *286*

SGLT2阻害薬 ··············· *258, 344*

SI-AKI（Sepsis Induced AKI） ···*232*

Sleep disturbance ··············· *35*

SOFAスコア ····················· *286*

SPICT ···························· *366*

SPIKES ··························· *355*

SSI（surgical site infection）
·························· *301, 313*

SSIバンドル ····················· *319*

Stabilization ···················· *269*

STEMI（ST elevation myocardial
infarction） ·············· *135, 136*

stressed volume ················· *163*

ST上昇型心筋梗塞 ··············· *135*

Subclinical AKI ················· *239*

Supportive & Palliative Care
Indicators Tool ··············· *366*

Surprise Question response ······· *356*

SVV（stroke volume variation）
································ *290*

T

TC-CFI（transcranial color-flow
imaging） ················· *41, 43*

TDM（therapeutic drug monitoring）
································ *307*

TEG（thromboelastography） ·····*177*

TGF（tubuloglomerular feedback）
································ *241*

thrombotic thrombocytopenic
purpura ······················ *324*

TICI（thrombolysis in cerebral
infarction） ··················· *40*

time limited trial ················ *356*

TMA（thrombotic microangiopathy）
································ *324*

TOF（Train Of Four） ············· *25*

total support ···················· *154*

total unloading ················· *154*

TTM（targeted temperature
management） ············ *123, 127*

TTP（thrombotic thrombocytopenic
purpura） ················ *324, 326*

U・V・W

underfeeding ···················· *206*

unloading ······················ *137*

unstressed volume ·············· *163*

VAP（ventilator associated
pneumonia） ··············· *303, 309*

VAPの起炎菌 ···················· *310*

VAPバンドル ···················· *319*

VAS（visual analogue scale） ·····*221*

VILI（ventilator-induced lung
injury） ················ *72, 81, 83*

VISAGEスコア ···················· *43*

V̇/Q̇比 ····························· *57*

V̇/Q̇ミスマッチ ···················· *60*

V-V ECMO療法 ···················· *87*

WON（walled-off necrosis） ·······*224*

和文

あ行

悪性中大脳動脈梗塞 ················· *49*

悪性脳梗塞 ······················· *42*

アセトアミノフェン ··········· *17, 221*

アセトアミノフェン点滴 ··········· *18*

アルコール性肝炎 ……………………186
アルコール性肝障害 …………………177
アルコール性急性膵炎 ………………212
アルコール性膵炎 ……………………217
アルコール離脱 ………………………213
アルコール離脱症候群
　………………………………21, 176, 217
アルブミン製剤 ………………………264
アンジオテンシン受容体ネプリライシン
　阻害薬 …………………………………258
安定化期 …………………………………269
安定非代償性肝硬変 …………………182
医学的に妥当ではない ………………357
医学的無益 ……………………………357
意識下気管挿管 ………………………115
意識障害患者 ……………………………43
意志決定支援 …………………………364
意思決定能力 …………………………354
痛み ………………………………………15, 31
一酸化窒素吸入療法 ………………75, 87
溢水 ………………………………………284
インスリン療法 ………………………349
ウイルス性肝炎 ………………………186
うっ血腎 …………………………………240
うっ血性心不全 ………………………119
エアウェイ ……………………………102
栄養障害リスク ………………………197
栄養投与経路 …………………………202
栄養不良 …………………………………202
栄養療法 …………………………………222
壊死性膵炎 ……………………………219
エスラックス® ……………………………25
エピネフリン …………………………294
オピオイド鎮痛薬 ……16, 221, 222

か行（か・き）

改訂アトランタ分類 …………………218
開頭減圧術 ……………………………41, 49
回復利尿期 ……………………………269
過換気 ……………………………………49
拡散障害 …………………………………61

下肢挙上 …………………………………291
カテーテル関連血流感染 ……………301
カテーテル関連血流感染症 …………310
カテーテル関連尿路感染症 …………303
ガバペンチン ……………………………17
カプノグラム波形 ……………………100
カプノメータ …………………100, 108
カプラシズマブ ………………………327
カルバマゼピン …………………………17
肝移植 ……………………………………191
換気 - 血流比 ……………………………57
換気評価 …………………………………95
環境消毒 …………………………………317
肝硬変関連免疫不全 …………………187
肝硬変心筋症 …………………………189
間質性 ……………………………………243
間質性浮腫性膵炎 ……………………219
肝障害 ……………………………………330
肝腎症候群 ……………………………177
肝性脳症 …………………………177, 188
間接熱量計 ……………………………208
感染管理 …………………………………287
感染経路別予防策 ……………………317
感染症 …………………………187, 347
感染性膵壊死 …………………………224
感染予防管理 …………………………316
感染予防バンドル ……………………319
冠動脈造影 …………………………123, 127
肝不全 ……………………………………177
緩和ケアチーム ………………………366
緩和的抜管 ……………………………362
機械換気 …………………………………97
気管切開 …………………………………116
気管挿管 …………………………………72
気管挿管困難 …………………………95
偽性血小板減少症 ……………………330
気道確保補助デバイス ………………102
気道内圧 …………………………………83
偽膜性大腸炎 …………………302, 314
急性壊死性貯留 ………………………224
急性呼吸促迫症候群 …………………72

急性呼吸不全 …………………53, 57, 67
急性心原性肺水腫 ………………………67
急性腎障害 ……………………………230
急性心不全 ……………………………257
急性膵炎 …………………………………216
急性膵周囲液体貯留 …………………224
急性尿細管壊死 ………………230, 236
急性閉塞性化膿性胆管炎 ……………279
急速進行性糸球体腎炎 ………231, 243
強心薬 ……………………………………140
共同意思決定 …………………………353
虚血性心疾患 …………………………140
緊急 ACP ………………………………364
緊急気道器具 …………………………102
緊張性血胸・気胸 ……………………259
緊急リバース …………………………102
筋原性反射 ……………………………241
筋弛緩薬 ………………………25, 73, 88

か行（く～こ）

空気予防策 ……………………………318
駆動圧 ……………………………………83
グラフィックモニター ………………84
グリコカリックス ……………………266
クリニカルシナリオ ………165, 257
経胸壁心エコー ………………280, 290
経空腸チューブ ………………………222
携行式連続腹膜透析 …………………176
経静脈栄養 ……………………………205
経腸栄養 …………………………203, 222
経腸栄養プロトコル …………………204
経頭蓋ドップラーエコー ………………41
経肺圧モニター ………………………84
経皮的左室補助人工心臓 ……………150
外科的気道確保 ………………………116
ケタミン ………………………………17, 25
血液凝固異常 …………………177, 189
血液分布異常性ショック ……………259
血液流入期 ……………………………169
血管原性脳浮腫 ………………………49

血管作動薬	245, 294	
血管性	242	
血行動態管理	259	
血行動態モニタリング	289	
血漿交換	326	
血漿交換療法	214, 242	
血漿浸透圧	347	
血小板減少症	329	
血小板輸血	326	
結石性腎盂腎炎	230	
血栓回収療法	40	
血栓性血小板減少性紫斑病	324	
血栓性微小血管症	324	
血中濃度時間曲線下面積	307	
血糖管理	62	
ケトーシス	345	
ケトメーター	347	
下痢	204	
嫌気性代謝	158	
コアグラーゼ陰性ブドウ球菌	312	
高TG性膵炎	217	
好気性代謝	158	
抗菌薬	305	
抗菌薬耐性	308	
抗菌薬治療	310	
抗菌薬適正使用支援チーム	305	
高血糖	340, 345	
高血糖緊急症	339, 342	
高血糖性高浸透圧症候群	339	
抗原・トキシン検査	314	
膠質液	264	
高浸透圧性高血糖症候群	342	
厚生労働省急性膵炎重症度判断基準	218	
高トリグリセリド性膵炎	214	
高二酸化炭素血症	61	
後負荷	167	
誤嚥リスク	95	
呼吸管理	62	
個人防護具	316	
コホーティング	317	

混合静脈血酸素分圧	60	
昏睡型肝不全	191	

さ行（さ・し）

再開通	40	
最高血中濃度	307	
最小発育阻止濃度	307	
最適化期	269	
酢酸リンゲル液	268	
左室拡張能	169	
左室流出路断面積－時間速度積分値	280	
殺菌性抗菌薬	306	
サブフェノタイプ	90	
酸塩基異常	349	
酸素供給バランス	289	
酸素供給量	161	
酸素摂取率	162	
酸素療法	62, 81	
次亜塩素酸ナトリウム	317	
糸球体灌流	241	
糸球体性	243	
糸球体内圧	242	
死腔換気	57	
支持療法	62, 188	
事前指示書	364	
市中肺炎	53	
自動調節域	46	
自動調節能	241	
自発覚醒トライアル	24	
自発呼吸トライアル	24	
自発呼吸努力	62	
自発呼吸誘発性肺傷害	81	
シバリング	129	
重症大動脈弁狭窄症	258	
重炭酸ナトリウム	233	
重炭酸リンゲル液	268	
集中治療後症候群	29	
終末期意思決定支援	62	
終末期医療	363	

手術部位感染	301, 313	
出血性ショック	259	
出血リスク	177	
腫瘍切除	49	
循環血液量	263	
循環血液量減少性ショック	259	
循環不全	188	
消化態	203	
晶質液	264	
食道・胃静脈瘤出血	187	
除水忍容性	234	
ショック	158, 259, 277	
心外部仕事量	153	
腎灌流圧	240	
腎機能障害	177	
心機能モニタリング	290	
心原性ショック	135, 136, 142, 259	
人工呼吸器関連肺炎	303, 309	
人工呼吸器関連肺損傷	72, 81	
腎後性AKI	236	
侵襲性人工呼吸	82	
侵襲的陽圧換気	68	
腎性AKI	236	
腎前性AKI	236, 240	
迅速導入気管挿管	103	
腎代替療法	231, 246	
心タンポナーデ	259	
深鎮静	48	
心停止	120	
心停止後症候群	119, 126	
浸透圧利尿薬	48	
浸透圧療法	41	
腎毒性薬剤	246	
心内部仕事量	153	
腎尿細管上皮細胞	238	
心肺相互作用	290	
心拍出量	261, 279	
腎用量ドパミン	245	

さ行（す〜そ）

膵仮性嚢胞	224
睡眠障害	35
スガマデクス	111
ステージプロトコル	358
ステノトロフォモナス・マルトフィリア	310
ステロイド	49, 89
ステロイド治療	242, 296
スニッフィング体位	106
静菌性抗菌薬	306
正常血圧急性虚血性腎障害	241
正常血糖ケトアシドーシス	344
成分栄養	203
声門上器具	112
生理食塩液	267
接触予防策	318
セルジンガー法	116
前ACLF状態	182
洗浄血小板	327
前負荷	168
全末梢血管抵抗	280
せん妄	26, 27, 34
造影CT grade	218
臓器灌流	158
早期経腸栄養	62
早期リハビリテーション	62
ゾーニング	316
組織酸素供給量	261
蘇生期	269

た行

体温管理療法	123
体外式膜型人工肺	148
代謝性アシドーシス	345, 349
代償性肝硬変	181
大動脈内バルーンパンピング	146
多職種倫理カンファレンス	359
多臓器不全	216
脱水・電解質異常	339

短時間作用型インスリン	349
胆石性膵炎	214, 217
タンパク分解酵素阻害薬	222
中心静脈カテーテル関連血流感染	311
直接切開法	116
直接穿刺法	116
治療抵抗性頭蓋内高血圧	48
治療薬物モニタリング	307
鎮静管理	15, 19
鎮静薬	19
鎮痛管理	15, 221
鎮痛・鎮静	62
鎮痛薬	221
低カリウム血症	349
低酸素血症	23, 72
低酸素性血管攣縮	63
低心拍出量症候群	167
低体温療法	49
低ナトリウム血症	48, 347, 349
デクスメデトミジン	24, 33
電解質異常	120, 349
頭蓋内圧	45
頭蓋内高血圧	45
疼痛スコア	221
糖尿病性ケトアシドーシス	339, 342
動脈血酸素含量	261
等容弛緩期	169
特発性細菌性腹膜炎	176, 187
特発性（免疫性）血小板減少性紫斑病	326
ドパミン	294
ドブタミン	294
トラジェクトリー・カーブ	352

な行

ナトリウム再吸収	272
ナロキソン	111
二次性脳損傷	41, 45
二次性脳損傷予防バンドル	50

二次性肺胞低換気	59
乳酸アシドーシス	346
乳酸リンゲル液	268
尿細管糸球体フィードバック	241
尿細管性	243
尿素分画排泄量	238
尿中ナトリウム分画排泄率	237
尿沈査スコア	238
尿バイオマーカー	238
脳灌流圧	45
脳血液量	46
脳血流量	46
脳室ドレナージ	41
脳静脈血流出量	46
脳脊髄液ドレナージ	49
脳浮腫	41
ノルアドレナリン	245
ノルエピネフリン	294

は行（は・ひ）

肺エコー	284
肺炎桿菌	310
肺炎球菌性肺炎	53
敗血症	279, 286
敗血症関連AKI	232
敗血症性ショック	279, 286
敗血症性心筋症	282
敗血症誘発性AKI	232
肺動脈カテーテル	144, 290
肺内シャント	58
ハイフローネーザルカヌラ	53, 65, 67, 81
肺胞気-動脈血酸素分圧較差	57
肺胞低換気	59
肺保護戦略	81
破砕赤血球	326
播種性血管内凝固	326, 331
バソプレシン	294
抜管	43
白血球増多	347

374 ▶ 症例からわかる、動ける！ ICU実践コアレクチャー

鼻カヌラ	63, 67	
バランス輸液	267	
バルビツレート	49	
半消化態	203	
非オピオイド鎮痛薬	16, 221	
ビグアナイド	346	
非侵襲性呼吸器管理	65	
非侵襲性陽圧換気	65	
非侵襲的換気	54	
非侵襲的間欠的陽圧換気量法	54	
非侵襲的管理	62	
非代償性肝硬変	182	
ヒドロコルチゾン	296	
被包化壊死	224	
飛沫予防策	318	
ヒューマリン®R	349	
標準フェイスマスク	63	
標準予防策	316	
表皮ブドウ球菌	312	

は行（ふ〜ほ）

ファンタスティック4	258
不安定非代償性肝硬変	182
フェニレフリン	294
フェンタニル	17
不穏	19, 32
腹臥位療法	75, 86
腹水貯留	176
腹部コンパートメント症候群	223, 240
腹膜炎	176
不顕性AKI	239

不動	35
ブドウ糖液	267
プラズマリフィリング	234
プラトー圧	83
プレガバリン	17
フロセミド	272
プロポフォール	24, 25, 33, 48
プロポフォール注入症候群	48
ヘパリン起因性血小板減少症	326, 331
ベンゾジアゼピン系薬剤	33
ベンチュリーマスク	64
便秘	204
補助循環管理	139
補助循環用ポンプカテーテル	150
補正血小板増加数	335
発作	48

ま行

マスク換気困難	95
慢性肝不全	175
ミダゾラム	24
ミニ輸液チャレンジ	291
ミネラルコルチコイド受容体拮抗薬	258
ミルリノン	294
メイロン®	233
メトホルミン	346
毛細血管再充満時間	278
網状皮斑	278
目標栄養エネルギー量	201
モルヒネ	17

や行

薬剤耐性	304
薬剤耐性対策	304
薬物動態	306
薬力学	307
輸液	264
輸液管理	259
輸液制限	88
輸液制限戦略	244
輸液選択	348
輸液チャレンジ	291
輸液反応性	290
輸液反応性AKI	240
輸液療法	220
輸入細動脈	242
溶血性尿毒症症候群	324
予測血小板増加数	334
予防的抗菌薬	222

ら行

ランプ体位	107
リクルートメント手技	85
リザーバー付きマスク	63
利尿薬	272
両手EC法	97
両手VE法	97
緑膿菌	310, 312
輪状甲状膜穿刺	116
レミフェンタニル	18
ロクロニウム	25

◆ 編者プロフィール

牧野　淳（東京都立墨東病院 集中治療科）

1999年長崎大学医学部卒業，日本で10年間臨床へ従事した後に渡米，内科・集中治療・感染症の臨床研修を7年間行い2016年に帰国，以降ICUで集中治療医として勤務し，2021年からは現職でICU立ち上げから従事．専門は集中治療，感染症，総合内科，救急医療

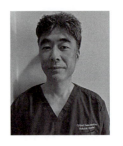

卒後臨床教育に興味をもち，7年間米国へ臨床留学をしました．米国臨床教育の素晴らしさは，上級医・下級医関係なく患者の診療方針をみなで真剣にディスカッションをして決めていたこと，また研修医は上級医から学んだ知識や医療への姿勢を後から復習できる教材やカリキュラムなどの環境が整備されていたことです．そのため，研修医は研修終了時までに医学的知識やプロフェッショナリズムをしっかりと身につけられるシステムになっています．この経験をぜひ日本の医療にも還元したい，そのような思いから現在自施設で卒後臨床教育に従事しています．集中治療室（ICU）はさまざまな疾患・病態の方々が入室されており，教育を実践するうえでは格好の場です．本書では，米国で筆者が学んできた双方向性の教育理念をベースに，現在自施設で実践している教育風景を少しでも伝えられればと願っています．

症例からわかる、動ける！
ICU実践コアレクチャー
目の前の重症患者に今どうするか、なぜそうするかがみえてくる

2025年3月1日　第1刷発行

編　集	牧野　淳
発行人	一戸 裕子
発行所	株式会社　羊　土　社
	〒101-0052
	東京都千代田区神田小川町2-5-1
	TEL　03（5282）1211
	FAX　03（5282）1212
	E-mail　eigyo@yodosha.co.jp
	URL　www.yodosha.co.jp/
装　幀	小口翔平＋畑中　茜（tobufune）
印刷所	三美印刷株式会社

© YODOSHA CO., LTD. 2025
Printed in Japan

ISBN978-4-7581-2426-3

本書に掲載する著作物の複製権，上映権，譲渡権，公衆送信権（送信可能化権を含む）は（株）羊土社が保有します．
本書を無断で複製する行為（コピー，スキャン，デジタルデータ化など）は，著作権法上での限られた例外（「私的使用のための複製」など）を除き禁じられています．研究活動，診療を含み業務上使用する目的で上記の行為を行うことは大学，病院，企業などにおける内部的な利用であっても，私的使用には該当せず，違法です．また私的使用のためであっても，代行業者等の第三者に依頼して上記の行為を行うことは違法となります．

JCOPY ＜（社）出版者著作権管理機構 委託出版物＞
本書の無断複写は著作権法上での例外を除き禁じられています．複写される場合は，そのつど事前に，（社）出版者著作権管理機構（TEL 03-5244-5088, FAX 03-5244-5089, e-mail：info@jcopy.or.jp）の許諾を得てください．

乱丁，落丁，印刷の不具合はお取り替えいたします．小社までご連絡ください．